Endspurt Klinik

Neurologie

Skript 13

3., vollständig überarbeitete Auflage

100 Abbildungen

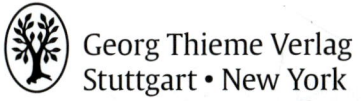

Georg Thieme Verlag
Stuttgart • New York

Autoren/Fachbeiräte

Ralf **Schnurbus**
Facharzt für Neurologie und
Psychiatrie
Oberhofer Weg 2
12209 Berlin
Deutschland

Dr. med. Annika **Schnurbus-Duhs**
Teltower Damm 31
14169 Berlin
Deutschland

Bibliografische Information der Deutschen Nationalbibliothek
Die Deutsche Nationalbibliothek verzeichnet diese Publikation in der
Deutschen Nationalbibliografie; detaillierte bibliografische Daten sind
im Internet über http://dnb.d-nb.de abrufbar.

Wichtiger Hinweis: Wie jede Wissenschaft ist die Medizin ständigen Entwicklungen unterworfen. Forschung und klinische Erfahrung erweitern unsere Erkenntnisse, insbesondere was Behandlung und medikamentöse Therapie anbelangt. Soweit in diesem Werk eine Dosierung oder eine Applikation erwähnt wird, darf der Leser zwar darauf vertrauen, dass Autoren, Herausgeber und Verlag große Sorgfalt darauf verwandt haben, dass diese Angabe **dem Wissensstand bei Fertigstellung des Werkes** entspricht.

Für Angaben über Dosierungsanweisungen und Applikationsformen kann vom Verlag jedoch keine Gewähr übernommen werden. **Jeder Benutzer ist angehalten**, durch sorgfältige Prüfung der Beipackzettel der verwendeten Präparate und gegebenenfalls nach Konsultation eines Spezialisten festzustellen, ob die dort gegebene Empfehlung für Dosierungen oder die Beachtung von Kontraindikationen gegenüber der Angabe in diesem Buch abweicht. Eine solche Prüfung ist besonders wichtig bei selten verwendeten Präparaten oder solchen, die neu auf den Markt gebracht worden sind. **Jede Dosierung oder Applikation erfolgt auf eigene Gefahr des Benutzers.** Autoren und Verlag appellieren an jeden Benutzer, ihm etwa auffallende Ungenauigkeiten dem Verlag mitzuteilen.

1. Auflage 2013
2. Auflage 2018

© 2013, 2021 Georg Thieme Verlag KG
Rüdigerstr. 14
70469 Stuttgart
Deutschland
www.thieme.de

Printed in Germany

Umschlaggestaltung: Thieme Group
Satz: L42 AG, Berlin; gesetzt aus: PTC APP
Druck: AZ Druck und Datentechnik GmbH, Kempten

ISBN 978-3-13-243075-4   1 2 3 4 5 6

Auch erhältlich als E-Book:
eISBN (PDF) 978-3-13-243076-1
eISBN (epub) 978-3-13-243077-8

Marken, geschäftliche Bezeichnungen oder Handelsnamen werden nicht in jedem Fall besonders kenntlich gemacht. Aus dem Fehlen eines solchen Hinweises kann nicht geschlossen werden, dass es sich um einen freien Handelsnamen handelt.

Das Werk, einschließlich aller seiner Teile, ist urheberrechtlich geschützt. Jede Verwendung außerhalb der engen Grenzen des Urheberrechtsgesetzes ist ohne Zustimmung des Verlages unzulässig und strafbar. Das gilt insbesondere für Vervielfältigungen, Übersetzungen, Mikroverfilmungen oder die Einspeicherung und Verarbeitung in elektronischen Systemen.

Wo datenschutzrechtlich erforderlich, wurden die Namen und weitere Daten von Personen redaktionell verändert (Tarnnamen). Dies ist grundsätzlich der Fall bei Patienten, ihren Angehörigen und Freunden, z.T. auch bei weiteren Personen, die z.B. in die Behandlung von Patienten eingebunden sind.

Um den Lesefluss zu erhalten, wird im Nachfolgenden in der Regel die maskuline Geschlechtsform verwendet. Sie bezieht alle Geschlechter gleichermaßen mit ein.

Auf zum Endspurt!

Es ist so weit: Nach den ganzen Strapazen der letzten Jahre liegt die Ziellinie jetzt vor Ihnen. Nur die letzte Hürde im Studium, die 2. ÄP, steht noch an. Doch nach den unzähligen durchlernten Nächten, der wenigen Freizeit und all dem Stress haben Sie mittlerweile wirklich keine Lust mehr, dicke Bücher zu wälzen, um sich prüfungsfit zu machen?! Dann sind unsere Klinik-Skripte genau das Richtige für Ihren Endspurt! Denn hier finden Sie **alle Fakten für alle Fächer**, die Ihnen im Examen abverlangt werden! Kurz gefasst und leicht verständlich zeigen Ihnen unsere Skripte, worauf es dem IMPP wirklich ankommt!

Lernpakete. Wir haben den gesamten Stoff für Sie in Einheiten unterteilt, die Sie jeweils an einem Tag durcharbeiten können. Mit diesem Plan sind Sie in **90 Tagen** mit unseren Skripten durch und dann bestens vorbereitet auf die 2. ÄP. Die Lernpakete sind natürlich nur ein Vorschlag unsererseits, wie Sie Ihr Lernpensum gestalten. Denn wie schnell Sie beim Lernen vorankommen, hängt natürlich maßgeblich von Ihrem Vorwissen und Ihrer persönlichen Lerngeschwindigkeit ab.

Prüfungsrelevante Inhalte. Damit Sie genau wissen, was Sie können müssen, und das auch auf den ersten Blick erkennen, haben wir alle Antworten auf die Prüfungsfragen des IMPP gelb hervorgehoben. Die Markierung umfasst alle zwischen dem Frühjahrsexamen 2008 und dem Herbstexamen 2019 gestellten Fragen. So sind Sie für die Prüfung bestens gewappnet, und Altfragen werden kein Problem mehr darstellen.

Kreuzen. Kreuzen. Kreuzen. Kreuzen ist das A und O, denn so bekommen Sie ein Gefühl für die IMPP-Fragen! Auf **viamedici. thieme.de** haben wir daher für Sie **individuelle Prüfungssitzungen** zusammengestellt, die exakt auf unsere Lernpakete zugeschnitten sind. Sie können also – nachdem Sie ein Lernpaket gelernt haben – auf examen online die passenden Fragen dazu kreuzen und so Ihren eigenen Lernfortschritt überprüfen. In den Prüfungssitzungen werden regelmäßig alle neuen Examina ergänzt, sodass Ihnen keine einzige Frage entgeht!

Mit „Endspurt" können Sie also **sicher sein**, dass Sie wirklich den **gesamten prüfungsrelevanten Stoff gelernt** haben!

PRÜFUNGSHIGHLIGHTS ✗

Die wichtigsten Infos zu den geprüften Inhalten sind noch einmal als **Prüfungshighlights** zusammengefasst. Die **Anzahl der !** zeigt Ihnen, wie oft das IMPP bestimmte Inhalte abgefragt hat:
– **!** Hierzu gab es 1 Frage.
– **!!** 2 bis 3 Fragen wurden dazu gestellt.
– **!!!** Dieses Thema kam 4-mal oder noch öfter vor.

LERNTIPP !

In unseren **Lerntipps** machen wir Sie auf **IMPP-Vorlieben** und typische **„Schlagworte"** in den Prüfungsfragen aufmerksam und nennen Ihnen Tipps und Tricks, um die Labor- oder Bildbefunde schnell und richtig zu interpretieren. Daneben gibt es Infos, worauf es v. a. in der **mündlichen Prüfung** ankommt, und **Eselsbrücken**, mit denen Sie sich bestimmte Fakten noch einfacher merken können. Auch verschiedene Zusammenhänge werden noch einmal veranschaulicht, damit Sie sich die Antworten leichter herleiten können.

BEISPIEL

Mit unseren **Beispielen** zeigen wir Ihnen ganz konkret, womit Sie in der Prüfung konfrontiert werden. Hier können Sie z. B. epidemiologische Rechenaufgaben lösen und das Interpretieren von Laborwerten üben.

PRAXIS In den **Praxistipp-Kästen** finden Sie Fakten, die Sie später in der Klinik brauchen werden und die Sie sich unabhängig von den IMPP-Vorlieben merken sollten.

Damit Sie zusätzlich Zeit beim Lernen sparen und die zusammengehörigen Inhalte „an einer Stelle" haben, wurden die Fächer **Innere Medizin** und **Chirurgie** zusammengelegt. Die chirurgischen Inhalte können Sie an dem roten Strich am Rand (**OP-Technik**) sofort erkennen und so das Fach Chirurgie auch separat lernen, wenn Sie das lieber möchten.

Auch die übergreifenden Fächer Klinische Pathologie, Pharmakologie und Radiologie sind direkt bei den jeweiligen Krankheitsbildern integriert, aber nicht extra gekennzeichnet.

Im Kleindruck finden alle, die's ganz genau wissen wollen, vertiefende Infos und Fakten.

Fehlerteufel. Alle Texte wurden von ausgewiesenen Fachleuten gegengelesen. Aber: Viele Augen sehen mehr! Sollten Sie in unseren Skripten über etwas stolpern, das so nicht richtig ist, freuen wir uns über jeden Hinweis! Schicken Sie die Fehlermeldung bitte an studenten@thieme.de oder folgen Sie dem Link www. thieme.de/endspurt-klinik. Wir werden dann die Errata sammeln, prüfen und Ihnen die Korrekturen unter **www.thieme.de/ endspurt-klinik** zur Verfügung stellen. Und für den Fall, dass Ihnen unser Produkt gefällt, dürfen Sie uns das selbstverständlich auch gerne wissen lassen! ☺

Alles Gute und viel Erfolg für Ihr Examen
Ihr Endspurt-Team

OP-TECHNIK

Inhaltsverzeichnis

Neurologie

Foto: K. Oborny, Thieme Gruppe

LERNPAKET 1

1 Propädeutik 7
1.1 Überblick 7
1.2 Motorik... 7
1.3 Sensibilität 7

2 Neurologische Untersuchung 8
2.1 Gesamteindruck, neuropsychologischer und
      psychopathologischer Befund 8
2.2 Untersuchung von Kopf und Wirbelsäule 8
2.3 Untersuchung der Reflexe 9
2.4 Untersuchung der Motorik 11
2.5 Untersuchung der Sensibilität 12
2.6 Untersuchung der Koordination 13
2.7 Untersuchung des vegetativen Nervensystems 14

3 Neurologische Syndrome 14
3.1 Störungen der Motorik 14
3.2 Störungen der Sensibilität 16
3.3 Periphere Nervenläsionen, Plexusläsionen und
      radikuläre Syndrome 18
3.4 Spinale Syndrome 18
3.5 Zerebrale Syndrome 20
3.6 Paraneoplastische Syndrome...................... 22
3.7 Störungen des Bewusstseins und Koma 23
3.8 Psychopathologische und neuropsychologische
      Syndrome.. 24

4 Apparative Zusatzuntersuchungen 26
4.1 Bildgebende Verfahren 26
4.2 Elektrophysiologische Untersuchungen 28
4.3 Liquordiagnostik 31
4.4 Sonstige 33

5 Grundlagen der Neurochirurgie 33
5.1 Diagnostik 33
5.2 Neurochirurgische Operationstechniken........... 33

LERNPAKET 2

6 Erkrankungen des Gehirns und seiner Hüllen.. 34
6.1 Fehlbildungserkrankungen und frühkindliche
      Hirnschäden 34
6.2 Raumfordernde intrakranielle Prozesse 34
6.3 Erkrankungen der Basalganglien.................. 43
6.4 Demenzerkrankungen 51
6.5 Enzephalopathien bei metabolischen und
      internistischen Grunderkrankungen............... 56

LERNPAKET 3

6.6 Infektionen des ZNS 58
6.7 Entmarkungserkrankungen....................... 66
6.8 Durchblutungsstörungen des ZNS 70
6.9 Traumatische Hirnerkrankungen
      (Schädel-Hirn-Trauma, SHT) 85
6.10 Anfallserkrankungen............................ 87

LERNPAKET 4

**7 Untersuchung und Erkrankungen
    der Hirnnerven**............................. 94
7.1 Nervus olfactorius (N. I) 94
7.2 Nervus opticus (N. II)............................ 94
7.3 Augen- und Pupillomotorik (N. III, N. IV und N. VI) 97
7.4 Nervus trigeminus (N. V) 102
7.5 Nervus facialis (N. VII)........................... 102
7.6 Nervus vestibulocochlearis (N. VIII): kochleäre
      Komponente 104
7.7 Nervus vestibulocochlearis (N. VIII): vestibuläre
      Komponente 104
7.8 Nervus glossopharyngeus (N. IX) und Nervus vagus (N. X) 107
7.9 Nervus accessorius (N. XI)....................... 108
7.10 Nervus hypoglossus (N. XII) 108
7.11 Kombinierte Hirnnervenläsionen 108

8 Erkrankungen des Rückenmarks 109
8.1 Vaskulär bedingte Erkrankungen des Rückenmarks.... 109
8.2 Traumatisch bedingte Erkrankungen des Rückenmarks. 111
8.3 Rückenmarkstumoren............................ 112
8.4 Entzündliche Rückenmarkserkrankungen 113
8.5 Syringomyelie und Syringobulbie 114
8.6 Erkrankungen mit schwerpunktmäßigem Befall
      der Rückenmarksbahnen 114
8.7 Vorderhornerkrankungen 116

LERNPAKET 5

9   Erkrankungen des peripheren Nervensystems   119
9.1   Überblick   119
9.2   Erkrankungen der Nervenwurzeln   119
9.3   Erkrankungen der Nervenplexus   125
9.4   Erkrankungen einzelner peripherer Nerven.   126
9.5   Polyneuropathien (PNP).   130
9.6   Tumorerkrankungen des peripheren Nervensystems . . .   132

**10   Myopathien und Erkrankungen der
      muskulären Endplatte 133**
10.1   Grundlagen   133
10.2   Muskeldystrophien.   134

10.3   Myotonien   138
10.4   Metabolische Myopathien.   140
10.5   Entzündliche Muskelerkrankungen.   141
10.6   Sekundäre Myopathien   142
10.7   Myasthenien   143

11   Schmerzerkrankungen   146
11.1   Kopfschmerzerkrankungen.   146
11.2   Gesichtsschmerzerkrankungen.   152
11.3   Schmerzsyndrome   153
11.4   Schmerztherapie.   155

Sachverzeichnis   156

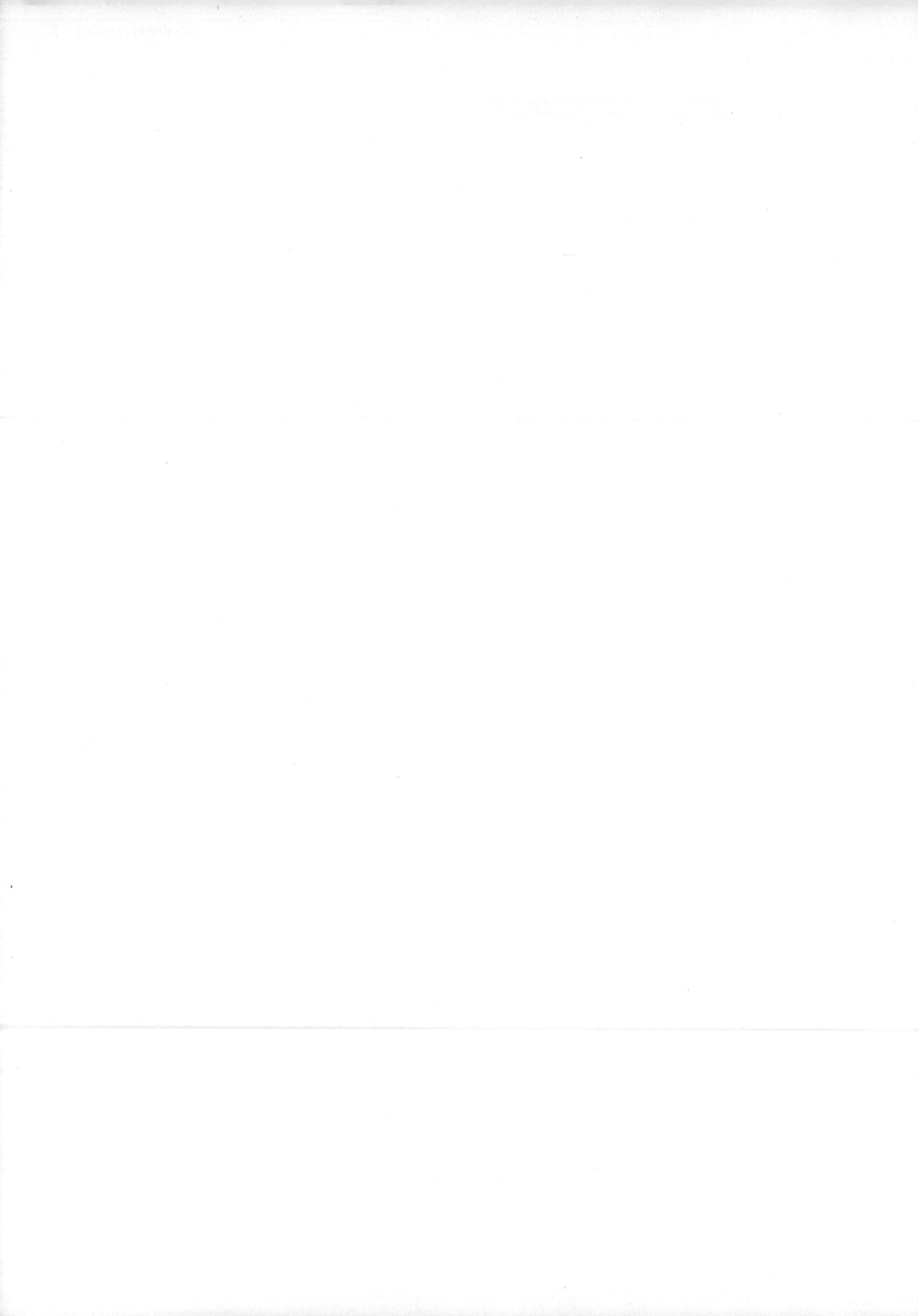

Neurologie

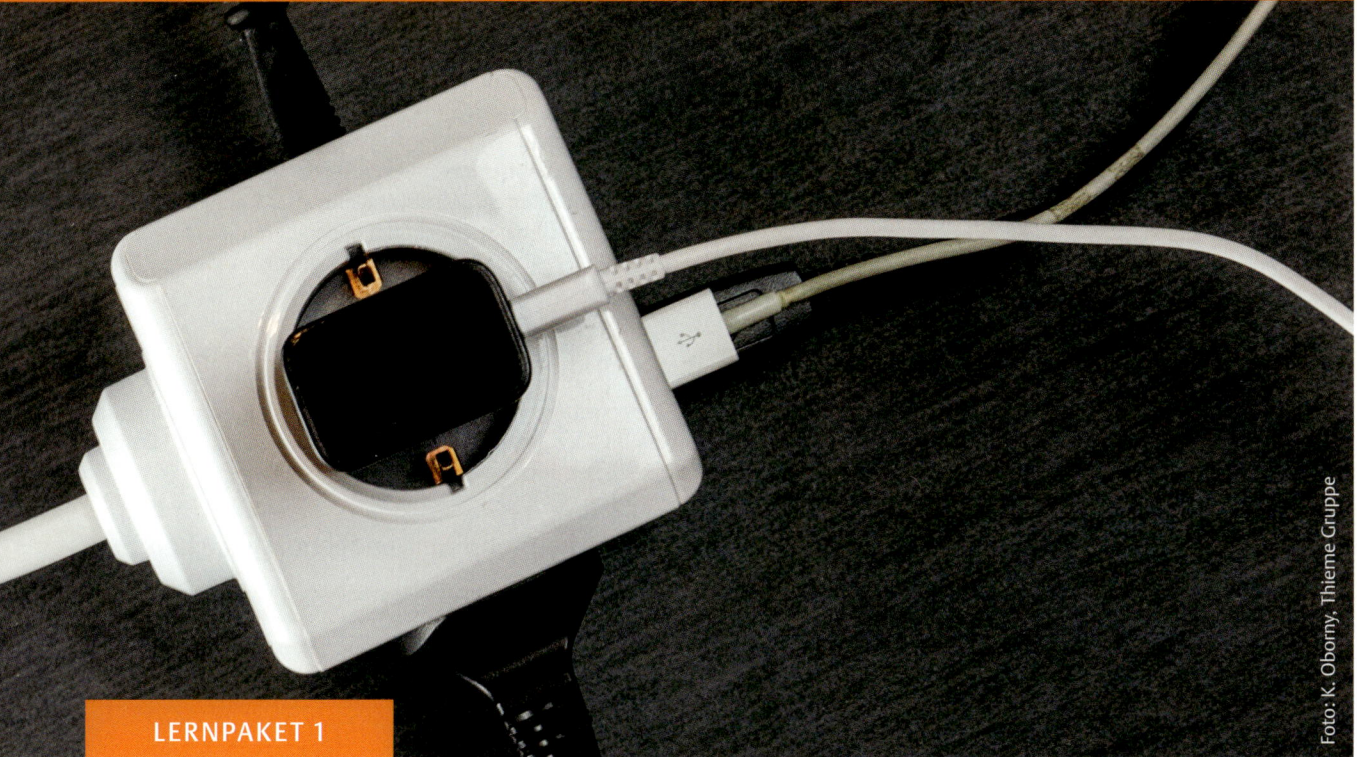

LERNPAKET 1

Foto: K. Oborny, Thieme Gruppe

1 Propädeutik

1.1 Überblick

Das Nervensystem wird in einen zentralen und einen peripheren Anteil unterteilt. Mit dem zentralen Nervensystem (ZNS) meint man Gehirn und Rückenmark, zum peripheren Nervensystem (PNS) werden die Hirnnervenkerne, Vorderhornganglienzellen, Nervenwurzeln, der Plexus und die peripheren Nerven gezählt. Ein Zusatzgebiet umfasst Muskelerkrankungen.

Es bietet sich für die meisten klinischen Erscheinungsbilder an, die Syndrome nach ihrer motorischen und ihrer sensiblen Komponente zu unterscheiden.

1.2 Motorik

Die Motorik umfasst neben der Muskelkraft auch den Muskeltonus, die Trophik der Muskeln sowie Bewegungsmuster und Motilität.

1.3 Sensibilität

Zur Sensibilität gehört neben dem Empfinden von Berührungen, Schmerzen, Temperatur und Vibrationen auch das Lageempfinden. Bei Störungen sollte nach Möglichkeit eine Hautnerv- und Dermatomzuordnung erfolgen.

2   Neurologische Untersuchung

2.1   Gesamteindruck, neuropsychologischer und psychopathologischer Befund

Grundlage jeder Untersuchung ist eine gute Anamnese. Im Zuge des Anamnesegesprächs können auch Informationen zur Sprache, zu neuropsychologischen Parametern und zum psychopathologischen Befund gewonnen werden.

2.1.1   Gesamteindruck

Mimik, Gestik, Haltung und Gang des Patienten können erste wertvolle Hinweise auf die zugrundeliegende Erkrankung geben. Charakteristische Erscheinungsbilder sind bei den jeweiligen Krankheitsbildern beschrieben.

2.1.2   Sprache und neuropsychologische Funktionen

Im Einzelnen umfassen die höheren Hirnleistungen die **Sprache** (Spontansprache, Nachsprechen, Benennen, Schriftsprache und Sprachverständnis), das Ausführen von **Handlungen** (Handlungsabfolgen), das **Erkennen** (Gegenstände, Personen), die gerichtete **Aufmerksamkeit** und **Raumorientierung** sowie das **Gedächtnis** (Kurz- und Langzeitgedächtnis).

Die Untersuchung der einzelnen Funktionen ist bei den jeweiligen neurologischen Syndromen dargestellt (S. 24).

2.1.3   Psychopathologischer Befund:

Zu jeder neurologischen Untersuchung gehört eine zumindest orientierende Erhebung des psychopathologischen Befundes:
- Bewusstseinslage (Somnolenz, Sopor, Koma, Delir)
- Orientierung (Ort, Zeit, Person, Situation)
- Aufmerksamkeit, Gedächtnis, Konzentration (Auffassungsgabe, Ablenkbarkeit, Merkfähigkeit, Konfabulationen, Paramnesien)
- Stimmungslage, Antrieb und Affekt (Modulationsfähigkeit, Affektlabilität, Reizbarkeit)
- Wahrnehmung (Halluzinationen)
- Ich-Störungen
- Denken (inhaltliche/formale Denkstörungen)
- Fremd- und Eigengefährdung (Suizidalität).

2.2   Untersuchung von Kopf und Wirbelsäule

Bei der initialen Inspektion sollte auf Narben, Fehlbildungen, Fehlhaltungen und knöcherne Defekte (Frakturen, Tumoren) geachtet werden.
- **Kalottenklopfschmerz:** Abklopfen des knöchernen Schädels mit den Fingerspitzen (Schmerzen v. a. bei Frakturen, lokalen Prozessen)
- **Nervenaustrittspunkte** (S. 102): Prüfung auf Druckschmerzhaftigkeit

- **Palpation** der A. temporalis
- **Auskultation**: Strömungsgeräusche bei Gefäßstenosen (Karotiden) oder AV-Fisteln (Karotis-Sinus-cavernosus-Fistel → pulsierender Exophthalmus)
- **Beweglichkeit**: Prüfung der aktiven und passiven Wirbelsäulenbeweglichkeit
- **Wirbelsäulenklopfschmerz**: Beklopfen der Wirbelsäule (Schmerzen v. a. bei Frakturen, Diszitis, Osteomyelitis, Raumforderungen)
- **Stauchungsschmerz**: Druck von oben auf den Kopf beim stehenden oder sitzenden Patienten (Schmerzen v. a. bei Bandscheibenläsionen).

2.2.1   Hirnnerven

Die Untersuchung der Hirnnerven wird bei den einzelnen Hirnnerven im Kap. Untersuchungen und Erkrankungen der Hirnnerven (S. 94) besprochen.

2.2.2   Nacken- und Nervendehnungszeichen

> **LERNTIPP**   !
>
> Die Dehnungszeichen werden gerne gefragt, prägen Sie sich diese also gut ein!

Meningismus

Bei verschiedenen Erkrankungen des ZNS, insbesondere bei bakteriellen Meningitiden, aber auch bei Subarachnoidalblutungen, Meningeosis carcinomatosa oder Insolation (Sonnenstich), kommt es zu einer Überempfindlichkeit der Meningen gegen Dehnung und zur reaktiven Muskelanspannung.

Neben dem klassischen Meningismus sind verschiedene weitere **Nackendehnungszeichen** beschrieben:
- **Meningismus:** Schmerzen und/oder Nackensteife bei passiver Nackenbeugung
- **Brudzinski-Zeichen** (Abb. 2.1): zusätzlich unwillkürliche Beugung der Beine bei Meningismusprüfung
- **Lhermitte-Zeichen:** Bei Nackenbeugung treten paravertebrale, häufig als elektrisierend empfundene Parästhesien auf, die in die Peripherie ausstrahlen (typisch bei multipler Sklerose)
- **Opisthotonus:** starke, verkrampfte Überstreckung von Kopf und Rücken bei extremer Ausprägung eines Meningismus.

Bei Kindern sind zudem das **Dreifußzeichen** (Abstützen beider Arme hinter dem Rücken während der Knie- und Hüftbeugung) und das **Kniekusszeichen** (Kopf kann nicht zu den Knien gebeugt werden) beschrieben.

Differenzialdiagnosen Einschränkungen der HWS-Beweglichkeit und Tonuserhöhungen der Nackenmuskulatur können einen Meningismus vortäuschen. Differenzialdiagnostisch hilfreich ist hier meist die Anamnese und das klinische Bild. Auch ein schmerzreflektorischer paravertebraler Muskelhartspann bei radikulären Läsionen, epiduralem Abszess, Spondylodiszitis etc. kann u. U. schwer abgrenzbar sein. Auch hier ist die Anamnese oft wegweisend.

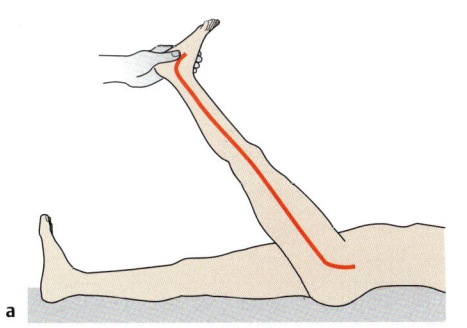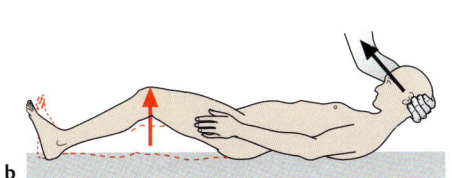

Abb. 2.1 **Nacken- und Nervendehnungszeichen. a** Lasègue-Zeichen. **b** Brudzinski-Zeichen. [aus Gehlen, Delank, Neurologie, Thieme, 2010]

Lumbale Nervendehnungszeichen

Durch Dehnung der proximalen lumbalen Nervenwurzeln kommt es bei vorbestehender Reizung dieser Nerven zu Schmerzen und einer schmerzbedingten Bewegungseinschränkung. Ihre Überprüfung dient insbesondere der Differenzierung von anderen Schmerzursachen wie Hüfterkrankungen u. a.:

- **Lasègue-Zeichen:** Passives Anheben des gestreckten Beins beim in Rückenlage befindlichen Patienten (= Hüftbeugung bei gestrecktem Kniegelenk) führt aufgrund der Dehnung des N. ischiadicus zu Schmerzen im Rücken, die in das Gesäß und in den dorsalen Oberschenkel ausstrahlen (= Lasègue-Zeichen positiv); Auftreten z. B. bei Bandscheibenvorfall und Ischiassyndrom. Schmerzen durch Muskelverspannungen der ischiokruralen Gruppe wertet man nicht als Wurzelzeichen („Pseudo-Lasègue").
- **umgekehrtes Lasègue-Zeichen:** Hüftüberstreckung bei einem in Bauchlage befindlichen Patienten führt zu Schmerzen im vorderen Oberschenkel, da der N. femoralis und die Nervenwurzeln L3 und L4 gedehnt werden.
- **Bragard-Zeichen:** Bei Nachweis eines positiven Lasègue-Zeichens verstärken sich die Schmerzen, wenn man den Fuß am gestreckten und angehobenen Bein dorsalflektiert. Ursache ist die Dehnung des **N. ischiadicus**.
- **Kernig-Zeichen:** Die aktive Kniestreckung löst bei gebeugtem Hüftgelenk Rückenschmerzen aus.

2.3 Untersuchung der Reflexe

DEFINITION Reflexe sind unwillkürliche stereotype Reaktionen auf äußere Reize.

Reflexe verlaufen über einen Reflexbogen aus afferentem (aufsteigendem) und efferentem (absteigendem) Schenkel, der zentral verschaltet wird. Anhand der Reflexe kann man auf die Funktion des 1. und 2. Motoneurons (S. 14) schließen. Es werden Eigen- und Fremdreflexe unterschieden.

2.3.1 Eigenreflexe

DEFINITION Eine kurzzeitige Dehnung des Muskels oder seiner Sehne (z. B. durch Beklopfen mit einem Reflexhammer) erregt die Muskelspindeln und führt über die direkte Verschaltung im Rückenmark auf das zugehörige 2. Motoneuron zu einer Kontraktion desselben Muskels. Der Muskeleigenreflex (MER) ist damit monosynaptisch. MER sind nicht habituierbar, d. h., der Reflex ist auch bei mehrmaligem Auslösen vorhanden.

Wichtige MER der oberen und unteren Extremität sind in **Tab. 2.1** zusammengefasst.

PRAXIS Bei der Untersuchung der Muskeleigenreflexe ist besonders auf das Reflexniveau (schwach, mittel, lebhaft) und auf Seitendifferenzen zu achten. Die Untersuchung erfolgt in der Regel mithilfe eines Reflexhammers.
    Schlecht oder nur sehr schwach auslösbare Reflexe können durch verschiedene Manöver **gebahnt** werden, d. h., sie lassen sich dadurch leichter auslösen.

> **LERNTIPP** !
>
> Die Muskeleigenreflexe und die dazugehörigen Wurzeln sollten Sie in jedem Fall gut kennen, da hierzu immer wieder Fragen gestellt werden (gerne auch versteckt in Fallstudien). Orientieren Sie sich dazu am besten an der Dermatomverteilung und der Lage der Muskeln (s. auch **Tab. 9.1**).

2.3.2 Fremdreflexe

DEFINITION Beim Fremdreflex sind Rezeptor- (meist die Haut) und Effektororgan (Muskel) nicht identisch, weshalb es zu einer polysynaptischen Verschaltung im Rückenmark mit mehreren Afferenzen kommt. Fremdreflexe sind habituierbar.

- **Glabellareflex** (Orbicularis-oculi-Reflex): Das Beklopfen der Glabella (Stirn) mit dem Finger führt zu (erschöpflichem) Lidschluss; pathologisch ist die fehlende Habituierbarkeit bei extrapyramidalen Störungen.
- **Pupillenreflex:** Miosis bei Lichteinfall
- **Kornealreflex** (Afferenz N. V → Efferenz N. VII): Reizung der Kornea (z. B. mit einem seitlich herangeführten Wattestäbchen) führt zum Lidschluss; Fehlen ist pathologisch.
- **Bauchhautreflexe** (Th6–Th12): Bestreichen der Bauchhaut mit einem Holzstäbchen beim liegenden Patienten führt zur Kon-

Tab. 2.1 Übersicht über die Muskeleigenreflexe

Reflex	zentrale Verschaltung	Effektornerv	Effektormuskel(n)
Masseterreflex	Ncl. n. trigemini	N. trigeminus	M. masseter
Skapulohumeralreflex	C4–C6	Nn. suprascapularis, axillaris	Mm. infraspinatus et teres minor
Bizepssehnenreflex (BSR)	C5–C6	N. musculocutaneus	M. biceps brachii
Brachioradialisreflex (BRR)	C5–C6	Nn. radialis et musculocutaneus	M. brachioradialis (+ Mm. biceps brachii et brachialis)
Trizepssehnenreflex (TSR)	C7–C8	N. radialis	M. triceps brachii
Trömner-Zeichen (Abb. 2.2)	C7–C8	Nn. medianus et ulnaris	Mm. flexores digitorum
Adduktorenreflex (ADR)	L2–L4	N. obturatorius	Mm. adductores
Patellarsehnenreflex (PSR)	L3–L4	N. femoralis	M. quadriceps femoris
Tibialis-posterior-Reflex (TPR)	L5	N. tibialis	M. tibialis posterior
Achillessehnenreflex (ASR)	S1–S2	N. tibialis	M. triceps surae

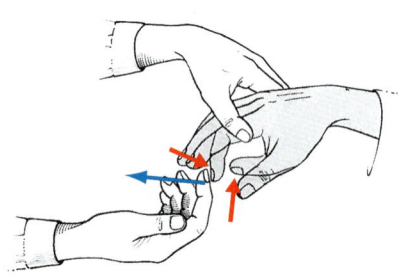

Abb. 2.2 Trömner-Reflex. Der Trömner-Reflex wird durch eine schnelle Bewegung von palmar gegen die gebeugten Fingerkuppen des Patienten geprüft (→ Beugung der Fingerendglieder und des Daumens). [aus Gehlen, Delank, Neurologie, Thieme, 2010]

traktion der ipsilateralen Bauchmuskulatur; Seitendifferenz ist pathologisch.
- **Kremasterreflex** (L1–L2): Bestreichen der Oberschenkelinnenseite führt beim Mann zum Heben des ipsilateralen Hodens durch Kontraktion des M. cremaster; Ausfall bei Konus- oder Kaudasyndrom.
- **Bulbokavernosusreflex** (S3–S4): Kontraktion der Beckenmuskulatur auf (leichten) Schmerzreiz an Glans oder Dorsum penis; Ausfall bei Pudendusläsion oder Sakralmarkschädigung.
- **Analreflex** (S3–S5): Bestreichen der Perianalregion mit einem Holzstäbchen führt zur Kontraktion des Schließmuskels; pathologisch ist nur die Seitendifferenz.
- **Beugereflex:** Beugen des Arms oder Beins bei Schmerzreiz an Hand oder Fuß.

2.3.3 Hirnstammreflexe

Hirnstammreflexe sind Schutzreflexe, deren Ausfall eine intensive Überwachung und ggf. eine Intubation notwendig macht. Vor allem bei (auch scheinbar) komatösen Patienten ist es zur Beurteilung der Bewusstseinslage wichtig, die Hirnstammreflexe zu prüfen.
- **Kornealreflex** (Segment: mittlerer Pons): bilateraler Ausfall bei größeren Hirnstammläsionen, unilateral bei einseitiger Läsion
- **Würgereflex**: Würgen und Gaumensegelhebung bei Berühren der Rachenhinterwand; negativ bei Läsion der Medulla oblongata oder Hirnnervenläsion

- **Husten- oder Trachealreflex:** Husten bei endotrachealer Absaugung; negativ bei Hirnstammläsionen (Bulbärhirnsyndrom)
- **vestibulookulärer Reflex** (VOR; Synonyme: **okulozephaler Reflex**): Die Bewegung der Augen durch Erregung des Vestibularorgans bei raschen Kopfbewegungen (oder durch kalorische Spülung) erfolgt normalerweise zur entgegengesetzten Seite (Puppenkopf-Phänomen). Pathologisch ist eine fehlende Supprimierung bzw. Einstellsakkade bei Fixierung („Stehenbleiben" der Augen bei passiven Bewegungen des Kopfes).

PRAXIS Bei einer Mittelhirnläsion ist der vestibulookuläre Reflex in der Horizontalen positiv (= normal), in der Vertikalen jedoch negativ (= pathologisch). Bei Läsionen des Pons ist der Reflex in beiden Ebenen negativ.

2.3.4 Pathologische Reflexe

DEFINITION Pathologische Reflexe treten bei zentraler Enthemmung durch Schädigung des 1. Motoneurons auf (z. B. bei multipler Sklerose); bei Kindern im 1. Lebensjahr sind sie jedoch physiologisch.

Pyramidenbahnzeichen:
- Bei Läsionen der Pyramidenbahn kommt es als Reaktion auf bestimmte Auslöser zu einer tonischen **Dorsalextension der Großzehe** und **Plantarflexion der anderen Zehen**:
  - **Babinski:** Bestreichen der lateralen Fußsohle mit einem spitzen Gegenstand von der Ferse zu den Zehen
  - **Chaddock:** kräftiges Bestreichen des Fußrandes bzw. der lateralen Fußoberseite
  - **Gordon:** Zusammendrücken der Wade
  - **Oppenheim:** kräftiges Bestreichen der Tibiavorderkante nach distal
  - **Strümpell:** aktives Hochziehen und Beugen des Knies des liegenden Patienten gegen Widerstand.

Klonus: Auslösen einer unwillkürlichen, rhythmischen Muskelkontraktion durch ruckartiges Bewegen und Festhalten des Fußes oder der Patella. Ein **erschöpflicher** Klonus ist nur bei Seitendifferenz pathologisch; ein **unerschöpflicher** Klonus gilt als positives Pyramidenbahnzeichen.

Primitivreflexe:

- **Palmomentalreflex:** gleichseitige Kontraktion der Kinnmuskulatur bei Bestreichen der Hohlhand
- **Greifreflex:** Beugung der Finger und Festhalten eines Gegenstandes bei Bestreichen der Handflächen
- **Saugreflex:** Zuwenden des Kopfes, Mundöffnen und Saugbewegung bei leichtem Bestreichen der Mundspalte oder Wange.

Eine **Verbreiterung der Reflexzonen** (z. B. Auslösen des Patellarsehnenreflexes durch Beklopfen der Tibia) sowie einseitig gesteigerte Muskeleigenreflexe gelten ebenfalls als pathologisch (Auftreten z. B. im Rahmen eines Hirninfarkts)..

PRAXIS Pyramidenbahnläsionen führen zu einer Verminderung der Fremdreflexe (z. B. Ausfall der Bauchhautreflexe bei multipler Sklerose) bei gleichzeitiger Enthemmung (→ Steigerung) der Muskeleigenreflexe.

PRÜFUNGSHIGHLIGHTS ✗

- **Muskeleigenreflexe:**
    - **‼** Beim **Trömner-Reflex** besteht die Reflexantwort in einer Beugung der Fingerendglieder und des Daumens.
    - **!** **PSR** (Eigenreflex): L4
    - **!** **ASR** (Eigenreflex): S1
    - **!** **Analreflex** (Fremdreflex): S3–S5
- **!** **Hirnstammreflexe:** u. a. Kornealreflex, vestibulookulärer bzw. okulozephaler Reflex, Trachealreflex
- **pathologische Reflexe:**
    - **!** **Oppenheim:** kräftiges Bestreichen der Tibiavorderkante von proximal nach distal
    - **!** einseitig **gesteigerte Muskeleigenreflexe** (Auftreten z. B. im Rahmen eines Hirninfarkts)

2.4 Untersuchung der Motorik

DEFINITION
- **Parese:** Lähmung mit noch vorhandener Muskelaktivität (Kraftgrad 1–4)
- **Plegie:** vollständige Lähmung (Kraftgrad 0)
- **(chronische) zentrale Parese:** spastische Parese, Reflexe gesteigert
- **periphere Parese:** schlaffe Parese, Reflexe vermindert
- **Hemiparese:** Halbseitenlähmung
- **Tetraparese:** Parese aller Extremitäten unter Aussparung des Kopfes
- **Paraparese:** Parese unterhalb eines bestimmten Niveaus unter Aussparung des Kopfes, z. B. beider Beine
- **radikulärer/segmentaler Ausfall:** Befallen sind immer mehrere Muskeln (davon jedoch keiner vollständig), für die Diagnostik ist die Kenntnis der Kennmuskeln wichtig (**Tab. 9.1**)
- **peripher-neurogener Ausfall:** typischer Ausfall der von einem Nerv versorgten Muskeln.

Tab. 2.2 **Kraftgrade**

Kraft-grad	Erklärung	
0	keine Kontraktion	**Plegie**
1	Kontraktion ohne Bewegungseffekt des Gelenks	**Parese**
2	Bewegung unter Ausschalten der Schwerkraft	
3	Bewegung gegen die Schwerkraft	
4	schwache Kraft gegen Schwerkraft und Widerstand	
5	normale Kraft	

Für die **Pareseprüfung** wird untersucht:
- Absinken oder Seitendifferenz im Arm- und Beinvorhalteversuch
- Schulterhebung
- Beugung und Streckung von Armen und Händen
- Fingerbeugung, -streckung, -spreizung
- Aufrichten des Patienten aus dem Liegen ohne Unterstützung der Arme
- Hüftbeugung, -streckung
- Kniebeugung, -streckung
- Hebung und Senkung von Füßen und Zehen.

Ergänzend können zudem Außen- und Innenrotation, Ab- und Adduktion im Schulter- und Handgelenk sowie von Hüft-, Knie- und Sprunggelenk untersucht werden. Die Pareseprüfung erfolgt immer mit gleichzeitiger Beurteilung der Muskelkraft und Angabe des Kraftgrads (**Tab. 2.2**).

LERNTIPP !

Die Kraftgrade werden im Verhältnis zum Normalzustand (Kraftgrad 5) angegeben: 0/5–5/5. Bei 0/5 besteht eine vollständige Lähmung des Muskels. 3/5 bedeutet, dass Bewegungen gegen die Schwerkraft möglich sind, nicht aber gegen leichten Widerstand.

Muskeltonus: Untersuchung durch passive unregelmäßige Bewegungen in Ellbogen-, Hand-, Hüft-, Knie- und Fußgelenken. Pathologische Befunde sind ein verminderter (Muskelhypotonie) oder ein gesteigerter Muskeltonus (Spastik, Rigor oder Myotonien, Dystonien). Näheres dazu ist bei den einzelnen Krankheitsbildern beschrieben.

2.5 Untersuchung der Sensibilität

DEFINITION

– **Dermatom:** von einem Rückenmarkssegment versorgtes sensibles Hautareal (**Abb. 2.3**). Als Anhaltspunkte für die Dermatome gelten die Mamillen (Dermatom Th4) und der Nabel (Dermatom Th10). Durch die überlappende Dermatomversorgung kommt es erst bei Schädigung mehrerer benachbarter Rückenmarkssegmente zu einem nachweisbaren Sensibilitätsausfall.
– **Hypästhesie:** reduziertes Berührungsempfinden (im Seitenvergleich)
– **Hemihypästhesie:** halbseitige Sensibilitätsstörung
  – komplett bei zentralem Ausfall, z. B. Schlaganfall im Stromgebiet der A. cerebri media
  – inkomplett bei Rückenmarksläsionen, z. B. Brown-Séquard-Syndrom (S. 19)
– **sensibles Niveau bei Rückenmarksläsionen:** Ausfall der Sensibilität unterhalb der Läsion
– **radikulärer/segmentaler Ausfall:** Sensibilitätsausfall im jeweiligen Dermatom
– **peripher-neurogener Ausfall:** Ausfall des autonomen Versorgungsgebiets eines Nervs (**Abb. 2.4**)
– **polyneuropathisches Ausfallmuster:** Ausfall größer werdender Gebiete (häufig symmetrisch und von distal aufsteigend, seltener proximal betont und asymmetrisch), die nicht einzelnen Nerven, Wurzeln, Segmenten oder Rindengebieten zugeordnet werden können; je nach Ätiologie können unterschiedliche klinische Bilder vorliegen.

Berührungs- und Schmerzempfinden: Die Ästhesie (Empfindungsvermögen) prüft man am besten mit einem Wattestäbchen, die Algesie (Schmerzempfinden) mit einem spitzen Gegenstand. Es wird jeweils von proximal nach distal und im Seitenvergleich untersucht. Das räumliche Auflösungsvermögen (2-Punkt-Diskrimination) kann mithilfe eines Tastzirkels untersucht werden.

PRAXIS Die Überlappung von Innervationsgebieten ist für das Berührungsempfinden stärker ausgeprägt als für das Schmerz- und Temperaturempfinden. Zur Abgrenzung peripherer Nervenläsionen von Wurzelschädigungen sollten Sie also die Algesie (Schmerzempfinden) prüfen.

Temperaturempfinden: Die Thermästhesie kann mittels abwechselnder Auflage eines warmen und kalten Reagenzglases (alternativ Reflexhammer) auf die Haut bestimmt werden.

Vibrationsempfinden: Die Pallästhesie wird mit dem Stimmgabeltest geprüft: Eine schwingende Stimmgabel wird nacheinander von distal nach proximal auf Knochenvorsprünge aufgesetzt. Spürt der Patient keine Vibration mehr, wird der entsprechende Wert in Achteln abgelesen.

Lageempfinden: Bewegungen nach oben und unten im Daumen- und Großzehengrundgelenk (seitlich anfassen!) sollen vom Patienten bei geschlossenen Augen erkannt werden.

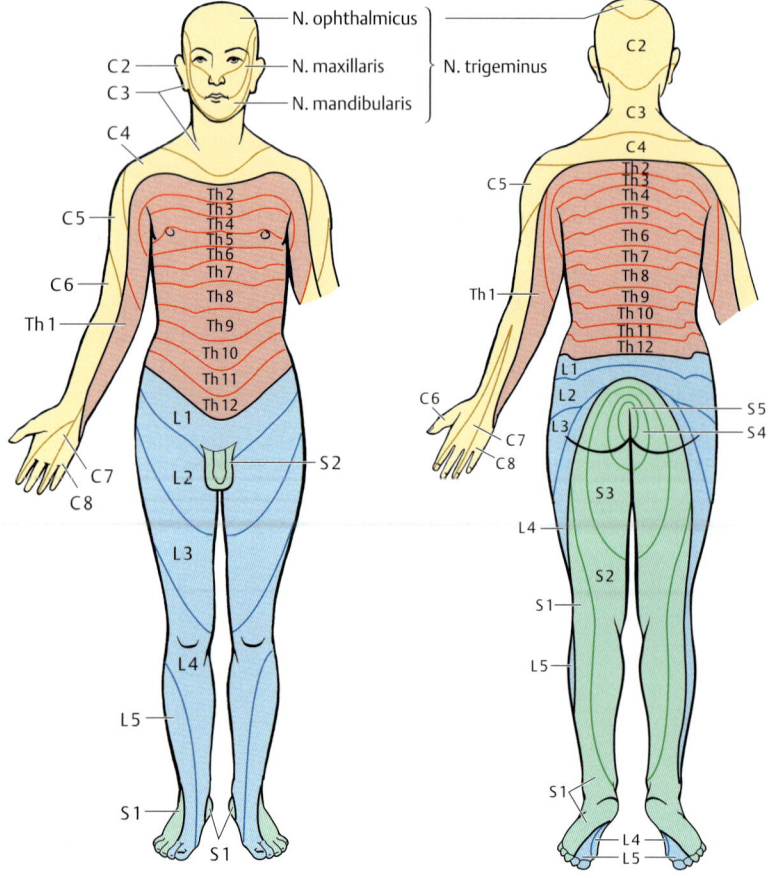

Abb. 2.3 Segmentale Innervation der Haut (nach Hansen-Schliack). links Ansicht von vorn. **rechts** Ansicht von hinten. [aus Bähr, Frotscher, Neurologisch-topische Diagnostik, Thieme, 2009]

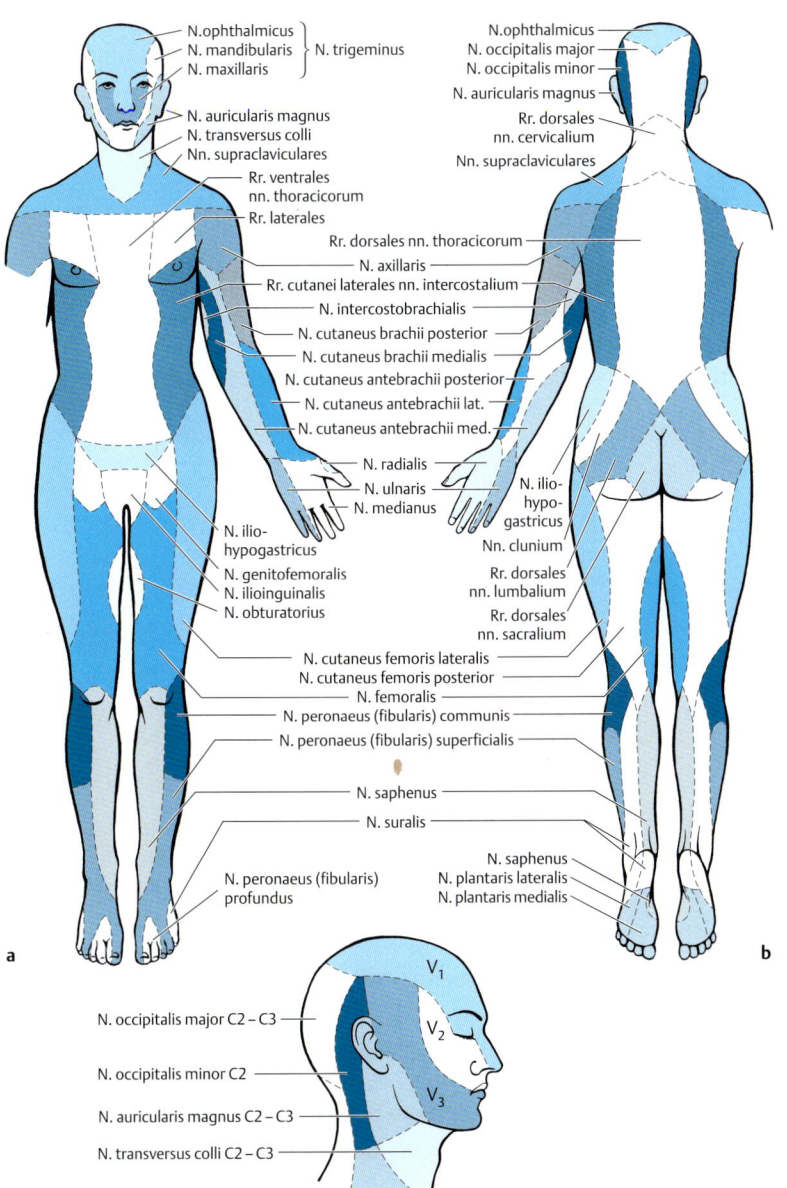

Abb. 2.4 Innervation der Haut durch einzelne Nerven. a Ansicht von vorn. **b** Ansicht von hinten. **c** Versorgungsgebiete kranial und zervikal. [aus Bähr, Frotscher, Neurologisch-topische Diagnostik, Thieme, 2009]

2.6 Untersuchung der Koordination

Ataktische Bewegungen, unsichere Haltung, Stand und Gang sowie ein Tremor sprechen für eine gestörte Koordination. Diese kann man mit folgenden Tests prüfen:

- **Finger-Nase-Versuch:** Der Zeigefinger wird bei geschlossenen Augen in weitem Bogen zur Nase geführt.
- **Finger-Finger-Versuch:** Der Untersucher streckt einen Finger aus und wechselt dessen Position im Raum, der Patient soll diesen jeweils berühren.
- **Knie-Hacke-Versuch:** Die Ferse wird bei geschlossenen Augen zum kontralateralen Knie geführt und „fährt" an der Tibia „entlang".
- **Diadochokineseprüfung**: rasch alternierende Bewegungen (z. B. von Pro- und Supination, „wie wenn man eine Glühbirne einschraubt")
- **Rebound-Phänomen:** ausfahrende ungebremste Rückschlagbewegung des Armes, wenn dieser bei starker Beugung gegen Druck losgelassen wird.

Stand und Gang:

- **Romberg-Versuch:** Der Patient wird aufgefordert, mit geschlossenen Füßen zu stehen und dabei anfangs die Augen offen zu halten und danach zu schließen.
  Befunde:
  - positives Romberg-Zeichen: Zunahme einer Standunsicherheit bzw. Fallneigung bei geschlossenen Augen (Ursache: z. B. spinale Ataxie)
  - negatives Romberg-Zeichen: Fallneigung auch bei geöffneten Augen ohne Änderung bei Augenschluss (Ursache: z. B. zerebelläre Ataxie)
  - Eine reproduzierbare Fallneigung zu einer Seite (auch bei geöffneten Augen) weist auf eine Läsion des gleichseitigen Vestibularorgans hin.
- **Unterberger-Tretversuch**: Treten auf der Stelle mit geschlossenen Augen und vorgestreckten Armen. Pathologisch ist eine Drehung um > 45° (als Hinweis auf ipsilaterale vestibuläre Störung).

- **Gangprüfung**: Der Patient wird aufgefordert, ohne Schuhe mehrere Schritte vorwärts und rückwärts zu gehen und sich danach umzudrehen.
  - Strichgang: Gehen auf einer Linie, „Tip-top-Schritt"
  - Blindgang: Gehen mit geschlossenen Augen.

2.7 Untersuchung des vegetativen Nervensystems

Die neurologische Anamnese sollte Fragen nach Schlafstörungen, Schwitzen, Verdauung, Miktion und Sexualfunktionen umfassen. Ergänzend können folgende Untersuchungen durchgeführt werden:
- Prüfung der Pupillomotorik (S. 100)
- Kipptischtest, Schellong-Test (Prüfung der Blutdruck- und Herzfrequenzvariabilität)
- Schweißsekretionstest (z. B. Ninhydrintest).

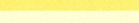

PRÜFUNGSHIGHLIGHTS ✖

Untersuchung der Motorik:
- ‼ **Kraftgrade:** Kraftgrad 0 bedeutet Plegie (keinerlei Kontraktion), bei Kraftgrad 3 ist noch eine Bewegung gegen die Schwerkraft möglich, nicht jedoch gegen Widerstand.

Untersuchung der Sensibilität:
- ❗ Der Bauchnabel liegt im Dermatom Th10.

Untersuchung der Koordination:
- ‼ Der **Romberg-Versuch** dient der Prüfung von Stand- und Gangsicherheit bei V. a. Ataxie:
- ❗ Stand mit geschlossenen Füßen; anfangs geöffnete, im Verlauf geschlossene Augen.

3 Neurologische Syndrome

3.1 Störungen der Motorik

3.1.1 Grundlagen

Anatomische Grundlagen (Abb. 3.1): Das motorische System besteht aus dem **1.** (zentralen) motorischen Neuron (im Gyrus praecentralis), dem **2.** (peripheren) **motorischen Neuron** (Hirnnervenkerne, Vorderhornzellen, Wurzeln, Plexus, periphere Nerven) sowie der **motorischen Endplatte**. Im Gyrus praecentralis sind die einzelnen Körperregionen repräsentiert: Jeder motorischen Aktion ist somit ein spezifisches Areal im Großhirn zugeordnet, das abhängig von der Komplexität der Bewegungsabläufe unterschiedlich groß ist. Diese topografische Anordnung entspricht einem „auf dem Kopf stehenden Menschlein" (sog. **Homunculus**) und lässt sich entsprechend auch im sensiblen Gyrus postcentralis nachweisen.

Die efferenten Fasern verlaufen über die Tractus corticobulbaris et corticospinalis durch die Capsula interna und weiter zu den motorischen Kernen der Hirnnerven (kortikobulbäre Bahn) bzw. den Ganglienzellen im Vorderhorn des Rückenmarks (Pyramidenbahnen), wo sie umgeschaltet werden. 80 % der Fasern kreuzen in der Medulla oblongata zur Gegenseite. Die gekreuzten Fasern verlaufen im Vorderseitenstrang, die ungekreuzten im Vorderstrang.

Aufgrund des Faserverlaufs der **Pyramidenbahnen** (**Kreuzung zur Gegenseite**) kommt es abhängig von der Läsionshöhe zu einer typischen klinischen Ausfallsymptomatik. Bei zerebraler Läsion tritt die Parese kontralateral auf, bei spinaler Ursache ipsilateral.

3.1.2 Läsionen des 1. und 2. motorischen Neurons

Störungen des 1. Motoneurons führen zu einer charakteristischen Symptomatik mit spastischer Parese, positiven Pyramidenbahnzeichen und gesteigerten Eigenreflexen.

Im Unterschied dazu bedingen periphere Läsionen (2. Motoneuron und Störungen der motorischen Endplatte) eine schlaffe Lähmung mit teils ausgeprägter Muskelatrophie und abgeschwächten bis aufgehobenen Reflexen.

Tab. 3.1 zeigt eine differenzialdiagnostische Gegenüberstellung von Schädigungen im Bereich des 1. und 2. Motoneurons.

PRAXIS Die klassische Symptomatik der zentralen Parese (Läsion des 1. Motoneurons) entwickelt sich erst nach einiger Zeit. Im Akutstadium liegt trotz zentraler Schädigung eine schlaffe Lähmung vor (Schock).

3.1.3 Läsionen im Bereich der motorischen Endplatte

Zu den Läsionen im Bereich der motorischen Endplatte: s. Kap. Myasthenien (S. 143).

3.1.4 Störungen der motorischen Regulation

Voraussetzung für reibungslose und harmonische Bewegungsabläufe ist das Zusammenspiel verschiedener Regulationssysteme. Hierzu zählen in erster Linie das Rückenmark, das Kleinhirn und das extrapyramidal-motorische System. Sie dienen dazu, Umfang und Kraft der einzelnen Bewegungen zu planen und diese in jedem Stadium aufeinander abzustimmen und zu optimieren (→ sensible und vestibuläre Rückmeldungen, Förderung agonistischer und Hemmung antagonistischer Muskelgruppen).

Ausfälle der an der Koordination und Regulation der Motorik beteiligten Komponenten führen zu gestörten Bewegungsabläufen. Diese können sich als Ataxien (→ harmonische willkürliche Bewegungen gelingen nicht), motorische Hyper- (→ unwillkürliche und überschießende Bewegungen) bzw. Hypophänomene (→ Bewegungsverarmung, -verlangsamung) äußern.

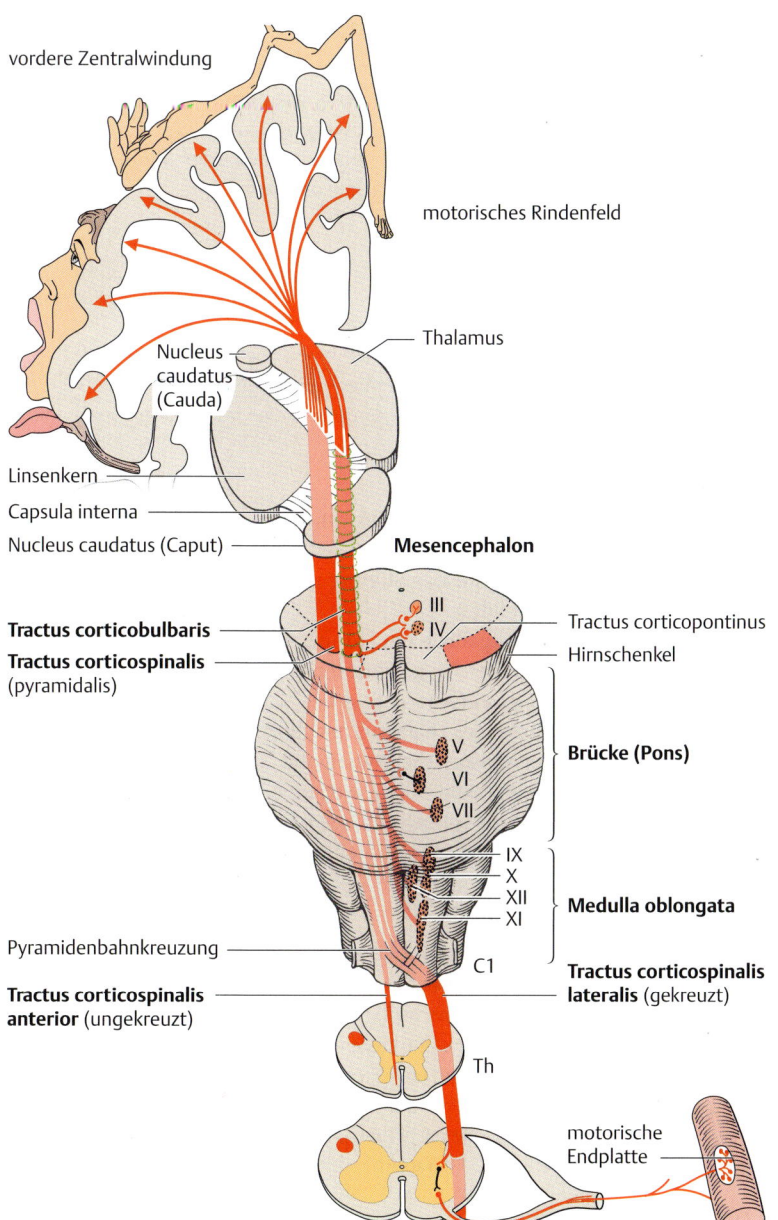

vordere Zentralwindung

motorisches Rindenfeld

Thalamus

Nucleus
caudatus
(Cauda)

Linsenkern

Capsula interna

Nucleus caudatus (Caput)

Mesencephalon

Tractus corticobulbaris

Tractus corticospinalis
(pyramidalis)

III
IV

Tractus corticopontinus

Hirnschenkel

V
VI
VII

Brücke (Pons)

IX
X
XII
XI

Medulla oblongata

Pyramidenbahnkreuzung

C1

**Tractus corticospinalis
anterior** (ungekreuzt)

**Tractus corticospinalis
lateralis** (gekreuzt)

Th

motorische
Endplatte

Abb. 3.1 Anatomische Darstellung des motorischen Systems. [aus Bähr, Frotscher, Neurologisch-topische Diagnostik, Thieme, 2009]

LERNPAKET 1

Tab. 3.1 Läsionen von 1. und 2. Motoneuron

Kriterium	1. Motoneuron	2. Motoneuron
Lähmungstyp	zentral („spastisch")	peripher („schlaff")
Muskeltonus	hyperton	hypoton
Muskelatrophie	nicht vorhanden	vorhanden
willkürliche Muskelkraft	vermindert	vermindert
Feinmotorik	fehlend (→ Massenbewegungen)	vermindert
Reflexe	Eigenreflexe ↑ Fremdreflexe ↓	Eigenreflexe ↓ bis fehlend Fremdreflexe ↓ ↓ bis fehlend
Pyramidenbahnzeichen	vorhanden	nicht vorhanden

Motorische Hyperphänomene

- **Hyperkinese:** allgemeine Bezeichnung für übermäßige Bewegungen
- **Athetose** (S. 50)**:** unwillkürliche, wurmartige, distal betonte Bewegungen
- **Ballismus** (S. 49)**:** unwillkürliche, schleudernde, proximal betonte Bewegungen
- **Chorea** (S. 48)**:** unwillkürliche, unregelmäßig auftretende, blitzartig einschießende, distal betonte Bewegungen („Zuckungen"), oft begleitend Muskelhypotonie
- **Dyskinesie**: allgemeine Bezeichnung für eine Bewegungsstörung, v. a. im Zusammenhang mit Arzneimittelnebenwirkungen:
  - **Frühdyskinesien**: unwillkürliche bizarre Kontraktion der quergestreiften Muskulatur, v. a. im Kopf-Hals-Bereich, die Stunden bis wenige Tage nach Therapiebeginn mit (bzw. Dosiserhöhung von) **klassischen Neuroleptika** oder auch **Metoclopramid** auftreten. Typisch sind Blickkrämpfe (okulogyre Krise), choreatische, athetoide und Torsionsdystonien, Zun-

genschlundkrämpfe, Blepharospasmus und Verkrampfungen der Kiefermuskulatur. Die Symptomatik spricht gut auf Anticholinergika an (Biperiden oder Trihexyphenidyl).

– **Spätdyskinesien** (tardive Dyskinesien): abnorme, unwillkürliche Bewegungen der Kopf- und Extremitätenmuskulatur (z. B. rhythmischer Lippentremor, wälzende Zungenbewegungen, periorale Dyskinesien, Torti- und Retrocollis). Die Symptome verstärken sich durch Stress und verschwinden im Schlaf. Sie treten nach langfristiger Therapie mit Neuroleptika auf.

– **L-DOPA-induzierte Dyskinesien** (S.46)

– **Akathisie**: ausgesprochene Sitzunruhe, die eine bis mehrere Wochen nach Therapiebeginn mit Neuroleptika, Metoclopramid oder L-DOPA auftritt.

LERNTIPP !

Akute Dyskinesien bei **Kindern** sind eine typische Nebenwirkung von **Metoclopramid**, weshalb es ihnen nicht mehr verschrieben werden darf. Metoclopramid wirkt antiemetisch als Antagonist an Dopamin-D_2-Rezeptoren und in hohen Dosen auch an Serotonin-5-HT_3-Rezeptoren. Die Anamnese ist klassisch: Eltern berichten, dass das Kind einen steifen Hals bekommen habe und diesen komisch verdrehe. Typisch ist auch die Aussage, dass die Zunge irgendwie seltsam sei. Auf Nachfrage lässt sich häufig eruieren, dass die Eltern dem Kind vor ein paar Stunden etwas gegen Übelkeit gegeben haben.

Neben Metoclopramid können v. a. die **klassischen Neuroleptika** (Haloperidol, Fluphenazin, Flupentixol) solche extrapyramidal-motorischen Störungen hervorrufen. **Atypische Neuroleptika** wie Clozapin, Olanzapin oder Risperidon zeigen diese Nebenwirkung deutlich seltener, weshalb sie auch bei bekannter „sensibler Reaktion" auf die klassischen Neuroleptika verabreicht werden können.

- Dystonie (S.49): unwillkürliche Muskelkontraktionen
- **Myoklonien**: plötzliche, unwillkürliche, kurze, teilweise repetitive Kontraktionen einzelner Muskeln
- **Asterixis** (flapping tremor): negativer Myoklonus; kurzer und wiederholter Verlust des Haltetonus
- **Spasmus**: langsame Muskelkontraktion in Form eines Krampfes (tonisch oder klonisch)
- **Spastik**: federnder Widerstand bei passiver Muskeldehnung
- **Startle-Reaktion**: inadäquat heftige motorische Schreckreaktion
- Tremor (S.50): unwillkürliche, rhythmische Bewegung eines Körperteils; unterschieden wird zwischen Ruhe-, Halte- und Aktionstremor
- **Rigor**: insgesamt gesteigerter Muskeltonus mit wächsernem Widerstand bei passiver Bewegung, der mit einem Zahnradphänomen einhergehen kann (typisch bei Parkinson-Syndrom)

Ebenfalls zu den Hyperphänomenen zählen spontane Muskelaktivitäten, die zu keiner Bewegung führen:

- **Fibrillationen**: nur in der EMG nachweisbare Kontraktionen einzelner Muskelfasern
- **Faszikulationen**: unwillkürliche unregelmäßige Kontraktionen einzelner Muskelfaszikel (spontan oder im Rahmen von Vorderhornläsionen)
- **Myokymie**: sichtbare, langsame Kontraktionen in wechselnden Muskelfasergruppen ohne Bewegungseffekt

Motorische Hypophänomene

- **Akinese**: Bewegungsverarmung
- **Bradykinese**: Bewegungsverlangsamung
- **Hypokinese**: reduzierte Bewegungsamplitude
- **Freezing**: akute Akinese für Sekunden oder Minuten (typisch bei fortgeschrittenem Parkinson-Syndrom)

Ataxien

DEFINITION Störung der Koordination von Bewegungen.
- **Dyssynergie**: gestörte Zusammenarbeit einzelner Muskeln
- **Dysmetrie**: gestörte Zielbewegungen
- **Dysdiadochokinese**: gestörte Abfolge rascher antagonistischer Bewegungen

---

Entsprechend der Läsionslokalisation unterscheidet man verschiedene Formen:

- **Kleinhirnataxie** mit Störung zielgerichteter Bewegungen und des Gangbildes
- **Hinterstrangataxie** mit Störung von Lagesinn und Tiefensensibilität (speziell bei geschlossenen Augen)
- **zentral-sensorische Ataxie** bei Affektionen des sensorischen Kortex bzw. des Thalamus mit gestörtem Lagesinn
- **peripher-sensorische Ataxie** mit gestörter Tastempfindung, beispielsweise bei Polyneuropathie.

Darüber hinaus können Ataxien bei frontalen Affektionen sowie motorischen Paresen auftreten oder auch psychisch bedingt sein.

PRÜFUNGSHIGHLIGHTS

Störungen der motorischen Regulation:

- ! Ein **choreatisches Syndrom** äußert sich mit unwillkürlichen, unregelmäßig einschießenden, distal betonten Bewegungen („Zuckungen"); dabei besteht oft eine Muskelhypotonie.
- ! **Frühdyskinesie**: unwillkürliche bizarre Kontraktion der quergestreiften Muskulatur, v. a. im Kopf-Hals-Bereich, die Stunden bis wenige Tage nach Therapiebeginn mit z. B. **Metoclopramid** auftreten. Die Therapie besteht in der i. v.-Gabe eines Anticholinergikums.
- ! **Akathisie**: Sitzunruhe, die eine bis mehrere Wochen nach Therapiebeginn mit z. B. Neuroleptika auftritt
- !! **Dysdiadochokinese**: gestörte Abfolge rascher antagonistischer Bewegungen
- ! Eine **Kleinhirnataxie** äußert sich u. a. in einer Störung zielgerichteter Bewegungen und des Gangbildes.

3.2   Störungen der Sensibilität

Anatomische Grundlagen (Abb. 3.2): Das sensible System lässt sich grob in einen zentralen und einen peripheren Anteil unterteilen. Peripher werden mittels spezifischer Rezeptoren (Mechano- und Thermorezeptoren, propriozeptive sowie Nozizeptoren) verschiedene sensible Qualitäten registriert und als Afferenzen über die entsprechenden peripheren Nerven und Plexus zu den Hinterwurzeln des Rückenmarks geleitet (1. Neuron im Spinalganglion, 2. Neuron im Hinterhorn bzw. in der Medulla oblongata). Zum zentralen Anteil zählen alle sensiblen Bahnen und Kerne in Rückenmark, Hirnstamm und Großhirn:

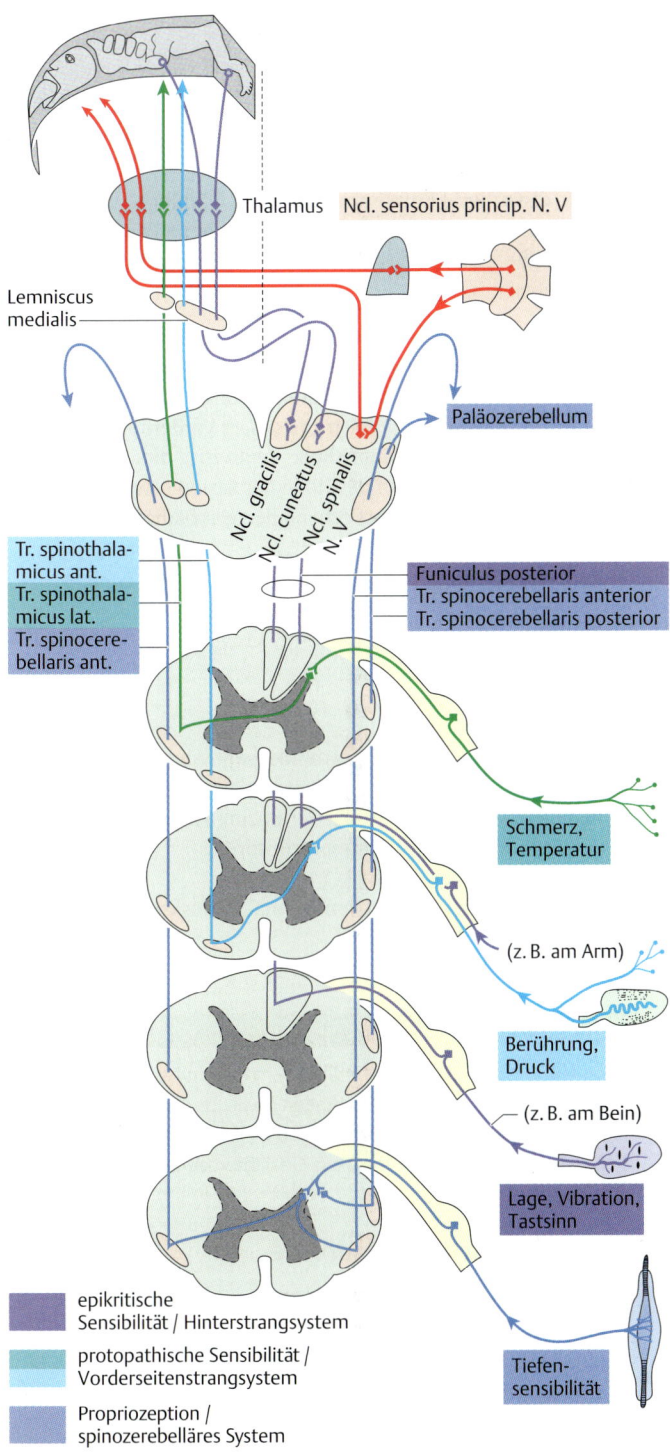

Abb. 3.2 Anatomie der sensiblen Bahnen. [aus Mattle, Mumenthaler, Kurzlehrbuch Neurologie, Thieme, 2015]

- Das **Hinterstrangsystem** enthält Fasern der epikritischen Reizwahrnehmung für Tastsinn, Stereognosie und Vibration (= exterozeptive Reize) sowie für den Lagesinn (= propriozeptive Reize). Die Umschaltung erfolgt erst in den Ncl. gracilis et cuneatus (ungekreuzter Verlauf im Rückenmark), der weitere Verlauf über den Lemniscus medialis zum Thalamus.
- Das **Vorderseitenstrangsystem** enthält Fasern der protopathischen Reizwahrnehmung (Schmerz, Temperatur, grobe Tastempfindung und Druck). Nach Umschaltung auf das 2. Neuron im Hinterhorn kreuzen die Fasern in der Commissura anterior zur Gegenseite und verlaufen dann im Tractus spinothalamicus anterior (Druck und Tastempfinden) bzw. im Tractus spinotha-

lamicus lateralis (Schmerz- und Temperaturwahrnehmung) zum Thalamus.
- Im **thalamokortikalen System** erfolgt die Umschaltung der 2. Neurone des Vorderseiten- bzw. Hinterstrangs auf das 3. Neuron. Die Afferenzen ziehen zum sensorischen Kortex im Gyrus postcentralis und in den assoziierten Gebieten.
- Das **spinozerebelläre System** verarbeitet Informationen über die Muskel- und Sehnenspannung/-dehnung. Diese gelangen über den Tractus spinocerebellaris anterior (Information der ipsi- und kontralateralen Seite) sowie den Tractus spinocerebellaris posterior (nur ipsilaterale Informationen) ins Kleinhirn.

Aus dem Verlauf der einzelnen Bahnen und ihren Kreuzungspunkten zur Gegenseite ergeben sich die typischen Ausfälle abhängig von der Läsionshöhe. Läsionen des thalamokortikalen Systems verursachen einen Ausfall aller sensiblen Qualitäten auf der kontralateralen Seite (evtl. in der Stärke unterschiedlich); Läsionen des spinozerebellären Systems gehen mit einer Ataxie einher.

Sensibilitätsstörungen:

- **Anästhesie:** Ausfall aller sensiblen Afferenzen einer Körperregion
- **Hypästhesie:** reduzierte Sensibilität (im Seitenvergleich)
- **Thermanästhesie:** fehlendes Temperaturempfinden
- **Analgesie:** fehlendes Schmerzempfinden
- **Pallhypästhesie** oder **Pallanästhesie: reduziertes oder fehlendes Vibrationsempfinden**
- **dissoziierte Sensibilitätsstörung:** In einer Region sind nur einzelne Qualitäten ausgefallen, andere bleiben erhalten (z. B. Störung von Schmerz- und Temperaturempfinden bei erhaltener Oberflächen- und Tiefensensibilität).
- **Dysästhesie:** Störung der Oberflächensensibilität
- **Parästhesie:** spontan oder bei leichter Berührung auftretende unangenehme sensible Empfindungen (z. B. Kribbeln, Schmerzen, Kältegefühl)
- **Hyperpathie = Allodynie:** inadäquat starke bis schmerzhafte Empfindungen
- **Hyperalgesie:** gesteigertes Schmerzempfinden.

PRÜFUNGSHIGHLIGHTS ✗

Sensibilität:

- ‼ Im **Hinterstrangsystem** verlaufen u. a. die Fasern epikritischen Reizwahrnehmung und des Vibrationsempfindens (ungekreuzter Verlauf im Rückenmark).
- ! **Pallanästhesie:** reduziertes oder fehlendes Vibrationsempfinden

---

3.3 Periphere Nervenläsionen, Plexusläsionen und radikuläre Syndrome

Ausführliches hierzu s. Abschnitt Erkrankungen des peripheren Nervensystems (S. 119).

3.4 Spinale Syndrome

3.4.1 Strangaffektionen

Pyramidenbahnsyndrom

DEFINITION Läsion des Tractus corticospinalis.

Klinik: Je nach Lokalisation der Schädigung kommt es zu einer zentralen Para-, Hemi- oder Tetraparese (s. auch Tab. 3.1), oftmals mit spastischer Gangstörung. Die Patienten klagen über oft schmerzhafte spinale Automatismen in Form spontaner Bewegungen v. a. der unteren Extremitäten. Häufig liegen begleitend Blasen-, Mastdarm- und Potenzstörungen vor. In der Untersuchung finden sich der Pareseform entsprechend gesteigerte Muskeleigenreflexe, positive Pyramidenbahnzeichen und verminderte oder erloschene Fremdreflexe.

Vorderseitenstrangsyndrom

DEFINITION Läsion der kreuzenden Fasern des Tractus spinothalamicus.

Klinik: dissoziierte Empfindungsstörung → unterhalb der Läsion ist das Schmerz- und Temperaturempfinden der kontralateralen Körperhälfte gestört, das Berührungsempfinden und der Lagesinn bleiben erhalten.

Zentromedulläres Syndrom: Sonderform des Vorderseitenstrangsyndroms mit Schädigung zentraler Anteile des Rückenmarks. Betroffen sind insbesondere kreuzende Fasern des Tractus spinothalamicus sowie je nach Läsionsart Vorderhörner, Hinterhörner und Pyramidenbahn. **Klinik:** beidseitige dissoziierte Empfindungsstörung (s. o.) auf der Höhe der Läsion sowie je nach Läsionsausmaß Ausfälle entsprechend den geschädigten Bahnen.

Hinterstrangsyndrom

DEFINITION Läsion epikritischer Fasern (1. Neuron).

Klinik:

- Sensibilitätsstörung mit vermindertem Vibrations- (Pallhypästhesie), Bewegungs-, Tast-, Berührungs- und Lageempfinden
- infolgedessen sensible Ataxie (→ unzureichende propriozeptive Rückmeldung) und Feinmotorikstörung
- Lhermitte-Zeichen positiv
- bei reiner Hinterstrangläsion normaler Muskeltonus und normale Reflexe
- oft Parästhesien.

LERNTIPP !

Das **Hinterstrangsystem** enthält Fasern für den Tastsinn (Stereognosie) und das Vibrationsempfinden sowie für den Lagesinn. Bei einem Hinterstrangsyndrom (z. B. durch eine Entzündung der Hinterstränge) sind demzufolge diese Qualitäten eingeschränkt.

3.4.2 Querschnittsyndrome

Komplettes Querschnittsyndrom

DEFINITION Vollständige Kontinuitätsunterbrechung aller spinalen Bahnen.

Klinik: Akut (z. B. nach Trauma) kommt es zum **spinalen Schock. Unterhalb der Läsion** manifestieren sich:

- schlaffe Para- oder Tetraparese (bis hin zum sekundären Atemstillstand durch Lähmung der Atemmuskulatur bei hohem Querschnitt oberhalb von C4)
- Reflexerlöschen
- Sensibilitätsausfall
- Störungen autonomer Funktionen (je nach Läsionshöhe z. B. Blasen- und Mastdarmstörungen und/oder neurogener Schock → Hypotonie und Bradykardie).

Das eigentliche **Querschnittsyndrom** entwickelt sich nach einigen Tagen bis Wochen:

- auf Höhe der Läsion: schlaffe Paresen und Hyperpathie
- unterhalb der Läsion: spastische Para- oder Tetraparese mit sensiblen Störungen (sensibler Querschnitt)
- Störungen autonomer Funktionen (Stuhlinkontinenz, Blasenentleerungsstörungen → chronisch: Reflexblase, d. h., Blase wird automatisch entleert, keine Willkürkontrolle; Erektionsstörungen, Temperaturregulationsstörungen, Bradykardie, Störungen der Blutdruckregulation)
- evtl. gesteigerte und pathologische Reflexe
- spinale Automatismen (rein spinaler Bewegungsablauf, oft mit Schmerzen verbunden, auslösbar durch Berührung, eine volle Harnblase oder Lagewechsel)

Der spinale Schock fehlt, wenn sich das Querschnittsyndrom langsam entwickelt, z. B. bei langsam wachsenden Tumoren.

> **LERNTIPP** !
>
> Die Symptomatik des Querschnittsyndroms wird Ihnen in der Neurologie ziemlich häufig begegnen und auch das IMPP stellt immer wieder Fragen dazu – in der Regel sind dabei Wirbelsäulenfrakturen nach Unfällen (z. B. Sturz von einer Leiter) oder eine Kompression des Rückenmarks (durch Tumoren, Entzündungen oder Blutungen) für die Symptomatik verantwortlich. Sie sollten die **Höhe des Querschnitts** anhand der Symptomatik ungefähr einordnen können. Welche Symptomatik wäre z. B. bei einem Patienten mit einer Trümmerfraktur am thorakolumbalen Übergang (Wirbel Th12) unmittelbar zu erwarten? Antwort: ein Querschnittsyndrom unterhalb von Th11, d. h. Paraplegie der unteren Extremitäten (schlaffe Parese), Blasen- und Mastdarmlähmung, außerdem Sensibilitätsausfall unterhalb der Leiste. Denken Sie daran: Wenn der spinale Schock abgeklungen ist, entwickelt sich eine spastische Parese kaudal der Läsion; nur unmittelbar auf Läsionshöhe bleibt die schlaffe Parese bestehen.

Partielles Querschnittsyndrom

Synonym: Brown-Séquard-Syndrom, Halbseitensyndrom

> **DEFINITION** Halbseitige Rückenmarksläsion mit dissoziierter Empfindungsstörung (S. 18) und **spastischer Parese.**

Ätiologie: Am häufigsten sind spinale Raumforderungen ursächlich, seltener Traumata oder Durchblutungsstörungen.

Klinik: Typischerweise tritt folgende Klinik auf (**Abb. 3.3**):
- **ipsilateral** auf Höhe der Läsion schlaffe Parese (durch Vorderhornläsion) und Hyperpathie

- **ipsilateral** kaudal der Läsion:
  - spastische Parese (**Tab. 3.1**)
  - Pallhypästhesie, evtl. Hypästhesie
  - initial Rötung, Überwärmung, Anhidrosis
- **kontralateral** kaudal der Läsion:
  - Störung von Schmerz- und Temperaturempfinden.

> **LERNTIPP** !
>
> Patienten mit einer **halbseitigen Rückenmarksläsion** zeigen unterhalb der Läsionshöhe folgende Veränderungen:
> - **motorische Störung:** spastische Parese auf der Läsionsseite (gesteigerte Eigenreflexe, Pyramidenbahnzeichen)
> - **sensible Störung:** reduziertes Vibrationsempfinden auf der Läsionsseite, gestörtes Schmerz- und Temperaturempfinden auf der kontralateralen Seite.

Konus- und Kaudasyndrom

> **DEFINITION** Spinale Kompression in Höhe des Conus medullaris (ab S3 abwärts bzw. am thorakolumbalen Übergang BWK 12/LWK 1) bzw. der Cauda equina (Nervenwurzeln unterhalb des Conus/kaudal von LWK 2) durch einen lokalen Prozess (z. B. medialer Bandscheibenvorfall, Tumor, Fraktur).

Klinik: **Tab. 3.2** zeigt die klinische Symptomatik bei Konus- und Kaudasyndrom.

Therapie: Beide Syndrome sind Notfälle, die sofort neurochirurgisch versorgt werden müssen.

> **PRÜFUNGSHIGHLIGHTS** ✗
>
> **Spinale Syndrome:**
> - ! **Pyramidenbahnsyndrom:** zentrale Paraparese mit spastischer Gangstörung, klinisch gesteigerte Muskeleigenreflexe, positive Pyramidenbahnzeichen
> - !! **Hinterstrangsyndrom:** vermindertes Berührungs-, Lage-, Tast- und Vibrationsempfinden; positives Lhermitte-Zeichen
> - **spinaler Schock (bei komplettem Querschnittsyndrom):**
>   - !! Auftreten akut (z. B. nach Trauma)
>   - !! schlaffe Para- oder Tetraparese (Lähmung der Atemmuskulatur bei hohem Querschnitt oberhalb von C4)
>   - !! Reflexerlöschen
>   - !! Sensibilitätsausfall
>   - !! Blasen- und Mastdarmstörungen
>   - !! neurogener Schock → Hypotonie und Bradykardie

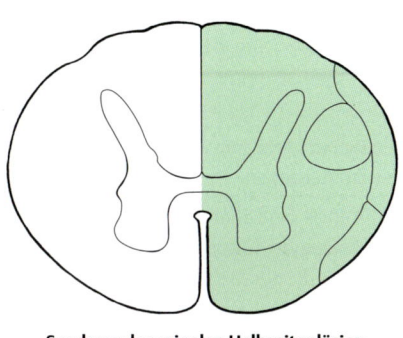

Syndrom der spinalen Halbseitenläsion
(Brown-Séquard-Syndrom)

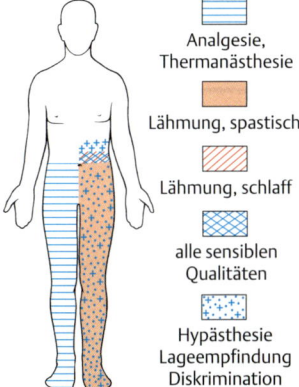

Analgesie, Thermanästhesie

Lähmung, spastisch

Lähmung, schlaff

alle sensiblen Qualitäten

Hypästhesie Lageempfindung Diskrimination

Abb. 3.3 Brown-Séquard-Syndrom. [aus Bähr, Frotscher, Neurologisch-topische Diagnostik, Thieme, 2009]

Tab. 3.2 Klinische Zeichen bei Konus- und Kaudasyndrom

Symptom	Konussyndrom	Kaudasyndrom
Schmerzen	bilateral symmetrische, mäßige Schmerzen perineal und der Hüfte	asymmetrische starke Schmerzen, die radikulär ausstrahlen
Sensibilität	Reithosenanästhesie	spät auftretende asymmetrische, radikulär angeordnete Sensibilitätsstörungen ab L4
Motorik	keine Beinparese	segmentale schlaffe Paresen der Beine mit Atrophie
Reflexe	Analreflex und Bulbus-cavernosus-Reflex vermindert, Beinreflexe normal	Areflexie (ASR > PSR)
Blase/Mastdarm	schlaffe Blasen- und Mastdarmlähmung; Detrusorareflexie, Überlaufinkontinenz, Mastdarminkontinenz, Impotenz	Blasen- und Mastdarmlähmung
Sphincter ani	frühe hochgradige Funktionsstörung	späte leichte Funktionsstörung

- **Brown-Séquard-Syndrom (halbseitige Rückenmarksläsion)**, z. B. bei spinaler Raumforderung:
  - ‼ dissoziierte Empfindungsstörung kaudal der Läsion: ipsilateral reduzierte Ästhesie, kontralateral reduzierte Algesie und Thermästhesie
  - ‼ ipsilaterale Paresen: schlaffe Parese auf Höhe der Läsion, spastische Parese kaudal der Läsion.
- **Konus- und Kaudasyndrom:**
  - ‼‼ **Kaudasyndrom:** asymmetrische starke Schmerzen, die radikulär ausstrahlen, segmentale schlaffe Paresen der Beine
  - ‼‼ Typisch für beide Syndrome ist eine **Blasen- und Mastdarmlähmung**.
  - ‼‼ Beide Syndrome (Konus- und Kaudasyndrom) erfordern eine **umgehende neurochirurgische Behandlung**.

3.5 Zerebrale Syndrome

3.5.1 Hemisphärensyndrome

Eine Schädigung einzelner Hirnbereiche führt zu charakteristischen Symptomen, die eine klinische Lokalisation des Schädigungsortes möglich machen (**Tab. 3.3**). Man unterscheidet Funktionsminderungen und -steigerungen der betroffenen Areale, wobei sich Letztere oft in Form epileptischer Aktivität äußern.

3.5.2 Capsula-interna-Syndrom

Durch die Capsula interna verlaufen praktisch alle efferenten und afferenten Bahnen zwischen dem Kortex und den subkortikalen Zentren. Eine Schädigung dieser Strukturen (z. B. aufgrund einer Ischämie) führt zu einer charakteristischen Symptomatik:

- **kontralaterale zentrale Hemiparese**: Typisch ist die Wernicke-Mann-Lähmung mit angewinkeltem Arm und überstrecktem Bein, das beim Gehen zirkumduziert wird (**Abb. 6.21**).
- **kontralaterale faziale Parese**, Hemianopsie und Hemihypästhesie.

3.5.3 Basalgangliensyndrome

Die Basalganglien gehören zum **extrapyramidal-motorischen System** und spielen eine wichtige Rolle bei der Kontrolle von Ausmaß, Richtung, Kraft und Geschwindigkeit willkürlicher Bewegungen. Läsionen der Basalganglien sind demzufolge mit folgenden Störungen assoziiert:

- akinetisch-rigiden Bewegungsstörungen, z. B. Morbus Parkinson (S. 43)
- Hyper- und Dyskinesien mit unwillkürlichen abnormen Bewegungen: choreatische Störungen, Athetose, Ballismus, Tic, Tremor, Myoklonien
  - z. B. Hemiballismus durch Läsion des kontralateralen Nucleus subthalamicus
- Dystonien (S. 49).

Tab. 3.3 Hemisphärensyndrome

Syndrom	Funktionsminderung	Funktionssteigerung (epileptische Störung)
Frontalhirnsyndrom	Antriebslosigkeit, Aspontaneität, Affektverflachung, Störung des analytischen Denkens, Wesensänderung, Gangunsicherheit, Riechstörungen, ggf. Broca-Aphasie (bei Läsion der dominanten Hemisphäre)	unspezifische Aura, komplexe Automatismen, Vokalisationen, <1 min, ggf. motorische Jackson-Anfälle bei Läsion der Präzentralregion (meist schwer von psychogenen Ausfällen zu differenzieren)
Temporalhirnsyndrom	Verstimmung, Reizbarkeit, Ängstlichkeit, Depression, affektive und sexuelle Enthemmung, Hemianopsie, Hemiparese, ggf. Wernicke-Aphasie (bei Läsion der dominanten Hemisphäre)	epigastrische Aura, Bewusstseinsstörung, orofaziale Automatismen, postiktale Verwirrtheit (v. a. bei Hippocampusläsion)
Okzipitalhirnsyndrom	Hemianopsie	visuelle Halluzinationen, Nystagmus, oft Fortleitung in Temporal- oder Frontallappen
Parietalhirnsyndrom	sensomotorische Hemiparese, Hemianopsie, Agnosie, ggf. konstruktive Apraxie und Neglect (bei Läsion der nicht dominanten Hemisphäre), oder Aphasie (bei Läsion der dominanten Hemisphäre)	fokalmotorische Anfälle bei Läsion der Präzentralregion, sensible Jackson-Anfälle bei Läsion der Postzentralregion
Sonderform: Mantelkantensyndrom	Paresen und/oder Sensibilitätsstörungen an den Beinen, Blasenfunktionsstörungen	fokalmotorische Anfälle (beinbetont)

Darüber hinaus können durch die Beeinträchtigung von Frontalhirnfunktionen kognitive Defizite auftreten.

3.5.4 Dienzephale Störungen

Zum Zwischenhirn (Dienzephalon) gehören Thalamus, Epithalamus, Subthalamus und Hypothalamus mit Hypophyse.

Im **Thalamus** werden fast alle (von der kontralateralen Körperhälfte kommenden) Afferenzen zur Großhirnrinde weiterverschaltet. Thalamussyndrome betreffen deshalb die kontralaterale Körperhälfte und bestehen je nach Schädigungsort in Hemiparese, Ataxie, choreatiformen Störungen, Sensibilitätsstörungen, Haltungsanomalie (gebeugte Grundgelenke bei überstreckten Interphalangealgelenken → Thalamushand), Hemianopsie, Schmerzen sowie Gedächtnis- oder Bewusstseinsstörungen.

Läsionen des **Hypothalamus** gehen mit hormonellen und vegetativen Regulationsstörungen einher.

Die **Hypophyse** ist v. a. für die Aufrechterhaltung hormoneller Regelkreise von Bedeutung, die bei Funktionssteigerung oder -minderung (z. B. durch Tumoren) gestört werden.

Zwischenhirnsyndrom Dienzephale Läsionen (durch Hirninfarkt, Raumforderung oder tentorielle Herniation bei Hirndruck) führen zu einer vollständigen Unterbrechung der kortikobulbären und kortikospinalen Bahnen („**Dekortikation**") mit leichtem bis mittlerem Koma (Grad I und II). In der Untersuchung findet sich ein Strecktonus der Beine (Verstärkung durch Schmerzreize), eine Miosis, eine Bulbusdivergenz, ein (noch) positiver vestibulookulärer Reflex (S. 10) sowie eine beschleunigte oder Cheyne-Stokes-Atmung.

3.5.5 Kleinhirnsyndrome

Das Kleinhirn ist in die Koordination und Feinabstimmung von Bewegungsabläufen eingebunden. Wichtige Ausfallphänomene sind:

- **zerebelläre Ataxie** (Stand- und Gangataxie, Störung der Rumpfhaltung und des Gleichgewichts, Extremitätenataxie, Dysdiadochokinese, Dysmetrie, Intentionstremor, Dysarthrie: skandierendes Sprechen, Rebound-Phänomen)
- Störungen der Blickstabilisierung, Nystagmus
- reduzierter Muskeltonus.

> **LERNTIPP**   !
>
> Ein Patient mit zerebellärer Ataxie geht breitbeinig, stolpert und rudert dabei ausladend mit den Händen, kann also nur schwer das Gleichgewicht halten. Er spricht laut und abgehackt („skandierend"), hat Probleme, den Blick zu stabilisieren (Nystagmus), und weist neben dem Intentionstremor auch Schwierigkeiten beim Bewegungsablauf auf (Dysmetrie).

3.5.6 Zentrale Augenbewegungsstörungen

Horizontale und vertikale Blickparesen

Man unterscheidet horizontale von vertikalen Blickparesen. Bei der **horizontalen** Blickparese können die Augen nicht gemeinsam nach rechts und/oder links bewegt werden. Ursächlich ist eine Läsion des kontralateralen frontalen Augenfeldes oder der ipsilateralen paramedianen pontinen retikulären Formation (PPRF) des Hirnstamms. Im kontralateralen Augenfeld werden willkürliche horizontale Blickbewegungen generiert, in der PPRF höhere

kortikale Impulse empfangen und an die Hirnnervenkerne weitergeleitet.

Bei einer Läsion des **frontalen Augenfeldes** kommt es zu einer akuten horizontalen Blicklähmung **zur Gegenseite** (→ der Patient sieht die Läsion an), die einige Stunden bis Tage andauert. Meist besteht eine begleitende kontralaterale Hemiparese. Bei Läsionen der **PPRF** (z. B. Ponsblutung) besteht die Blicklähmung **nach ipsilateral** (→ der Patient sieht von der Läsion weg).

Eine Mittelhirnschädigung führt zu einer vertikalen Blickparese, bei der die Augen nicht nach oben und unten bewegt werden können.

Internukleäre Ophthalmoplegie

Bei einer Läsion des medialen longitudinalen Faszikels (MLF), der die Abduzenskerne mit den kontralateralen Okulomotoriuskernen verbindet, kommt es zum typischen klinischen Bild der internukleären Ophthalmoplegie (INO, Abb. 3.4):

- **Adduktionsschwäche** auf der Seite der Läsion beim Blick zur Gegenseite
- **dissoziierter Nystagmus** bei Blick zur Gegenseite der Läsion
- **bei Konvergenz** erhaltene **Adduktion**.

Eineinhalb-Syndrom

Ist neben dem MLF auch die gleichseitige paramediane pontine retikuläre Formation (PPRF) geschädigt, besteht zusätzlich eine **horizontale Blickparese** zur Läsionsseite.

Opsoklonus

Eine Läsion von Hirnstamm oder Kleinhirn führt zu charakteristischen Augenbewegungsstörungen in Form von horizontalen und vertikalen **Sakkaden**, die in Salven auftreten und von Myoklonien oder Ataxie begleitet sein können.

Skew Deviation

Durch eine periphere (Otolithen des Innenohrs, N. vestibulocochlearis) oder zentrale Funktionsstörung (Vestibulariskerne, MLF, Mesenzephalon, Ncl. interstitialis Cajal) kommt es zu einer **vertikalen Dissoziation der Augenachsen**. Zusätzlich liegt bei einer zentralen Läsion häufig ein Wallenberg-Syndrom oder eine INO vor.

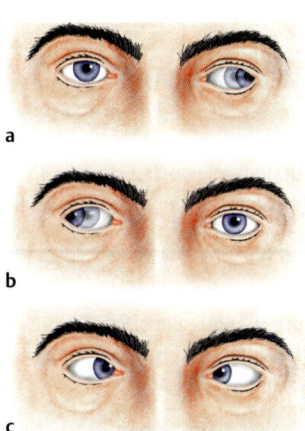

Abb. 3.4 Beidseitige internukleäre Ophthalmoplegie. Blickrichtung nach links (**a**), nach rechts (**b**) und zur Nase (**c**). [aus Rohkamm, Taschenatlas Neurologie, Thieme, 2009]

3.5.7 Hirnstammsyndrome

Der Hirnstamm besteht aus Mesenzephalon, Pons und Medulla oblongata. Je nach Schädigungsort und -ausmaß entstehen unterschiedliche Ausfallsmuster.

Gekreuztes Hirnstammsyndrom

Synonym: Hemiplegia alternans

Bei einer einseitigen Hirnstamm- oder Mittelhirnläsion kommt es zu einer „gekreuzten" Symptomatik in Form ipsilateraler Hirnnervenausfälle und einer kontralateralen zentralen Hemiparese.

Wallenberg-Syndrom

Das Wallenberg-Syndrom tritt bei Läsionen der dorsolateralen Medulla oblongata auf. Es kommt **ipsilateral** zu einem **Horner-Syndrom**, einer **Hemiataxie** und zu Ausfällen der Hirnnerven **V**, **IX** und **X** (trigeminale Hypästhesie, Gaumensegelparese, Stimmbandparese, Schluckstörungen). **Kontralateral** findet sich eine **dissoziierte Empfindungsstörung**.

Teilläsionen des Hirnstammquerschnitts

Bulbärparalyse: Es handelt sich um eine bilaterale Läsion basaler **motorischer Hirnnervenkerne** (V, VII, X, XII) in der Medulla oblongata, die sich klinisch mit Dysarthrie, Schluckstörungen, Zungenfaszikulationen und Zungenatrophie präsentiert. Meist liegt eine Sialorrhö vor.

Pseudobulbärparalyse: Hierbei sind im Gegensatz zur „echten" Bulbärparalyse die **kortikobulbären Bahnen** (nicht die Hirnnervenkerne) der Medulla oblongata betroffen. Auch hier finden sich Dysarthrie und Dysphagie, zusätzlich jedoch pathologisches Lachen und Weinen und ein gesteigerter Masseterreflex. Es kommt nicht zu Zungenatrophie oder Faszikulationen!

> **LERNTIPP** !
>
> Prägen Sie sich den Unterschied zwischen **bulbär** und **pseudobulbär** ein: Da bei der Pseudobulbärparalyse nicht die Hirnnervenkerne, sondern die supranukleären Bahnen geschädigt sind, finden sich „zentrale Symptome" wie Zwangsweinen oder -lachen. Zungenatrophie und Faszikulationen fehlen.

Komplette Hirnstammquerschnittsyndrome

Mittelhirnsyndrom: Läsionen des Mittelhirns (durch Infarkte, Blutungen oder Einklemmung im Tentoriumsschlitz bei supratentoriellem Hirndruck (S. 34)) führen zum Ausfall der Formatio reticularis, zur Unterbrechung kortikobulbärer und rubrospinaler Bahnen sowie der autonomen Pupilleninnervation. Klinisch besteht ein tiefes Koma mit Beuge- und Streck-Synergismen (Grad III) oder generalisierten Strecksynergismen (Grad IV), engen (Grad III) bis mittelweiten (Grad IV) Pupillen, negativem VOR, positiven Pyramidenbahnzeichen, Tachykardie, Hypertonie und der sog. Maschinenatmung (oberflächlich, regelmäßig). Eine Remission ist möglich, oft findet sich jedoch der Übergang in ein apallisches Syndrom (S. 23) oder Bulbärhirnsyndrom (S. 22).

Bulbärhirnsyndrom: Der Ausfall aller Funktionen des Hirnstamms durch dessen ausgedehnte Schädigung hat ein tiefes Koma (Grad IV) zur Folge. Die Patienten zeigen weite, lichtstarre Pupillen, einen negativen VOR, eine Bulbusdivergenz, schlaffe Pare-

sen aller Muskeln, fehlende Eigenreflexe ohne Pyramidenbahnzeichen sowie eine ataktische Atmung bzw. Schnappatmung mit Übergang in einen zentralen Atemstillstand. Hirnstammreflexe sind im Verlauf nicht mehr auslösbar. Der Funktionsausfall von Großhirn und Hirnstamm führt innerhalb weniger Stunden zum irreversiblen Hirnfunktionsausfall (IHA, veraltet: „Hirntod").

> **PRAXIS**
>
> **Diagnostik des irreversiblen Hirnfunktionsausfalls (IHA)**
> Klinische Voraussetzungen:
> – **Bewusstlosigkeit** (tiefes Koma)
> – **Funktionsverlust des Hirnstamms:** entrundete, maximal weite und lichtstarre Pupillen, fehlende Hirnstammreflexe, fehlende Spontanatmung
> – **Atemstillstand**
> – **Nachweis der Irreversibilität** der klinischen Ausfallssymptome über einen gewissen Zeitraum (beim Erwachsenen mit primärer Hirnschädigung 12 h, mit sekundärer Hirnschädigung 72 h) und/oder ergänzende Zusatzuntersuchungen: Nulllinien-EEG, transkranielle Doppler-Sonografie (→ zerebraler Zirkulationsstillstand), AEP
> – **Ursache und Schwere** der zum Tod führenden Hirnschädigung müssen bekannt sein.
> Darüber hinaus werden konkrete Anforderungen an die Qualifikation der befundenden Ärzte gestellt.

> **PRÜFUNGSHIGHLIGHTS**
>
> **Zerebrale Syndrome:**
> – ! **Basalgangliensyndrome:** Hemiballismus bei Läsion des kontralateralen Ncl. subthalamicus
> – !!! **Kleinhirnaffektion:** zerebelläre Ataxie (Stand- und Gangataxie, Störung der Rumpfhaltung und des Gleichgewichts, Extremitätenataxie, Dysdiadochokinese, Dysmetrie, Intentionstremor, skandierendes Sprechen) sowie Störungen der Blickstabilisierung und Nystagmus
> – ! zentrale **Augenbewegungsstörung:** dissoziierter Nystagmus und Adduktionsschwäche eines Auges bei Blickfolgebewegungen (= internukleäre Ophthalmoplegie)
> – ! Zur **Bulbärparalyse** gehören u. a. Dysarthrie und Sialorrhö. Die **Pseudobulbärparalyse** ist ebenfalls durch Dysarthrie und Dysphagie, zusätzlich jedoch u. a. durch pathologisches Lachen und Weinen gekennzeichnet.
> – ! Diagnostik des **irreversiblen Hirnfunktionsausfalls:** isoelektrisches **(Null-Linien-)EEG** als Nachweis der Irreversibilität des Hirnfunktionsausfalls.

3.6 Paraneoplastische Syndrome

DEFINITION Paraneoplastische Syndrome treten im Rahmen von Tumorerkrankungen auf, lassen sich jedoch nicht unmittelbar durch den Tumor, seine Metastasen oder die Therapie erklären. Sie manifestieren sich oftmals bereits vor dem eigentlichen Tumor.

Zu den wichtigsten paraneoplastischen Syndromen in der Neurologie gehören:

- **limbische Enzephalitis** (Gedächtnisstörungen, epileptische Anfälle, psychische Symptome)

- **Hirnstammenzephalitis** (Übelkeit, Ataxie, Dysarthrie, Störungen der Okulomotorik, Schwindel)
- **Zerebellitis** (Nachweis von Anti-Yo-Antikörpern) und **Kleinhirndegeneration** (Rumpf- und Extremitätenataxie, Dysarthrie, sakkadierte Blickfolge bzw. Nystagmus). Als Ursache kommen v. a. gynäkologische Karzinome (am häufigsten Ovarial-, Endometrium- und Mammakarzinome) sowie kleinzellige Bronchialkarzinome in Frage. Seltener sind Lymphome und das Prostatakarzinom ursächlich.
- **Neuropathie** (Hyp- und Parästhesien, radikuläre Symptome, sensible Ataxie, Paresen, Blasenstörungen, Pupillenstörungen)
- **Myelitis** (progrediente Extremitätenparesen)
- **Opsoklonus-Myoklonus-Syndrom** (Opsoklonus, Myoklonien, Ataxie)
- **Retinopathie** (Visusminderung, Fotopsien)
- Stiff-person-Syndrom (S. 140)
- Isaacs-Syndrom
- Dermatomyositis (S. 141)
- Myasthenia gravis (S. 143)
- Lambert-Eaton-Myasthenie-Syndrom (S. 146).

PRÜFUNGSHIGHLIGHTS   ✗

Paraneoplastische Syndrome:
- **!!** paraneoplastische **Kleinhirndegeneration**: Nachweis von Anti-Yo-Antikörpern sowie klinisch mit Ataxie, Dysarthrie und Augenbewegungsstörungen; mögliche auslösende Tumoren: Ovarial-, Endometrium-, Mammakarzinom, kleinzelliges Bronchialkarzinom.

3.7 Störungen des Bewusstseins und Koma

3.7.1 Schweregrade des Komas

Glasgow Coma Scale (GCS): Die Glasgow Coma Scale dient der **Klassifikation der Bewusstseinseinschränkung**. Beurteilt werden das Vermögen, die Augen zu öffnen, sowie die beste verbale und motorische Reaktion. Entsprechend werden Punkte vergeben. Die Summe der Punktewerte ergibt den Schweregrad der Bewusstseinseinschränkung (**Tab. 3.4**). Der minimale Wert beträgt 3 Punkte, der maximale 15 Punkte. Bei Säuglingen und Kleinkindern muss die GCS modifiziert werden, da die Reaktion auf Ansprache (verbale Reaktion) nur bedingt oder gar nicht verwertbar ist (z. B. Pediatric Glasgow Coma Scale).

LERNTIPP   !

Prägen Sie sich die Kriterien der Glasgow Coma Scale gut ein! Das IMPP erwartet von Ihnen, dass Sie anhand des klinischen Befundes die entsprechende Punktzahl ermitteln können.

Denken Sie daran, dass die Mindestpunktzahl 3 beträgt (nicht 0!).

BEISPIEL

Nach der GCS wird oft im Rahmen von Fallbeispielen gefragt. Versuchen Sie doch kurz einmal, bei folgenden Beispielen die GCS-Punktanzahl zu bestimmen:
- **Beispiel 1:** Pupillen mitteleng und isokor, prompte direkte und indirekte Lichtreaktion. Kein Meningismus, Stammeln von unverständlichen Lauten, Augen werden auf Schmerzreiz geöffnet. Gezielte Abwehr auf Schmerzreiz.

Tab. 3.4 **Glasgow Coma Scale (GCS) zur Klassifikation der Bewusstseinseinschränkung**

Reaktion	Ausprägung	Punkte
Augen öffnen	spontan	4
	auf Ansprache	3
	auf Schmerzreiz	2
	nicht	1
verbale Reaktion	orientiert	5
	desorientiert	4
	inadäquate Äußerung	3
	unverständliche Laute	2
	keine	1
motorische Reaktion	auf Aufforderung	6
	auf Schmerzreiz gezielt	5
	auf Schmerzreiz ungezielt	4
	Beugung auf Schmerzreiz	3
	Streckung auf Schmerzreiz	2
	keine	1

Schweregrad der Bewusstseinseinschränkung:
13–15 Punkte = normal oder leicht
9–12 Punkte = mittelschwer
3–8 Punkte schwer

- **Beispiel 2:** Spontane Atmung, Reaktion auf Ansprache mit unverständlichen Worten, Augen werden weder auf Ansprache noch auf Schmerzreiz geöffnet, keine Bewegungen auf Aufforderung, dafür symmetrisches Wegziehen der Gliedmaßen, Pupillen mittelweit, Lichtreaktion erhalten.

Antwort
- **Beispiel 1:** 9
- **Beispiel 2:** 7

3.7.2 Neurologische Differenzialdiagnosen des Komas

Apallisches Syndrom

Synonym: Coma vigile, Wachkoma, persistent vegetative state

Eine isolierte Schädigung der Großhirnrinde (z. B. durch Hypoxie oder diffuse Hirnschädigung) hat einen Ausfall der zerebralen Funktionen bei erhaltener Funktion der Formatio reticularis zur Folge. Die betroffenen Patienten sind **nicht bei Bewusstsein**, die **autonomen Funktionen** und der **Schlaf-Wach-Rhythmus** bleiben jedoch **erhalten**.

Locked-in-Syndrom

Das Locked-in-Syndrom ist durch beidseitige ausgedehnte Läsionen des ventralen Pons gekennzeichnet, wobei die dorsalen Anteile ausgespart bleiben. Durch die Unterbrechung kortikospinaler Bahnen im ventralen Teil kommt es zu einer **spastischen Tetraplegie, Hirnnervenausfällen** (Sprechen und Schlucken sind nicht möglich) und dem **Ausfall der Hirnstammreflexe**. Da das Mesenzephalon im dorsalen Teil des Hirnstamms intakt ist, bleiben das **Bewusstsein**, die **vertikalen Augen- und Lidbewegungen** sowie die **Atemregulation erhalten. Cave:** Auch Sensibilität und Algesie sind normal!

PRÜFUNGSHIGHLIGHTS

Störungen des Bewusstseins und Koma:
– !!! Die **Einteilung** von Bewusstseinsstörungen erfolgt anhand der **Glasgow Coma Scale.** Beurteilt und mit Punkten bewertet werden folgende Aspekte:
– !!! **Augen öffnen:**
  – 1 = nicht
  – 2 = auf Schmerzreiz
  – 3 = auf Ansprache
– !!! **verbale Reaktion:**
  – 2 = unverständliche Laute
  – 3 = inadäquate Äußerung
– !!! **motorische Reaktion:**
  – 2 = Streckung auf Schmerzreiz
  – 3 = Beugung auf Schmerzreiz
  – 4 = auf Schmerzreiz ungezielt
  – 5 = auf Schmerzreiz gezielt

3.8 Psychopathologische und neuropsychologische Syndrome

3.8.1 Psychopathologische Syndrome

Amnesien

Transiente globale Amnesie (TGA): Es handelt sich um eine akute amnestische Episode < 24 h ohne bekannte Ursache. Die Patienten sind wach, aber zu Zeit und Situation desorientiert. Sie leiden an ante- und retrograder Amnesie. Typisch ist das wiederholte Stellen der gleichen Fragen. Es finden sich darüber hinaus keinerlei Verhaltensauffälligkeiten oder neurologische Defizite. Die TGA tritt typischerweise bei älteren Patienten zwischen 50 und 70 Jahren auf.

CT und EEG ergeben keine pathologischen Befunde. Die cMRT zeigt typischerweise punktuelle DWI- und T2-Läsionen im Hippocampus. Differenzialdiagnostisch sind anamnestische Störungen bei TIA oder anderen Ischämieformen, Blutung, Gehirnerschütterung, Intoxikationen, Hypoglykämie, Herpesenzephalitis und Korsakow-Syndrom zu erwägen (Anamnese!). Die Symptome bilden sich spontan zurück; eine Therapie ist nicht bekannt. Es besteht ein erhöhtes Wiederholungsrisiko. Das Risiko kardiovaskulärer Ereignisse oder demenzieller Erkrankungen ist bei den betroffenen Patienten nicht erhöht.

3.8.2 Neuropsychologische Syndrome

Aphasien

> **DEFINITION** Aphasien sind erworbene Störungen der Sprache (nicht des Sprechens!), d. h. der Sprachproduktion und/oder des Sprachverständnisses in Wort und Schrift.

Einteilung: Je nach Schädigungsort sind unterschiedliche Bereiche der Sprachfunktion gestört. Man unterscheidet zwischen einer gestörten Sprachproduktion (motorische bzw. Broca-Aphasie) und einem gestörten Sprachverständnis (sensorische bzw. Wernicke-Aphasie).

Ätiologie und Klinik: Die **Broca-Aphasie** ist durch eine verlangsamte und **erschwerte Spontansprache** bei intakter Sprechmuskulatur, Atmung und Phonation gekennzeichnet. Die Ursache liegt in einer Schädigung des Broca-Areals (im Gyrus frontalis inferior der dominanten Hemisphäre). Die Patienten sprechen in kurzen Sätzen (Agrammatismus, Telegrammstil) und strengen sich vermehrt an. Lautverwechslungen (phonematische Paraphasien) sind charakteristisch (z. B. „Afpel").

Patienten mit **Wernicke-Aphasie** haben ein **gestörtes Sprachverständnis.** Die Sprachproduktion ist gesteigert (Logorrhö), die Sprache ist aber inhaltsleer. Satzabbrüche und -verdoppelungen (Paragrammatismus), Wortverwechslungen (semantische Paraphasien) und Wortneubildungen (Neologismen) sind typisch. Das sensorische Sprachzentrum liegt in der dominanten Hemisphäre im hinteren Drittel der oberen Schläfenwindung (Bereich der A. temporalis posterior aus A. cerebri media).

Unter einer **globalen Aphasie** versteht man eine Schädigung beider Sprachzentren mit Agrammatismus, Automatismen, stark gestörtem Sprachverständnis, oft auch Dysarthrie (s. u.), Dysprosodie (Störung der Sprachmelodie), Echolalie (Nachsprechen vorgesagter Wörter), Mutismus, Neologismen, Palilalie (Wiederholen einzelner Silben), Paragrammatismus, Paralexie, Paraphasie, Perseverationen und Speech Arrest.

Charakteristisches Zeichen einer **amnestischen Aphasie** sind Wortfindungsstörungen. Die Patienten versuchen, die Begriffe zu umschreiben (Kugelschreiber → „Ding zum Schreiben").

Zu den Aphasien sind auch die Störungen des Lesens (Alexie), Rechnens (Akalkulie) und Schreibens (Agrafie) zu zählen, da diese Funktionen mit der Sprache verbunden sind. Es findet sich oft eine Kombination mit anderen Sprachstörungen.

Diagnostik: Im Anamnesegespräch sollte man orientierend das Benennen, Nachsprechen, Sprachverständnis und Lesen prüfen. Zur genaueren Diagnostik eignet sich der Aachener Aphasietest. Dabei wird u. a. anhand der Token-Testtafel, die verschiedene Symbole in unterschiedlichen Farben enthält, das Sprachverständnis geprüft.

Differenzialdiagnose Dysarthrie: Dysarthrien beruhen auf einer mechanischen Störung des Sprechens (nicht der Sprache) und sind von Aphasien zu unterscheiden. Ursächlich sind Behinderungen der Respiration, Phonation, Artikulation oder Resonanz, die zu einem „verwaschenen" Sprechen führen.

Einteilung: Abhängig vom Läsionsort weist die Sprechstörung ein jeweils spezifisches Muster auf:
- **zentral-paretische** (= spastische) **Dysarthrie** mit angestrengtem, monotonem und unpräzise artikuliertem Sprechen durch gestörtes Zusammenspiel der beteiligten Muskulatur (z. B. bei Ischämie im Bereich des motorischen Kortex)
- **peripher-paretische Dysarthrie** mit leisem, monotonem, unpräzisem und nasalem Sprechen („wie mit einer Kartoffel im Mund") durch periphere Paresen der Sprechmuskulatur (z. B. bei ALS)
- **hypokinetische Dysarthrie** mit monotonem, leisem und in der Sprachmelodie reduziertem Sprechen (z. B. beim Parkinson-Syndrom)
- **ataktische Dysarthrie** mit variablen Fehlern in der Artikulation, schnellem Wechsel von Sprechtempo, -lautstärke und Stimmlage („skandierendes Sprechen", typisch bei zerebellärer Störung)
- **dys- und hyperkinetische Dysarthrie** mit unterschiedlichen Artikulationsfehlern bei meist guter Verständlichkeit (z. B. Chorea).

Apraxien

> **DEFINITION** Bei einer Apraxie ist die Ausführung willkürlicher Handlungen gestört, die motorische Funktion dabei jedoch unbeeinträchtigt.

Leitsymptom der Apraxien ist die **Parapraxie** (fehlerhafte Bewegungselemente). Reflexe und unwillkürliche geordnete Bewegungen bleiben erhalten.

Grob unterscheidet man **ideomotorische** („how to do") von **ideatorischen** („what to do") Apraxien. Patienten mit ideomotorischen Bewegungsstörungen können einzelne Komponenten einer Bewegung nicht zusammensetzen und Gegenstände nicht sinnvoll gebrauchen. Sie können beispielsweise nicht auf Aufforderung mit der Zunge schnalzen. Bei ideatorischen Apraxien können komplexe Handlungsabfolgen nicht durchgeführt werden, z. B. einen Brief falten, in den Umschlag stecken und diesen zukleben.

Agnosien

> **DEFINITION** Agnosien sind gekennzeichnet durch die Unfähigkeit, visuell, akustisch oder taktil erfasste Reize bei intakter Sinnesfunktion übergeordnet zu erkennen.

Unterformen stellen die Stereoagnosie (Nichterkennen von ertasteten Gegenständen), die Prosopagnosie (Störung des Gesichtererkennens), die Autotopagnosie (Körperschemastörung) und die Anosognosie (Nichterkennen der eigenen Krankheit) dar.

Häufig kommen Agnosien im Rahmen komplexer neuropsychologischer Syndrome vor, z. B. bei Gerstmann-Syndrom (Fingeragnosie, Rechts-links-Störung, Agrafie, Akalkulie).

Neglect

> **DEFINITION** Nichtbeachtung einer Körper- und Raumseite trotz ungestörter Sinneswahrnehmung.

Ätiologie: Ein Neglect tritt v. a. bei parietalen **Läsionen der nicht sprachdominanten Hemisphäre** auf (→ meist rechtshirnige Läsion mit Neglect nach links). Ursächlich können Infarkte, Blutungen, Raumforderungen etc. sein.

Klinik: Die Patienten ignorieren (unbewusst) alles, was sich auf der vom Neglect betroffenen Seite abspielt (visuelle, akustische, taktile Reize) und machen auf dieser Seite keine aktiven Bewegungen.

Diagnostik: Teilweise kann die Aufmerksamkeit bei einseitiger Untersuchung der betroffenen Seite bewusst dorthin gelenkt werden. Aufgedeckt werden kann ein Neglect bei gleichzeitiger Untersuchung beider Körperhälften und in verschiedenen Tests, bei denen der Patient typischerweise die betroffene Seite vernachlässigt (z. B. Zeichnen einer halben Uhr).

Der Begriff **Extinktion** wird häufig synonym verwendet. Er beschreibt jedoch nur die „milde" Ausprägung eines Neglects, nämlich die nur bei bilateraler Reizung auffallende einseitige Wahrnehmungsstörung, also die einseitige „Auslöschung" von Reizen bei simultaner bilateraler Stimulation. Bei unilateraler Darbietung ist die Wahrnehmung der gleichen Reize ungestört (≠ Neglect).

Störungen höherer kognitiver Funktionen

Höhere kognitive Funktionen betreffen insbesondere die Planung, Durchführung und Kontrolle von Handlungen, das problembezogene Denken, das Kategorisieren und Abstrahieren sowie die Verhaltenskontrolle. Störungen dieser Funktionen finden sich bei Läsionen des Frontalhirns.

3.8.3 Hirnorganisches Psychosyndrom (HOPS)

> **DEFINITION** Das organische Psychosyndrom umfasst Veränderungen der Persönlichkeit und des Affekts mit organischen Ursachen (z. B. intrakranielle Tumoren, Entzündungen, Normaldruckhydrozephalus).

Organische Psychosyndrome können je nach Ätiologie akut oder chronisch verlaufen und treten in folgenden Varianten auf:
- Verwirrtheitszustand, Delir
- Somnolenz
- Amnesie
- Aspontaneität, Antriebslosigkeit
- affektive Störung
- Psychose.

PRÜFUNGSHIGHLIGHTS

Psychopathologische und neuropsychologische Syndrome:
- **!TGA**: wacher, desorientierter Patient mit ante- und retrograder Amnesie, der wiederholt die gleichen Fragen stellt
- **‼ Aphasie**: Störung der Sprache, d. h. der Sprachproduktion und/oder des Sprachverständnisses
- **‼ Broca-Aphasie:**
  - **!** Typisch sind u. U. eine erschwerte Spontansprache, Telegrammstil mit nur einzelnen Wörtern und Paraphasien (z. B. Afpel → Apfel, Bulme → Blume).
  - Ätiologie: Läsion des Broca-Areals
- **‼ amnestische Aphasie:** Typisch sind Wortfindungsstörungen und Umschreibungen (Kugelschreiber → „Ding zum Schreiben").
- **! Apraxie**: Störung der Ausführung willkürlicher **Handlungen** und des Gebrauchs von Gegenständen
- **! Anosognosie** bezeichnet die Unfähigkeit, die eigene Krankheit zu erkennen.
- **‼** Als **Neglect** bezeichnet man die Nichtbeachtung einer Seite bei ansonsten ungestörter Sinneswahrnehmung, die in der Untersuchung am besten bei simultaner bilateraler Reizung detektiert wird.

4   Apparative Zusatzuntersuchungen

4.1   Bildgebende Verfahren

Für technische Prinzipien und Komplikationen s. auch Skript Radiologie. Alle Untersuchungen können bei speziellen Fragestellungen auch mit Kontrastmittel (KM) durchgeführt werden.

> **LERNTIPP**   !
>
> Hier ist es wichtig, dass Sie eine ungefähre Vorstellung davon bekommen, wie sich Blutungen, Ischämien, Entzündungen und Tumoren in den verschiedenen bildgebenden Verfahren darstellen, damit Sie sie in der CT und MRT auch erkennen können. Ausführlicheres zu den Befunden (sowie die passenden Abbildungen dazu) finden Sie dann bei den jeweiligen Krankheitsbildern.

4.1.1   Konventionelle Röntgendiagnostik

Die Anfertigung konventioneller Röntgenbilder ist indiziert bei ossären Fehlbildungen, Knochenprozessen und Frakturen sowie bei Fehlstellung oder -haltung der Wirbelsäule (ergänzend CT-Diagnostik).

4.1.2   Computertomografie (CT)

Indikationen sind: akute Schädel-Hirn-Traumata, V. a. akute intrakranielle Blutungen, Schlaganfall (Blutungsausschluss), Tumoren (speziell verkalkende Tumoren, z. B. Meningeome), intrakranielle Abszesse, Hydrozephalus, Atrophien, Fehlbildungen, Prozesse der Schädelbasis sowie Wirbelsäulenverletzungen und Bandscheibenerkrankungen.

> **LERNTIPP**   !
>
> Prinzipiell fertigt man bei V. a. eine intrakranielle Blutung als erste bildgebende Maßnahme eine **native CCT** an. Zum einen lässt sich frisches Blut sehr rasch nachweisen (hyperdenses Areal), zum anderen würde die Gabe von Kontrastmittel evtl. die hyperdensen Signale der frischen Blutung (oder auch andere Strukturen wie Verkalkungen) überlagern.

Die CT ist im Allgemeinen schneller verfügbar als die MRT und wird somit in Notfallsituation vorrangig eingesetzt.

Befunde:

Blutungen: Intrakranielle Blutungen zeigen sich in der CT praktisch sofort als **hyperdense** Areale, Ischämien sind erst deutlich später erkennbar. Bei subarachnoidalen Blutungen findet sich hyperdenses Material in basalen Zisternen (**Abb. 6.26**). Massenblutungen gehen mit intrazerebralen hyperdensen Strukturen sowie hyperdensen Spiegelbildungen in den Ventrikeln einher (**Abb. 6.24**).

> **LERNTIPP**   !
>
> Blutung oder Ischämie? Eine frische intrakranielle Blutung kann man sofort in der (nativen) CCT als hyperdenses Areal erkennen. Eine Ischämie sieht man frühestens nach einigen Stunden, dann wird das betroffene Gebiet zunehmend hypodens. Vorher sind bestenfalls indirekte Ischämiezeichen sichtbar, z. B. eine Schwellung des Hirngewebes oder Gefäßverschlüsse (z. B. Dense Media Sign (S. 76)).

Neoplasien: In der CT können v. a. folgende Tumoren gut erkannt werden:

- **Meningeome:** glatt begrenzte, von den Meningen ausgehende Raumforderungen hoher Dichte, in der Kontrastmittel-CT kräftige, homogene Anreicherung (Abb. 6.6)
- **Metastasen:** meist multiple perivenöse Rundherde, die nach Kontrastmittelgabe hyperdens erscheinen (Abb. 6.7).

Spezielle CT-Verfahren:

CT-Angiografie (CTA): Diese dient der Darstellung von Gefäßen und Organdurchblutung und wird mit einem intravenös applizierten Iod- oder (bei Iodallergie) gadoliniumhaltigen Kontrastmittel durchgeführt. Neurologische Indikationen sind insbesondere akute Hirninfarkte (→ Identifikation eines proximalen Gefäßverschlusses; dringlich!), Subarachnoidalblutungen (→ Aneurysmasuche, **Abb. 4.1**) sowie Neoplasien (→ Tumor- und Metastasensuche, Staging) und Entzündungen.

Perfusions-CT: Es wird die lokale An- und Abflutung eines i. v. verabreichten Kontrastmittels bestimmt. Indikationen sind v. a. zerebrale Ischämien. Aufgrund der zunehmend verfügbaren, besser (und schneller) werdenden MRT rückt dieses Verfahren in den Hintergrund.

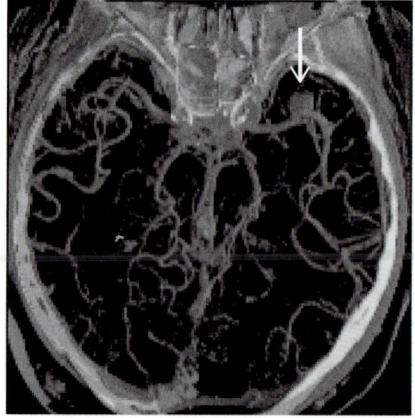

Abb. 4.1 CT-Angiografie. Darstellung mit Knochenhinterlegung. Gut erkennbar ist ein Aneurysma im Bereich der linken A. cerebri media (Pfeil). [aus Reiser, Kuhn, Debus, Duale Reihe Radiologie, Thieme, 2017]

LERNTIPP !

Ein **Gefäßverschluss** zeigt sich in der **CT-Angiografie** als **intravasale Kontrastmittelaussparung**.

Sie sollten sich typische CT-Angiografie-Befunde gut einprägen, da das IMPP häufig entsprechende Bilder zeigt und nach der wahrscheinlichsten Diagnose fragt.

4.1.3 Magnetresonanztomografie

Indikationen: Schlaganfälle, Tumoren, Entzündungen, Abszesse, subakute Traumata und Blutungen, Sinusthrombosen, Epilepsie, Hydrozephalus, Pathologien der Meningen und der Schädelbasis, degenerative und metabolische Erkrankungen, Hirnfehlbildungen, Bandscheibenerkrankungen sowie Myelitiden.

Befunde: **Tab. 4.1** zeigt eine Übersicht über die wichtigsten Sequenzen der MRT.

Ischämien: Sie stellen sich in **T1**-gewichteten Bildern als diskrete **Intensitätsminderungen** dar. In der **T2**- und **FLAIR**-Darstellung erscheinen sowohl akute als auch chronische Ischämien (S. 70) immer **signalintensiv**.

Tumoren: Sie stellen sich je nach Malignität, Lokalisation und Art unterschiedlich dar. Gliome werden in der MRT gut sichtbar. In der T1-gewichteten Sequenz erscheinen sie als kontrastmittelanreichernde inhomogene Strukturen (z. B. als „Schmetterlingsgliom" mit bihemisphärischem Befall, **Abb. 6.3c**). Häufig ist ein perifokales Ödem erkennbar (hypointens in T1, hyperintens in T2).

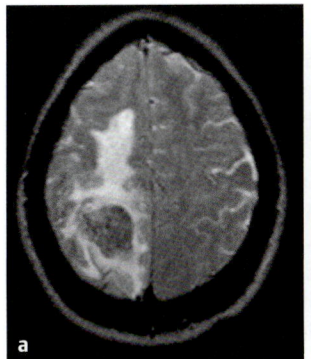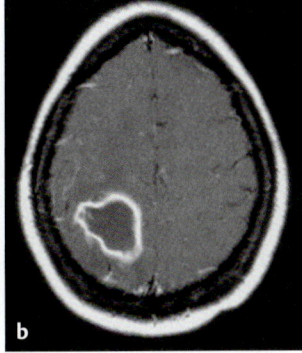

Abb. 4.2 Hirnabszess. a Tuberkulotischer Abszess rechts parietal mit ausgeprägtem Ödem (T2 axial). **b** Randständiges KM-Enhancement (T1 mit KM). [aus Oestmann, Radiologie, Thieme, 2005]

Entzündungen: Bei zahlreichen Erkrankungen mit entzündlicher ZNS-Beteiligung (im Sinne einer Immunvaskulitis) finden sich multiple kleinherdige T2-Signal-Anhebungen im zerebralen Marklager und im zervikalen Myelon, teilweise mit Kontrastmittelaufnahme (z. B. bei multipler Sklerose, Neuroborreliose, Neurosarkoidose).

Abszesse: Hirnabszesse entstehen häufig im Rahmen chronischentzündlicher ZNS-Erkrankungen, postinfektiös nach Meningitiden oder postoperativ. Sie stellen sich im MRT und CT als **rundliche Raumforderungen** mit zentraler Flüssigkeitsansammlung und Marklagerödem dar, umgeben von **ringförmiger Kontrastmittelanreicherung** (DD: Metastasen, Glioblastome; **Abb. 4.2**).

LERNTIPP !

Um Tumoren oder auch Abszesse findet sich häufig ein ausgeprägtes **Marklagerödem**, das sich in der T1-Wichung hypointens, in der T2-Wichtung hingegen hyperintens darstellt.

Spezielle MRT-Verfahren:

- **MR-Angiografie** (MRA): nichtinvasive Gefäßdarstellung mittels flusssensitiver Sequenzen. Indikationen sind vaskuläre Pathologien wie Aneurysmen und Angiome. Im Bedarfsfall kommen ergänzend paramagnetische Kontrastmittel (Gadolinium) zum Einsatz (Signalverstärkung in T1-Sequenzen).
- **funktionelle MRT** (fMRT): Nachweis lokaler Durchblutungssteigerungen nach Stimulation funktioneller Zentren. Sie wird v. a. zur Lokalisation metabolischer Prozesse eingesetzt.
- **Diffusionswichtung** (DWI): Es können Areale mit verminderter Diffusion dargestellt werden (z. B. vasogenes Ödem bei Schlaganfall).
- **Perfusionswichtung** (PWI): Erfassung der zerebralen Perfusion bei intravenöser KM-Applikation. Haupteinsatzgebiet ist die Schlaganfalldiagnostik.
- **MR-Spektroskopie** (MRS): Darstellung von biochemischen Prozessen bzw. Stoffwechselvorgängen; „chemische Verschiebung" bestimmter Metaboliten wie N-Acetylaspartat, Cholin, Laktat).

4.1.4 Doppler- und Duplexsonografie

In der neurologischen Diagnostik werden folgende Gefäße sonografisch auf atheromatöse Plaques, Stenosen oder ggf. Dissektionen untersucht:

- **vorderes Stromgebiet** (A. carotis communis, Karotisgabel, A. carotis externa, A. carotis interna)
- **hinteres Stromgebiet** (A. subclavia proximal und distal, A. vertebralis [Atlasschlinge], Vertebralisabgang)

Tab. 4.1 Unterscheidung der wichtigsten MRT-Sequenzen

	T1	T2	FLAIR*
Liquor	hypointens (schwarz)	hyperintens (weiß)	hypointens (schwarz)
weiße Substanz	hyperintens (weiß)	hypointens (dunkel)	hypointens (dunkel)
graue Substanz	hypointens (grau)	hyperintens (hell)	hyperintens (hell)
Einsatzgebiete	anatomische Fragestellungen	Pathologien: hyperintens: Ödem, Ischämie hypointens: frisches und altes Blut (zwischenzeitlich hyperintens)	Pathologien: hyperintens: Ödem, pathologische Flüssigkeiten (frisches Blut, Eiter), Ischämie hypointens: altes Blut

* FLAIR = **Fl**uid **A**ttenuated **I**nversion **R**ecovery

- **intrakraniell**
    - transorbital (A. supratrochlearis, A. ophthalmica, Karotissiphon)
    - transtemporal (A. cerebri anterior, A. cerebri media, A. ophthalmica, A. basilaris, A. cerebri posterior)
    - transnuchal (A. vertebralis, A. basilaris).

Indikationen: Wichtigste Indikation ist der Ausschluss hämodynamisch relevanter Stenosen bei V. a. TIA oder Hirninfarkt. Ferner dient die Gefäßsonografie der Detektion und Darstellung beginnender Stenosen (< 50 %), arteriosklerotischer Wandveränderungen bzw. Plaques als Ursache von Mikroembolien, extra- und intrakranieller Gefäßverschlüsse, akuter Wanddissektionen sowie einer Kollateralenbildung bei extra- und intrakraniellen Gefäßprozessen.

4.1.5 Weitere Verfahren

Konventionelle Angiografie

Die konventionelle Angiografie gilt als Goldstandard der Gefäßdiagnostik. Sie ist besonders sensitiv bei der Erkennung hochgradiger Stenosen, intrakranieller Aneurysmen, AV-Fisteln, Angiome, Sinusthrombosen sowie Vaskulitiden. Im Rahmen der Untersuchung ist auch eine interventionelle Therapie möglich (z. B. Aneurysma-Coiling, lokale Thrombolyse).

Myelografie

Nach intrathekaler Kontrastmittelapplikation (mittels Lumbalpunktion) werden die Liquorräume dargestellt. Die Myelografie wird zugunsten der Schnittbilddiagnostik zunehmend seltener durchgeführt. Indikation ist insbesondere die Abklärung spinaler Prozesse, wenn eine MRT kontraindiziert oder nicht möglich ist.

Nuklearmedizinische Verfahren

In der Neuronuklearmedizin kommen vorwiegend die Szintigrafie (→ Metastasen, Spondylodiszitis), die SPECT (Single-Photon Emission computed Tomography → Demenzen, hypo- und hyperkinetische Syndrome, Tumoren) und die Positronenemissionstomografie (PET) zum Einsatz. Letztere dient in der Neurologie insbesondere der Bestimmung der Tumorvitalität und der Detektion eines epileptischen Fokus. Weitere Einsatzgebiete sind das Staging eines malignen Lymphoms sowie z. B. auch die Diagnostik des sog. hibernierenden Myokards.

PRÜFUNGSHIGHLIGHTS   ✖

CT:
- **!!!** Die native **CCT** und ggf. CT-Angiografie ist indiziert bei akuten SHT und V. a. zerebrale Ischämie oder intrakranielle Blutung.
- **!!** **Meningeome** stellen sich als Raumforderungen hoher Dichte dar, die kräftig und homogen Kontrastmittel aufnehmen.
- **!!** **Angio-CT**: Schnittbild mit deutlich hyperdensen Knochenstrukturen sowie hyperdensen Gefäßen (ggf. mit Aneurysmen)
- **!** Ein Gefäßverschluss zeigt sich in der **CT-Angiografie** als **intravasale Kontrastmittelaussparung**.
- **!!** MRT: **Hirnabszesse:** Auftreten z. B. postoperativ; MRT: rundliche **Raumforderungen** mit ringförmig kontrastmittelaufnehmender Randzone, zentraler Flüssigkeitsansammlung und Marklagerödem
- **!** Raumforderungen weisen oft ein perifokales **Marklagerödem** auf: hypointens in T1, hyperintens in T2.
- **!** MR-Spektroskopie: Darstellung von u. a. N-Acetylaspartat, Cholin.

4.2   Elektrophysiologische Untersuchungen

4.2.1 Elektroenzephalografie (EEG)

Grundlagen

Die EEG dient der Beurteilung der elektrischen Hirnaktivität, die durch Potenzialänderungen (exzitatorisch/inhibitorisch) in zerebralen Pyramidenzellen generiert wird. Sie wird insbesondere bei epileptischen Anfällen, Vigilanzstörungen, Systemerkrankungen und Stoffwechselstörungen sowie in der Schlafdiagnostik und für Komabeurteilung und -monitoring eingesetzt.

Ableitungen: Die Elektrodenposition auf dem Kopf folgt dem 10–20-System (nach dem Elektrodenabstand). Die Ableitungen können sowohl zwischen einzelnen Elektroden (bipolar) als auch mit Bezug zu einer Referenzelektrode (unipolar) erfolgen. Spezielle Ableitungen (auch invasiv) finden sich in der Epilepsiediagnostik und -chirurgie.

Provokationsverfahren: Durch Methoden wie Fotostimulation, Hyperventilation oder Schlafentzug können bestimmte Funktionsveränderungen aktiviert werden (z. B. epilepsietypische Muster).

Befunde

Man beschreibt vorrangig:
- Grundrhythmus
- Verlangsamungen (generalisiert/diffus/regional)
- epilepsiespezifische Aktivitätsmuster (epilepsietypische Potenziale [ETP])

Die Beurteilung erfolgt anhand der abgeleiteten Frequenzen und Amplituden bzw. spezifischer Frequenzmuster (**Tab. 4.2**).

Physiologische Befunde:
- **α-Grundrhythmus mit okzipitaler Betonung**
    - Grundrhythmusvarianten: β-Grundrhythmus, θ-Grundrhythmus (Blockierung bei Augenöffnen), flaches EEG (gering ausgeprägte β- und α-Wellen)
- **α-Wellen-Blockade bei Augenöffnung** (= **Berger-Reaktion**: Übergang aus dem Grundrhythmus in eine schnellere Aktivität, meist von α- in β-Wellen)
- **Schlaf**: Die Aktivität ist im Schlaf langsamer. Abhängig vom Schlafstadium unterscheidet man unterschiedliche Potenziale, wobei die Frequenz mit der Tiefe des Schlafstadiums ab- und die Amplitude der Wellen zunimmt:
    - **Stadium I**: dauert wenige Minuten; Kennzeichen sind **Vertexwellen** (langsame [4–5 Hz], mono- oder biphasische Wellen mit hoher Amplitude, typisches Vorkommen im Wach-Schlaf-Übergang) sowie α- und θ-Wellen, langsam rollende Augenbewegungen, **POSTS** (positive okzipitale Transienten des Schlafs) sind möglich.
    - **Stadium II**: **K-Komplexe** (scharfe Wellen), **Schlafspindeln** (periodische, an- und abschwellende Synchronisationen spindelförmiger Wellen), POSTS (s. o.)
    - **Stadium III**: langsame **δ-Wellen** mit hoher Amplitude
    - **Stadium IV (= Tiefschlaf)**: regelmäßigere δ-Wellen (**δ-Schlaf**)
    - **REM-Schlaf:** Er tritt etwa 1–2 h nach dem Einschlafen ein und ähnelt im EEG dem Wachstadium (vorwiegend β-Wellen). Die REM-Phasen (rapid eye movements, schnelle horizontale Augenbewegungen) dauern im Verlauf der Nacht zunehmend länger (erste REM-Phase ca. 5–10 min).
    - **Arousal**: Aufwachreaktion.

Tab. 4.2 Frequenzbereiche im EEG

Frequenz	Bezeichnung		Vorkommen
0,5–3 Hz	Delta-Wellen (δ)		Schlaf, regionale Funktionsstörungen, Koma
4–7 Hz	Theta-Wellen (θ)		generalisierte und regionale Verlangsamungen, Systemerkrankungen
8–13 Hz	Alpha-Wellen (α)		Ruherhythmus bei geschlossenen Augen
>13 Hz	Beta-Wellen (β)		selten Grundrhythmusnormvariante, Müdigkeit, Bestandteil von Schlafspindeln, Intoxikation (z. B. Benzodiazepine)

Abbildungen aus Masuhr, Masuhr, Neumann, Duale Reihe Neurologie, Thieme, 2013

Ablauf der Schlafstadien: Einschlafen → leichter Schlaf (Stadium I) mit Übergang von α- in θ-Aktivität → tiefere Schlafstadien bis zum Tiefschlaf (Stadium IV) → Schlaftiefe nimmt wieder ab → erste REM-Schlafphase (REM-Schlaf). Die Schlafstadien werden pro Nacht bis zu 5-mal durchlaufen. Der körperlichen Erholung dienen die **Non-REM-Phasen** (Schlafstadien I–IV), insbesondere die Tiefschlafphasen, die in der ersten Nachthälfte überwiegen. **REM-Schlafphasen** sind durch ein intensives Traumerleben gekennzeichnet und dienen wahrscheinlich der Verarbeitung psychischer Ereignisse. Sie kommen v. a. in der 2. Nachthälfte vor.

Pathologische Befunde:

- **diffuse/generalisierte Verlangsamungen:** Eine **Verlangsamung** des Grundrhythmus beim wachen Patienten ist pathologisch. Die Funktionsstörung kann leicht (langsame α-Wellen), mittelschwer (θ-Wellen) oder schwer (δ-Wellen) sein. Häufige Ursachen sind Stoffwechselstörungen, Hypoxie, Hypothermie, Enzephalopathien sowie Vigilanzstörungen (Somnolenz, Koma → Stadieneinteilung, Diagnostik des irreversiblen Hirnfunktionsausfalls mit ergänzender neurophysiologischer und bildgebender ZNS-Diagnostik). Ein **beschleunigter Grundrhythmus** wird oft durch Medikamente verursacht (z. B. β-Aktivität durch Benzodiazepine).
- **Regionale Verlangsamungen** sind oft nachweisbar bei strukturellen Hirnläsionen wie Ischämie, Blutung, Migräne, Tumoren, lokalem Hirnödem oder Trauma. Sie können auch erste Hinweise für eine beginnende Enzephalitis sein.
- **epilepsietypische Muster: steile und spitze Wellen** (Sharp Waves and Spikes):
  - Sharp-Waves-, Spikes-, Spike-Wave-Komplexe bei epileptischem Fokus
  - bilaterale 3/s-Spike-Wave- und Polyspike-Wave-Komplexe bei generalisierten Epilepsien
- **besondere Befunde:** triphasische Wellen, periodische Muster, PLEDs (periodisch lateralisierte epileptiforme Entladungen), Asymmetrien, Koma-Muster, Nulllinien-EEG (→ Diagnostik des irreversiblen Hirnfunktionsausfalls, s. u.).

4.2.2 Elektroneurografie (ENG)

Die ENG dient der Bestimmung der motorischen und sensiblen **Nervenleitgeschwindigkeiten**, der distalen motorischen **Latenzen** sowie der **F-Wellen-Latenzen** peripherer Nerven.

Durchführung: Ein peripherer Nerv wird an mindestens 2 Stellen elektrisch stimuliert und die motorischen bzw. sensiblen Antwortpotenziale mit Oberflächen- und/oder Nadelelektroden über dem Zielmuskel (motorisch) bzw. Hautareal (sensibel) gemessen. Dauer und Amplitude der Reizantwort lassen auf die Nervenleitgeschwindigkeiten rückschließen. Zusätzlich kann die sog. F-Welle bestimmt werden. Diese entspricht einer indirekten Reizantwort (Reflexion des Reizes an den Vorderhornganglienzellen und neuerliche Leitung zum stimulierten Nerv bzw. entsprechenden Muskel).

Indikationen: Einsatzgebiete der ENG sind die Diagnostik peripherer Nervenläsionen, radikulärer Läsionen, peripher-neurogener Systemerkrankungen sowie neuromuskulärer Übertragungsstörungen. Sie dient insbesondere der Läsionslokalisation (proximal, distal; Leitungsblock: lokal, multifokal, systemisch) und der Differenzierung der Läsionsart (axonal, demyelinisierend).

Pathologische Befunde:

- **Demyelinisierung:** Erniedrigung der Nervenleitgeschwindigkeit (→ bereits frühzeitig im Krankheitsverlauf nachweisbar).
- **axonale Schädigung:** Amplitudenminderung des sensiblen und motorischen Antwortpotenzials; die Nervenleitgeschwindigkeit ist erst im fortgeschrittenen Krankheitsverlauf verlangsamt.
- **F-Welle** und **H-Reflex:** Beurteilung proximaler Nervenabschnitte (Latenzverzögerungen z. B. bei Guillain-Barré-Syndrom, Radikulopathien)
- **Blinkreflex** und **Masseterreflex** (Hirnstammreflexe): elektrophysiologische Auslösung der Reflexe zur Beurteilung trigeminofazialer bzw. trigeminotrigeminaler Bahnen und zur Lokalisation von Hirnstammläsionen (pontomedullär bzw. pontomesenzephal).

LERNTIPP !

Prägen Sie sich den Unterschied zwischen einer Demyelinisierung (Nervenleitgeschwindigkeit ↓) und einer axonalen Schädigung (Amplitude des Antwortpotenzials ↓) in der ENG ein.

LERNTIPP !

Der **N. suralis** ist ein **rein sensibler** Nerv und innerviert den dorsolateralen Unterschenkel sowie den lateralen Fußrand. Er wird in der **sensiblen Neurografie** bevorzugt untersucht, da er gut zugänglich und, z. B. bei einer Polyneuropathie, häufig betroffen ist.

4.2.3 Elektromyografie (EMG)

Die EMG ist eine invasive Untersuchung der **elektrischen Muskelaktivität** mittels konzentrischer Nadelelektrode (**Cave:** Gerinnungsstörungen sind daher eine Kontraindikation!). Sie wird zur Diagnostik von peripheren Nervenläsionen, Radikulopathien, peripher-neurogenen Systemerkrankungen, Motoneuronerkrankungen, neuromuskulären Übertragungsstörungen und Myopathien eingesetzt.

Befunde:

Einstichaktivität: Diese hat eine normale Dauer bis zu 300 ms. Sie ist verlängert bei neurogener Schädigung, Myotonien und Myositiden.

Spontanaktivität:
- physiologische Aktivität (Endplattenpotenziale)
- pathologische Aktivität (Fibrillationspotenziale, positive scharfe Wellen, Faszikulationen, Myokymien, komplexe repetitive Entladungen, myotone Entladungen): bei akuten oder chronischen neurogenen oder myogenen Erkrankungen nachweisbar.

Elektrische Aktivität im Bereich der motorischen Endplatte: Anhand des jeweiligen Aktivitätsmusters kann man verschiedene Prozesse differenzieren:
- Differenzierung akuter von chronischer Denervierung (→ **Alterseinschätzung** der Läsion)
  - akut: Fibrillationspotenziale, positive scharfe Wellen
  - chronisch: Faszikulationen, polyphasische Potenziale mit vergrößerter Amplitude, gelichtetes Aktivitätsmuster
- Differenzierung neurogener bzw. myogener Prozesse → Beurteilung von Aktivitätsmustern und Einzelpotenzialen (ggf. unter Einbeziehung der quantitativen Einzelpotenzialanalyse bzw. Interferenzmusteranalyse, Einzelfaser-EMG, Makro-EMG):
  - neurogene Läsion: gelichtetes Interferenzmuster bei Maximalinnervation
- Myopathie: frühzeitig dichtes Interferenzbild bei klinisch geringer Kraftentfaltung. Differenzierung zwischen proximal-radikulären und distal-peripheren Läsionen
- in Zweifelsfällen Nachweis subklinischer motorischer Affektionen.

4.2.4 Evozierte Potenziale (EP)

Es handelt sich hierbei um eine Aufzeichnung elektrischer Potenziale (kortikal oder peripher) durch wiederholte (Averaging-Technik) sensible bzw. sensorische Stimulation (visuell, akustisch, sensibel, magnetisch) afferenter und/oder efferenter Bahnsysteme.

Visuell evozierte Potenziale (VEP)

Die VEP-Ableitung erfolgt mittels monokulärer visueller Stimulation durch alternierende Schachbrettmuster oder Blitzreize und Ableitung über dem korrespondierenden kortikalen Projektionsareal (okzipital). Sie dient der Erfassung pathologischer Prozesse der Sehbahn (Retina, N. opticus, Chiasma opticum, Tractus opticus). Die am deutlichsten sichtbare physiologische Potenzialänderung tritt mit einer Verzögerung von 100 ms als positive Welle auf (P100).

Befunde: Eine pathologische Latenzverzögerung findet sich bei Optikusneuritis (pathognomonisch bei multipler Sklerose) sowie bei Chiasma- und Sellaprozessen.

Akustisch evozierte Potenziale (AEP)

Die Potenziale werden mithilfe akustischer, unilateraler, überschwelliger Klickreizung erzeugt und mit Oberflächenelektroden über Vertex und Mastoid abgeleitet. Das kontralaterale Ohr wird durch rauschende Störgeräusche „ausgeschaltet". Physiologischerweise entstehen 5 kurze Wellen (frühe akustisch evozierte Potenziale). Die Wellen I und II entstehen dabei außerhalb des Hirnstammes, die Wellen III–V aus dem zentralen Verlauf der Hörbahn im Hirnstamm. Sie dienen
- der Erfassung pathologischer Prozesse der peripheren (N. VIII im Bereich der Cochlea und außerhalb des Hirnstamms) und zentralen Hörbahn (N.-VIII-Verlauf im Hirnstamm, Ncll. cochlearis, olivaris superior, Lemniscus lateralis)
- dem Monitoring bei intrakraniellen operativen Eingriffen, Hirndruck und Koma (kontinuierliche AEP-Registrierung)
- der Diagnostik des irreversiblen Hirnfunktionsausfalls (S. 22): Bei AEP mit erhaltenen hirnstammtypischen Wellen (III–V) kann ein irreversibler Hirnfunktionsausfall nicht diagnostiziert werden.
- AEP können auch bei Patienten abgeleitet werden, die nicht aktiv mitarbeiten können (Menschen mit Bewusstseinsstörung oder Kleinkinder; auch als Audiometrie einsetzbar!).

Befunde: Latenzänderungen (Verzögerung, sog. Interpeak-Latenzen) und Amplitudenminderung finden sich bei
- kochleären Störungen (Hypakusis, Intoxikation, Neuropathie)
- retrokochleären Störungen (Akustikusneurinom, Kleinhirnbrückenwinkeltumor)
- Hirnstammläsionen (ischämisch, traumatisch, neoplastisch, entzündlich → häufig bei multipler Sklerose)
- intrakraniellen Tumoren
- erhöhtem Hirndruck.

Somatosensibel evozierte Potenziale (SEP oder SSEP)

Elektrische Stimulation über einem distalen peripheren Nerv bzw. Hirnnerv (z. B. N. tibialis, N. medianus, N. ulnaris, N. trigeminus) oder über Hautsegmenten. Die Ableitung von SEP ist auf verschiedenen Höhen im Verlauf der sensiblen Bahnen möglich (peripher, spinal, kortikal).

Indikationen sind die Lokalisationsdiagnostik (Höhendiagnostik spinaler Prozesse), die Abklärung entzündlicher, demyelinisierender und vaskulärer Prozesse, der Nachweis asymptomatischer spinaler Läsionen (multiple Sklerose), die Objektivierung von Sensibilitätsstörungen, die Diagnostik elektroneurografisch erschwert ableitbarer Nerven (N. cutaneus femoris lateralis, N. saphenus), die Diagnostik proximaler peripher-neurogener oder spinaler Läsionen, der Nachweis zentraler Prozesse und die Diagnostik des irreversiblen Hirnfunktionsausfalls.

Befunde: Es zeigen sich Latenzverzögerungen, pathologische Interpeak-Latenzzeiten und/oder Amplitudenminderungen bei peripheren Einzelnervenläsionen, Polyneuropathien, Plexusläsionen, spinalen Prozessen, intrakraniellen Prozessen und degenerativen Systemerkrankungen.

Motorisch evozierte Potenziale (MEP)

Die MEP-Ableitung dient der Diagnostik peripherer und zentraler motorischer Bahnen durch transkranielle (Motorkortex) oder spinale (Nervenwurzeln) magnetische Stimulation. Die zentralmotorische Leitungszeit (ZML) und die Amplitude des Antwortpotenzials wird über dem korrespondierenden Zielmuskel abgeleitet und gemessen. Eine Verlängerung der ZML weist auf eine Pyramidenbahnschädigung (= Tractus corticospinalis) hin.

Indikationen sind Läsionen motorischer Bahnen (entzündlich, degenerativ, traumatisch, ischämisch), Plexusläsionen, Radikulopathien und psychogene Paresen.

Befunde: Es finden sich Latenzverzögerungen, Amplitudenminderungen und Veränderungen der Muskelantwort, die je nach Lokalisation und Ausprägung des pathogenen Prozesses unilateral oder bilateral auftreten.

PRÜFUNGSHIGHLIGHTS ✗

EEG:
- ! **Alpha-Blockade:** Wechsel von α- zu β-Wellen
- ! **REM-Phasen:** erstmaliges Auftreten 1–2 h nach dem Einschlafen; im EEG dem Wachstadium ähnlich; REM-Schlaf-Anteil nimmt im Verlauf einer Nacht zu

ENG:
- !! Unterscheidung **demyelinisierender** (→ reduzierte Nervenleitgeschwindigkeit) und **axonaler Schädigung** (→ reduzierte Amplituden des sensiblen und motorischen Antwortpotenzials)
- ! Der N. suralis wird in der **sensiblen Neurografie** bevorzugt untersucht, da er gut zugänglich und häufig betroffen ist.

EMG:
- ! Feststellung der Denervierung und Einschätzung des Alters einer Nervenwurzelläsion
- ! Unterscheidung zwischen einer proximal-radikulären und einer distal-peripheren Läsion
- ! Erfassung subklinischer motorischer Affektionen
- ! Differenzierung zwischen neurogenen und myogenen Prozessen
- ! Neurogene Schädigungen zeigen in der EMG ein gelichtetes Interferenzmuster bei Maximalinnervation.

EP:
- ! **AEP** sind u. a. für die **Diagnostik des irreversiblen Hirnfunktionsausfalls** von Bedeutung. AEP mit erhaltenen hirnstammtypischen Wellen (III–V) sprechen dagegen.
- ! AEP-Ableitung als „objektive" Audiometrie z. B. bei Bewusstseinsstörung
- ! **MEP:** Eine verlängerte zentral-motorische Leitungszeit (ZML) weist auf eine Schädigung des Tractus corticospinalis (Pyramidenbahnläsion) hin.

4.3 Liquordiagnostik

Indikationen: Liquorentnahmen können zur Diagnosesicherung (bei Entzündungen, Blutungen, degenerativen Erkrankungen, Liquordruckmessung) oder auch therapeutisch indiziert sein (Liquorentnahme bei Normaldruckhydrozephalus, intrathekale Medikamentenapplikation).

Entnahmetechnik: Liquor wird vorwiegend durch die Lumbalpunktion gewonnen. Im Vorfeld der Punktion sollte man den Patienten unbedingt über den Eingriff (und mögliche Komplikationen) aufklären. Intrakranielle Drucksteigerungen (Bildgebung!) und Gerinnungsstörungen müssen ausgeschlossen werden (Kontraindikation!).

Durchführung der Lumbalpunktion: Der Patient kann sitzend oder auf der Seite liegend gelagert werden. In beiden Positionen ist es wichtig, dass er die Beine anzieht und den Rücken v. a. im Lendenwirbelbereich krümmt. Der Untersucher ertastet und markiert einen Zwischenwirbelraum auf Höhe der Oberkante der Darmbeinkämme und punktiert entweder darüber (LWK 3/4) oder darunter (LWK 4/5). Nach mehrfacher Hautdesinfektion wird die Nadel unter sterilen Bedingungen zwischen den Dornfortsätzen eingeführt (**Abb. 4.3**).

LERNTIPP !
Die Verbindungslinie zwischen den beiden Darmbeinkämmen entspricht etwa der Höhe von LWK 4.

Komplikationen:
- **Liquorunterdrucksyndrom:** postpunktionelle **Kopfschmerzen**, die sich **im Stehen** verstärken und im Liegen bessern. Des Weiteren können folgende Symptome auftreten: Erbrechen, Schwindel, Übelkeit, Meningismus sowie Hirnnervenausfälle (z. B. Doppelbilder, Hypakusis). Ursächlich ist die **Perforation der Dura mater**. Medikamentös sind Koffein (oral oder i. v.), Gabapentin und Theophyllin wirksam. Bei schwerer Symptomatik sollte das Liquorleck mit einem Blutpatch verschlossen werden.
- lokale **Blutungen** oder **Infektionen**
- **subdurales Hämatom**
- Durch die plötzliche Druckentlastung kann es bei erhöhtem intrakraniellem Druck zu einer **zerebralen Einklemmung**, bei

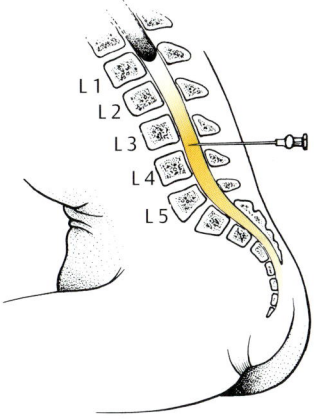
Lumbalpunktion

Abb. 4.3 Lumbalpunktion. [aus Gehlen, Delank, Neurologie, Thieme, 2010]

spinalen Raumforderungen zu einer akuten spinalen Dekompensation mit Verschlechterung einer Querschnittsymptomatik kommen. Daher ist ein erhöhter Hirndruck eine absolute Kontraindikation für eine Lumbalpunktion.

> **LERNTIPP** !
>
> Kopfschmerzen im Stehen mit Besserung im Liegen sind typisch für das Liquorunterdrucksyndrom. Dieses tritt übrigens nicht nur als Folge einer Liquorpunktion auf: Andere Ursachen sind z. B. ein idiopathisches Leck oder eine posttraumatische Fistel. Auch bei Anlage eines Periduralkatheters zur Schmerzerleichterung unter der Geburt kann die Dura mater unbeabsichtigt perforiert werden.

PRAXIS Bei erhöhtem Hirndruck ist eine Lumbalpunktion absolut kontraindiziert!

4.3.1 Liquoruntersuchung

Bei jeder Liquorentnahme sollten routinemäßig Farbe, Zellzahl und -art sowie der Gehalt an Glukose, Laktat und Eiweiß untersucht werden. Zusätzliche Maßnahmen sind die Bestimmung der oligoklonalen Banden (→ intrathekale IgG-Produktion), die Erreger- und/oder Antikörper-Diagnostik sowie spezielle Untersuchungen von Tumormarkern und pathologischen Proteinen. Normwerte sind in **Tab. 4.3** zusammengefasst.

Tab. 4.3 Normwerte in der Liquordiagnostik

Kriterium	Normwert
Farbe	klar
Zellzahl	≤ 4/µl
Glukose	2,7–4,1 mmol/l (etwa 50 % des Serumzuckers)
Laktat	1,1–1,9 mmol/l
Gesamteiweiß	0,15–0,45 g/l

Farbe: Diese kann Hinweise auf Entzündungen oder Blutungen im Liquorraum geben:
- klar = Normalbefund
- trüb = Zellzahl > 300 Zellen/µl
- eitrig = Zellzahl > 1000 Zellen/µl
- Spinnwebsgerinnsel = Protein ↑
- xantochrom = alte Blutung, Protein ↑ oder Ikterus (Bilirubin i. S. > 15 mg/dl)
- blutig = frische Blutung.

PRAXIS Eine Blutung kann auch artifiziell (durch die Liquorpunktion selbst) ausgelöst sein. Die Differenzierung erfolgt mittels Dreigläserprobe oder sensitiver mittels Zentrifugation:
- Dreigläserprobe: Abnahme der Blutbeimengung mit jedem Glas bei artifizieller Blutung vs. konstante Blutbeimengung bei echter Blutung
- Zentrifugation: klarer Überstand bei artifizieller Blutung vs. Nachweis von freiem Hämoglobin und xantochromer Überstand bei echter Blutung.
Im Zweifelsfall sollte eine kraniale Bildgebung erfolgen.

Zellzahl: Bei einer vermehrten Anzahl von Zellen im Liquorraum (> 4/µl) spricht man von einer **Pleozytose**. Diese ist bei bakteriellen Meningitiden stark (> 1000/µl), bei viralen oder chronischen Infektionen mäßig (20–300/µl) und bei Autoimmunerkrankungen und Neoplasien nur gering (4–40/µl) ausgeprägt. Die Zellart lässt Rückschlüsse auf die Ätiologie der Pleozytose zu (Granulozyten: bakteriell, Lymphozyten: viral; **Abb. 4.4**).

Glukose, Laktat: Typisch für eine **bakterielle Entzündung** ist ein **erhöhter Laktatwert** in Kombination mit einem **niedrigen Glukosewert**. Beides ändert sich im Verlauf einer entzündlichen (v. a. bakteriellen) Erkrankung. Isolierte erhöhte Laktatwerte finden sich bei lokalen inflammatorischen Prozessen (bakteriell, mykotisch, neoplastisch) und bei Ischämien infolge anaerober Glykolyse.

Oligoklonale Banden (OKB): Diese gelten als empfindlichstes (unspezifisches) Korrelat der zentralnervösen Autoimmunerkrankungen. Sie finden sich z. B. bei multipler Sklerose, Neuroborreliose und Neurolues.

Liquor-Serum-Quotienten: Albumin und IgG werden im Serum und im Liquor bestimmt und die entsprechenden Liquor-Serum-Quotienten berechnet. Zur Auswertung wird das Diagramm nach Reiber und Felgenhauer verwendet (**Reiber-Schema**). Eine Erhöhung der Proteinkonzentration im Liquor ergibt sich, wenn entweder eine **Schrankenstörung** und/oder eine **intrathekale Ig-Synthese** vorliegt.

Spezielle Proteine im Liquor: Die **neuronenspezifische Enolase** (NSE) lässt sich bei einer **Schädigung des zentralen Nervensystems** erhöht nachweisen. Sie gilt außerdem als unspezifischer Tumormarker (für Neuroblastome, kleinzellige Bronchialkarzinome und medulläre Schilddrüsenkarzinome).

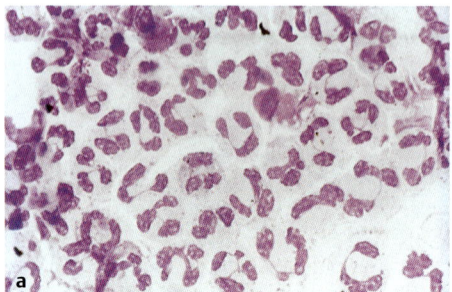
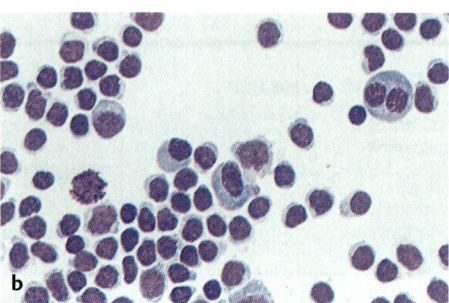

Abb. 4.4 Pleozytose. a Granulozytäre Pleozytose. **b** Lymphozytäre Pleozytose. [a: aus Gehlen, Delank, Neurologie, Thieme, 2010; b: aus Masuhr, Masuhr, Neumann, Duale Reihe Neurologie, Thieme, 20013]

PRÜFUNGSHIGHLIGHTS ✘

Durchführung:
- ! Punktion in einem Zwischenwirbelraum auf Höhe der Oberkante der Darmbeinkämme.

Kontraindikation:
- ! **Blutgerinnungsstörungen** stellen eine **Kontraindikation** für die Lumbalpunktion dar.

Befunde:
- ‼ Unterscheidung einer **artifiziellen** (durch die Liquorpunktion selbst) von einer **echten** Blutung mittels **Dreigläserprobe** (konstante Blutbeimengung bei echter Blutung) oder **Zentrifugation** (→ klarer Überstand bei artifizieller Blutung; xantochrom bei echter Blutung).
- ‼ **bakterielle Entzündung**: Laktatwert erhöht, Glukosewert erniedrigt
- ! Eine Erhöhung der **NSE** kann als unspezifischer Marker einer organischen Hirnschädigung oder eines Tumors auftreten.

Komplikationen:
- ‼ **Liquorunterdrucksyndrom: postpunktioneller Kopfschmerz** mit Verstärkung im Stehen und Abschwächung im Liegen, fakultativ Übelkeit, Meningismus, Hirnnervenausfälle (Doppelbilder, Hypakusis).
- ‼ Eine **Perforation der Dura mater** muss in schweren Fällen mit einem Blutpatch verschlossen werden.

4.4 Sonstige

4.4.1 Biopsien

Gewebeentnahmen werden grundsätzlich in Lokalanästhesie (ohne Infiltration von Muskelgewebe) durchgeführt, Biopsien von Gehirn (s. u.) oder Rückenmark unter bildgebender Kontrolle (stereotaktische Biopsie). **Tab. 4.4** gibt einen Überblick über die in der Neurologie üblichen bioptischen Verfahren und ihre Anwendungsgebiete.

Tab. 4.4 Biopsien in der Neurologie

Ort der Gewebeentnahme	Indikationen
lokale Biopsie (CT- oder MRT-gesteuert)	zerebrale oder spinale Raumforderungen
N. suralis, Hautbiopsie	Neuropathien
mittelgradig betroffener Muskel	Myopathien
A. temporalis, Nerven, Muskeln, leptomeningeal	Vaskulitiden

PRAXIS Biopsien sind aufgrund ihres invasiven Charakters nur dann indiziert, wenn eine relevante therapeutische Konsequenz zu erwarten ist.

5 Grundlagen der Neurochirurgie

5.1 Diagnostik

Hirnbiopsie: Die Hirnbiopsie wird stereotaktisch zur Differenzierung von operativ schwer zu erreichenden oder multizentrischen Prozessen angewendet (rahmengestütztes Verfahren bei kleineren Prozessen oder mittels Neuronavigationssystemen, rahmenloses Verfahren bei Prozessen > 1 cm). Eine weitere Indikation besteht bei eingeschränkter Operabilität des Patienten.

PRAXIS Aufgrund des relativ großen Risikos der Biopsie ist diese nur dann indiziert, wenn sich aus dem Ergebnis auch tatsächlich eine therapeutische Konsequenz ergibt.

5.2 Neurochirurgische Operationstechniken

Fixierung: Bei kranialen Eingriffen wird der Kopf des Patienten in einer sog. Mayfield-Klemme fest eingespannt, was Verschiebungen verhindern und eine exakte Navigation ermöglichen soll.

Trepanation: Die Öffnung des Schädels kann als Bohrlochtrepanation (z. B. für die Punktion des Ventrikels, Ausräumung von oberflächlichen Hämatomen) oder als Trepanation mit Knochendeckelentnahme erfolgen. Nach Hautschnitt wird mit einem Bohrer, der bei Durakontakt auskuppelt, ein Bohrloch angelegt, die Dura vom Knochen gelöst und die Schädeldecke mit einer Fräse eröffnet.

Computergestützte Neuronavigation: Mit CT und MRT (evtl. in Kombination mit PET) wird präoperativ ein genauer Datensatz der zu operierenden Region erstellt, der intraoperativ mit der zu operierenden Region abgeglichen wird. So können Instrumente und das Mikroskop mit einer Präzision von 2–5 mm positioniert werden.

Mikrochirurgie: Um gesunde Strukturen zu schonen, erfolgt der Zugang am besten durch präformierte Lücken oder unter kleinstmöglicher Parenchymeröffnung. Die Operation wird mittels eines flexiblen OP-Mikroskops und unter Verwendung mikrochirurgischer Spezialinstrumente durchgeführt. Ebenso zur Mikrochirurgie gehört der Einsatz von Ultraschallaspiratoren.

Endoskopische Neurochirurgie: Diese hat einen hohen Stellenwert bei Operationen der Hypophyse (transnasaler Zugang), bei intrakraniellen Eingriffen (Biopsien, Zystektomien, aber auch intraventrikuläre Tumoren) oder bei Eingriffen an peripheren Nerven (z. B. Karpaltunnelsyndrom).

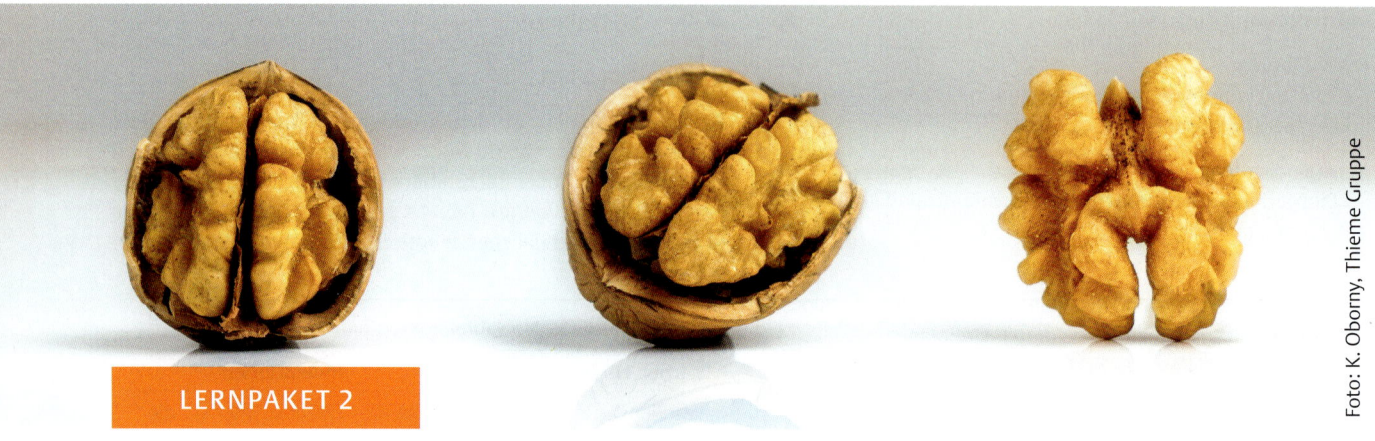

LERNPAKET 2

Foto: K. Oborny, Thieme Gruppe

6   Erkrankungen des Gehirns und seiner Hüllen

6.1   Fehlbildungserkrankungen und frühkindliche Hirnschäden

Kinder mit angeborenen oder prä- bzw. perinatal erworbenen Schädel- und Hirnschäden präsentieren sich häufig mit komplexen neurologischen Symptomen. Sie werden überwiegend in der Pädiatrie betreut. Die Erkrankungen (z. B. infantile Zerebralparese oder Spina bifida) werden daher im Skript Pädiatrie beschrieben.

6.2   Raumfordernde intrakranielle Prozesse

6.2.1   Hirndrucksyndrom und Hirnödem

DEFINITION Erhöhung des Hirndrucks auf > 20 mmHg (> 260 mmH$_2$O).

Ätiopathogenese:

- **intrakranielle Raumforderungen**, z. B. Tumoren, Subduralhämatome, große ischämische Infarkte, intrazerebrale Blutungen
- venöse oder **Liquorabflussstörungen**, z. B. Verschlusshydrozephalus, malresorptiver Hydrozephalus
- **Hirnödem** (toxisch, vasogen, entzündlich oder traumatisch)

Der erhöhte Hirndruck verursacht eine Abnahme der zerebralen Perfusion. Initial kann die Hypoxie kompensiert werden, mit zunehmender Dauer verlieren allerdings die Hirngefäße ihre Fähigkeit zur Autoregulation. Es entwickelt sich ein Hirnödem, wodurch der intrakranielle Druck zusätzlich ansteigt.

Formen des Hirnödems:

- **extrazelluläres Hirnödem:** Ursachen:
  - gestörte Blut-Hirn-Schranke (vasogenes Ödem) → Auftreten v. a. bei Entzündungen, als perifokales Ödem bei Hirntumoren oder Trauma
  - osmotischer Gradient, z. B. wenn im Bereich der Gewebeschädigung osmotisch aktive Substanzen freigesetzt werden

- vermehrtes intrazerebrales Blutvolumen (→ Verlust der Autoregulation)
- **intrazelluläres Ödem:** Ursächlich sind Ischämie und Hypoxie, metabolische Störungen, Traumata sowie Intoxikationen. Pathophysiologische Grundlage sind die Gewebeschädigung und ein Energiemangel, da die Na$^+$-K$^+$-Pumpe zusammenbricht und Wasser und Natrium in die Zellen einströmen.

Höhenhirnödem Ein Hirnödem kann im Rahmen einer akuten Höhenkrankheit entstehen. Diese tritt auf, wenn Personen, die nicht an den Luftdruck in größeren Höhen angepasst sind, plötzlich Höhenlagen von mehr als 2500 m ausgesetzt sind, Bergsteiger also z. B. zu schnell in große Höhen aufsteigen. Ursächlich ist eine zu geringe Steigerung der Ventilation, die u. a. mit einer Hypoxämie sowie einer Erhöhung des pulmonal-arteriellen und intrakraniellen Drucks einhergeht. Klinisch manifestiert sich das Höhenhirnödem mit Kopfschmerzen, Übelkeit und Erbrechen, Ataxie und psychischen Auffälligkeiten. Die Letalität ist sehr hoch. Therapeutisch im Vordergrund stehen ein möglichst schneller Abstieg in tiefere Lagen, die Sauerstoffgabe sowie die Behandlung mit Glukokortikoiden. Auch ein Lungenödem ist Teil der akuten Höhenkrankheit.

Risikofaktoren:

- Alter > 40 Jahre
- systolischer Blutdruck < 90 mmHg
- klinisch feststellbare Dezerebrations- oder Dekortikationszeichen.

Klinik: In etwa ⅓ der Fälle kommt es zu arterieller Hypertonie, Bradykardie und irregulärer Atmung (Cushing-Trias). Das **akute Hirndrucksyndrom** präsentiert sich mit unspezifischen Kopfschmerzen, Übelkeit, Erbrechen, Schwindelgefühl, Meningismus sowie Bewusstseinsstörungen bis hin zum Koma. Die Hirnstammreflexe bleiben erhalten. Beim **chronischen Hirndrucksyndrom** finden sich Kopfschmerzen, Antriebs- und Orientierungsstörungen, Leistungsminderung, Doppelbilder sowie fokale epileptische Anfälle.

Komplikationen: Steigt der intrakranielle Druck zu stark, kommt es zur Verlagerung und Einklemmung von Hirnanteilen. Man spricht von einer **oberen** (oder mesenzephalen) **Einklemmung**, wenn Zwischen- und Mittelhirn im Tentoriumschlitz eingeklemmt werden, und von einer **unteren Einklemmung** bei Kompression der Medulla oblongata im Foramen occipitale magnum, ggf. auch durch Temporallappenherniation bei einseitiger Raumforderung. Die Kompression des N. oculomotorius führt dabei zu einer **ipsilateral weiten, lichtstarren Pupille**.

LERNTIPP !

Bei erhöhtem Hirndruck können die Pupillen sowohl eng (Zwischenhirnsyndrom) als auch mittelweit (Mittelhirnsyndrom) bis weit (Bulbärhirnsyndrom) sein. Eine einseitige weite und lichtstarre Pupille spricht für eine ipsilaterale Einklemmung im Bereich des Tentoriumschlitzes (N. oculomotorius). In diesem Fall ist unverzüglich eine Hirndruckentlastung notwendig.

Diagnostik:
- intraventrikuläre Hirndruckmessung (Druckmessung per Lumbalpunktion kontraindiziert!)
- Spiegelung des Augenhintergrunds: Stauungspapille (Abb. 7.2b)
- kraniale CT und MRT: Hirnödem, Ventrikelraumkompression oder -erweiterung (je nach Ätiologie), Mittellinienverlagerung
- Prüfung der Reflexe und Okulomotorik: Die vorhandenen oder nicht vorhandenen Reflexe lassen auf die Höhe der Einklemmung schließen.

Therapie: Ziel der Therapie ist die Aufrechterhaltung der zerebralen Perfusion zur Vermeidung sekundärer ischämischer Schäden. Die zugehörige Messgröße ist der **zerebrale Perfusionsdruck (CPP)**, der aus dem intrakraniellen Druck (ICP) und dem mittleren arteriellen Blutdruck (MAP) berechnet wird:

$$CPP = MAP - ICP.$$

Der Normalwert für den CPP liegt bei **90 mmHg**. Therapeutisch wird ein zerebraler Perfusionsdruck von > **60 mmHg** angestrebt.

Allgemeinmaßnahmen zur Senkung des intrakraniellen Drucks umfassen neben Intubation und Analgosedierung die **Oberkörperhochlagerung** um 15° (Cave: Abnahme des CPP bei Schock oder Hypovolämie), **Blutdruckstabilisierung** (anhand des CPP: ausreichende Hydrierung, ggf. Katecholamingabe), Sauerstoffgabe, Kontrolle der Serumelektrolyte (Cave: Hyponatriämie!), Blutzuckereinstellung und Fiebersenkung. Zu vermeiden ist die Gabe hirndrucksteigernder Medikamente (Nitroglyzerin, Kalziumantagonisten, Dihydralazin, Lachgas und Halothan) sowie weitere den Hirndruck erhöhende Faktoren (u. a. Fieber, Husten, Schmerzen, epileptische Anfälle, Hyperglykämie).

Bei anhaltend erhöhtem ICP können je nach Ätiologie **erweiterte Maßnahmen** sinnvoll sein:
- ggf. Entfernung von Raumforderungen
- ggf. externe Liquordrainage
- **Osmodiurese** (Minderung des Hirnödems durch Erzeugung eines osmotischen Gradienten und Hämatokritsenkung → Verbesserung der Flusseigenschaften des Blutes; z. B. mit Mannitol oder hypertoner NaCl-Lösung
- **moderate Hyperventilation** (über die Senkung des p_aCO_2 kommt es zu einer zerebralen Vasokonstriktion und damit zum Abfall des intrakraniellen Drucks)
- **Barbiturate** (dosisabhängige Reduktion von zerebralem Stoffwechsel, Hirndurchblutung, zerebralem Blutvolumen und ICP), wegen der schweren Nebenwirkungen muss die Indikation jedoch sehr streng gestellt werden.
- **THAM** (= Trometamol; Tris-Puffer): Behandlungsversuch bei Therapieresistenz (Wirkung ähnlich der der Osmodiuretika)
- **Hypothermie** (→ Reduktion inflammatorischer Vorgänge, Stabilisierung von Blut-Hirn-Schranke, zerebralem Sauerstoff- und Energieverbrauch und ICP)

- **Dekompressionskraniektomie** innerhalb von 48 h bei Therapieresistenz.

PRÜFUNGSHIGHLIGHTS ✗

Hirndrucksyndrom und Hirnödem:
- **Klinik:**
  - ! u. a. unspezifische **Kopfschmerzen**, Übelkeit, Erbrechen
  - !! Durch Kompression des N. oculomotorius ist bei erhöhtem Hirndruck die (ipsilaterale) Pupille weit und lichtstarr.
  - ! Stauungspapille
- !!! **Therapie** des Hirnödems: Oberkörperhochlagerung, Liquordrainage, Osmodiurese mit **Mannitol** oder hypertoner Kochsalzlösung, moderate Hyperventilation, Hypothermie.

6.2.2 Hydrozephalus

DEFINITION Erweiterung zerebraler Liquorräume

Formen und Ätiologie:
- **Hydrocephalus occlusus:** Ursächlich ist eine Liquorabflussstörung durch ein mechanisches Hindernis. Dieses kann entstehen durch
  - Anomalien (z. B. Aquäduktstenose, Dandy-Walker-Syndrom, Chiari-Malformation)
  - Infektionen (z. B. Toxoplasmose)
  - Blutungen
  - Tumoren (Kolloidzysten im 3. Ventrikel, Mittellinientumoren).
- **Hydrocephalus communicans oder aresorptivus:** Liquorresorptionsstörung durch Verklebung arachnoidaler Villi (bei Entzündungen, Blutungen)
- **Hydrocephalus e vacuo:** Er entspricht einer kompensatorischen Erweiterung der Liquorräume infolge einer Hirnatrophie. Der Hirndruck ist nicht erhöht.

Klinik: Bei erhöhtem intrakraniellem Druck klagen die Patienten über die Symptome eines Hirndrucksyndroms (s. o.): Leistungsminderung, Müdigkeit, Meningismus, Übelkeit, Erbrechen, Kopfschmerzen, Gangstörung, Koma, Atempausen, erhöhter systolischer Blutdruck.

Beim kongenitalen Hydrozephalus kommt es bei noch offenen Schädelnähten durch den erhöhten intrakraniellen Druck zu einem Makrozephalus mit Stirnvorwölbung. Entsteht der Hydrozephalus erst nach dem Schluss der Schädelnähte, entwickeln sich keine morphologischen Auffälligkeiten.

Diagnostik: Im Vordergrund stehen bildgebende Verfahren (CT, MRT [Abb. 6.1]). Lumbalpunktionen sind kontraindiziert!

Therapie: Die **Ventrikeldrainage** ist die Therapie der Wahl sowohl in akuten Fällen als auch bei chronischer Hirndruckerhöhung. Bei der **externen Ventrikeldrainage** wird das Vorderhorn des Seitenventrikels (meist rechts) durch die Schädeldecke im hinteren Bereich des Stirnbeins (ca. 1 cm vor der Koronarnaht) bzw. durch den Frontallappen hindurch punktiert und der Liquor so nach außen abgeleitet. Zusätzlich lässt sich der intrakranielle Druck kontinuierlich messen.

Diese externe Drainage ist allerdings nur eine Übergangslösung (Gefahr der Keimverschleppung!) und muss daher bei längerfristig notwendiger Drainage durch einen **internen Shunt** (z. B. ventrikuloperitonealer Shunt mit Ableitung des Liquors in

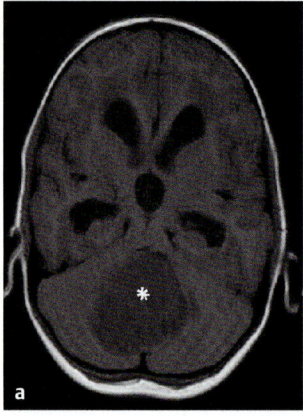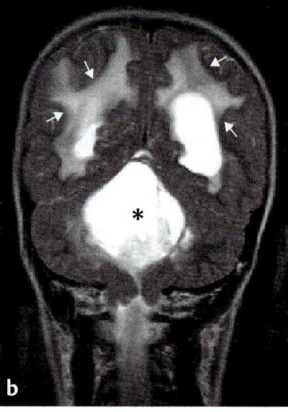

Abb. 6.1 Verschlusshydrozephalus (MRT). a Der Kleinhirntumor (*) hat zum kompletten Verschluss des Aquädukts und des 4. Ventrikels geführt. **b** In der T2-Wichtung (koronare Aufnahme) erkennt man einen periventrikulären Liquorübertritt (Pfeile), der bei einem akuten Verschluss immer in unterschiedlicher Ausprägung festgestellt werden kann. Der Tumor (*) weist eine hohe Signalintensität auf. [aus Reiser, Kuhn, Debus, Duale Reihe Radiologie, Thieme, 2017]

die Bauchhöhle) ersetzt werden. Dabei wird ein Ventil zwischengeschaltet, das ab einem bestimmten intraventrikulären Druck den Liquorabfluss gewährleistet, gleichzeitig aber einen unkontrollierten Abfluss bzw. auch einen -reflux verhindert. Unter den Ventilsystemen gibt es einstellbare („programmierbare") oder selbstregulierende Ventile bzw. auch solche, die die Gravitation berücksichtigen (unterschiedlicher hydrostatischer Druck im Stehen und Sitzen). Bevorzugt werden heutzutage einstellbare Gravitationsventile eingesetzt, die mit einem für das jeweilige Ventil hergestellten Gerät ausgelesen und verstellt werden können. Trotzdem sind regelmäßige radiologische Untersuchungen erforderlich, um die Einstellungen zu überprüfen.

Liquorshunts erhöhen, wie alle einliegenden Fremdkörper, das Risiko bakterieller Infektionen. Die am häufigsten nachgewiesenen Erreger sind Staphylokokken und gramnegative Stäbchen.

Normaldruckhydrozephalus (NPH)

> **DEFINITION** Kommunizierender Hydrozephalus durch ein Missverhältnis von Liquorproduktion und -resorption.

Ätiologie: Der NPH entsteht meist primär (idiopathisch), seltener sekundär nach SAB (25 %), SHT (12 %) oder Meningitis (5 %).

Klinik: Die Hakim-Trias des NPH umfasst:
- **Gangstörung:** breitbasiges Gangbild mit Gangapraxie bei guter Beweglichkeit der Beine im Liegen
- **kognitive Defizite** (subkortikales demenzielles Syndrom)
- **Harninkontinenz.**

Diagnostik: In der kranialen Bildgebung (CT, MRT) finden sich **weite Ventrikel** mit periventrikulärem Flüssigkeitsdurchtritt bei **engen äußeren Liquorräumen** (Hydrocephalus internus). Paradoxerweise ist der Liquordruck trotz erweiterter Liquorräume meist normal. Die Symptomatik bessert sich nach wiederholten Liquorentnahmen von 30–50 ml (= Spinal-Tap-Test → therapeutische Diagnostik, „ex juvantibus"). Die Verbesserung kann nach 24–48 Stunden mittels eines standardisierten Gehtests und/oder neuropsychologischer Testung objektiviert werden.

Therapie: Verfahren der Wahl ist die ventrikuloperitoneale oder ventrikuloatriale Shunt-Implantation. Ist diese nicht möglich, sollten regelmäßige Entlastungspunktionen erfolgen.

6.2.3 Idiopathisch intrakranielle Hypertension (IIH, Pseudotumor cerebri)

> **DEFINITION** Erhöhter Liquordruck (> 250 mmH₂O) ohne Nachweis einer intrakraniellen Raumforderung oder einer akuten Thrombose.

Ätiologie: Ätiologisch heterogen. Bei Erkrankung oder Arzneimittelnebenwirkung als Ursache sollte von sekundärer IH (SIH) gesprochen werden. Als Risikofaktoren gelten:
- Adipositas
- weibliches Geschlecht
- endokrine Störungen
- Hypervitaminose A
- Eisenmangelanämie
- COPD (venöse Druckerhöhung)
- verschiedene Medikamente (z. B. Kortikoide, Antibiotika).

Klinik: Es kommt zu Kopfschmerzen, vorübergehenden Sehstörungen (bis hin zu dauerhafter Visusminderung), pulsierendem Tinnitus sowie zu Hirnnervenausfällen (Abduzensparese, Fazialisparese). Die Symptome nehmen oft beim Bücken zu.

Diagnostik: Wichtig sind Bildgebung (zum Tumorausschluss und vor einer Liquorpunktion) und Liquordiagnostik (Druckmessung: Werte > 250 mmH₂O sind pathologisch, Werte zwischen 200 und 250 mmH₂O suspekt). Bei der ophthalmologischen Untersuchung kann eine Stauungspapille gefunden werden.

> **LERNTIPP** !
>
> Vorübergehende Sehstörungen bei einer adipösen Frau, die sich beim und nach dem Bücken (→ erhöht den Hirndruck) verstärken, sollten an einen Pseudotumor cerebri denken lassen. Typisch ist der hohe Hirndruck (→ Stauungspapille) ohne intrakranielle Raumforderung.

Therapie: Die Therapie umfasst eine Gewichtsreduktion plus Diuretikatherapie (Acetazolamid/Furosemid), therapeutische Liquorpunktionen und ggf. die Anlage eines ventrikuloperitonealen Shunts.

> **PRÜFUNGSHIGHLIGHTS**
>
> **Hydrozephalus:**
> - ! **Ventrikel-Shunts:** regelmäßig **radiologische Kontrollen**, um die Einstellungen zu überprüfen
> - ! Liquorshunts erhöhen das Risiko **bakterieller Infektionen.**
>
> **Normaldruckhydrozephalus:**
> - !!! Klinik: **Gangstörung** (breitbasiges Gangbild, Gangapraxie), kognitive Störung/**Demenz, Harninkontinenz**
> - !!! Bildgebung: **weite Ventrikel** bei engen äußeren Liquorräumen
> - ! Therapie: wiederholte Liquorentnahmen
>
> **Idiopathisch intrakranielle Hypertension:**
> - !! Klinik: vorübergehende **Sehstörungen** und Kopfschmerzen (v. a. beim Bücken), **Stauungspapille**
> - !! Risikopersonen sind **übergewichtige Frauen.**

6.2.4 Hirntumoren

Grundlagen

Klassifikation: Die Tumoren des Nervensystems werden anhand der **WHO-Klassifikation** eingeteilt, die u. a. eine grobe Einschätzung der Prognose erlaubt. Lange galt die rein histopathologische Klassifikation in die Grade I–IV:

- Grad I: benigne, langsam wachsend, gute Langzeit-Prognose
- Grad II: z. T. maligne, langsam wachsend, Rezidivneigung (meist als höhergradige Tumoren)
- Grad III: maligne, anaplastisch, schnell wachsend, ungünstige Prognose
- Grad IV: hochmaligne, anaplastisch, sehr schnell wachsend, infauste Prognose.

Seit 2016 werden erstmals vorrangig **molekulargenetische Marker** zur Klassifikation herangezogen, die sehr viel präziser in Bezug auf Prognose und Therapieoptionen sind:

- **IDH-1-/2-Mutationen** bei diffusen Gliomen gehen mit einer besseren Prognose einher als IDH-Wildtyp-Tumoren (IDH = Isocitratdehydrogenase).
- **1p/19q-Kodeletionen** bei anaplastischen oligodendroglialen Tumoren sind prognostisch günstig.
- Bei Glioblastomen ist die **MGMT-Promotor-Methylierung** prädiktiv für das Ansprechen auf Temozolomid (→ Gesamtüberleben 23 Monate bei MGMT-Methylierung vs. 14 Monate ohne Methylierung; MGNT = O^6-Methylguanin-DNA-Methyltransferase).

Klinik: ZNS-Tumoren entwickeln sich meist im Gehirn, seltener auch im Rückenmark. Je nach Lokalisation können sich Tumoren des ZNS mit unterschiedlichen, sich meist langsam über Wochen oder Monate entwickelnden Symptomen präsentieren. Dazu gehören:

- Hirndrucksyndrom (s. o.)
- zentrale fokale Defizite (z. B. Paresen, Sehstörungen, Pyramidenbahnzeichen)
- (symptomatische) fokale und (sekundär) generalisierte epileptische Anfälle
- organisches Psychosyndrom
- endokrine Dysregulation (direkt durch hormonproduzierende Tumoren oder indirekt durch Kompression von hormonproduzierendem Gewebe)
- allgemeine Tumorsymptome wie Leistungsminderung, Gewichtsverlust etc.

Zur Einteilung des funktionellen Status von Patienten mit Malignomen wird der Karnofsky-Index verwendet. Er wird in Zehnerschritten in Prozent angegeben und reicht von 100 (keine Symptome) über 70 (selbstversorgend, aber nicht arbeitsfähig) bis hin zu 0 (Tod). Ein Karnofsky-Index von unter 70 ist insbesondere bei Hirntumoren mit einer schlechteren Prognose – unabhängig von der Wahl der Therapie – assoziiert.

> **LERNTIPP !**
>
> Denken Sie an einen Hirntumor, wenn seit einigen Wochen **Wesensänderungen** bestehen! Ein weiterer typischer Hinweis sind **epileptische Anfälle** (z. B. Zungenbiss, Einnässen, kurze Bewusstlosigkeit). Außerdem können die Patienten Orientierungs- und Merkfähigkeitsstörungen sowie fokale Ausfälle (z. B. Sprach-, Sehstörungen oder Hemiparese) aufweisen und zunehmend psychomotorisch verlangsamen. Kopfschmerzen müssen nicht bestehen.

Diagnostik: Im Vordergrund stehen hier neben Anamnese und klinischer Untersuchung (inkl. Bestimmung des Karnofsky-Index) die kraniale kontrastmittelgestützte Bildgebung mittels CT, MRT und Angiografie sowie die Liquoruntersuchung (Zytologie; kontraindiziert bei erhöhtem Hirndruck!). Ergänzend kommen EEG (Suche nach regionalen Funktionsstörungen, epilepsietypischen Potenzialen), AEP (v. a. bei Prozessen im Kleinhirnbrückenwinkel und Hirnstamm), die stereotaktische Hirnbiopsie oder die MR-Spektroskopie zum Einsatz. Zur (in der regulären Bildgebung oft schwierigen) Differenzierung eines Tumorrezidivs und einer Strahlennekrose ist eine Aminosäure-PET geeignet. Neuropsychologische Untersuchungen dienen neben dem Aufdecken eventueller subklinischer Funktionsstörungen auch der Einschätzung des Rehabilitationspotenzials und der Verlaufsbeurteilung. Neben der Histopathologie hat die Molekulardiagnostik einen festen Platz für die Einteilung der Hirntumoren (s. o.).

Therapie: Die Therapie zerebraler Neoplasien erfolgt wie auch bei anderen Tumorerkrankungen in Abhängigkeit von Alter, Vorerkrankungen und Karnofsky-Index chirurgisch, chemo- und strahlentherapeutisch sowie symptomatisch und palliativ. Die jeweilige Vorgehensweise ist bei den einzelnen Tumoren beschrieben. Grundsätzlich ähnlich ist bei allen Tumorentitäten die symptomatisch-palliative Behandlung:

- Hirndrucktherapie (s. o.)
- Schmerztherapie
- Thromboseprophylaxe
- Anfallsprophylaxe
- ggf. Behandlung psychischer und endokriner Störungen.

Präoperativ werden bei Hirntumoren (außer bei V. a. Lymphom!) bzw. vor intrakraniellen Eingriffen oft Glukokortikoide (Dexamethason hochdosiert) und teilweise Mannitol verabreicht, um das vasogene Hirnödem zu reduzieren (antiödematöse Wirkung).

Allgemeines zur Strahlentherapie: Hirntumoren werden fast immer perkutan, stereotaktisch und fraktioniert bestrahlt. Aufgrund der erforderlichen Eindringtiefe werden „harte" Röntgenstrahlen verwendet. Zielbereich sind die in der MR-Bildgebung KM-aufnehmenden Areale einschließlich eines Sicherheitssaums; Ganzhirnbestrahlungen werden bei disseminierten Läsionen, ZNS-Lymphomen und Leukämien eingesetzt. Eine typische Nebenwirkung der Bestrahlung ist ein Hirnödem, das gut auf Dexamethason anspricht. Weitere Strahlenfolgen sind u. a. Blutbildveränderungen, Innenohrschwerhörigkeit, Katarakt und Keratoconjunctivitis sicca. Spätfolge kann eine Leukenzephalopathie sein. Die Radiotherapie wird in Abhängigkeit von der Tumorart kurativ bis palliativ eingesetzt. Bei fortgeschrittenen Malignomen ist trotz Bestrahlung ein weiteres Wachstum möglich.

Chirurgisches Vorgehen: Ziele der Resektion sind eine möglichst vollständige **Tumorentfernung** (wobei die Vermeidung neuer permanenter neurologischer Defizite Vorrang vor der Radikalität hat), die Reduktion einer direkten oder indirekten intrakraniellen Drucksteigerung durch den Tumor sowie die histopathologische Diagnostik. Die Indikation zur Ventrikeldrainage oder dekompressiven Kraniotomie (großflächige Trepanation und Dura-Erweiterungsplastik) ist bei nichtoperablen Raumforderungen im Hirnstamm bzw. Kleinhirn sowie bei akuten Blutungen und damit verbundener nicht beherrschbarer Drucksteigerung gegeben.

Als Ultima Ratio kann (z. B. bei hämorrhagischen Erweichungen) u. U. zerstörtes Hirngewebe entfernt werden.

Je nach Tumor, Lokalisation und Patient werden mikrochirurgische Techniken, Neuronavigation, elektrophysiologisches Mapping (mittels SEP) oder eine fluoreszenzgesteuerte Resektion eingesetzt.

Postoperativ müssen die Patienten auf einer neurochirurgischen Intensivstation überwacht und abhängig von Tumorart und -lokalisation adäquat radio- oder chemotherapeutisch nachbehandelt werden. Die Gefahr bleibender neurologischer Defizite bleibt prinzipiell immer bestehen, variiert jedoch nach dem Ausmaß der Resektion und den betroffenen Gehirnregionen.

Nachsorge: Alle Hirntumoren bedürfen regelmäßiger Kontrolluntersuchungen (sowohl klinisch als auch bildgebend). Eine wichtige Differenzialdiagnose insbesondere bei Kontrollen nach Radiatio ist die Pseudoprogression (scheinbare Größenzunahme des Tumors bei Vergrößerung des kontrastmittelaufnehmenden Areals durch die strahleninduzierte Nekrose).

PRÜFUNGSHIGHLIGHTS　✖

Hirntumoren (allgemein):
- ‼ Die (alte!) Einteilung der Hirntumore in **WHO-Grade** gibt Auskunft über die Tumorhistologie und erlaubt u. a. eine grobe Einschätzung der Prognose.
- ! **Primäre ZNS-Tumoren** entwickeln sich meist im **Gehirn**, selten spinal.
- ‼‼ **Klinik:** Hirndruck-Symptome (morgendlicher Kopfschmerz, Übelkeit, Erbrechen), fokale Defizite (z. B. Paresen), epileptische Anfälle und organisches Psychosyndrom
- Diagnostik:
  - ‼ **kraniale kontrastmittelgestützte Bildgebung** mittels CT oder MRT
  - ! ggf. MR-**Spektroskopie:** Darstellung biochemischer Prozesse durch „chemische Verschiebung" bestimmter Metaboliten wie N-Acetylaspartat, Cholin, Laktat
  - ! oft schwierige Differenzierung zwischen Tumorrezidiv und Strahlennekrose
- Therapie:
  - ‼ **Radiatio:** fast immer perkutane Bestrahlung mit „harten" Röntgenstrahlen der in der MR-Bildgebung KM-aufnehmenden Areale inkl. Sicherheitssaum; typische Nebenwirkung: Hirnödem (→ Dexamethason); Spätfolge: Leukenzephalopathie; Progression fortgeschrittener Malignome trotz Bestrahlung möglich
- ‼ **Dexamethason** hat eine antiödematöse Wirkung.
- ! Differenzialdiagnose **Pseudoprogression** insbesondere nach Radiatio: scheinbare Größenzunahme des Tumors bei Vergrößerung des kontrastmittelaufnehmenden Areals durch die strahleninduzierte Nekrose.

Gliome und Oligodendrogliome

Gliome gehören zu den neuroepithelialen Tumoren und stellen die häufigsten primären Hirntumoren erwachsener Patienten dar. Sie können je nach histo-molekularem Bild (siehe Grundlagen) benigne und kurativ therapierbar oder hochmaligne mit infauster Prognose sein.

LERNTIPP　!

Gliome werden ziemlich häufig geprüft. Schauen Sie sich v. a. die Charakteristika in der Bildgebung an: Wie sieht ein nieddriggradiges Gliom typischerweise im CT aus und was spricht wiederum für ein Glioblastom?

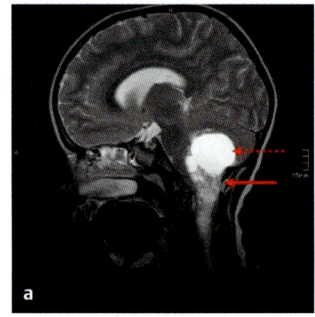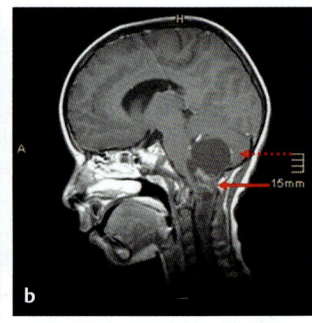

Abb. 6.2 Pilozytisches Astrozytom (MRT). Teils zystischer (gestrichelter Pfeil), teils solider (Pfeil) KM-aufnehmender intramedullärer Tumor. **a** T2-Wichtung **b** T1-Wichtung mit KM. [aus Hufschmidt, Lücking, Rauer et al., Neurologie compact, Thieme, 2020]

Gliome Grad I

Auftreten der meist pilozytischen Astrozytome vorwiegend bei Kindern und Jugendlichen, hauptsächlich im Bereich von Mittellinienstrukturen, Hirnstamm, N. opticus, 3. Ventrikel und Kleinhirn. **Histologisch** zeigt sich ein differenziertes Zellbild mit wenigen Mitosen; Rosenthalfasern und eosinophile Granularkörper sind typisch. **Molekulargenetisch** finden sich häufig Aberrationen des Protoonkogens BRAF. **Klinisch** kann es zu epileptischen Anfällen (> 60 %), Hirndrucksymptomen und je nach Lokalisation zu Sehstörungen, zerebellären und anderen fokalneurologischen Symptomen kommen. Die kraniale Bildgebung (CT, MRT) zeigt zystische Strukturen mit homogenem KM-Enhancement (Abb. 6.2).

Therapeutisch steht die mikrochirurgische (Teil-)Resektion im Vordergrund, die bei gut abgrenzbaren und günstig lokalisierten pilozytischen Astrozytomen häufig kurativ ist. Wenn der Tumor aufgrund seiner Größe oder Lokalisation nicht (vollständig) operabel ist, kann eine Radiatio zum Einsatz kommen. Eine MR-Verlaufskontrolle wird halbjährlich empfohlen.

LERNTIPP　!

Bei Kindern und Jugendlichen mit Hirndrucksymptomen und epileptischen Anfällen sollten Sie an ein Gliom Grad I denken. In der kranialen Bildgebung (CT, MRT) fallen zystische Strukturen und ein homogenes KM-Enhancement auf. Die Tumoren treten oft mittelliniennah auf (Thalamus, Hirnstamm).

Gliome Grad II

Auftreten der Astrozytome oder Oligodendrogliome um das 30. Lebensjahr, am häufigsten im Frontal- und Temporallappen, seltener parietal. Die **Histologie** zeigt eine geringe bis mäßige Zelldichte bei geringer Proliferationsrate sowie bei teilweise diffuser Infiltration keinen weiteren Anhalt für Malignität, jedoch zytologische Atypien („Honigwabenmuster"). Oligodendrogliome weisen typischerweise Verkalkungen und Zysten auf. **Molekulargenetisch** müssen für die Diagnosestellung eine IDH-Mutation (→ Astrozytom °II) und ggf. zusätzlich eine 1p/19q-Kodeletion (→ Oligodendrogliom °II) nachgewiesen werden. **Klinisch** kommt es zu epileptischen Anfällen (> 60 %), Hirndrucksymptomatik, fokalen Defiziten sowie neuropsychologischen Beschwerden. In der CT erscheinen Grad-II-Astrozytome hypodens, in der T1-Wichtung der MRT hypointens. Es zeigt sich **kein** KM-Enhancement. Bei Oligodendrogliomen zeigen sich außerdem häufig Kalzifikationen. Die **Therapie** richtet sich nach der Tumorgröße, -lokalisation und -molekulargenetik sowie dem Beschwerdebild (→ operative Resektion oder Biopsie und Verlaufsbeobachtung,

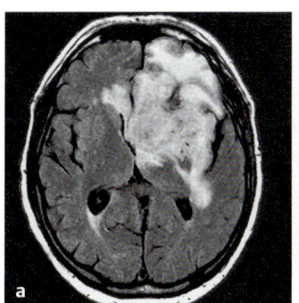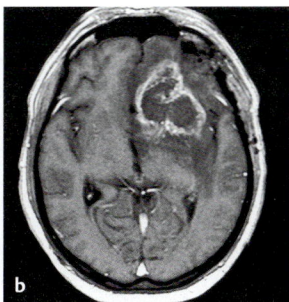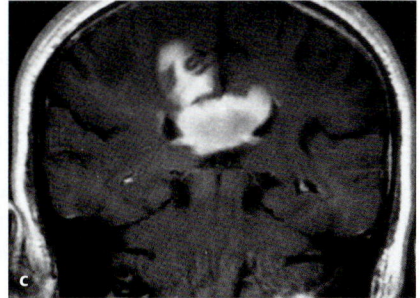

Abb. 6.3 Glioblastom in der MRT.

a Axiale FLAIR-Wichtung: deutliches perifokales Ödem, Tumoranteile über den Balken zur Gegenseite vorgewachsen. [aus Grehl, Reinhardt, Checkliste Neurologie, Thieme, 2016]

b T1-Wichtung mit KM: typische inhomogene, „girlandenförmige" periphere KM-Aufnahme und zentrale Hypointensität (→ Nekrose). [aus Grehl, Reinhardt, Checkliste Neurologie, Thieme, 2016]

c Schmetterlingsgliom, T1-Wichtung mit KM: relativ homogene und kräftige KM-Aufnahme der vitalen Tumoranteile. [aus Reiser et al., Duale Reihe Radiologie, Thieme, 2017]

Strahlentherapie und/oder Chemotherapie). Nach Ende der Behandlung sollten 3-monatlich MRT-Kontrollen erfolgen. Die mittlere Überlebenszeit beträgt therapieabhängig bis zu 13 Jahre.

PRAXIS In > 80 % d. F. geht ein Grad-II-Gliom oder das Rezidiv in ein höhergradiges Gliom über (→ neue KM-Anreicherung im MRT).

LERNTIPP !

Diffuse Astrozytome (Gliome Grad II) treten häufig bei jungen Erwachsenen auf. Sie gehen mit epileptischen Anfällen einher und erscheinen in CT und MRT (in T1) hypodens bzw. hypointens. Meist zeigt sich kein KM-Enhancement.

Gliome Grad III

Auftreten der überwiegend anaplastischen Tumoren durchschnittlich mit 40–50 Jahren, vorwiegend in den Hemisphären und Stammganglien, Oligodendrogliome auch leptomeningeal. **Histologisch** findet sich ein malignes Bild mit zahlreichen Mitosen, Kernpolymorphien und Neovaskularisationen. **Molekulargenetisch** findet sich ein IDH-Wildtyp bzw. keine 1p/19q-Kodeletion bei IDH-Mutation bei Astrozytomen. **Klinisch** stehen epileptische Anfälle, fokalneurologische Symptome, Hirndruckzeichen und im Verlauf eine Enzephalopathie im Vordergrund. **CT und MRT** zeigen inhomogene Raumforderungen mit fakultativ heterogener KM-Anreicherung und evtl. perifokalem Ödem sowie Kalzifikationen bei Oligodendrogliomen. Die **Therapie** besteht in kurativer Resektion mit anschließend kombinierter Radiochemotherapie (bei Astrozytomen mit Temozolomid, bei Oligodendrogliomen mit PVC). Klinische und bildgebende Kontrollen sollen 4-monatlich erfolgen. Die Prognose mit einem medianen Überleben von 6,5–8 Jahren hängt von individuellen Faktoren sowie Resektionsgrad, Histologie und Molekulargenetik ab.

Gliome Grad IV: Glioblastome

Auftreten um das 60. Lebensjahr, Männer sind häufiger betroffen als Frauen (3:2). Lokalisation überwiegend an der Konvexität der Großhirnhemisphären, weniger häufig am Balken („Schmetterlingsgliom", Abb. 6.3c). **Histologisch** ähnelt das Glioblastom den anaplastischen Gliomen, jedoch sind zusätzlich Nekrosen nachweisbar (Abb. 6.4). **Molekulargenetisch** findet sich in > 90 % ein IDH-Wildtyp mit oder ohne MGMT-Promotor-Methylierung, sel-

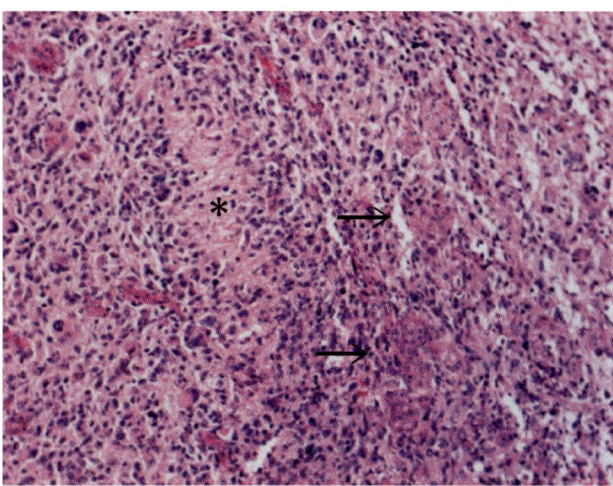

Abb. 6.4 Histologiebefund eines Glioblastoms. Man erkennt Blutgefäßneubildungen (Pfeile) und strichförmige Nekrosen (*). [aus Krams et al., Kurzlehrbuch Pathologie, Thieme, 2019]

tener eine IDH-Mutation (→ bessere Prognose). **Klinisch** kommt es meist akut zu Hirndruckzeichen, fokalen Defiziten sowie zu epileptischen Anfällen und Psychosyndrom. In der **Bildgebung** (**Abb. 6.3**) erkennt man inhomogene Läsionen mit peripher girlandenförmiger KM-Anreicherung. Die Läsionen weisen häufig eine zentrale Nekrose auf (→ CT: hypodens; MRT: T1-hypointens); auch Einblutungen sind möglich (→ CT: hyperdens; MRT: T2*-Signalauslöschung). Fast immer ist ein ausgeprägtes perifokales Ödem nachweisbar (hypodens in der CT; hyperintens in T2-MRT).

LERNTIPP !

Typisch für das Glioblastom ist die inhomogene, girlandenförmige Aufnahme von Kontrastmittel.

Differenzialdiagnostisch auszuschließen sind
- Metastasen (mehrere Herde, geringe Größe, kein ringförmiges KM-Enhancement)
- Abszesse (bekannter Fokus, Fieber, Leukozytose)
- Tuberkulome (bekannte Tbc)
- Lymphome (häufig periventrikulär, s. u.)
- Strahlennekrosen (Anamnese).

Die **Therapie** von Glioblastomen besteht in funktionserhaltender operativer Resektion, postoperativer Bestrahlung und Chemotherapie (z. B. mit dem oralen Alkylans Temozolomid). Bildgebende Kontrolluntersuchungen sollen alle 3 Monate oder bei klinischer Verschlechterung erfolgen. Die **Prognose** ist mit einer mittleren Überlebenszeit von 17–26 Monaten unter Therapie ungünstig und von der Therapie sowie dem MGMT-Promotor-Status abhängig. Ohne Therapie liegt die Lebenserwartung bei wenigen Monaten.

Insbesondere bei Progression/Rezidiv höhergradiger Gliome werden weitere Zytostatika eingesetzt (am häufigsten CCNU: orale Gabe alle 6 Wochen, relativ gute Verträglichkeit). Eine längere Progressionsfreiheit bei Glioblastom-Patienten kann durch die Gabe von Bevacizumab (antiangiogen durch Antagonisierung des Vascular Endothelial Growth Factor [VEGF]; 2wöchentlich i. v.) erreicht werden.

PRÜFUNGSHIGHLIGHTS ✗

Gliome:
- **!** Gliome gehören zu den **neuroepithelialen Tumoren**.
- **!!** **Grad-I-Gliome**: therapeutische Resektion meist kurativ bei gut abgrenzbaren und günstig lokalisierten pilozytischen Astrozytomen
- **!!** **Grad-II-Gliome**: klinisch häufig **epileptische Anfälle**; histologisch geringe bis mäßige Zelldichte; hypodense (CT) bzw. hypointense (MRT-T1-Wichtung) Struktur **ohne** KM-Enhancement

Grad-IV-Gliome (Glioblastom):
- **!!** **Klinik**: je nach Lokalisation fokale Defizite, **epileptische Anfälle**, Psychosyndrom
- **!!!** **Bildgebung** (CT/MRT): inhomogene, **girlandenförmige** Läsionen mit randständiger KM-Aufnahme, zentraler Nekrose (→ CT: hypodens; MRT: T1-hypointens) und perifokalem Ödem (hyperintens in T2-MRT)
- **!** **Histologie**: strichförmige Nekrosen, ansonsten ähnlich den Grad-III-Gliomen
- **Therapie**:
  - **!** funktionserhaltende Operation und postoperative Bestrahlung
  - **!!!** alkylierende Chemotherapie mit Temozolomid **oral**
  - **!** Bevacizumab wirkt antiangiogen durch Antagonisierung von VEGF.

Ependymome

Ependymome gehen von den Ependymzellen des Liquorsystems aus und wachsen langsam. Sie sind meist benigne (WHO-Grad I–II), selten kommt es zu subarachnoidaler oder extrakranieller Metastasierung (WHO-Grad III: malignes = anaplastisches Ependymom).

Auftreten vorwiegend bei Kindern und jungen Erwachsenen. Ependymome sind am häufigsten infratentoriell im 4. Ventrikel lokalisiert, seltener supratentoriell oder spinal. Insbesondere bei Grad-III-Ependymomen findet sich häufiger eine meningeale (Mikro-)Metastasierung. Die Tumoren führen zu Liquorabflussstörungen mit Hirndrucksymptomen (Kopfschmerzen, Übelkeit, Erbrechen etc.). In der **CT** finden sich zystische, iso- bis hyperdense Strukturen, die Kalzifikationen sowie ein inhomogenes Kontrastmittel-Enhancement aufweisen. Die **MRT** zeigt hypo- bis isointense (T1) bzw. hyper- bis isointense (T2) Läsionen. **Therapeutisch** kommen die operative Resektion, bei unvollständiger Entfernung auch eine postoperative Radiatio zum Einsatz.

Meningeome

Epidemiologie: Meningeome treten mit dem Alter häufiger auf. Frauen sind im Verhältnis 2,5:1 häufiger betroffen als Männer.

In der **Schwangerschaft** können Meningeome u. U. ein **beschleunigtes Wachstum** aufweisen.

Ätiologie: Ein Zusammenhang mit einer kranialen Bestrahlung (sporadisches Meningeom) sowie der Neurofibromatose Typ 2 ist nachgewiesen.

Lokalisation: Meningeome sind **mesenchymalen** Ursprungs und gehen aus Deckzellen der Arachnoidea hervor. Sie treten am häufigsten an der **Konvexität** des Gehirns auf. Weitere Lokalisationen sind (in absteigender Reihenfolge) die Falx cerebri und das Tentorium cerebelli, das Os sphenoidale sowie der N. olfactorius.

LERNTIPP !

Meningeome gehen von der Arachnoidea aus, treten somit also nicht an Hirnstrukturen ohne Bezug zur Arachnoida wie dem Thalamus auf.

Pathologie: Meningeome haben eine derbe Konsistenz und sind durch eine Kapsel vom umgebenden Hirngewebe abgegrenzt. Histologisch finden sich Abstufungen von benignen bis zu anaplastischen Formen (WHO-Grad I–III).

Meningeome WHO-Grad I (ca. 85 % aller Meningeome, gutartig): Typisch sind die **zwiebelschalenförmig** angeordneten Tumorzellen mit ihren zentralen, konzentrisch geschichteten Verkalkungen, die eosinophile Kalziumansammlungen darstellen ("Psammomkörper", **Abb. 6.5**). Man unterscheidet verschiedene Subtypen: meningothelial mit Wirbelbildungen (synzytiales Wachstum), fibroblastisch (selten Zwiebelschalenmuster und Psammomkörperchen), psammomatös (massenhaft Psammomkörper-

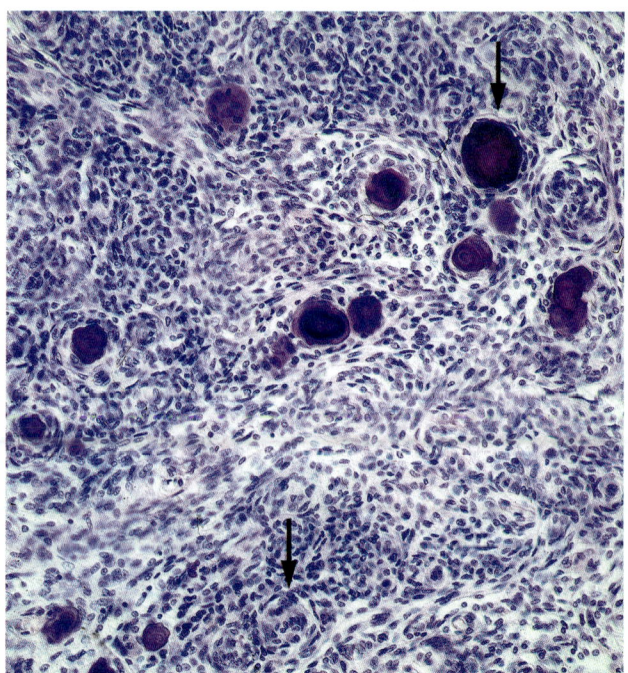

Abb. 6.5 Histologie eines Meningeoms. Die typische zwiebelschalenartige Zellanordnung und die konzentrischen Verkalkungen (Psammomkörper, Pfeile) sind gut zu erkennen. [aus Riede, Werner, Schaefer, Allgemeine und spezielle Pathologie, Thieme, 2004]

chen) sowie transitionale Meningeome (synzytiale und fibroblastische Anteile).

Meningeome WHO-Grad II (ca. 10 % aller Meningeome, hohe Rezidivrate): Am wichtigsten ist hier das atypische Meningeom, das eine erhöhte mitotische Aktivität oder andere Atypiekriterien (Nekrosen, prominenter Nukleolus, hohe Zelldichte, rasenartiges Wachstum) aufweist.

Meningeome WHO-Grad II (ca. 2–3 % aller Meningeome, schlechte Prognose): Hierzu zählt das anaplastische Meningeom (sehr hohe Mitoseaktivität, Nekrosen, fehlende Differenzierung), das lokal invasiv wächst und auch metastasieren kann.

Klinik: In Abhängigkeit von der Tumorlokalisation können Meningeome klinisch mit epileptischen Anfällen, Psychosyndrom, fokalen Defiziten, Hirndruckzeichen, Seh- oder Riechstörungen (typisch bei Olfaktoriusmeningeom) imponieren. Häufig sind Meningeome jedoch ein Zufallsbefund bei beschwerdefreien Patienten.

> **LERNTIPP** !
>
> Sie sollten v. a. bei älteren Patienten mit neu auftretenden epileptischen Anfällen an ein Meningeom denken. Sie treten auch als Komplikation nach einer Meningeom-OP auf.

Diagnostik: In der CT sind hyperdense, homogen kontrastmittelaufnehmende, glatt begrenzte Raumforderungen charakteristisch, meist sind bereits nativ Kalzifikationen erkennbar. In der **MRT** sind Meningeome meist isointens und weisen ebenfalls ein **homogenes Kontrastmittel-Enhancement** auf (**Abb. 6.6**). Umgebungsödeme entstehen, wenn das benachbarte Hirngewebe druckatrophisch wird und der Tumor Kontakt mit der weißen Substanz erhält. Osteolysen finden sich i. d. R. nicht. Das rasenartig wachsende sog. Méningiome en plaque ist in der CT nur schwer zu erkennen.

Therapie: Gutartige Zufallsbefunde werden in regelmäßigen Abständen bildgebend kontrolliert. Behandelt werden symptomatische oder maligne Tumoren:
- WHO-Grad I: vollständige **Resektion**, primäre Strahlentherapie oder Radiochirurgie möglich bei Meningeomen mit < 3 cm Durchmesser und hohem OP-Risiko
- WHO-Grad II und III: vollständige **Resektion** und adjuvante **Strahlentherapie** (verdoppelt die 5-Jahres-Überlebensrate).

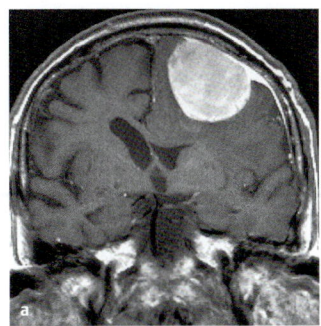 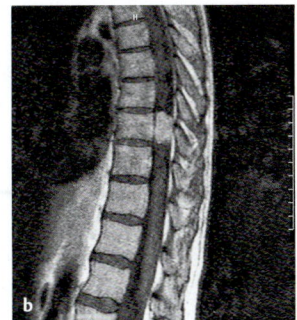

Abb. 6.6 Meningeome in der MRT. a Konvexitätsmeningeom mit typischem Duraausläufer („Dura Tail"), Verdrängung und Kompression des angrenzenden Hirngewebes und Deformierung des linken Seitenventrikels (MRT koronar T1w SE nach KM) **b** Intraspinales Meningeom im mittleren BWS-Bereich (MRT sagittal T1w SE nach KM). [aus Grehl, Reinhardt, Checkliste Neurologie, Thieme, 2016]

Bei inkompletter Resektion kommt die Strahlentherapie auch additiv infrage.

Die Therapie ist meist kurativ, die Prognose folglich gut. Postoperativ sind epileptische Anfälle eine häufige Komplikation.

> **PRÜFUNGSHIGHLIGHTS**
>
> **Meningeome:**
> - **Epidemiologie:**
>   - ! häufigeres Auftreten mit **zunehmendem Alter** (ab 40) und häufiger bei Frauen
>   - ! beschleunigtes Tumorwachstum in der **Schwangerschaft** möglich
> - **!! Ätiologie:** Assoziation sporadischer Fälle mit Schädelbestrahlungen und **Neurofibromatose Typ 2**
> - **! Lokalisation**: Konvexität des Gehirns > Falx cerebri und Tentorium cerebelli > Os sphenoidale > N. olfactorius
> - **!!! Klinik**: häufig **epileptische Anfälle** (oft auch postoperativ), Psychosyndrom, Riechstörungen (bei Olfaktoriusmeningeom)
> - **Histopathologie:**
>   - ! mesenchymaler Ursprung aus Deckzellen der Arachnoidea
>   - ! makroskopisch derbe Konsistenz, Abgrenzung vom umgebenden Hirngewebe durch eine Kapsel
>   - ! typische **Zwiebelschalenformation** der Tumorzellen mit zentral konzentrisch geschichteten **Verkalkungen**
>   - ! **Subtypen**: meningotheliales, fibroblastisches, psammomatöses und transitionales Meningeom
> - **!!! Bildgebung: homogene**, stark **kontrastmittelaufnehmende** Raumforderungen (CT: hyperdens, MRT: isointens), in der Nativ-CT oft Verkalkungen
> - **! Therapie**: ggf. additive Radiatio (bei unvollständiger Resektion).

Neurinome

Neurinome (Schwannome) sind benigne Neoplasien der Schwann-Nervenscheiden (WHO-Grad I). Am häufigsten finden sie sich am N. vestibulocochlearis (**Vestibularisschwannom**, sog. **Akustikusneurinom**). **Klinisch** kommt es zu einer zunehmenden Hörminderung, Tinnitus sowie (anfangs uncharakteristischem) Schwindel. Im Verlauf kann es zur Affektion der Hirnnerven V, VII, IX und X sowie zu einer Ataxie kommen. In der Tonaudiometrie zeigt sich eine Schwerhörigkeit im Hochtonbereich; im Weber-Versuch wird ins gesunde Ohr lateralisiert (= Schallempfindungsschwerhörigkeit). Diagnostisch wegweisend sind **MRT, Hirnstammaudiometrie** und die akustisch evozierten Potenziale. In der MRT (T1) findet sich eine glatt begrenzte, hyperintense, homogen kontrastmittelanreichernde Raumforderung, die u. U. in den Porus acusticus internus einwächst. **Histologisch** charakteristisch sind zelldichte Areale mit spindelförmigen Zellkernen, die parallel angeordnet sind (sog. Kernpalisaden) und sich mit zellärmeren Abschnitten abwechseln. **Therapeutisch** kommen die operative Resektion (unter kontinuierlichem intraoperativen Monitoring der Hirnnerven) oder eine fokussierte Bestrahlung zum Einsatz.

Akustikusneurinome treten bei Neurofibromatose Typ 2 oft auch bilateral auf (pathognomonisch).

Neurinome peripherer Nerven: Neurinome treten auch an peripheren Nerven, wie z. B. dem N. medianus, auf. Klinisch imponieren sie dann als derb knotige Veränderung mit ausgeprägten Druck- und Berührungsschmerzen, die in das Versorgungsgebiet des entsprechenden Nervs ausstrahlen. Im Wirbelkanal sind sie meist im Wurzelbereich der Cauda equina lokalisiert.

LERNTIPP !

Zu **Akustikusneurinomen** werden immer wieder Fragen gestellt. Typisch ist dabei folgende Klinik: zunehmende einseitige Hörminderung, v. a. im Hochtonbereich (Schallempfindungsschwerhörigkeit, daher wird im Weber-Versuch ins gesunde Ohr lateralisiert), begleitend Tinnitus und evtl. Schwindel. Ihren Verdacht bestätigen Sie mittels MRT, AEP und Hirnstammaudiometrie.

Hypophysenadenome

Adenome der Hypophyse sind benigne und werden nach ihrer Größe eingeteilt in Mikroadenome (< 10 mm, meist hormonaktiv) und Makroadenome (> 10 mm, meist hormoninaktiv). Sie wachsen langsam und verdrängen umgebende Strukturen. Ihre **Symptomatik** erklärt sich durch die gestörte Hormonproduktion (Prolaktin, STH, ACTH, TSH) sowie die anatomische Nähe zu relevanten Strukturen:

- **intrasellär:** Hypothyreose, NNR-Insuffizienz, Amenorrhö, Akromegalie, Diabetes insipidus (→ Verdrängung von „normalem" Hypophysengewebe)
- **suprasellär:** Kompression des Chiasma opticum (→ bitemporale Hemianopsie) und des Hypothalamus sowie Entwicklung eines Hydrozephalus
- **parasellär:** Kopfschmerzen, Hirnnervenläsionen, Affektion der A. carotis interna.

Durch tumorbedingte Blutungen oder Infarkte entsteht außerdem oft eine akute Hypophysenvorderlappeninsuffizienz.

Diagnostisch sind neben klinisch-neurologischer Untersuchung und MR-Bildgebung der Hormonbasalstatus sowie der augenärztliche Befund (Visus und Gesichtsfeld) relevant.

Konservativ erfolgt die Hormonsubstitution. Eine **Operation** ist bei Kompression von Nachbarstrukturen oder bei konservativ nicht mehr behandelbaren Hormonexzessen indiziert.

Die Resektion des Tumors wird transnasal oder offen von oben durchgeführt. Postoperativ wird Hydrocortison gegeben.

Kraniopharyngeome

Kraniopharyngeome sind gutartige Neoplasien der Rathke-Tasche, die am häufigsten suprasellär lokalisiert sind. Knapp die Hälfte der Erkrankungen manifestiert sich im Kindesalter, etwa ⅓ erst im höheren Erwachsenenalter (um 55 Jahre). **Klinisch** bestehen Sehstörungen, hormonelle Ausfälle (z. B. Wachstumsstörungen, Polydipsie) und Liquorzirkulationsstörungen. Fortgeschrittene Tumoren rufen ein Hirndrucksyndrom, Verhaltensauffälligkeiten und epileptische Anfälle hervor. Im Vordergrund der **Diagnostik** steht die kraniale Bildgebung (MRT, CT), die eine heterogene Raumforderung mit zystischen Anteilen und inhomogenem Kontrastmittel-Enhancement zeigt. Die **Therapie** der Wahl ist die operative Resektion. Gegebenenfalls kommen neoadjuvante Strahlentherapie und Zystendrainage zum Einsatz. Auch eine endokrinologische Behandlung kann sinnvoll sein. Die Prognose ist relativ gut.

LERNTIPP !

Typisch ist folgende Anamnese: Ein ca. 10-jähriges Kind wächst langsamer als andere Kinder, klagt über vermehrtes Durstgefühl und leidet an Sehstörungen.

Medulloblastome

Es handelt sich um hochaggressive embryonale Tumoren, die histologisch dem WHO-Grad IV zuzuordnen sind. Sie sind definitionsgemäß infratentoriell (v. a. zerebellär) lokalisiert und kommen vorwiegend bei Kindern vor. **Klinisch** kommt es bereits früh zu Hirndruckzeichen, Hydrozephalus, Funktionsausfällen von Hirnstamm und Kleinhirn sowie Nackendehnungszeichen. In der **Bildgebung** zeigen sich Blastome als runde, heterogen kontrastmittelanreichernde Strukturen (in der CT hyperdens, in der MRT in T1 nativ hypointens, in T2 hyperintens). Auch zystische Tumoranteile sind möglich. Es sollte immer eine Bildgebung des gesamten Spinalkanals erfolgen (MRT mit und ohne KM), um eventuelle intraspinale Metastasen zu detektieren (in ca. 30 % bei Erstdiagnose vorhanden). Selten und klinisch von untergeordneter Bedeutung sind Fernmetastasen außerhalb des ZNS. In der Liquorzytologie finden sich häufig maligne Zellen (auch ohne Metastasen!). **Histologisch** charakteristisch ist die Anordnung kleiner Tumorzellen als neuroblastische Pseudorosette (sog. Homer-Wright-Rosette). **Therapeutisch** wird die vollständige operative Resektion angestrebt. Zusätzlich werden häufig Chemotherapien eingesetzt. Zum multimodalen Therapiekonzept gehört bei Erwachsenen und Kindern ab 4 Jahren außerdem eine kraniospinale Bestrahlung. Die 4-Jahres-Überlebensrate beträgt bei Medulloblastomen 90 %.

LERNTIPP !

Aufgrund seiner infratentoriellen Lokalisation führt das Medulloblastom nicht primär zu epileptischen Anfällen. Durch eine Verlegung des IV. Ventrikels kommt es aber häufig zu einem erhöhten Hirndruck.

Primäre ZNS-Lymphome

Es handelt sich meist um aggressive B-Zell-Lymphome, die bei Diagnosestellung auf das Gehirnparenchym, die Meningen und/oder das Rückenmark beschränkt sind.

Den größten **Risikofaktor** stellen Erkrankungen mit primärer oder sekundärer Immunsuppression dar. So sind Lymphome die häufigsten zerebralen Tumoren bei HIV-Patienten.

Ätiologisch liegt häufig eine EBV-Infektion zugrunde, seltener Lymphome anderer Lokalisation. **Klinisch** stehen fokalneurologische Defizite, ein hirnorganisches Psychosyndrom, eine intrakranielle Druckerhöhung sowie Hirnnervenausfälle im Vordergrund. Die **Bildgebung** zeigt homogene, meist periventrikuläre Läsionen mit kräftigem Kontrastmittel-Enhancement und Ödem.

Die Diagnose wird durch eine Biopsie gesichert (vor Steroidgabe!). Zum Staging sind eine Ganzkörperbildgebung sowie ggf. eine Liquoruntersuchung indiziert. Bei unklarer Ätiologie muss eine HIV-Testung erfolgen.

Die **Therapie** umfasst die Hirndrucksenkung (vor der Biopsie z. B. mit Mannitol, danach Steroide → hocheffektiv) sowie eine aggressive Polychemotherapie (auch bei schwer kranken Patienten). Die Radiotherapie wird v. a. bei Rezidiven eingesetzt. Die **Prognose** ist abhängig von der Ätiologie (Immunstatus), dem Patientenalter und der Therapie: mediane Überlebenszeit unter Polychemotherapie < 60 Monate, bei Radiotherapie 12 Monate, ohne Therapie 2–3 Monate.

OP-TECHNIK

Zerebrale Metastasen

Häufige **Primärtumoren** sind Lungen-, Mamma-, Kolon- und Nierenkarzinome sowie maligne Melanome. **Klinisch** finden sich subakute Kopfschmerzen, Hemiparese u. a. fokalneurologische Defizite, organisches Psychosyndrom und epileptische Anfälle; bei Meningeosis carcinomatosa oft multiple Hirnnervenausfälle und Hirndruckzeichen. **Bildgebend** zeigen sich multiple KM-anreichernde Rundherde und ein perifokales Ödem (Abb. 6.7).

Therapeutisch kann bei solitären oder wenigen Metastasen eine operative Resektion mit postoperativer Bestrahlung und ggf. Chemotherapie erfolgen. Bei multiplen Läsionen kommen die Ganzhirnbestrahlung oder palliative Chemotherapie zum Einsatz. Die **Prognose** ist in Abhängigkeit vom Primärtumor häufig infaust.

PRÜFUNGSHIGHLIGHTS   ✗

Neurinome:
– ! benigne Neoplasien der Schwann-Nervenscheiden (**Schwannome**)
– !!! **Lokalisation** v. a. am N. vestibulocochlearis (= Vestibularisschwannom)
– !! **Neurinome an peripheren Nerven**: derb knotige Veränderungen, ausgeprägte Druck- und Berührungsschmerzen mit Ausstrahlung in das Versorgungsgebiet des betroffenen Nervs
– ! gehäuftes Auftreten bei **Neurofibromatose Typ 2**

Akustikusneurinome:
– !!! **Klinik**: progrediente Hörminderung (Schallempfindungsschwerhörigkeit), Tinnitus und Schwindel
– Diagnostik:
  – !! **Tonaudiometrie**: Schwerhörigkeit im Hochtonbereich
  – ! **Hirnstammaudiometrie**
  – ! MRT (T1): glatt begrenzte, hyperintense, homogen KM-aufnehmende Raumforderung; evtl. Infiltration des Porus acusticus internus
  – ! **Histologie**: zelldichte Areale mit spindelförmigen, parallel angeordneten Zellkernen → sog. Kernpalisaden

Hypophysenadenome:
– !! Hypophysenadenome verursachen typischerweise eine **bitemporale Hemianopsie** durch Kompression des Chiasma opticum, besonders bei suprasellärer Lokalisation.

Kraniopharyngeome:
– ! **Klinik**: Sehstörungen und Wachstumsstörungen

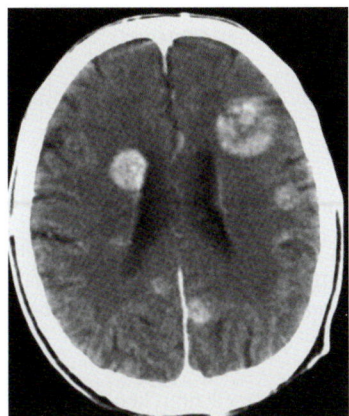

Abb. 6.7 Hirnmetastasen. Nach KM-Gabe zeigen sich in der CT-Aufnahme multiple Rundherde. [aus Oestmann, Radiologie, Thieme, 2005]

Medulloblastome:
– !! **Epidemiologie**: embryonale Tumoren, die vorwiegend bei **Kindern** auftreten
– !! **Klinik**: Hirndruckzeichen
– **Diagnostik:**
  – !! **MRT**: runde, homogen **KM-aufnehmende** Raumforderungen, z. T. mit zystischen Anteilen
  – ! **Staging**: MRT mit und ohne KM **des gesamten Spinalkanals**, um intraspinale Metastasen auszuschließen, die sich bei ca. 30 % der Patienten finden
  – ! **Histologie**: Anordnung der Tumorzellen als Pseudorosette (**Homer-Wright-Rosette**)
– ! multimodales Therapiekonzept: **kraniospinale Bestrahlung** ab 4 Jahren
– ! selten **Fernmetastasen**

zerebrale Metastasen:
– !! Vorkommen v. a. bei Lungen-, Mamma-, Kolon- und Nierenkarzinomen sowie malignen Melanomen
– ! kraniale Bildgebung: **multiple** KM-anreichernde **Rundherde** und perifokales Ödem.

6.3 Erkrankungen der Basalganglien

6.3.1 Erkrankungen mit hypokinetischem Syndrom

Idiopathisches Parkinson-Syndrom (IPS)

Synonyme: Morbus Parkinson, primäres Parkinson-Syndrom

DEFINITION Das idiopathische Parkinson-Syndrom ist eine neurodegenerative Erkrankung des extrapyramidal-motorischen Systems mit den klassischen Symptomen Brady- bzw. Akinese, Rigor, Ruhetremor und posturale Instabilität.

Epidemiologie und Ätiologie: Der Altersgipfel liegt bei etwa 55 Jahren. Juvenile Verlaufsformen vor dem 21. Lebensjahr sind bekannt. Die meisten Fälle sind idiopathisch, selten kann ein autosomal-dominanter Erbgang gefunden werden (sog. hereditäre Parkinson-Erkrankungen).

Hypothese zur Ätiologie: Akkumulation von α-Synuclein im Darm → retrograder Transport über den N. vagus ins ZNS (deutlich geringeres Parkinsons-Risiko nach früher Vagotomie). Auch besteht eine Assoziation mit chronisch entzündlichen Darmerkrankungen.

Pathogenese: Der Erkrankung liegt eine Degeneration dopaminerger Neurone in der **Substantia nigra** (Pars compacta) zugrunde. Die Folge ist ein ausgeprägter **Dopaminmangel**, der zu einem Ungleichgewicht der Neurotransmitter führt, da die cholinergen Neurone im Striatum (Ncl. caudatus und Putamen) nicht mehr gehemmt werden. Kompensatorisch ist die Rezeptordichte im Putamen erhöht.

Entscheidende Kriterien für die neuropathologische Diagnose sind:
- der Untergang von > 60 % der Neurone in der Substantia nigra und
- der Nachweis sog. **Lewy-Körper** (hyaline Einschlusskörperchen mit α-Synuclein) in der Pars compacta der Substantia nigra (Abb. 6.9).

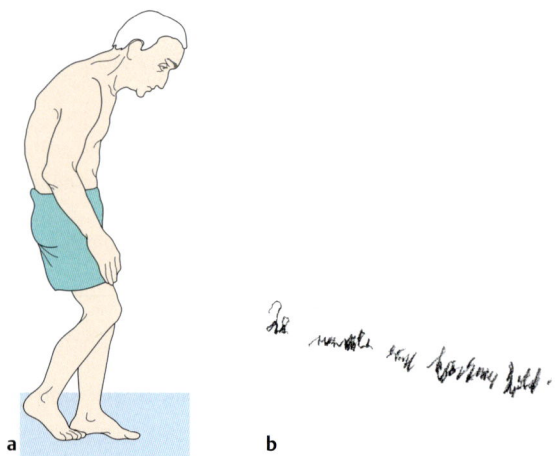

a   b

Abb. 6.8 Idiopathisches Parkinson-Syndrom. a Typische Haltung.
b Mikrografie. [a: aus Mattle, Mumenthaler, Kurzlehrbuch Neurologie, Thieme, 2015; b: aus Gerlach, Bickel, Fallbuch Neurologie, Thieme, 2009]

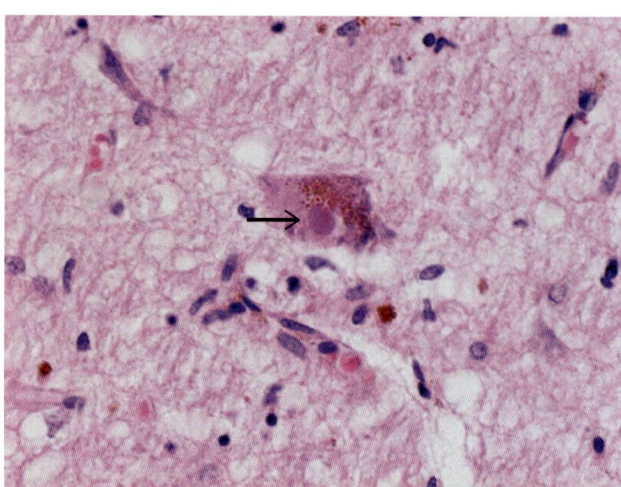

Abb. 6.9 Idiopathisches Parkinson-Syndrom. Lewy-Körper in der Substantia nigra (Pfeil). [aus Krams et al., Kurzlehrbuch Pathologie, Thieme, 2019]

Klinik: Typischerweise beginnt die Erkrankung asymmetrisch und armbetont. Es findet sich eine charakteristische motorische Symptomatik (Abb. 6.8):

- **Hypo- und Bradykinese:** Hypomimie, Hypophonie, Mikrografie, kleinschrittiges Gangbild, reduziertes Mitschwingen eines Arms beim Gehen
  - im Verlauf typische kleinschrittige Gangstörung mit erhöhter Wendeschrittzahl, Freezing und Starthemmung beim Gehen
- **Ruhetremor** (Frequenz 4–6/s): distaler, typischerweise Pronatoren-Supinatoren-Tremor („Pillendrehen"), der durch emotionale Anspannung ausgelöst bzw. verstärkt wird (→ Amplitudenzunahme) und sich durch Halteaktivität bessert; selten Halte- oder Aktionstremor
- **Rigor:** gleichmäßig erhöhter Muskeltonus mit wächsernem Widerstand bei passiven Bewegungen, häufig mit Zahnradphänomen. Ein leichter Rigor kann durch das **Froment-Manöver** provoziert bzw. verstärkt werden. Der Patient führt dabei kontralaterale Willkürbewegungen aus (z. B. kräftiger Faustschluss, Anheben des Arms oder repetitive Greifbewegungen). Kopf und Beine werden passiv bewegt.
- **posturale Instabilität:** Die gestörten Halte- und Stellreflexe haben eine erhöhte Retro- und Propulsionstendenz zur Folge → hypokinesiebedingt macht der stolpernde Patient zu kleine Schritte und kann daher stürzen.
- nicht habituierender Glabellareflex
- fakultativ im Verlauf:
  - **Kamptokormie:** Rumpfvorbeugung im Stehen und Gehen, nicht im Liegen
  - **Pisa-Syndrom:** seitliche Rumpfneigung; v. a. bei asymmetrischen motorischen Symptomen
  - Augenbewegungsstörungen.

Abhängig vom Beginn und der vorherrschenden Symptomatik unterscheidet man 3 Typen:

- **tremordominanter Typ:** unilateraler Beginn, Akinese und Rigor minimal, langsame Progression
- **akinetisch-rigider Typ:** bilateral mit rascher Progression, selten Tremor
- **Äquivalenztyp:** Symptome etwa gleich stark ausgeprägt.

Das motorische Defizit kann anhand der Unified Parkinson's Disease Rating Scale (UPDRS), der Webster-Scale oder nach Hoehn und Yahr bewertet werden.

Zusätzlich zur motorischen Symptomatik sind folgende Störungen bei Parkinson-Patienten häufig:

- autonome Störungen: **Obstipation** (häufig schon früh im Verlauf), Schluckstörung mit **Sialorrhö** (Hypersalivation), **orthostatische Hypotonie**, urologische Störungen (Miktionsstörungen, imperativer Harndrang, erektile Dysfunktion)
- psychiatrische Störungen: **Depression** (25–50 %; häufig schon vor Auftreten der motorischen Symptomatik), **Angststörungen** (w > m), **Demenz**, **Halluzinationen** (DD Medikamentennebenwirkung), Affektlabilität
- weitere: **Riechstörungen** (oft frühzeitig im Verlauf), Schlafstörungen (Ein- und Durchschlafprobleme, REM-Schlaf-Verhaltensstörung), Seborrhö, Hyperhidrosis, Dysästhesien, Schmerzen (v. a. des Bewegungsapparates)

Diagnostik: Die Diagnose kann nur post mortem gesichert werden. Folgende klinischen Befunde machen ein **idiopathisches Parkinson-Syndrom** wahrscheinlich:

- Vorliegen von 2 der folgenden Symptome:
  - **Bradykinese**
  - **Rigor**
  - **Ruhetremor**
  - **Störung der Halte- und Stellreflexe**
- **asymmetrischer Beginn der Symptomatik**
- Fehlen weiterer neurologischer Defizite
- Besserung der Symptomatik im Apomorphin- oder L-DOPA-Test:
  - Prämedikation mit Domperidon oder Ondansetron (→ zur Prophylaxe der Übelkeit!)
  - Medikamentengabe und Bewertung des UPDRS nach 30 min, 1 h und 2 h.
- anhaltendes Ansprechen auf L-DOPA (> 5 Jahre)
  - langsame Progression (> 10 Jahre)

Ergänzende Verfahren: Labor, olfaktorische Testung, Tremoranalyse, Hirnparenchym-Sonografie, CCT/MRT dienen insbesondere der Abgrenzung symptomatischer Parkinson-Syndrome (S. 46).

Funktionelle Bildgebung: Die nuklearmedizinischen Verfahren (im Folgenden mit den typischen Befunden bei IPS) werden hauptsächlich zur Differenzialdiagnose in unklaren Fällen eingesetzt:

- **FP-CIT-SPECT** (sog. **DaTSCAN** = Dopamintransporter-Szintigrafie): Abnahme der präsynaptischen Dopamintransporter-Dichte im Striatum
- **IBZM-SPECT**: erhöhte D2-Dopaminrezeptor-Dichte im Putamen
- **MIBG-SPECT**: reduzierte kardiale sympathische Innervation
- **FDG-PET** (keine Routinediagnostik!) → Abgrenzung des IPS von den atypischen Parkinson-Syndromen.

> **LERNTIPP** !
>
> Prägen Sie sich die typische Klinik gut ein: **Tremor, Rigor, Bewegungsarmut** (Hypomimie, kleinschrittiges Gangbild), häufig einseitig betont, und **posturale Instabilität** (→ Sturzneigung). Auch die nichtmotorischen Veränderungen tauchen regelmäßig in den Fragen auf: u. a. **Depression, Riechstörung und Obstipationsneigung**.

Therapie: Nach den therapeutischen Leitlinien wird eine Unterteilung in 2 Altersgruppen vorgenommen:
- Bei Patienten < 70 Jahren wird die Therapie mit nicht ergolinen Dopaminagonisten oder MAO-B-Hemmstoffen begonnen (aufgrund der Wirkungsfluktuationen bei langfristiger L-DOPA-Gabe). Medikament der 2. Wahl ist Amantadin.
- Bei Patienten > 70 Jahre werden von Anfang an L-DOPA-Präparate in niedriger Dosierung eingesetzt, ggf. zusätzlich COMT-Hemmer, Dopaminagonisten oder MAO-B-Hemmer.

> **LERNTIPP** !
>
> Patienten < 70 Jahren erhalten anfangs Dopaminagonisten, Patienten > 70 Jahre L-DOPA.

L-DOPA: Gleicht den zentralen Dopaminmangel aus und ist gegen alle Parkinson-Symptome wirksam, besonders gegen Akinese, Rigor und die psychische Symptomatik. Das Medikament wird idealerweise einschleichend und über den Tag verteilt gegeben, damit der Serumspiegel gleich bleibt (HWZ nur 1,5 h; ggf. Gabe als intestinale Infusion). Die Einnahme von L-DOPA sollte unabhängig von den Mahlzeiten erfolgen (verminderte Resorption in Gegenwart von Eiweiß); Domperidon kann die Resorption verbessern. L-DOPA wird immer in **Kombination mit peripheren Decarboxylasehemmern** (Carbidopa, Benserazid) gegeben, die eine periphere Umwandlung in Dopamin vermindern und dadurch sowohl die zentral verfügbare Substratmenge erhöhen als auch die peripheren (Neben-)Wirkungen reduzieren. Bei unzureichender Wirksamkeit kann L-DOPA zudem mit D2-Agonisten, MAO-B-Hemmern oder COMT-Hemmern kombiniert werden (s. u.). Periphere Nebenwirkungen der Therapie sind Übelkeit, Erbrechen, kardiale Arrhythmie und orthostatische Hypotonie (DD Parkinson-Symptom). Zu den zentralen Nebenwirkungen zählen Hypo- und Hyperkinesen sowie Depressionen und **Halluzinationen** (→ Behandlung: Gabe von Clozapin).

Dopamin-D2-Rezeptor-Agonisten: führen zu einer direkten Stimulation zentraler D2-Rezeptoren im Striatum. Sie wirken etwas schwächer als L-DOPA, haben jedoch einen positiven Effekt **bei On-off-Phasen**. Unterschieden werden Nicht-Ergot-Präparate (First-line-Präparate: z. B. Ropinirol, Rotigotin, Pramipexol, Piribedil, Apomorphin) von Ergotaminderivaten (Second-line-Präparate: z. B. Bromocriptin, Cabergolin, Pergolid). Typische Nebenwirkungen sind Verwirrtheitszustände, Halluzinationen, Impuls-

kontrollstörungen (z. B. Hypersexualität, pathologisches Kaufen oder Spielen), Übelkeit, Erbrechen, Obstipation (DD Parkinson-Symptom), Dyskinesien (seltener als unter L-DOPA), pulmonale und kardiale Fibrosen (bei Ergot-Präparaten) sowie Schlafattacken (bei Pramipexol). Bei nachlassender Wirksamkeit im Therapieverlauf ist eine Kombination mit L-DOPA zu erwägen.

MAO-B-Hemmer: Die selektiven Hemmstoffe der Monoaminooxidase B (z. B. Rasagilin, Selegilin) führen über einen reduzierten Dopaminabbau und eine verminderte Dopaminwiederaufnahme zu einer Erhöhung der Dopaminkonzentration im synaptischen Spalt → Kombination mit L-DOPA.

NMDA-Rezeptor-Antagonisten: Amantadin ist ursprünglich ein Virostatikum. Die Wirkung besteht vermutlich in einer Erhöhung der Dopaminsynthese und -freisetzung, einer Hemmung der Dopaminwiederaufnahme und einem Antagonismus am NMDA-Rezeptor (→ Hemmung des Striatums). Aufgrund seiner renalen Elimination muss bei Niereninsuffizienz auf eine entsprechend angepasste Dosis geachtet werden.

Muskarinrezeptorantagonisten: Zentrale Anticholinergika (z. B. Biperiden) reduzieren die exzitatorische Wirkung cholinerger striataler Interneurone und haben dadurch einen positiven Effekt auf die Tremorsymptomatik des Parkinson-Syndroms. Eine Indikation besteht bei nicht ausreichender Tremorkontrolle unter Standardtherapie sowie bei neuroleptikainduziertem Parkinson-Syndrom. Es kommt häufig zu anticholinergen Nebenwirkungen (Mundtrockenheit, Obstipation, Mydriasis → Glaukom, Tachykardie, Harnverhalt).

COMT-Hemmer: Die reversiblen Hemmstoffe der Catecholamin-O-Methyltransferase (z. B. Entacapon, Tolcapon) erhöhen wie Decarboxylasehemmer die zentrale Dopaminverfügbarkeit von Dopamin und L-DOPA. Sie sind insbesondere bei End-of-dose-Fluktuationen und Off-Dystonien unter L-DOPA-Therapie indiziert (**Cave:** nur in Kombination!).

> **PRAXIS** Eine Parkinson-Therapie niemals abrupt absetzen → Gefahr einer akinetischen Krise!

Therapie nichtmotorischer Parkinson-Symptome: Zur Behandlung der **Depression** sind trizyklische Antidepressiva (z. B. Amitriptylin), SSRI (z. B. Paroxetin, Citalopram), SNRI (z. B. Reboxetin), SSNRI (z. B. Venlafaxin) sowie noradrenerge und spezifisch serotonerge Antidepressiva (z. B. Mirtazapin) indiziert. Dopaminantagonisten wie Melperon (Neuroleptikum) sind relativ kontraindiziert.

Zur Therapie der **Demenz** ist der Acetylcholinesterasehemmer Rivastigmin zugelassen.

Als invasive Alternative steht die tiefe Hirnstimulation von Ncl. subthalamicus und Globus pallidus internus zur Therapie des fortgeschrittenen Parkinson-Syndroms zur Verfügung. Komplikationen sind neben dem Risiko der Operation Depressionen, Psychosen sowie fokalneurologische Ausfälle.

Des Weiteren profitieren die Patienten von Physiotherapie, Ergotherapie und Logopädie.

Therapiekomplikationen: Behandelt man Patienten über einen längeren Zeitraum mit L-DOPA, treten häufig Wirkungsschwankungen auf, die entweder mit einer verminderten oder einer gesteigerten Bewegung (Dyskinesien) verbunden sind und eine Änderung der Medikation erfordern:

- **hypokinetische Fluktuationen:** Hierzu zählen die **End-of-dose-Akinesie** (Wirkung lässt 4–6 h nach Medikamenteneinnahme rasch nach), **On-off-Fluktuationen** oder das **Freezing** (plötzliche Gehblockade). Behandlung: Reduktion bzw. Fraktionierung der L-DOPA-Dosis, Steigerung der Dosis von Dopaminagonisten oder COMT-Hemmer. Bei On-off-Fluktuationen kann es helfen, die Anzahl der L-DOPA-Einzeldosen zu vermindern, die Einzeldosis aber jeweils zu erhöhen.
- **hyperkinetische Fluktuationen** (**Dyskinesien**): On-Dyskinesie (Dyskinesien treten auf, während das L-DOPA noch wirkt, der Patient also noch gut beweglich ist, = Peak-dose-Dyskinesie), Off-Dyskinesie (Patient ist nicht beweglich, Dopamin ist niedrig, oft bestehen Schmerzen) und biphasische Dyskinesien (Auftreten am Beginn oder am Ende der Off-Phase, oft sind es grobe Bewegungen der Arme oder Beine, die für den Patienten unangenehm sind). Behandlung:
  - **On-Dyskinesie:** Reduktion bzw. Fraktionierung der L-DOPA-Dosis, Steigerung der Dosis von Dopaminagonisten, COMT-Hemmer oder Amantadin
  - **Off-** und **biphasische Dyskinesie:** Steigerung der Dopamin-Dosis (L-DOPA-Retard oder Erhöhung der Dosis von Dopaminagonisten), COMT-Hemmer oder Apomorphin. Wenn Dyskinesien medikamentös nicht behandelbar sind, kann eine tiefe Hirnstimulation durchgeführt werden.
- **Akinetische Krise:** akute Bewegungsunfähigkeit (im Sinne eines ausgeprägten Rigors) mit Atemschwäche und Schluckstörung, Hyperthermie, Blutdruckabfall, Bewusstseinsstörungen sowie erhöhten Serumspiegeln von CK, Transaminasen und Leukozytose. Ursächlich sind häufig Medikationsfehler, Infekte, Dehydratation oder operative Eingriffe. Die Behandlung erfolgt mit Amantadin-Infusionen, L-DOPA-Gabe (über Magensonde) sowie Apomorphinpumpe.

Prognose: Der Verlauf ist progredient, es kommt i. d. R. nach 20 Jahren zur Pflegebedürftigkeit. Die Lebenserwartung ist reduziert.

PRÜFUNGSHIGHLIGHTS   ✗

idiopathisches Parkinson-Syndrom:
- **!** **Neuropathologie:** Nachweis hyaliner Einschlusskörperchen (**Lewy-Körper**) in der Pars compacta der Substantia nigra

Klinik:
- **!!!** **Hypo- und Bradykinese:** Hypomimie, Hypophonie, Mikrografie, kleinschrittiges Gangbild, reduziertes Mitschwingen eines Arms beim Gehen
- **!!!** **Ruhetremor** (Frequenz 4–6/s), Verstärkung durch emotionale Anspannung (Amplitudenzunahme), Besserung durch Halteaktivität
- **!!** **Rigor:** zäh erhöhter Muskeltonus bei passiven Bewegungen
  - **!!** **Froment-Manöver:** Provokation/Verstärkung eines Rigors durch kontralaterale Willkürbewegung während der Rigorprüfung (z. B. Faustschluss)
- **!!!** asymmetrischer, oft armbetonter Erkrankungsbeginn
- **!** erhöhte Retro- und Propulsionstendenz
- **!** nicht habituierender Glabellareflex
- nicht motorische Symptome:
  - **!!** psychiatrische Störungen: **Depression, Halluzinationen** (DD Medikamentennebenwirkung)

- **!!!** weitere: **Riechstörungen** (frühzeitig im Verlauf), Hypersalivation, REM-Schlaf-Verhaltensstörung, Schmerzen (v. a. des Bewegungsapparates)

Diagnostik:
- **!!** Besserung der Symptomatik im L-DOPA-Test
- **!** DaTSCAN = Dopamintransporter-Szintigrafie

Therapie:
- **!** Patienten < 70 Jahren: Therapie mit **Dopaminagonisten**
- **L-DOPA:**
  - **!!** **Resorption** vermindert in Gegenwart von Eiweiß; Domperidon kann die Resorption verbessern.
  - **!!!** zentrale Nebenwirkungen: u. a. **Halluzinationen** → Behandlung: Gabe von Clozapin
- **Dopaminagonisten:**
  - **!!** 1. Wahl: Nicht-Ergot-Präparate, z. B. Ropinirol, Rotigotin, Pramipexol, Piribedil
  - **!** 2. Wahl: Ergotaminderivate, z. B. Pergolid
  - **!!** typische **Nebenwirkungen:** Verwirrtheitszustände, Impulskontrollstörungen (z. B. Hypersexualität, pathologisches Kaufen oder Spielen), Schlafattacken (bei Pramipexol), kardiale Fibrosen (bei Ergot-Präparaten)
  - **!** Wirksamkeit der Dopaminagonisten kann im Verlauf nachlassen → Kombination mit L-Dopa sinnvoll
- **!** MAO-B-Hemmer = Hemmstoffe der Monoaminooxidase B, z. B. Rasagilin
- **!** COMT-Hemmer: Tolcapon
- **!** alternativ invasive Therapie: tiefe Hirnstimulation (THS) des Ncl. subthalamicus

Komplikationen:
- **!!** **akinetische Krise:** klinisch u. a. Hyperthermie; Therapie: Amantadin i. v.

Symptomatische Parkinson-Syndrome

Synonym: sekundäre Parkinson-Syndrome

Eine Vielzahl unterschiedlicher Erkrankungen kann parkinsonähnliche Symptome hervorrufen (**Tab. 6.1**), die differenzialdiagnostisch vom idiopathischen Parkinson-Syndrom abgegrenzt werden müssen.

Degenerative Systemerkrankungen mit hypokinetischem Syndrom

Die folgenden degenerativen Erkrankungen werden auch **atypische** Parkinson-Syndrome oder „**Parkinson-Plus-Syndrome**" genannt, da ihre Symptomatik aus dem klassischen Parkinson-Syndrom und zusätzlichen charakteristischen Störungen besteht.

Lewy-Body-Demenz

Die Lewy-Body-Demenz wird im Abschnitt Demenzerkrankungen (S. 55) besprochen.

Steele-Richardson-Olszewski-Syndrom (= progressive supranukleäre Paralyse)

Es handelt sich um eine neurodegenerative Erkrankung, die sich klinisch mit Parkinson-Syndrom, supranukleärer Blickparese und subkortikaler Demenz präsentiert. Die langsam progrediente Symptomatik beginnt jenseits des 40. Lebensjahres mit vertika-

Tab. 6.1 Symptomatische Parkinson-Syndrome

Syndrom	Bemerkungen
Pseudo-Parkinson-Erkrankungen	
vaskuläres Parkinson-Syndrom	meist schrittweise Verschlechterung, selten akut (bei striataler Ischämie)
posttraumatisches Parkinson-Syndrom	Parkinson-Syndrom nach multiplen Traumata (Boxer-Enzephalopathie) oder schwerem Schädel-Hirn-Trauma
Hydrozephalus (S. 35), Normaldruck-hydrozephalus	charakteristische Bildgebung, ggf. Besserung nach Liquorablass
Parkinson-Syndrom als Tumorsymptom	bei Tumoren im Bereich der Basalganglien
Tremor-Syndrome (S. 50)	–
metabolische Erkrankungen	
Morbus Wilson (Kupferstoffwechsel)	autosomal-rezessiv vererbte Kupferspeicherkrankheit mit Kupferakkumulation in Leber, ZNS, Auge, Niere u. a. Organen; **Klinik:** frühzeitig psychische Symptome, Dysarthrie, Dysphagie, später Ataxie, Gangstörung, Dystonie, parkinsonähnliches Syndrom, Dyskinesien, Hepatitis, Leberzirrhose, Hämolyse, Kayser-Fleischer-Kornealring; **Diagnostik:** freies Kupfer↑, Coeruloplasmin↓; **Therapie:** kupferarme Diät, Zink, Penicillamin, bei Leberzirrhose Lebertransplantation
Morbus Fahr (Kalzium-Phosphor-Stoffwechsel)	bilaterale, nichtarteriosklerotische Verkalkung von Striatum, Pallidum und Kleinhirn; **Klinik:** Parkinsonismus, Chorea, Athetose, Dysdiadochokinese, Ataxie und Dysarthrie; **Therapie:** Korrektur des Kalziumspiegels
Neurodegeneration mit Eisenablagerung im Gehirn	autosomal-rezessiv vererbte neuroaxonale Dystrophie mit Eisenakkumulation in Pallidum, Substantia nigra und Ncl. ruber durch Pantothenat-Kinase-Mangel; **Klinik:** juvenile Form mit Dystonien, Hyperreflexie, Muskeltonuserhöhung, Demenz; adulte Form als Parkinson-Plus-Syndrom mit Demenz, Hyperreflexie, Dystonie; **Therapie:** Enzymsubstitution, L-DOPA gegen Hypokinesen
Intoxikationen	(meist akinetisch-rigide Symptomatik)
Vergiftung durch CO, Mangan, Lithium, Quecksilber, SSRI, Methanol, Cyanid, MPTP (synthetische Droge)	• akut: (reversible) Parkinson-Symptomatik (Akinese, Rigor, Tremor) • chronisch: zusätzlich Depression, Gedächtnisstörungen; oft nur teilweise reversibel
Medikamente: Neuroleptika, Reserpin, Valproat, Lithium, Metoclopramid, α-Methyldopa, Ca-Antagonisten	„Parkinsonoid" bei Langzeitgabe von Neuroleptika, Abklingen der Symptome nach Absetzen der Medikamente
Infektionen	
postenzephalitisches Parkinson-Syndrom	sehr selten, u. U. bei AIDS-Enzephalopathie
Creutzfeldt-Jakob-Erkrankung (S. 65)	sehr rascher Verlauf, im Vordergrund stehen meist psychische Veränderungen, Nachweis von Protein 14-3-3 und positive RT-QuIC-Reaktion im Liquor

ler Blickparese nach unten, posturaler Instabilität, kleinschrittigem Gang, Rigor der Nackenmuskulatur, Dysarthrie und Dysphagie sowie selten autonomen Störungen. Der L-DOPA-Test ist negativ. Therapeutisch stehen Physio- und Ergotherapie sowie symptomatische Maßnahmen im Vordergrund.

> **LERNTIPP** !
>
> Patienten mit Multisystematrophien vom Parkinson-Typ fallen außer durch ihre Parkinson-Symptomatik frühzeitig auch durch autonome Störungen (orthostatische Dysregulation!) auf.

Multisystematrophien (MSA)

Zu den Multisystematrophien zählen der Parkinson-Typ (MSA-P), früher: striatonigrale Degeneration (SND) und der zerebellärer Typ (MSA-C), früher: olivopontozerebelläre Atrophie (OPCA). Charakteristisch sind früh im Krankheitsverlauf auftretende autonome (Blasenstörungen, orthostatische Dysregulation [→ Nachweis durch Schellong-Test oder Kipptisch-Untersuchung], erektile Dysfunktion) und zerebelläre Störungen (v. a. Ataxie). Die motorische Symptomatik ist durch ein Parkinson-Syndrom charakterisiert (DD: idiopathisches Parkinson-Syndrom, NPH). Darüber hinaus kommt es fakultativ zu Pyramidenbahnzeichen, Myoklonien, Blepharospasmus sowie Denervierungszeichen des Analsphinkters in der EMG. Es gibt keine kausale Therapie.

Kortikobasale Degeneration

Es handelt sich um ein progredientes, lange asymmetrisches, akinetisch-rigides Parkinson-Syndrom mit Extremitätendystonie, Myoklonien, Apraxie und „Alien-limb-Phänomen" (die eigene Extremität wird als fremd wahrgenommen) sowie Demenz. Zusätzlich können Okulomotorikstörungen (supranukleäre Blickparese, gestörte Blickfolgebewegungen), Dysarthrie und Dysphagie sowie Pyramidenbahnzeichen auftreten. Differenzialdiagnostisch auszuschließen sind v. a. Multisystematrophien, Störungen des Kupferstoffwechsels und ein idiopathisches Parkinson-Syndrom. Die mittlere Überlebenszeit nach Diagnosestellung beträgt 5–10 Jahre.

PRÜFUNGSHIGHLIGHTS

symptomatische Parkinson-Syndrome:
- ! Morbus Wilson: **psychische Symptome** (z. B. Manie), Dysarthrie, **Gangstörung,** Ataxie, Tremor, Hepatitis; Diagnostik: **Coeruloplasmin ↓**
- !! Intoxikation mit **Mangan:** Parkinson-Symptomatik (Akinese, Rigor, Tremor), zusätzlich Depression, Gedächtnisstörungen bei chronischer Exposition

atypische Parkinson-Syndrome:
- !!! **Multisystematrophien:** Parkinson-Syndrom, zusätzlich oft **orthostatische Dysregulation** → Nachweis z. B. mittels Kipptisch-Untersuchung.

6.3.2 Erkrankungen mit hyperkinetischem Syndrom

Chorea Huntington

Synonym: Chorea major, Veitstanz

> **DEFINITION** Autosomal-dominant vererbte degenerative Enzephalopathie mit generalisierter Hirnatrophie, charakteristischen Hyperkinesen und Demenz.

Ätiologie: Der Erkrankung liegt eine CAG-Trinukleotid-Repeat-Expansion im Gen für das Protein Huntingtin auf Chromosom 4 (Huntington-Gen) zugrunde (> 39 Wiederholungen). Der Erbgang ist autosomal dominant mit fast vollständiger Penetranz. Durch Instabilität des Repeats kann es zu einer Antizipation, also einer früheren Manifestation in der nächsten Generation, kommen.

Pathologie: Es findet sich eine generalisierte Hirn- und Basalganglienatrophie mit Betonung von Striatum (Putamen, Ncl. caudatus), Substantia nigra und Kleinhirn. Ein Untergang GABA-haltiger Ganglienzellen ist nachweisbar.

Klinik: Die Krankheit manifestiert sich meist zwischen dem 30. und 50. Lebensjahr mit unwillkürlichen, abrupt einsetzenden, kurz dauernden und initial **distal betonten Hyperkinesen,** die bizarr erscheinen, durch emotionale Anspannung verstärkt werden und im Schlaf sistieren. Zusätzlich kommt es früh im Krankheitsverlauf zu psychiatrischen Symptomen: **Persönlichkeitsveränderungen** mit Affektstörungen, Antriebsstörung, Halluzinationen und subkortikaler **Demenz.**
Die **Westphal-Variante** beginnt bereits in der Kindheit. Sie verläuft progressiv mit parkinsonähnlicher, akinetisch-rigider Symptomatik und Dystonie. Hinzu kommen epileptische Anfälle und Demenz.

Diagnostik: Wegweisend ist die Familienanamnese. Zum Ausschluss von Differenzialdiagnosen ist die Durchführung einer kranialen CT/MRT, von SEP, ENG, Labor- und Liquoruntersuchungen indiziert. Ein **direkter Gentest** liefert diagnostische Sicherheit. Die Testung ist erst nach Erreichen der Volljährigkeit und nach genetischer Beratung zulässig.

Differenzialdiagnosen: Auszuschließen sind die benigne hereditäre Chorea, die paroxysmale Choreoathetose, hereditäre zerebelläre Ataxien, Schädel-Hirn-Traumata, Infektionen (Chorea Sydenham oder symptomatische Chorea) sowie paraneoplastische Syndrome.

Therapie: Es ist keine kausale Therapie bekannt. Zur symptomatischen Behandlung werden eingesetzt:
- Dopaminantagonisten (Tiaprid, Sulpirid)
- Monoaminwiederaufnahmehemmer (Tetrabenazin) bzw.
- hochpotente Neuroleptika (Haloperidol, Perphenazin oder Pimozid)
- ggf. L-DOPA bei akinetisch-rigider Symptomatik

Prognose: Die Krankheitsdauer beträgt etwa 20 Jahre. Es findet sich eine schnellere Progression bei früher, eine langsamere Progression bei später Manifestation.

PRÜFUNGSHIGHLIGHTS

Chorea Huntington:
- **Ätiologie:**
  - !!! **autosomal-dominanter** Erbgang mit fast vollständiger Penetranz → Familienanamnese oftmals wegweisend
  - !! **CAG-Trinukleotid-Repeat-Expansion** (> 39 Repeats) im Huntington-Gen (→ Protein „Huntingtin")
  - ! **Antizipation** = frühere Manifestation in der nächsten Generation durch Instabilität des CAG-Repeats
- ! Neuropathologie: Basalganglienatrophie mit Betonung des Striatums (Putamen, Ncl. caudatus)
- **Klinik:**
  - !! Manifestation meist zwischen dem 30. und 50. Lebensjahr
  - !!! plötzliche, unwillkürliche, kurze, bizarre **Hyperkinesen**
  - !!! zusätzlich psychiatrische Symptome: u. a. **Demenz,** Halluzinationen
- ! Eine **genetische Testung** ist erst bei volljährigen Patienten und nur nach genetischer Beratung zulässig.
- !! **Prognose:** Krankheitsdauer von ca. 20 Jahren.

Andere choreatische Erkrankungen/Syndrome

Chorea minor: Meist reversible Autoimmunreaktion, die Wochen bis Monate nach einer Infektion mit β-hämolysierenden Streptokokken auftritt (Chorea Sydenham). Es finden sich über 1–4 Wochen progrediente Hyperkinesen mit damit einhergehender Muskelhypotonie, Müdigkeit und psychischen Störungen. Die Therapie erfolgt kausal mit Penicillin V, symptomatisch mit Antikonvulsiva und Kortikoiden. In der Regel kommt es zu einer vollständigen Rückbildung innerhalb von 1–4 Monaten.

Infektbedingte Chorea: Sie kann im Zusammenhang mit Enzephalitiden, Röteln, Diphtherie oder Keuchhusten auftreten. Die symptomatische Behandlung besteht in der Gabe von Tiaprid (D$_2$-Antagonist).

Medikamenteninduzierte Chorea: Auslöser sind typischerweise Neuroleptika oder seltener Antikonvulsiva, orale Kontrazeptiva, Dopaminagonisten, Metoclopramid, Vincristin, Chloroquin sowie Lithium. Nach Absetzen der Medikamente sistiert die Symptomatik.

Chorea gravidarum: Während der Schwangerschaft oder unter Östrogeneinnahme auftretende Choreasymptomatik, die sich nach Beendigung der Ursache (Ende der Schwangerschaft, Absetzen der Medikamente) zurückbildet.

Benigne hereditäre Chorea: Hierbei finden sich generalisierte, aber nicht progrediente Hyperkinesen. Psychische Veränderungen oder Hirnatrophie sind nicht nachweisbar. Eine Therapie ist selten nötig.

Fokale und generalisierte Dystonien

DEFINITION Dystonien sind unwillkürliche, langsame und länger dauernde spastische Kontraktionen, die isolierte Muskelgruppen betreffen oder generalisiert auftreten können (evtl. kombiniert mit Tremor).

Generalisierte idiopathische Dystonie: Die verschiedenen Typen der hereditären Dystonien manifestieren sich in der Kindheit mit langsamen rotierenden Hyperkinesen (**Torsionsdystonie**) an den **distalen Extremitäten** (initial bevorzugt am Fuß) sowie am **Kopf** und führen innerhalb weniger Jahre zur **Generalisation**. Ein Therapieversuch kann mit L-DOPA vorgenommen werden, ansonsten ist eine symptomatische Therapie indiziert (s. u.). Je jünger die Patienten bei Beginn der Erkrankung sind, desto ungünstiger ist die Prognose.

L-DOPA-responsive Dystonie: Autosomal-rezessiv vererbte Erkrankung mit verminderter Enzymaktivität in Nucleus caudatus und Putamen, die zu einem Dopaminmangel führt. Es kommt zu **belastungsabhängiger**, über den Tag zunehmender **Dystonie** der Beine und Füße, die gut auf L-DOPA anspricht.

Blepharospasmus: Kennzeichnend sind **tonische oder klonische Kontraktionen der Augenmuskeln** oder einer Unfähigkeit, die Augen zu öffnen (**Apraxie der Lidhebung** ohne symptomatische Ursache). Die Augen werden intermittierend krampfartig geschlossen und können gar nicht oder nur unter höchster Anstrengung geöffnet werden. Als Triggerfaktoren gelten helles Licht oder Berührung (auch Luftzug!). In bestimmten Situationen können die Beschwerden zu- oder abnehmen (z.B. beim Lesen). Zu Beginn kann die Symptomatik oft noch durch taktile Reize (Berührung, Bewegung der Gesichtsmuskulatur) beeinflusst werden.

Beim tonisch-klonischen Blepharospasmus muss differenzialdiagnostisch an Nebenwirkungen von Medikamenten (Neuroleptika!) und bei Lidheberapraxie an eine Myasthenie oder Augenmuskelparesen gedacht werden. Therapeutisch helfen Botulinumtoxin-A-Injektionen, ggf. ist eine medikamentöse Therapie angezeigt (L-DOPA, Carbamazepin, Baclofen u. a.).

Weitere Dystonieformen: siehe **Tab. 6.2.**

PRAXIS Patienten mit zervikaler Dystonie wenden den Kopf unwillkürlich zu einer Seite und weisen – bei begleitendem Tremor – ein rhythmisches Kopfwackeln auf. Durch Gegenbewegungen (z. B. Berühren des Kinns mit dem Finger) lassen die Bewegungen kurz nach. Im Verlauf entwickeln sich schmerzhafte Verspannungen der Nackenmuskulatur.

Therapie der Dystonien: Zur Therapie der hyperkinetischen Bewegungsstörungen sind Dopaminagonisten, Neuroleptika, Benzodiazepine und zentrale Muskelrelaxanzien indiziert. Dazu gehören: L-DOPA und Benserazid/Carbidopa, Trihexyphenidyl, Carbamazepin, Clonazepam, Tetrabenazin, Baclofen, Pimozid und Haloperidol.

Bei lokalen Dystonien helfen außerdem Botulinumtoxininjektionen, da sie eine lokale chemische Denervierung bewirken.

Tab. 6.2 **Weitere Formen der Dystonie**

Dystonie	Klinik	Therapie
oromandibuläre Dystonie	Krämpfe der perioralen und Kiefermuskulatur	Botulinumtoxin Anticholinergika Tetrabenazin
Meige-Syndrom	Kombination aus Blepharospasmus und oromandibulärer Dystonie	Botulinumtoxin Anticholinergika Tetrabenazin
zervikale Dystonie, Torticollis spasmodicus	Verspannungen der Nackenmuskulatur, u. U. Kombination mit Tremor idiopathisch oder durch perinatale Läsion bedingt	Botulinumtoxin Anticholinergika Tetrabenazin SPD[1] THS[2]
laryngeale Dystonie = spasmodische Dysphonie	Dystonie der Stimmritze mit heiserer gepresster oder leiser tonloser Stimme, evtl. Stimmtremor	Botulinumtoxin

[1] SPD = selektive periphere Denervierung
[2] THS = tiefe Hirnstimulation

PRÜFUNGSHIGHLIGHTS ✖

Meige-Syndrom
– ‼ **Klinik:** Blepharospasmus und oromandibuläre Dystonie
– ‼ **Therapie:** Botulinumtoxin.

Ballismus

DEFINITION Akut beginnende, häufig einseitig auftretende Hyperkinesen mit schleudernden Bewegungen der proximalen Extremitätenmuskulatur (Hemiballismus) infolge einer Funktionsstörung des **Nucleus subthalamicus.**

Ätiopathogenese: Mögliche Ursachen sind
- Ischämie oder Blutung (häufigste Ursache)
- Medikamente (L-Dopa, Phenytoin, Östrogene)
- Entzündungen (multiple Sklerose, Meningitis, Toxoplasmose, Abszesse)
- Tumoren
- Traumata und Operationen

Klinik und Diagnostik: Es finden sich meist unilaterale, unwillkürliche, kontinuierlich oder intermittierend auftretende schleudernde Bewegungen der proximalen Extremitäten. Der MRT-Befund ist diagnostisch wegweisend.

Therapie: Im Vordergrund steht die Behandlung der Ursache. Außerdem müssen die Patienten vor Verletzungen geschützt werden.

Medikamentös kommen Antikonvulsiva (Gabapentin), Neuroleptika (Haloperidol, Promethazin) und antidopaminerge Substanzen (Tetrabenazin) zum Einsatz.

Prognose: Bei vaskulär bedingtem Ballismus kommt es zu einer Remission innerhalb von Wochen. Ansonsten ist die Symptomatik in Abhängigkeit von der Grunderkrankung teilweise reversibel.

 LERNPAKET 2

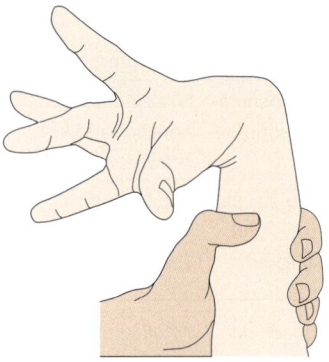

Abb. 6.10 **Hand bei Athetose.** [aus Mattle, Mumenthaler, Kurzlehrbuch Neurologie, Thieme, 2015]

Athetose

> **DEFINITION** Erkrankung mit wurmartigen, bizarr geschraubten Hyperkinesen der Hände und Füße, die teilweise zu extremen Hyperextensions- bzw. Subluxationsstellungen der Gelenke führen (Abb. 6.10).

Die Athetose tritt meist in Form der Choreoathetose auf, selten findet man sie als isoliertes Symptom. Sie beruht auf einer kontralateralen Schädigung von Striatum oder Pallidum durch

- frühkindliche Hirnschäden
- zerebrale Ischämie
- Morbus Wilson.

Die medikamentöse Therapie gleicht der der Chorea Huntington (S. 48). Die Prognose ist abhängig von der Ursache.

Tremor

Ein Tremor kann als Symptom unterschiedlicher Erkrankungen oder als eigene Krankheitsentität auftreten. Eine Übersicht über die wichtigsten Tremorformen gibt **Tab. 6.3**.

> **LERNTIPP** !
> Prägen Sie sich die unterschiedlichen Tremorformen ein – achten Sie insbesondere darauf, wodurch sich der Tremor verschlechtert bzw. bessert!

Essenzieller Tremor: In der Hälfte d. F. ist eine autosomal-dominante **Vererbung** nachweisbar. Es findet sich ein häufig schon im Jugendalter beginnender, häufig asymmetrischer **Haltetremor** (Frequenz um 8 Hz) von Händen und evtl. Kopf (**kein Ruhetremor**). Typisch ist eine Besserung durch Alkoholgenuss und eine Zunahme unter emotionaler Anspannung sowie im Alter. Differenzialdiagnostisch müssen v. a. ein beginnendes idiopathisches Parkinson-Syndrom (→ oftmals Riechstörung, Hypokinese, posturale Instabilität; s. (S. 43)) und symptomatische Formen (u. a. Hyperthyreose, Elektrolytverschiebungen, Leber- oder Nierenerkrankung) ausgeschlossen werden. Zur **Therapie** werden β-Blocker (Propranolol), Primidon und Gabapentin eingesetzt.

Orthostatischer Tremor: Diese Tremorform ist selten und meist idiopathisch. Es kommt zu einem Tremor der Beinmuskulatur, der nur im Stehen auftritt (nicht im Gehen, Sitzen oder Liegen) und häufig zu Stürzen führt. Für die Diagnostik ist ein Poly-EMG der Beinmuskeln im Stehen erforderlich (der Tremor ist oft nicht sichtbar). Therapeutisch kommen Clonazepam oder Primidon zum Einsatz.

> **PRÜFUNGSHIGHLIGHTS**
>
> **Essenzieller Tremor:**
> - **!! Ätiologie:** meist genetisch
> - **Klinik:**
>   - **!!! asymmetrischer Haltetremor** (Frequenz um 8 Hz) von Händen und evtl. Kopf; kein Ruhetremor!
>   - **!!** typischerweise Besserung durch Alkoholgenuss; Verschlechterung unter emotionaler Anspannung und im Alter
> - **!!! Differenzialdiagnostik: Ausschluss** von Riechstörung, Hypokinese, posturaler Instabilität (→ Parkinson-Syndrom) und symptomatischer Formen wie Hyperthyreose
> - **!! Therapie:** z. B. Propranolol, Primidon
>
> **Orthostatischer Tremor:**
> - **!! Klinik:** Tremor der Beine nur im Stehen, nicht im Gehen oder Sitzen; Sturzneigung
> - **!! Diagnostisch** wegweisend ist ein Poly-EMG der Beinmuskeln im Stehen.
> - **! Therapie:** z. B. Clonazepam.

Restless-legs-Syndrom (RLS)

Häufig ist ein autosomal-dominanter Erbgang nachweisbar. Die Ursache der Erkrankung ist jedoch unklar. Man nimmt Störungen im dopaminergen bzw. opioiden System an. Neben der idiopathischen Form kann die Erkrankung auch symptomatisch bei Eisen-

Tab. 6.3 **Übersicht Tremorformen**

Tremorform	Merkmale	Beispiel
Ruhetremor	Auftreten bei fehlender Willkürbewegung, Verstärkung bei emotionaler Anspannung und mentaler Aktivität, Unterdrückung durch Bewegungen	Parkinson-Tremor
Haltetremor	Auftreten bei aktiver Haltung, v. a. an gehaltenen Extremitäten, Unterdrückung durch Entspannung der entsprechenden Muskeln	essenzieller Tremor
Aktionstremor	Auftreten bei willkürlichen Bewegungen	bei Läsionen von Kleinhirn und Hirnstamm
Intentionstremor	Verstärkung, je näher das Bewegungsziel ist, zusätzlich oft Nystagmus	zerebellärer Tremor (ipsilaterale Läsion)
Holmes-Tremor	posttraumatischer niederfrequenter Ruhe- und Intentionstremor	bei Hirnstammläsionen (nach einer Latenz von mehreren Wochen)
dystoner Tremor	Tremor, der in einem von einer Dystonie betroffenen Körperteil auftritt, Unterdrückung durch sog. antagonistische Gesten	Dystonie

oder Vitamin-B_{12}-/Folsäuremangel, Niereninsuffizienz, Polyneuropathie oder in der Schwangerschaft auftreten.

Klinik: Charakteristisch (und für die Diagnosestellung obligat) ist folgende **Symptomatik**:

- imperativer Bewegungsdrang und Besserung durch Bewegung
- Missempfindungen in den Beinen (ziehende, reißende und Spannungsgefühle)
- Auftreten oder Verstärkung der Beschwerden in Ruhe (längeres Sitzen) und abends bzw. nachts (→ Schlafstörungen).

Diagnostik: Ein Ansprechen auf die dopaminerge Therapie und eine positive Familienanamnese können die Diagnose stützen. Indiziert sind zudem Laboruntersuchungen zum Ausschluss sekundärer Formen (Blutbild, Ferritin, Eisen; Nierenwerte; TSH, Schilddrüsenhormone; Vitamin B_{12}, Folsäure) und NLG/EMG zum Ausschluss einer Polyneuropathie.

Differenzialdiagnosen: sind Polyneuropathien, Radikulopathien, venöse Insuffizienz, Muskelkrämpfe, Einschlafmyoklonien, Schlaf-Apnoe-Syndrom, Akathisie sowie psychische Erkrankungen (innere Unruhe).

Therapie: Gabe von L-DOPA oder Dopaminagonisten (Pramipexol, Ropinirol, Rotigotin) zur Nacht, bei Durchschlafstörungen zusätzlich retardierte Präparate. Bei therapieresistenten Formen kommt der Einsatz von Opiaten in Betracht (Zulassung für Oxycodon/Naloxon).

PRÜFUNGSHIGHLIGHTS ✗

Restless-legs-Syndrom:
- **Diagnosekriterien:**
  - **!!!** Bewegungsdrang, Besserung durch Bewegung
  - **!!!** Missempfindungen in den Beinen
  - **!!!** Auftreten in Ruhe und abends bzw. nachts → Schlafstörungen
- **Therapie:**
  - **!!** L-DOPA
  - **!!!** Dopaminagonisten: Pramipexol, Ropinirol oder Rotigotin
  - **!** Oxycodon/Naloxon.

6.4 Demenzerkrankungen

6.4.1 Grundlagen

DEFINITION Unter einem demenziellen Syndrom versteht man den Abbau erworbener intellektueller und kognitiver Fähigkeiten mit einer progredienten Atrophie von kortikalem und/oder subkortikalem Hirnparenchym. Eine Demenz ist durch folgende Symptomatik charakterisiert:
- Gedächtnisstörungen
- Störung mindestens einer weiteren kognitiven Funktion (Sprache, Willkürmotorik, Objekterkennung, exekutive Funktionen)
- Beeinträchtigung von Alltag und/oder Beruf.

Epidemiologie: Die Prävalenz der Demenz steigt mit zunehmendem Lebensalter (etwa 8 % der 65-Jährigen, > 30 % der 90-Jährigen). Bei älteren Patienten sind die Alzheimer-Demenz (ca. 70 % der Fälle) und die vaskuläre Demenz (ca. 15 %) am häufigsten, bei jungen Patienten überwiegt die AIDS-Demenz.

Ätiologie: s. **Tab. 6.4**.

Tab. 6.4 Ätiologie der Demenz

Erkrankungsgruppe	Erkrankungen
neurodegenerative Erkrankungen	- Alzheimer-Demenz - Lewy-Body-Demenz (5–10 %) - Morbus Pick (frontotemporale Demenz; 5 %) - Parkinson-Demenz - Chorea Huntington
Erkrankungen mit diffuser und multilokulärer Hirnschädigung	- vaskuläre Demenz - zerebrale Raumforderungen - Normaldruckhydrozephalus - multiple Sklerose - Schädel-Hirn-Trauma (Dementia pugilistica) - infektiöse Erkrankungen: AIDS-Demenz, Demenz bei Lues (Dementia paralytica), Creutzfeldt-Jakob-Krankheit
Stoffwechsel- und endokrine Störungen	- Vitaminmangelerkrankungen (z. B. Vitamin-B_{12}-Mangel) - Hypothyreose - metabolische Enzephalopathie (urämisch, Leberinsuffizienz)
Intoxikationsfolgen	Alkohol, Lösungsmittel, CO, Schwermetalle

Klinik – Demenzsyndrom: Zu Beginn sind v. a. die Aufnahme, Speicherung und Wiedergabe neuer Informationen betroffen (Merkfähigkeits- bzw. Kurzzeitgedächtnisstörung). Im weiteren Verlauf tritt eine Beeinträchtigung des Langzeitgedächtnisses hinzu, sodass die Betroffenen zunehmend die während ihres Lebens erworbenen Fähigkeiten und Fertigkeiten verlieren. Weitere Symptome sind

- **Orientierungsstörung:** zunächst zeitlich, dann örtlich und zuletzt die eigene Person betreffend
- **Denkstörungen** (anfangs oft überspielt): verminderter Ideenfluss, verlangsamte Denkabläufe, eingeschränktes Urteilsvermögen, gestörte Aufmerksamkeit und Beeinträchtigung des abstrakten Denkens
- **Persönlichkeitsveränderungen:** Affektlabilität, pathologisches Lachen oder Weinen, Reizbarkeit, sozialer Rückzug, paranoide Symptome (Wahnideen mit eher negativ-paranoid gefärbten Wahninhalten) und Halluzinationen, Verlust der Selbstständigkeit
- **neuropsychologische Störungen:** Agnosie, Apraxie und Aphasie
- außerdem: extrapyramidal-motorische Störungen (z. B. Parkinson-Syndrom), Auftreten von Primitivreflexen bzw. Pyramidenbahnzeichen, Blasen- und Stuhlinkontinenz im Spätverlauf

Nach der ICD-Definition müssen die Symptome länger als 6 Monate bestehen.

Demenzformen: Nach der Lokalisation der Hirnatrophie werden 3 verschiedene Demenzformen unterschieden (**Tab. 6.5**).

Diagnostik: Wegweisend ist besonders die Anamnese (inkl. Fremdanamnese) und das klinische Erscheinungsbild des Patienten. Als einfaches Screening kann der sog. Uhren-Test eingesetzt werden, bei dem der Patient ein Ziffernblatt mit Zahlen zeichnen und eine vorgegebene Uhrzeit eintragen soll. Zusätzlich sollten bei V. a. Demenzerkrankung **standardisierte Testverfahren** Anwendung finden, mit denen Kurzzeitgedächtnis, Konzentrationsfähigkeit, Reaktionsschnelligkeit, räumliches Vorstellungsvermögen und Schrift bzw. Sprache beurteilt werden können (z. B. Clinical Dementia Rating Scale). Im klinischen Alltag werden in der Routinediagnostik häufig einfache, kürzere Tests wie der **Mini-Mental-Status-Test** (MMST), der Demenz-Detektions-Test (**DemTect**) oder der Montreal-Cognitive-Assessment-Test (**MoCA-Test**) genutzt. Diese Tests erfassen **Orientierung, Gedächtnisleistung** (Wiederholen von 3 zuvor genannten Wörtern), **Aufmerksamkeit, Rechnen** (von 100 ausgehend immer 7 abziehen) sowie **sprachliche** (Nachsprechen eines Wortes, Rückwärtsbuchstabieren) und **konstruktive Fähigkeiten** (Eintragen einer Uhr in einen leeren Kreis, Nachzeichnen von 2 sich überschneidenden Fünfecken). Für jede der insgesamt 30 Teilaufgaben wird ein Punkt vergeben. Die Summe der Punkte ergibt einen Wert, der auf das Ausmaß der Demenz hinweist. Eine Demenz ist unwahrscheinlich, wenn ≥ 27 Punkte erreicht werden.

Ergänzend müssen eine psychopathologische Befunderhebung, neurologische und allgemeine Untersuchung (Labor, körperliche Untersuchung, Blutdruckmessung, ggf. Doppler-Sonografie der Karotiden, EKG, Echokardiografie, EEG, Liquorpunktion) und bildgebende Diagnostik (CT, MRT des Kopfes) erfolgen.

> **LERNTIPP** !
> Das IMPP fragt häufiger nach dem Mini-Mental-Status-Test. Wichtige Kriterien sind z. B. das Nachsprechen von Wörtern oder das Wiederholen von 3 zuvor gemerkten Wörtern. Wenn Sie den Test selbst einmal an Patienten durchgeführt haben, werden Sie ihn sich noch besser merken. Probieren geht also über Studieren!

Differenzialdiagnosen:
- **Depression**: Die Abgrenzung von der depressiven Störung ist oft nicht einfach (**Tab. 6.6**).
- **Delir**: Hier besteht immer auch eine Bewusstseinsstörung; rascher Beginn, kurze Dauer, starke Fluktuationen im Tagesver-

Tab. 6.5 Demenzformen

Demenzform	Charakteristika	typische assoziierte Erkrankungsbilder
kortikale Demenz	• Leitsymptom: Gedächtnisstörungen • häufig neuropsychologische Symptome wie Apraxie, Agnosie und Aphasie • Persönlichkeit bleibt relativ lange erhalten	Morbus Alzheimer
frontotemporale Demenz	• Leitsymptom: Persönlichkeitsveränderungen, Veränderung des Sozialverhaltens und des planenden Denkens • Gedächtnis und visuokonstruktive Leistungen bleiben relativ lange erhalten	Morbus Pick
subkortikale Demenz	• Leitsymptom: Verlangsamung, Vergesslichkeit, Aufmerksamkeitsstörungen, Antriebsmangel, Affektstörungen • häufig extrapyramidal-motorische Störungen	Morbus Binswanger

Tab. 6.6 Differenzierung zwischen Demenz und depressiver Pseudodemenz

Parameter	Demenz	depressive Pseudodemenz
Verlauf	schleichender Beginn und langsam progrediente Verschlechterung, selten Tagesschwankungen	relativ schneller, genau abgrenzbarer Beginn, keine Verschlechterung im Verlauf, häufig Tagesschwankungen
Anamnese	häufig fremdanamnestische Angaben zu kognitiven Einschränkungen	häufig depressive oder manische Phasen in der Vorgeschichte Schuldgefühle
Affektivität	wechselnde Phasen zwischen Agitation, Depression, Angst, Apathie	dauerhaft depressive Stimmung
Alltagsaktivität	deutlich eingeschränkt	allgemeines Klagen über Überforderung (Diskrepanz zwischen subjektiv geäußerten Defiziten sowie eher schlechten Testleistungen und der guten Alltagsbewältigung)
Verhalten	Patient versucht i. d. R., kognitive Defizite zu verbergen („Was wichtig ist, vergesse ich schon nicht!"), annähernd richtige Antworten, Mitarbeit i. d. R. gut (bemühter Patient)	ausgeprägtes Klagen über die kognitiven Defizite häufig „Weiß nicht"-Antworten Mitarbeit i. d. R. schlecht
Orientierung	gestört	unauffällig
morphologische Auffälligkeiten (CT, MRT)	häufig Atrophie und Läsionen	altersentsprechend
Ansprechen auf Antidepressiva	nein	gut

lauf, ausgeprägte Störungen des Schlaf-wach-Rhythmus und massive Aufmerksamkeits- und Auffassungsstörungen.

- **amnestisches Syndrom**: umschriebener Gedächtnisverlust ohne Progredienz
- „**Altersvergesslichkeit**": Vergessen von Dingen und Sachen, aber nicht von Ereignissen und Personen. Soziale Aktivitäten sind nicht gestört.
- **Hypothyreose**: TSH deutlich erhöht
- **Vitaminmangelerkrankungen** (z. B. Vitamin B$_{12}$, Folsäure)
- Deprivationserscheinungen bzw. Hospitalismus und Regression in Altersheimen.

Entscheidend ist der Ausschluss potenziell reversibler Krankheitsbilder (z. B. Vitamin-B$_{12}$-Mangel und Hypothyreose).

LERNTIPP !

Die **depressive Pseudodemenz** ist durch einen relativ schnellen Beginn, eine Diskrepanz zwischen objektiv reduzierter Testleistung und guter Alltagsbewältigung sowie eine meist schlechte Kooperation gekennzeichnet. Die Patienten bemerken ihre Gedächtnisprobleme und haben Schuldgefühle.

Im Gegensatz dazu finden sich bei der **echten Demenz** häufig ein schleichender Beginn, eine gestörte Orientierung und ein bemühter Patient, der versucht, kognitive Defizite zu verbergen.

Therapie: Bei 90 % der Demenzpatienten ist keine kausale Therapie möglich. Das wichtigste Therapieziel ist der möglichst lange Erhalt der Selbstständigkeit. Hierzu werden kombiniert medikamentöse, psychotherapeutische (kognitives Training, Körperkontakt, häufigere und dafür kürzere Sitzungen, mehrfaches Zusammenfassen des Besprochenen und der Rückgriff auf biografische Gedächtnisinhalte) und soziotherapeutische (z. B. Vereinfachung von Tätigkeitsabläufen) Maßnahmen eingesetzt.

- **Antidementiva**: bei Alzheimer-Demenz (s. u.)
- **supportive Pharmakotherapie:**
  - bei depressiven Symptomen SSRI wie Citalopram
  - bei psychotischen Symptomen oder Erregungszuständen atypische Neuroleptika (z. B. Risperidon) oder niederpotente Neuroleptika ohne anticholinerge Nebenwirkungen (z. B. Pipamperon, Quetiapin oder Melperon). Letztere eignen sich auch bei Schlafstörungen.

PRAXIS Auf anticholinerg wirkende Substanzen (z. B. Trizyklika oder bestimmte niederpotente Neuroleptika) sollte wegen der häufig gravierenden Nebenwirkungen bei älteren Patienten (Delir, Sturzgefahr, Kardiotoxizität) und der Verschlechterung der Symptomatik verzichtet werden.

PRÜFUNGSHIGHLIGHTS ✗

Demenzerkrankungen:

Klinik:

- ! Die **Beeinträchtigung von Alltag und/oder Beruf** stellt ein Diagnosekriterium dar.
- !! **Alzheimer-Demenz**: Die Orientierungsstörung betrifft erst spät die eigene Person.
- ! Die **Wahninhalte** bei Demenzen sind meist eher **negativ-paranoid** gefärbt (z. B. Bestehlungswahn, Vergiftungswahn etc.).

- Demenzformen:
  - ! kortikale Demenz (**Morbus Alzheimer**): häufig neuropsychologische Symptome wie Apraxie
  - !! **frontotemporale Demenz**: Veränderung der Persönlichkeit und des planenden Denkens; visuokonstruktive Fähigkeiten bleiben lange erhalten.
  - ! **subkortikale Demenz**: typisch sind Verlangsamung, Affektstörungen, Antriebsmangel

Diagnostik:

- !! **Mini-Mental-Status-Test**: Geprüft werden u. a. die Gedächtnisleistung (Wiederholen von 3 zuvor genannten Wörtern) und konstruktive Fähigkeiten (Abzeichnen zweier sich überschneidender Fünfecke).
- ! einfaches Screening: **Uhren-Test**
- **Differenzialdiagnosen:**
  - !! **Hypothyreose**: basales TSH deutlich erhöht
  - !!! **depressive Pseudodemenz**: gut abgrenzbarer Beginn (schleichend bei echter Demenz); häufig Schuldgefühle; im Vergleich zur Alltagsleistung relativ schlechte Testleistung; gute Orientierung

Therapie:

- !! Psychotherapie: Rückgriff auf biografische Gesprächsinhalte
- !! SSRI wie **Citalopram** bei depressiven Verstimmungen
- ! atypische Neuroleptika wie **Risperidon** bei psychotischen Symptomen
- ! bei Schlafstörungen und nächtlicher Unruhe niederpotente Neuroleptika ohne anticholinerge Nebenwirkungen wie **Melperon**.

6.4.2 Morbus Alzheimer

DEFINITION Demenz infolge der Ablagerung von senilen Plaques und Alzheimer-Fibrillen, die klinisch durch einen langsam progredienten Verlust von kognitiven Fähigkeiten und Gedächtnisleistungen sowie eine damit einhergehende Persönlichkeitsveränderung gekennzeichnet ist.

Formen: Die Alzheimer-Demenz kann sowohl sporadisch (95 %) als auch familiär gehäuft (5 %) auftreten:

- präsenile Demenz < 65 Jahren mit rascher Progredienz
- senile Demenz > 65 Jahre mit langsamer Progredienz
- typischerweise früheres Auftreten bei Patienten mit Trisomie 21 (um das 40. Lebensjahr).

Ätiopathogenese: Für alle Formen der Alzheimer-Demenz konnte eine Beteiligung genetischer Faktoren nachgewiesen werden:

- Vorliegen von Apolipoprotein-E-Typ-4-Allelen: um den Faktor 2–10 erhöhtes Risiko (sporadische Form)
- Mutationen im Presenilin-1- oder -2-(PSEN1/2-)Gen und im Amyloid-Vorläufer-Protein-Gen (hereditäre Form).

Es kommt zu einer pathologischen **Ablagerung von β-Amyloid** in kortikalen Plaques und perivaskulär. Dieses wirkt neurotoxisch und begünstigt u. a. die Bildung intraneuronaler Alzheimer-Fibrillen (Aggregationen von verändertem Tau-Protein). Es finden sich eine Axondegeneration (→ „Synapsenverarmung") und Nervenzellverluste (→ Atrophie).

Pathogenetisch wird ein cholinerges Defizit für die Symptomatik verantwortlich gemacht. Die Ursachen liegen vermutlich in einer Degeneration cholinerger Neurone (v. a. im Nucleus basalis Meynert) und in einer verminderten Konzentration der für die Acetylcholinsynthese notwendigen Cholinacetyltransferase. Man geht davon aus, dass Amyloid und Apolipoprotein E eine Rolle dabei spielen.

Klinik: Die Erkrankung beginnt schleichend mit **Merkfähigkeits-** und Konzentrationsstörungen, zeitlicher und örtlicher **Desorientiertheit** sowie neuropsychologischen Defiziten (Störungen höherer kognitiver Funktionen, Aphasie, Apraxie, Alexie, Agrafie, Akalkulie, Agnosie) bei lange **gewahrter Fassade**.

> **LERNTIPP** !
>
> Leidet ein Patient unter zunehmenden Merkfähigkeitsstörungen und Desorientiertheit, sollten Sie immer an einen Morbus Alzheimer denken. Typisch ist, dass die Persönlichkeit trotz der psychopathologischen Veränderungen lange unverändert bleibt („gute Fassade").

Diagnostik: Im Vordergrund der Diagnostik steht neben der gründlichen **Anamnese** und **körperlichen Untersuchung** die **neuropsychologische Testung**. Diese sollte mindestens mithilfe einfacher Tests wie des DemTect (Demenz-Screening-Test), MMST oder MoCA-Tests erfolgen. Des Weiteren ist eine **kraniale Bildgebung** (CT, MRT, SPECT) zur Erkennung der zerebralen Atrophie (initial temporal, im Verlauf auch frontoparietal betont, s. auch Abb. 6.11) und zum Ausschluss symptomatischer Demenzformen indiziert. Die **PET** zeigt in den atrophen Bereichen eine signifikante Abnahme der zerebralen Durchblutung und des Sauerstoff- und Glukosestoffwechsels. In der Liquoruntersuchung ist charakteristischerweise **Tau-Protein erhöht** und **β-Amyloid (1–42) erniedrigt** nachweisbar. **Histologische** Zeichen (Abb. 6.12) sind eine Neuronendegeneration und eine Abnahme der Synapsendichte. Typisch für die Alzheimer-Demenz sind ausgeprägte, diffuse, extrazelluläre Ablagerungen von **β-Amyloid** (Abbauprodukt des Amyloidvorläuferproteins) in der grauen Hirnsubstanz

(= **senile Plaques**). Die Amyloidablagerungen lassen sich nach Anfärbung mit Kongorot im Polarisationslicht grün darstellen.

> **LERNTIPP** !
>
> Merken Sie sich die senilen Plaques als typisches histologisches Kennzeichen der Alzheimer-Demenz!

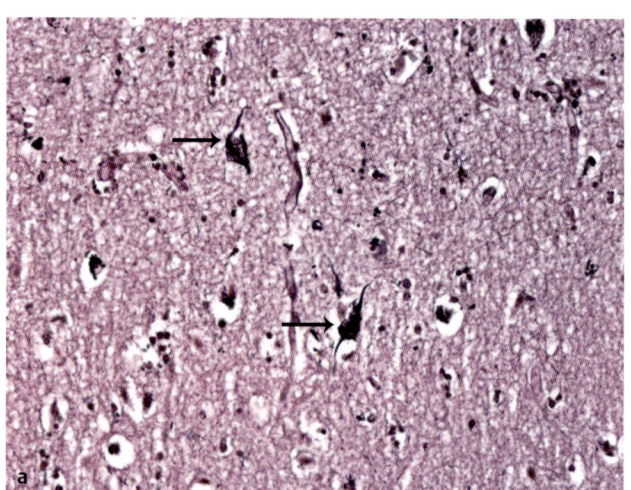

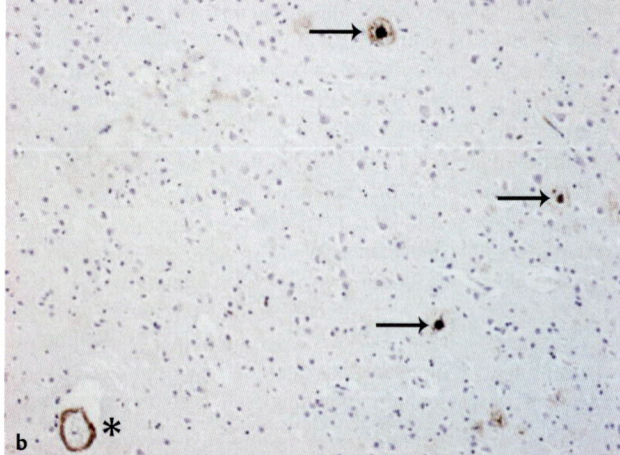

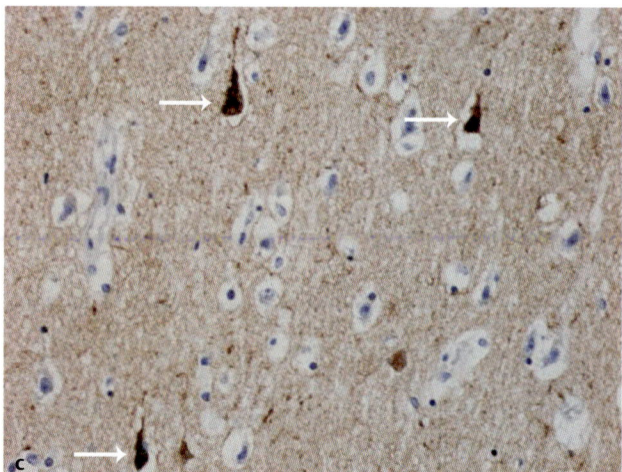

Abb. 6.12 Morbus Alzheimer. a Alzheimer-Fibrillen. **b** Amyloidplaques (Pfeile) und Amyloidablagerung in einem Blutgefäß (*Amyloidangiopathie). **c** Tau-Protein in Nervenzellen des Hippocampus (immunhistochemische Darstellung). [aus Krams et al., Kurzlehrbuch Pathologie, Thieme, 2019]

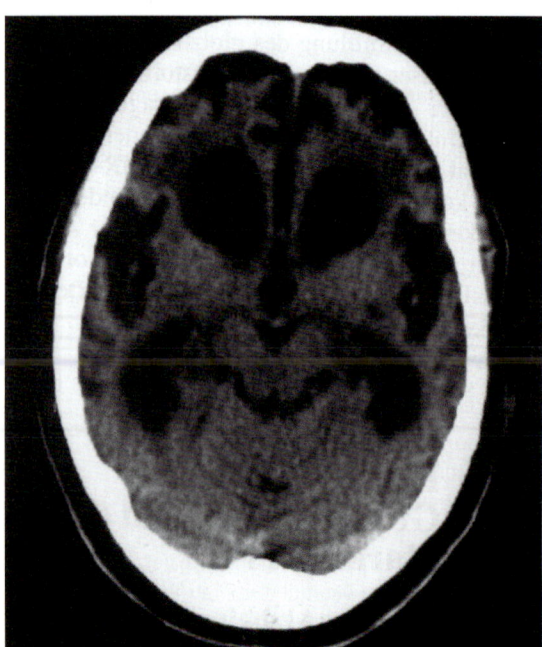

Abb. 6.11 CT-Befund bei Morbus Alzheimer. Atrophie der Hirnrinde mit Erweiterung der Liquorräume. [aus Gehlen, Delank, Neurologie, Thieme, 2010]

Therapie: Die Alzheimer-Krankheit kann bis heute nicht geheilt werden. Die derzeit zugelassenen Antidementiva haben nur einen vorübergehenden Effekt und können die Progredienz der Erkrankung nicht verlangsamen:

- **zentrale Acetylcholinesterase-Hemmer** (z. B. Donepezil, Rivastigmin und Galantamin): modulieren die Nikotinrezeptoren → Erhöhung des synaptischen Acetylcholinanteils → Kompensation der kortikalen Synapsenverarmung im Anfangsstadium; positive Beeinflussung der Alzheimer-bedingten kognitiven Störungen und der Alltagsleistungen (im leichten bis mittleren Stadium).
- **NMDA-Rezeptorantagonisten** (Memantin): sollen neuroprotektiv wirken (Blockade der Glutamatwirkung) und führen zu signifikanten Verbesserungen der Kognition, längerem Erhalt der Alltagskompetenz und reduzierten Pflegezeiten; empfohlen zur Behandlung mittelgradiger bis schwerer Formen.
- Der Einsatz des pflanzlichen Präparats **Gingko biloba** kann laut Leitlinie erwogen werden.

6.4.3 Lewy-Body-Demenz

Histopathologisch finden sich intraneuronale Einschlusskörperchen (= Lewy bodies) v. a. in Substantia nigra (→ Parkinson-Syndrom) und frontalem Kortex (→ kortikale Demenz). Klinisch bestehen Zeichen der kortikalen und der subkortikalen Demenz: Im Vordergrund steht ein **Parkinson-Syndrom**, das zusätzlich mit einer **Aufmerksamkeitsstörung** und **visuellen Halluzinationen** einhergeht. Zu einer deutlichen Zustandsverschlechterung kommt es durch die Gabe von klassischen Neuroleptika wie Haloperidol (Dopamin-D$_2$-Antagonist). Die Lewy-Body-Demenz ist klinisch oft nur schwer vom idiopathischen Parkinson-Syndrom zu unterscheiden. Zur Differenzialdiagnose eignen sich nuklearmedizinische Verfahren wie **PET** und **SPECT**. Therapeutisch werden **L-DOPA** zur Behandlung der Basalganglienstörung und **zentrale Acetylcholinesterasehemmer** gegen Symptome des demenziellen Syndroms eingesetzt.

6.4.4 Frontotemporale Demenz (Morbus Pick)

Diese Demenzform manifestiert sich oft schon im Alter von 50–60 Jahren. Klinisch finden sich frühzeitig **Persönlichkeitsstörungen** (Enthemmung, Greifreflexe, orale Tendenz), Störungen des planenden Denkens, Affektverflachung, Störung der sozialen Verhaltensweisen und Antriebsmangel sowie häufig eine Harninkontinenz. Das Gedächtnis und die Orientierung sind erst spät betroffen. Mögliche Untersuchungsbefunde sind positive Pyramidenbahnzeichen (z. B. Babinski, verbreiterte Reflexzonen); selten findet sich eine Assoziation mit der ALS.

Diagnostisch kennzeichnend ist eine **frontotemporal betonte Hirnatrophie** mit Vergrößerung der Ventrikel. Die typische Rindenschrumpfung in Form eines „Walnussreliefs" entsteht sekundär durch den Parenchymuntergang.

Der neurodegenerative Prozess beschränkt sich meistens auf die Hirnrinde. Der histopathologische Befund kann unauffällig sein oder aber intraneuronale **Pick-Körperchen** zeigen (= eosinophile, versilberbare neuronale Einschlusskörperchen). Es finden sich eine Atrophie und eine ausgeprägte Gliose der Großhirnrinde.

Die Lebenserwartung ist reduziert, eine Therapie ist nicht verfügbar.

6.4.5 Vaskuläre Demenz

Ätiopathogenese: Die vaskuläre Demenz entsteht als Folge zerebraler Durchblutungsstörungen. Meistens liegt ihr eine Mikroangiopathie der kleinen und mittelgroßen Hirnarterien zugrunde. Die häufigste Grunderkrankung ist die **Atherosklerose** (Risikofaktor: **arterielle Hypertonie**). Seltenere Ursachen sind die zerebrale Vaskulitis und die Amyloidangiopathie. Abhängig von Ursache und Lokalisation der Durchblutungsstörung werden im Wesentlichen 3 Typen der vaskulären Demenz unterschieden:

- **subkortikale arteriosklerotische Enzephalopathie** (SAE, subkortikale Demenz, Morbus Binswanger, Abb. 6.13): Es handelt sich um eine hypertensive Mikroangiopathie mit Demyelinisierung im periventrikulären (subkortikalen) Marklager durch multiple kleine Infarkte (Kortex bleibt ausgespart → subkortikale Demenz). Typisch ist das Auftreten von kognitiven Defiziten sowie Gangapraxie und Blasenstörung (DD: Normaldruckhydrozephalus). In der CT zeigt sich die Mikroangiopathie mit fleckförmigen bis flächenhaften Hypodensitäten subkortikal und einer Erweiterung der inneren und äußeren Liquorräume.
- **Multiinfarktdemenz:** Die Multiinfarktdemenz kann nach multiplen, v. a. kortikal lokalisierten Infarkten auftreten; typisch ist ein schleichender Beginn nach mehreren kleineren ischämischen Ereignissen und das Auftreten neurologischer Herdsymptome.
- **Demenz bei strategischen Infarkten:** Bei strategisch ungünstiger Lokalisation (z. B. in Thalamus, hinterer Capsula interna, Gyrus angularis) können auch kleine Ischämien ein demenzielles Bild hervorrufen; typisch ist hierbei der akute Beginn.

Klinik: Die vaskuläre Demenz beginnt meistens schleichend (Ausnahme: Demenz bei strategischen Infarkten). Charakteristisch sind die stufenweise Verschlechterung der Symptomatik, die in Zusammenhang mit den ischämischen Ereignissen auftritt, und der fluktuierende Verlauf. Typische Symptome dieser vornehmlich subkortikalen Demenz sind Störung des Kurzzeitgedächtnisses, Affektlabilität, Verwirrtheit (v. a. nachts) sowie Pyramidenbahnzeichen, Sensibilitätsstörungen, Paresen, Dysarthrie, Aphasie und extrapyramidal-motorische Störungen. Außerdem können Persönlichkeitsveränderungen, Antriebslosigkeit oder paranoid-halluzinatorische Symptome auftreten.

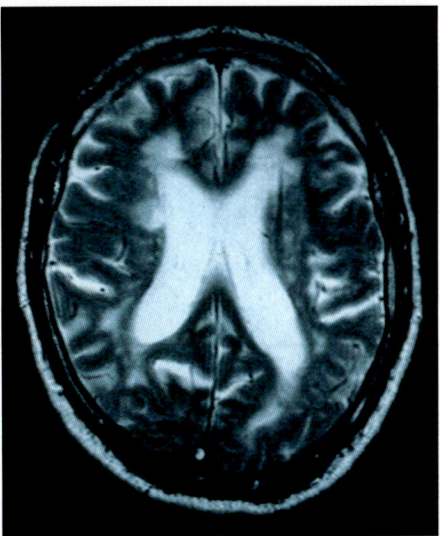

Abb. 6.13 Morbus Binswanger. Globale Atrophie der Hirnrinde, verminderte Dichte der weißen Substanz und multiple lakunäre Infarkte in der MRT (transversal, T2-Wichtung). [aus Gehlen, Delank, Neurologie, Thieme, 2010]

LERNPAKET 2

Therapie: Behandlung der kardiovaskulären Risikofaktoren.

LERNTIPP !

Machen Sie sich die Unterschiede der verschiedenen Demenzformen klar:
- **kortikale Demenz** (Beispiel Morbus Alzheimer): zunehmende Gedächtnis- und Orientierungsstörungen, Apraxie, Agnosie und Aphasie. Die Persönlichkeit bleibt lange unverändert.
- **frontotemporale Demenz** (Beispiel Morbus Pick): Persönlichkeitsveränderungen („gute Manieren verloren", Witzelsucht), Veränderung des Sozialverhaltens und des planenden Denkens. Gedächtnis- und Orientierungsstörungen kommen erst spät dazu.
- **subkortikale Demenz** (Beispiel Morbus Binswanger): Verlangsamung und Antriebsverlust, emotionale Labilität, fokale Defizite (z. B. Dysarthrie) und Gangstörungen. Das abstrakte Denken, das Langzeitgedächtnis sowie Einsicht und Urteilsfähigkeit bleiben relativ lange erhalten. Typisch: stufenweise Verschlechterung.

PRÜFUNGSHIGHLIGHTS ✗

Alzheimer-Demenz:
- ‼ Ätiologie: Genetische Faktoren, v. a. **Apolipoprotein E4**, spielen eine wichtige Rolle.
- ‼‼ **Klinik**: schleichende Entwicklung von Merkfähigkeits- und Konzentrationsstörungen sowie **Orientierungsstörung** (zeitlich und örtlich); häufig **neuropsychologische Defizite** wie Aphasie oder Apraxie; **gute „Fassade"**
- Diagnostik:
  - ‼ **Bildgebung** (CT, MRT, SPECT): zerebrale Atrophie initial temporal, im Verlauf frontoparietal betont
  - ‼ **Histologie**: ausgeprägte extrazelluläre Ablagerungen von **β-Amyloid** als sog. **senile Plaques**
  - ! **Liquoruntersuchung**: Tau-Protein erhöht, β-Amyloid erniedrigt
- medikamentöse Therapie:
  - ! Donepezil ist ein **Acetylcholinesterase-Hemmer**.
  - ‼ **Memantin** blockiert die Glutamatwirkung und bewirkt eine Verbesserung der Kognition; empfohlen bei mittel- bis schwergradiger Demenz.

Lewy-Body-Demenz:
- ‼‼ Klinik: **Parkinson-Symptome** plus Aufmerksamkeitsstörung und visuelle Halluzinationen
- ‼ Klassische **Neuroleptika** wie Haloperidol bewirken eine **Zustandsverschlechterung**.

Frontotemporale Demenz (Morbus Pick):
- Klinik:
  - ‼ frühzeitig **Störungen von Persönlichkeit**, sozialem **Verhalten** und planendem Denken; Gedächtnis und Orientierung erst spät betroffen
  - ! mögliche Untersuchungsbefunde: positive **Pyramidenbahnzeichen** (Babinski, verbreiterte Reflexzonen)
- ! **Histopathologie**: Atrophie und ausgeprägte Gliose der Großhirnrinde; eosinophile versilberbare Einschlusskörperchen

Vaskuläre Demenz:
- ! Klinik der subkortikalen Demenz: Affektlabilität, Dysarthrie, Antriebslosigkeit

- subkortikale arteriosklerotische Enzephalopathie = **Morbus Binswanger**:
  - ! Ätiopathogenese: **arterielle Hypertonie**
  - ! Klinik: **kognitive Defizite, Gangapraxie und Blasenstörung** → DD Normaldruckhydrozephalus
  - ! **CCT**: Zeichen der **Mikroangiopathie** mit fleckförmigen bis flächenhaften Hypodensitäten subkortikal und Erweiterung der inneren und äußeren Liquorräume.

6.5 Enzephalopathien bei metabolischen und internistischen Grunderkrankungen

6.5.1 Enzephalopathien bei angeborenen Stoffwechselerkrankungen

Viele Stoffwechselerkrankungen können zu Enzephalopathien führen, diese werden an anderer Stelle besprochen:
- Skript Endokrines System und Stoffwechsel: Störungen des Kupferstoffwechsels (Morbus Wilson) und Störungen des Harnsäurestoffwechsels (Lesch-Nyhan-Syndrom)
- Skript Pädiatrie: Störungen des Lipidstoffwechsels (Morbus Fabry, Gangliosidosen, metachromatische Leukodystrophie, Morbus Gaucher, Morbus Krabbe, Morbus Niemann-Pick), Störungen des Kohlenhydratstoffwechsels (Galaktosämie, Glykogenosen) und Störungen des Aminosäurenstoffwechsels (Phenylketonurie, Ahornsirupkrankheit, Hartnup-Krankheit).

Mitochondriale Enzephalomyopathien

DEFINITION Seltene, maternal vererbte proximale Muskelschwächen mit Belastungsintoleranz.

Pathogenese: Defekte der mitochondrialen DNA (mtDNA) führen v. a. in Organen mit hoher Stoffwechselaktivität zu Störungen der oxidativen Phosphorylierung (Skelettmuskel, Myokard, ZNS, Auge, Innenohr, Pankreas, Niere und Leber). Einen Überblick über die mitochondrialen Myopathien gibt **Tab. 6.7**.

Klinik: Leitsymptom mitochondrialer Myopathien ist die **belastungsabhängige proximale Muskelschwäche**, die sich häufig im frühen Erwachsenenalter manifestiert. Zudem können sich verschiedene Formen mit Ptose und externer Ophthalmoplegie (CPEO und KSS), mit epileptischen Anfällen (MERRF), Demenz, Ataxie und retinaler Beteiligung manifestieren. Meist finden sich klinische Mischbilder.

Diagnostik: Laborchemisch ist die Bestimmung von CK, Pyruvat und Laktat sowie Liquorlaktat wegweisend. Belastungstests (Fahrradergometrie, Ischämietest, Fasten) ergeben bereits nach leichter Belastung erhöhte Werte für Laktat und den Laktat-Pyruvat-Quotienten. EEG und EMG zeigen meist nur uncharakteristische Veränderungen.

PRAXIS Ein normales EMG trotz signifikanter Muskelschwäche spricht für eine metabolische Myopathie.

Die **Muskelbiopsie** weist in der Gomori-Trichrom-Färbung sog. **Ragged Red Fibres** auf (Ansammlung von Mitochondrien in den

Tab. 6.7 **Mitochondriale Myopathien**

Typ	Beginn	Klinik
chronisch-progressive externe Ophthalmo-plegie (CPEO)	um das 20. Lebensjahr	bilaterale Ptose, externe Ophthalmoplegie, evtl. zentrale Symptome (Dystonie, Ataxie, Demenz) und proximale Myopathie, PNP
Kearns-Sayre-Syndrom (KSS)	vor dem 20. Lebensjahr	CPEO und Retinopathia pigmentosa, Herzrhythmusstörungen, zerebelläre Ataxie sowie endokrine Beschwerden; erhöhtes Liquoreiweiß (> 1 g/l)
MELAS-Syndrom (Myopathie, Enzephalopathie, Laktatazidose, stroke-like episodes)	Kindesalter	Kinder: anfangs normale Entwicklung, dann episodisches Erbrechen (bei Laktatazidose), epileptische Anfälle, rezidivierende neurologische Ausfälle, Migräne, Myopathie Erwachsene: Enzephalopathie mit Demenz, fokalen Anfällen; rezidivierende TIA und Schlaganfälle < 40. Lebensjahr, Myopathien und Innenohrschwerhörigkeit, rez. Erbrechen bei Laktazidose
MERRF-Syndrom (Myoklonus-Epilepsie mit Ragged Red Fibres)	jedes Alter	Myoklonien (oft durch äußere Reize getriggert), zerebelläre Ataxie, epileptische Anfälle
NARP (Neuropathie, Ataxie, Retinitis pigmentosa)	Erwachsenenalter	axonale Neuropathie, zerebelläre Ataxie, Retinitis pigmentosa; extrapyramidale, kognitive und kardiale Symptome möglich
Morbus Leigh (subakute nekrotisierende Enzephalomyelopathie)	oft schon perinatal	Entwicklungsverzögerung, perinatale Asphyxie, Muskelhypotonie, Ataxie, Laktatazidose, externe Ophthalmoplegie
MNGIE (mitochondriale neurogastrointestinale Enzephalomyopathie)	vor dem 20. Lebensjahr	gastrointestinale Motilitätsstörung mit Erbrechen und Malnutrition, externe Ophthalmoplegie und Ptosis, PNP

Muskelfasern), die charakteristisch für mitochondriale Erkrankungen sind. Sie finden sich bei etwa 70 % der Betroffenen. Die molekulargenetische Untersuchung kann die Diagnose sichern.

Therapie: Die Erkrankungen sind nicht heilbar. Im Vordergrund stehen symptomatische und prophylaktische Maßnahmen (sinnvoll: leichtes Ausdauertraining). Gegebenenfalls kann ein Behandlungsversuch mit Coenzym Q unternommen werden; bei MELAS-Syndrom wird hochdosiert Folsäure verabreicht.

Die Patienten versterben an Herzinsuffizienz und Reizleitungsstörungen bei Kardiomyopathien, Folgeerkrankungen der Myopathie sowie an respiratorischer Insuffizienz bei zentraler Atemstörung.

6.5.2 Enzephalopathien bei internistischen Grunderkrankungen

Neurologische Symptome können auch im Rahmen von internistischen Grunderkrankungen vorkommen. Die folgenden Erkrankungen werden im jeweiligen Fachgebiet der Inneren Medizin ausführlich beschrieben.

- **hepatische Enzephalopathie**
- **Porphyrie**
- **urämische Enzephalopathie**
- **Elektrolytstörungen**
- **endokrine Enzephalopathien**: Am häufigsten sind Blutzuckerentgleisungen (Coma diabeticum, Hypoglykämie). Auftreten auch bei Cushing-Syndrom, Hyper- bzw. Hypothyreose, Hyperparathyreoidismus sowie Morbus Addison.

Dialysebedingte Enzephalopathien:

- **Dialyse-Dysequilibrium-Syndrom**: äußert sich mit Schwindel, Kopfschmerzen, Übelkeit, Erbrechen, Myoklonien, Tremor, psychotischen Symptomen sowie generalisierten Anfällen. Ursächlich ist eine zu schnelle Hämo- oder Peritonealdialyse. Infolge von Elektrolytverschiebungen und zu raschem Ausgleich der Liquorazidose kann ein Hirnödem auftreten. Die Therapie

erfolgt symptomatisch, meist kommt es zur spontanen Remission.

- **Dialyse-Enzephalopathie:** Ursächlich ist eine Aluminiumintoxikation bei langjähriger Hämodialyse. Klinisch zeigen sich Dysarthrie, Myoklonien, epileptische Anfälle und Verhaltensauffälligkeiten. Therapie: Vermeidung einer weiteren Aluminiumaufnahme sowie Gabe von Deferoxamin. Unbehandelt letaler Verlauf innerhalb eines Jahres.

Posteriores reversibles Enzephalopathiesyndrom (PRES): akute Funktionsstörung insbesondere des vertebrobasilären Stromgebietes aufgrund einer Schrankenstörung mit vasogenem Ödem. Häufige **Ursachen**: renale Hypertonie, Eklampsie, Immunsuppression (v. a. Chemotherapie) und Sepsis. **Klinisch** zeigen sich Kopfschmerzen, Verwirrtheit, zentrale Sehstörungen und epileptische Anfälle. Reversibel bei erfolgreicher Therapie der Grunderkrankung.

Zentrale pontine Myelinolyse: Es kommt zu Demyelinisierungen insbesondere im Pons. Mögliche Ursachen sind eine zu schnell korrigierte Hyponatriämie, Plasmahyperosmolalität (z. B. bei Verbrennungen), Mangelernährung, Alkoholentzugsdelir sowie Lebertransplantation. Klinisch finden sich je nach Läsionsausmaß leichte Defizite bis hin zu Tetraplegie mit Pyramidenbahnzeichen, Pseudobulbärparalyse und Locked-in-Syndrom (Entwicklung innerhalb weniger Tage). In der kranialen MRT sind typische Entmarkungen sichtbar. Differenzialdiagnostisch sind eine Basilaristhrombose und entzündliche Erkrankungen (z. B. multiple Sklerose) auszuschließen. Symptomatische Therapie; hohe Letalität.

Alkoholabusus: Aufgrund der toxischen Wirkung des Alkohols und seiner Metaboliten bzw. der meist vorhandenen Mangelernährung entstehen Schäden des zentralen und peripheren Nervensystems. Die Symptomatik umfasst Entzugsdelir, Alkoholhalluzinose, Polyneuropathie, Kleinhirnatrophie, epileptische Anfälle, Wernicke-Enzephalopathie (s. u.), Korsakow-Syndrom, zentrale pontine Myelinolyse (s. o.) sowie akute und chronische Myopathien bis hin zur Rhabdomyolyse (S. 142).

Wernicke-Enzephalopathie: Ursächlich ist ein **Vitamin-B$_1$-Mangel** (Thiaminmangel) bei Fehl- oder Mangelernährung, insbesondere bei chronischem Alkoholabusus, aber auch bei Anorexie, Hyperemesis, HIV-Enzephalopathie, Intensivtherapie mit parenteraler (Mangel-) Ernährung etc. Die klassische Symptomentrias besteht aus **Verwirrtheit** oder Bewusstseinsstörungen, **Augenbewegungsstörungen** und **Gangataxie**. Neuropathologisch finden sich Neuronen- und Axonenuntergänge mit Gliose (→ Atrophie), Myelinschäden und kleine Hämorrhagien (→ Siderose) insbesondere im Bereich der **Corpora mamillaria**, im **Thalamus** und periaquäduktal. Typische bildgebende Korrelate sind hyperintense T2- und FLAIR-Läsionen sowie Diffusionsstörungen in den betroffenen Arealen; im Akutstadium auch KM-Aufnahme, Hämorrhagien, Ödeme und Nekrosen; im Spätstadium Atrophie. Therapeutisch ist bereits bei Verdacht die intravenöse **Gabe von Thiamin** indiziert. Die Letalität liegt ohne Therapie bei 20 %.

Korsakow-Syndrom: organisch-amnestisches Syndrom, das oft im Anschluss an eine Wernicke-Enzephalopathie auftritt. Typisch ist das **gestörte Kurzzeitgedächtnis** mit einer gestörten Orientierung und Konfabulationen, um die Erinnerungslücken zu über-

spielen. Ultrakurzzeitgedächtnis (Immediatgedächtnis) und Bewusstsein sind normal. Die Kritikfähigkeit ist vermindert. Eine Rückbildung ist bei Abstinenz möglich. Therapie: Vitamin-B$_1$-Gabe, Training neuropsychologischer Funktionen.

> **PRÜFUNGSHIGHLIGHTS** ✖
>
> **Enzephalopathien bei metabolischen/internistischen Grunderkrankungen**
>
> **Zentrale pontine Myelinolyse:**
> – **!** Demyelinisierungen des Pons bei zu schnell korrigierter Hyponatriämie u. a.; klinisch variabel bis hin zu spastischer Tetraplegie und Pseudobulbärparalyse
>
> **Wernicke-Enzephalopathie:**
> – **!!** **klassische Trias:** Verwirrtheit/Bewusstseinsstörung, Augenbewegungsstörung, Gangataxie
> – **!** Auftreten vermehrt bei **chronischem Alkoholabusus**
> – **!** Neuropathologie: Atrophie, Hämorrhagien (→ Siderose) insbesondere von **Corpora mamillaria und Thalamus**
> – **!** **Bildgebung:** typische Signalveränderungen u. a. im Thalamus
> – **!!** Therapie: **Thiamin = Vitamin B$_1$ i. v.** bereits bei Verdacht

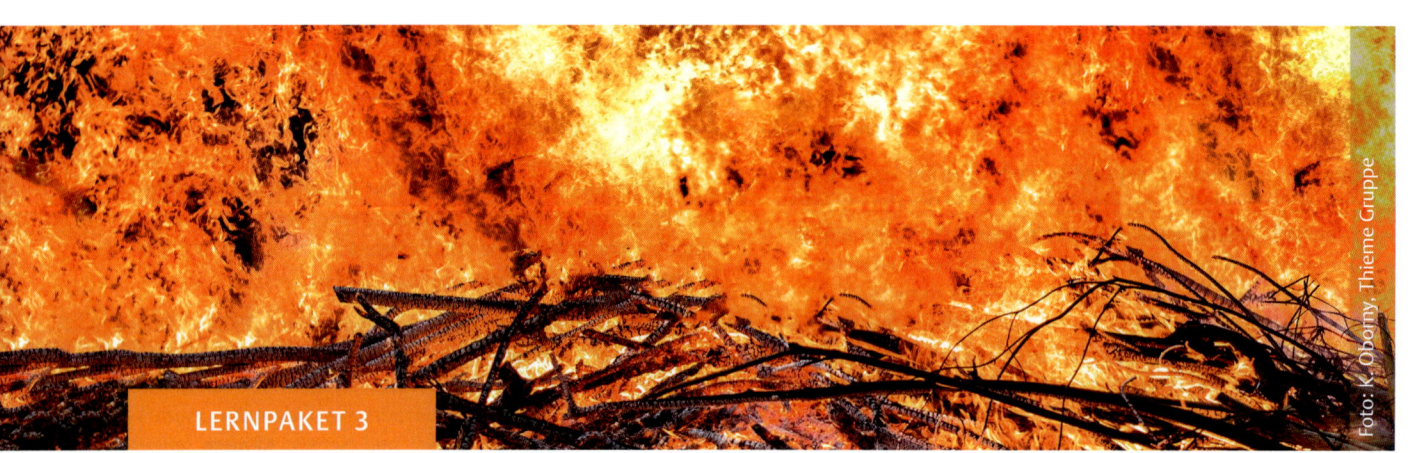

LERNPAKET 3

Foto: K. Oborny, Thieme Gruppe

6.6 Infektionen des ZNS

> **DEFINITION**
> – **meningitisches Syndrom:** Hirnhautentzündung mit Kopfschmerzen, Fieber, Meningismus, Bewusstseinsstörung, Hirnnervenparesen, Fotophobie, Erbrechen sowie gestörter Blutdruckregulation
> – **enzephalitisches Syndrom:** Entzündung von Hirnhäuten und Hirngewebe mit meningitischen Symptomen sowie zusätzlich Psychosyndrom und epileptische Anfälle.

6.6.1 Bakterielle Infektionen

Akute bakterielle Meningitis

Ätiopathogenese: Typisches Erregerspektrum abhängig vom Lebensalter:
- **Neugeborene, Abwehrgeschwächte:** gramnegative Enterobakterien (E. coli), Listerien (Listeria monocytogenes: grampositive Stäbchen), Streptococcus agalactiae (Gruppe-B-Streptokokken)
- **Kinder:** Neisseria meningitidis (= Meningokokken: gramnegative Diplokokken), Streptococcus pneumoniae (= Pneumokokken: grampositive Diplokokken), Streptokokken und Haemophilus influenzae
- **Jugendliche und Erwachsene:** Pneumokokken (typischerweise im hohen Lebensalter sowie bei Immunschwäche), Meningokokken und Listerien; seltener Staphylokokken, gramnegative Enterobakterien, Pseudomonas aeruginosa und Haemophilus influenzae.

> **LERNTIPP** !
>
> Achten Sie darauf, welche Erreger in welchem Lebensalter typisch sind, bzw. auch darauf, welche bei Immunsupprimierten zu Infektionen führen. Jugendliche haben ein besonders hohes Meningokokken-Risiko, da sie sich häufig in Gruppen aufhalten.

Die Erreger können sich hämatogen, per continuitatem bei Infektionen im HNO-Bereich (z. B. eitrige Mastoiditis, Rhinosinusitis) oder direkt (z. B. bei offenen Liquorfisteln oder nach hirnchirurgischen Eingriffen) ausbreiten.

In der Folge kommt es zu einer eitrigen Entzündung der Meningen („**Haubenmeningitis**") sowie häufig zu einem Hirnödem und zu diffusen intrakraniellen Blutungen.

Diagnostik: Bei bakteriellen Meningitiden finden sich im peripheren Blut deutlich erhöhte Entzündungsparameter (Leukozytose, CRP und Procalcitonin).

Prophylaxe: Gegen einige Erreger bakterieller Meningitiden stehen Impfungen zur Verfügung:

- Die **aktive Impfung** gegen **Meningokokken der Serogruppe C** (Totimpfstoff) wird laut STIKO für alle Kinder ab 12 Monaten empfohlen (Stand 08/2019). Auch Risikopersonen (z. B. Personen mit Immundefekten, gefährdetes Laborpersonal, in Länder mit epidemischem Vorkommen Reisende, Jugendliche) wird die Impfung empfohlen.
- Bestandteil der allgemeinen Impfempfehlungen für Säuglinge ab 2 Monaten sind zudem die Impfungen gegen **Pneumokokken** und **Haemophilus influenzae Typ B** (HiB).
- Eine Impfung gegen Listerien existiert nicht.

Seit 2013 ist in der EU auch ein Impfstoff gegen die **Serogruppe B der Meningokokken** für Immunsupprimierte und Laborpersonal mit Kontakt zu Meningokokken-haltigen Aerosolen zugelassen.

Meningokokkenmeningitis

Ätiologie: Eine Meningokokkenmeningitis wird durch unterschiedliche Serogruppen von Neisseria meningitidis ausgelöst: In Mitteleuropa handelt es sich am häufigsten um Infektionen mit den Serogruppen B (ca. 65–70 %) und C (25–30 %). Weitere Serogruppen (Y, W-135) sind selten. In Afrika sind Infektionen mit der Gruppe A endemisch. Meningokokken können auch bei asymptomatischen Personen im Nasen-Rachen-Raum gefunden werden.

Verdacht auf, Erkrankung an und Tod durch Meningokokkenmeningitis sind **meldepflichtig**.

Klinik und Komplikationen:

- typische meningitische Symptomatik: Fieber, Meningismus (kann bei Kleinkindern fehlen!), Bewusstseinsstörung und Kopfschmerzen, Fotophobie
- Waterhouse-Friderichsen-Syndrom (s. u. und **Abb. 6.14**)
- neurologische Komplikationen: Hirnödem, vaskuläre Störungen (Arteriitis, Vasospasmus, septische Sinusthrombose), Hydrozephalus, **Hörstörungen** (v. a. nach Pneumokokken-Meningitis), Hirnnervenparesen, intrakranielle Blutungen, epileptische Anfälle
- extrakranielle Komplikationen: z. B. Pneumonie, septischer Schock, Multiorganversagen, ARDS, Rhabdomyolyse, Arthritis, Elektrolytstörungen (SIADH), großflächige Hautläsionen, Nekrosen infolge von Thromboembolien.

PRAXIS Typisch für eine bakterielle Meningitis ist die rasche Progredienz innerhalb weniger Stunden aus völliger Gesundheit hin zu einem intensivpflichtigen Zustand. Die Diagnostik und antibiotische Therapie muss deshalb schnellstmöglich erfolgen (< 1 h)!

Waterhouse-Friderichsen-Syndrom: gefürchtete Komplikation der bakteriellen Meningitis, die fast ausschließlich bei Kindern und Jugendlichen vorkommt, selten bei Erwachsenen. Es tritt v. a. bei Infektionen mit N. meningitidis, S. pneumoniae und H. influenzae auf, kann jedoch auch bei einer tuberkulösen Meningitis vorkommen. Ursächlich sind die bei Zerfall der Erreger freigesetzten Endotoxine, die die Gerinnung aktivieren und zu einer disseminierten intravasalen Koagulopathie (DIC) führen. Klinisch imponieren eine sich rasch entwickelnde **Purpura** (Purpura fulminans) mit Petechien, Ekchymosen und Schleimhautblutungen, die durch die **Verbrauchskoagulopathie** hervorgerufen werden. Durch Einblutungen und Thrombenbildungen in den Nebennieren kommt es zu Nebennierenrindennekrosen und einer **akuten Nebennierenrindeninsuffizienz** mit Kortisolmangel. Einblutungen in innere Organe (z. B. Niere) können zu weiterem Organversagen führen. Es kommt zu einem septischen Schock. Die Patienten werden komatös und sterben im Multiorganversagen. Die Letalität liegt bei etwa 90 %.

> **LERNTIPP** !
>
> Die **Meningokokkensepsis** (= Waterhouse-Friderichsen-Syndrom) ist eine gefürchtete Komplikation und wird vom IMPP gerne gefragt: Prägen Sie sich die typischen Hauterscheinungen (Purpura!) ein, die Ausdruck der DIC sind (**Abb. 6.14**). Die Einblutungen in die Nebennierenrinde führen zur akuten NNR-Insuffizienz.

Diagnostik: In der klinischen Untersuchung können **Nervendehnungszeichen** (Meningismus) (S. 8) ausgelöst werden. Die wichtigsten diagnostischen Maßnahmen sind die Abnahme von Blutkulturen sowie (nach Ausschluss erhöhten Hirndrucks mittels CCT) die **Lumbalpunktion** und Liquordiagnostik, die einen trüben Liquor zeigt. Es finden sich massenhaft neutrophile Granulozyten (granulozytäre Pleozytose) sowie grampositive Diplokokken bei Pneumokokken oder intrazelluläre gramnegative Diplokokken bei Neisserien als Erreger. Der Erregernachweis im Liquor gelingt jedoch nicht immer (in ca. ⅓ d. F. nicht). Der Eiweißgehalt sowie der Laktatwert im Liquor sind deutlich erhöht, Glukose erniedrigt. Zur gezielten Behandlung wird eine umgehende Fokussuche (z. B. HNO-ärztliche Untersuchung, ggf. Bildgebung) empfohlen.

LERNPAKET 3

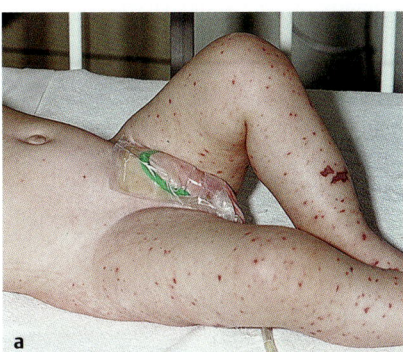
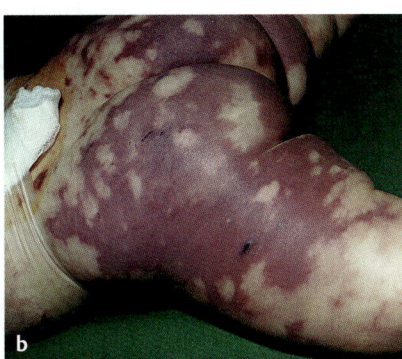

Abb. 6.14 Meningokokkensepsis. a Hautblutungen (Purpura) bei einer Meningokokkensepsis. **b** Waterhouse-Friderichsen-Syndrom mit Hautnekrosen. [aus Gortner, Meyer, Sitzmann, Duale Reihe Pädiatrie, Thieme, 2018]

Tab. 6.8 **Kalkulierte antibiotische Therapie bei bakterieller Meningitis**

Alter	Antibiotikum
Frühgeborene, Neugeborene	Cefotaxim plus Ampicillin* (evtl. plus Gentamicin bei Schwerstkranken)
Kleinkinder und Kinder	Cephalosporine der 3. Generation (Ceftriaxon oder Cefotaxim)
Erwachsene mit ambulant erworbener Meningitis	Cephalosporine der 3. Generation (Ceftriaxon oder Cefotaxim) plus Ampicillin*
ältere und abwehrgeschwächte Patienten	(in Regionen mit Penicillin-resistenten Pneumokokken Kombination aus Cephalosporinen und Vancomycin)
nosokomiale Infektionen (nach SHT, neurochirurgischen Eingriffen oder Shunt-Infektion)	Vancomycin plus Meropenem oder Vancomycin plus Ceftazidim

* Ampicillin ist auch gegen Listerien wirksam.

LERNTIPP !

Liquorbefund bei bakterieller Meningitis: eitrig trübe Farbe, starke Pleozytose (massenhaft neutrophile Granulozyten), deutliche Erhöhung von Eiweiß und Laktat, erniedrigte Glukose.

Therapie: Behandlung der Wahl ist die schnellstmögliche Gabe von **Dexamethason i. v.** vor oder mit **kalkulierter antibiotischer Therapie**. Diese soll direkt nach der Liquor- und Blutkulturentnahme, d. h. vor dem definitiven Erregernachweis, begonnen werden. Bei ausgeprägter Klinik mit Bewusstseinsstörung wird die Dexamethason- und Antibiotikagabe direkt nach der Blutkulturabnahme, noch vor der Liquorentnahme, empfohlen. Tab. 6.8 zeigt die Empfehlungen zur kalkulierten Antibiotikatherapie. Nach Erhalt des Antibiogramms wird die Therapie dem Erregerspektrum entsprechend angepasst.

Immer ist eine intensivmedizinische Behandlung indiziert, die neben Allgemeinmaßnahmen zur Sicherung der Vitalfunktionen je nach klinischem Bild auch die Hirndrucktherapie (S. 34), den Ausgleich von Elektrolytstörungen sowie ggf. eine antikonvulsive Therapie bei Auftreten epileptischer Anfälle umfasst.

Die Patienten müssen auch nach Beginn der antibiotischen Therapie weiter isoliert werden, da bis zu 24 Stunden nach Beginn einer suffizienten Antibiotikatherapie Ansteckungsgefahr besteht.

LERNTIPP !

Bei bakterieller Meningitis ist eine sofortige intravenöse antibiotische Therapie mit Cephalosporinen der 3. Generation erforderlich! Die Kombination mit Ampicillin i. v. deckt auch eine Listerieninfektion ab.

Prophylaxe: Bei Kontaktpersonen eines Patienten mit Meningokokkenmeningitis ist eine **Chemoprophylaxe** mit Rifampicin, Ceftriaxon oder Ciprofloxacin (nicht bei Kindern!) sowie ggf. eine postexpositionelle Impfung (abhängig von der Serogruppe) indiziert.

Listerienmeningitis

Ausgelöst durch Listeria monocytogenes tritt sie bevorzugt **bei immunsupprimierten Patienten** auf (u. a. bei Neugeborenen). Bei immunkompetenten Personen verläuft die Infektion mit Listerien oft inapparent. Die Aufnahme der Erreger kann über kontaminierte, oftmals rohe Lebensmittel erfolgen. Therapie der Wahl ist die kombinierte Gabe von **Ampicillin** und **Gentamicin** über 14 bis 21 Tage. Cephalosporine sind unwirksam.

PRÜFUNGSHIGHLIGHTS ✖

Akute bakterielle Meningitis:
– **häufige Erreger:**
  – **!!!** bei Kindern, Jugendlichen und Erwachsenen: **Pneumokokken** (Streptococcus pneumoniae: grampositive Diplokokken) und **Meningokokken** (Neisseria meningitidis: gramnegative Diplokokken)
  – **!!** bei Immunsupprimierten und Neugeborenen: **Listerien** (Listeria monocytogenes: grampositive Stäbchen) oder **E. coli** (gramnegative Stäbchen)
– Pathogenese:
  – **!** mögliche Ausbreitung per continuitatem bei eitrigen **Infektionen im HNO-Bereich**
  – **!** eitrige Entzündung der Meningen („**Haubenmeningitis**"), häufig **Hirnödem** und diffuse intrakranielle **Blutungen**
– **Impfung:**
  – **!** aktive Impfung gegen **Meningokokken C** auch für Risikopersonen (gefährdetes Laborpersonal) empfohlen
  – **!!** Impfempfehlung für Säuglinge ab 2 Monaten: u. a. Impfungen gegen **Pneumokokken** und **Haemophilus influenzae Typ B** (HiB)
  – **!** Eine Impfung gegen Listerien existiert nicht.

Meningokokkenmeningitis:
– **!** häufigste **Serogruppe** in Mitteleuropa: **B** (ca. 65–70 %)
– **!** asymptomatische Besiedlung des Nasen-Rachen-Raums mit Meningokokken möglich
– **!!** Verdacht, Erkrankung und Tod sind **meldepflichtig.**
– **!!!** Klinik: **Kopfschmerzen**, Fieber, **Meningismus** (kann bei Kleinkindern fehlen), Bewusstseinsstörung, Fotophobie

Komplikationen:
– **!!** **Hörstörungen** (v. a. nach Pneumokokken-Meningitis), Multiorganversagen, großflächige Hautläsionen, Nekrosen infolge von Thromboembolien
– **!!!** **Waterhouse-Friderichsen-Syndrom:**
  – **Verbrauchskoagulopathie**
  – klinisch **Purpura fulminans** mit Hautblutungen (Petechien, Ekchymosen)
  – Einblutungen und Thromben in verschiedenen Organen, u. a. den Nebennieren → Nebennierenrindennekrosen und **akute Nebennierenrindeninsuffizienz**

Diagnostik:
- **!** Blutkulturen und **Lumbalpunktion** (nach Ausschluss erhöhten Hirndrucks im CCT)
- **Liquorbefund:**
  - **!!** massenhaft neutrophile Granulozyten (**granulozytäre Pleozytose**)
  - **!!** grampositive **Diplokokken** bei Pneumokokken bzw. gramnegative Diplokokken bei Neisserien
  - **!!** Eiweiß und Laktat im Liquor deutlich erhöht, **Glukose erniedrigt**
- **!** **Fokussuche**, z. B. HNO-ärztliche Untersuchung

Therapie:
- **!!** Gabe von **Dexamethason** i. v. plus kalkulierte **antibiotische Therapie**:
  - **!!** Cefotaxim bei Kleinkindern und Kindern
  - **!!** 3.-Generation-**Cephalosporine** wie Ceftriaxon oder Cefotaxim **plus Ampicillin** (→ gegen Listerien) bei Erwachsenen mit ambulant erworbener Meningitis
  - **!** Vancomycin plus Ceftazidim nach neurochirurgischen Eingriffen
  - **! bei ausgeprägter Klinik** mit Bewusstseinsstörung: Dexamethason- und **Antibiotikagabe** direkt nach der Blutkulturabnahme, **noch vor der Liquorentnahme!**
- **intensivmedizinische Behandlung:**
  - **!** Allgemeinmaßnahmen zur Sicherung der Vitalfunktionen
  - **!** Ausgleich von Elektrolytstörungen
  - **!** ggf. antikonvulsive Therapie (nur bei Auftreten epileptischer Anfälle, nicht prophylaktisch)
- **!! Ansteckungsgefahr** bis zu 24 Stunden nach Beginn der antibiotischen Therapie → entsprechende **Isolation** betroffener Patienten
- **!! Chemoprophylaxe** bei **Kontaktpersonen** eines Patienten mit Meningokokkenmeningitis indiziert, z. B. mit **Rifampicin** (Ciprofloxacin nicht bei Kindern)

Listerienmeningitis:
- **!** Erregeraufnahme z. B. über verunreinigte, meist rohe Lebensmittel
- **!!** Therapie der Wahl: **Ampicillin**.

Hirnabszess

DEFINITION Umschriebene Einschmelzung von Hirngewebe mit Eiterbildung, die solitär oder multipel auftreten kann.

Ätiologie: Typische Erreger sind Anaerobier (nicht hämolysierende Streptokokken, Bacteroides fragilis), Aerobier (Proteus, Staphylokokken, hämolysierende Streptokokken, E. coli, Haemophilus influenzae, Pseudomonas) und besonders bei Immunsupprimierten auch Nocardien, Pilze bzw. Protozoen.

Die Erreger können auf unterschiedliche Weise ins Gehirn gelangen:
- **per continuitatem** bei Rhinosinusitis, Otitis, Mastoiditis, Zahnentzündungen
- **hämatogene** Streuung bei Pneumonie, Endokarditis
- **posttraumatisch** nach offenem Schädel-Hirn-Trauma, Operationen am offenen Schädel
- **postinfektiös** nach septischer Sinusthrombose, infektiöser Meningitis.

Klinik: akuter bis subakuter Beginn mit Kopfschmerzen, Meningismus, Fieber und fokalen neurologischen Defiziten (Hirnnervenausfälle, Paresen, Dysarthrie). Hinzu können epileptische Anfälle, psychische Störungen sowie Zeichen eines begleitenden Hirnödems wie Übelkeit, Erbrechen und ipsilaterale Stauungspapille kommen. Selten chronischer Verlauf mit milderer Symptomatik.

Diagnostik: Die **Labordiagnostik** zeigt Entzündungszeichen wie ein erhöhtes CRP. Im **Liquor** (Cave: Hirndruck!) findet sich ggf. eine gemischte Pleozytose und eine Eiweißerhöhung. Blut und Liquor können aber auch unauffällig sein. Zur **Erregerdiagnostik** sind in erster Linie Blutkulturen sowie die Gewinnung von Abszessmaterial (Punktion, Drainage oder Exzision) indiziert. In der zerebralen **Bildgebung** (CT oder MRT) mit Kontrastmittel sind ringförmige Strukturen mit zentral hypodensen und randständig kontrastmittelanreichernden Arealen wegweisend (DD: Metastasen, Glioblastome. In der **MRT** kann ein Hirnabszess von tumorbedingten Hirnläsionen mithilfe von diffusionsgewichteten Sequenzen unterschieden werden. Begleitend liegen häufig ein umgebendes Ödem und Hirndruckzeichen vor (**Abb. 4.2**).

Therapie:
- **kalkulierte antibiotische Therapie**: Cephalosporin der 3. Generation wie Cefotaxim oder Ceftriaxon (→ nicht hämolysierende Streptokokken, Aerobier) plus Metronidazol (→ Anaerobier wie Bacteroides fragilis) plus Vancomycin (→ Staphylokokken), ggf. Rifampicin oder Linezolid über 4–8 Wochen
- operative Revision (Abszess-Aspiration durch Drainage)
- symptomatische Behandlung: Antikonvulsiva bei epileptischen Anfällen, Kortikosteroide bei Hirnödem.

Prognose: Letalität 5–10 % (abhängig vom initialen neurologischen Befund).

Herdenzephalitis

Ätiologie: Einschwemmung von infizierten Thromben (bei Endokarditis → embolische Herdenzephalitis) oder systemische Infektionen (Sepsis → metastatische Herdenzephalitis). Die typischen Erreger sind Staphylo- und Streptokokken.

Klinik: (infarktähnliche) fokalneurologische Defizite wie Paresen und Aphasie, ggf. mit fokalen Anfällen, zusätzlich enzephalitisches Syndrom.

Diagnostik: Untersuchung von Serum (Entzündungszeichen), Blutkulturen und Liquor (granulozytäre Pleozytose) sowie kraniale Bildgebung (multiple Mikroabszesse, Infarktareale). Für eine erfolgreiche Therapie ist die Fokussuche essenziell. Differenzialdiagnostisch müssen eine multiple Sklerose (aufgrund der fluktuierenden Symptome) und eine endogene Psychose (aufgrund der psychiatrischen Auffälligkeiten) ausgeschlossen werden.

Therapie: kalkulierte antibiotische Therapie (Metronidazol in Kombination mit Fosfomycin oder Cefotaxim), später ggf. Anpassung an das Antibiogramm. Die Letalität ist hoch. Häufig bleiben Defizite zurück.

PRÜFUNGSHIGHLIGHTS   ✗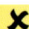

Hirnabszess:
- ‼ typische **Erreger**: nicht hämolysierende Streptokokken, Bacteroides fragilis, Staphylokokken, E. coli; bei **Immunsupprimierten** Pilze
- ! **Symptome**: u. a. fokale neurologische Defizite, **epileptische Anfälle** sowie Übelkeit/Erbrechen und Papillenödem
- Diagnostik:
  - ! CRP im Serum erhöht; **Blutkulturen** und Gewinnung von Abszessmaterial zur **Erregerdiagnostik**
  - ‼ **Bildgebung** (MRT/CT): **ringförmige** Strukturen mit zentraler Hypodensität und **randständiger KM-Aufnahme** (DD: Glioblastome); diffusionsgewichtete Sequenzen zur Abgrenzung von Hirntumoren
- ! **Therapie**: kalkulierte antibiotische Therapie mit Ceftriaxon plus Metronidazol plus Vancomycin

Herdenzephalitis:
- ! **enzephalitisches Syndrom** durch multiple „**metastatische**" **Mikroabszesse** und Infarktareale, z. B. bei Sepsis oder Endokarditis.

Botulismus

> **DEFINITION** Intoxikation mit dem von Clostridium botulinum gebildeten Botulinumtoxin, die sich mit schlaffen Paresen äußert und aufgrund einer sich rasch entwickelnden Atemmuskelparese lebensbedrohlich ist.

Ätiologie: Der klassische Botulismus tritt nach dem Verzehr **verdorbener Konservennahrung**, die Botulinumtoxin enthält, auf (**Nahrungsbotulismus**). Wesentlich seltener ist eine Wundinfektion mit Clostridium-botulinum-haltigen Sporen (**Wundbotulismus**) oder der sog. Säuglingsbotulismus (Darmbesiedelung mit Clostridium botulinum). Die Erkrankung wird nicht von Mensch zu Mensch übertragen.

Botulinumtoxin ist das stärkste bekannte Neurotoxin: Es hemmt irreversibel präsynaptisch die Acetylcholinfreisetzung an der motorischen Endplatte und an den autonomen Nervenendigungen und stört damit die neuromuskuläre Impulsübertragung.

Typische Toxinquellen sind anaerob konservierte Nahrungsmittel (→ anaerobes Bakterium) in Konservendosen oder Weckgläsern (Cave: vorgewölbte Konservendosen!). Das Toxin ist hitzelabil: 10-minütiges Kochen oder 30-minütiges Erhitzen von kontaminierten Lebensmitteln auf 80 °C zerstört Keime und Toxine. Die Sporen von Clostridium botulinum sind hingegen sehr widerstandsfähig und hitzebeständig und können daher in unzureichend erhitzten Lebensmitteln (Cave: selbsthergestellte Konserven!) überleben.

Verdacht, Erkrankung und Tod sowie direkter oder indirekter Erreger- oder Toxinnachweis sind **meldepflichtig**.

Klinik: Nach einer Latenzzeit von 18–36 h leiden die Patienten an akuten Schluck- und Augenmuskelparesen (Doppelbilder) sowie Dysarthrie und Dysphagie („bulbärer" Beginn, d. h., die Paresen beginnen im Bereich der Hirnnerven). Im weiteren Verlauf entwickelt sich eine proximal betonte, absteigende, schlaffe Tetraparese mit letaler Atemlähmung. Daneben bestehen häufig vegetative Symptome wie Mydriasis, Blasen- und Mastdarmlähmung, Tachykardie, Mundtrockenheit, Übelkeit, Erbrechen,

Bauchschmerzen, Diarrhö (früh im Verlauf) bzw. Obstipation (spät im Verlauf), Dyspnoe und Bewusstseinstrübungen.

Diagnostik: Anamnese und Auffälligkeiten in der neurologischen Untersuchung (s. o., Muskeleigenreflexe nicht auslösbar); Proteinerhöhung und/oder Pleozytose im Liquor; Toxinnachweis im Tierversuch; Real-time-PCR in Serum, Stuhlproben, Nahrungsmitteln etc.

Therapie: Diese sollte wegen der drohenden Atemlähmung unter intensivmedizinischen Bedingungen erfolgen (ggf. Intubation bei Atemlähmung).
- **heptavalentes Botulinumantitoxin** (gegen Serotypen A–G): neutralisiert nur Toxinmoleküle, die noch nicht an Nervenendigungen gebunden sind, und ist deshalb nur innerhalb von maximal 48 h nach Giftinokulation und bei Wundbotulismus wirksam.
- **Entfernung von nicht resorbiertem Toxin:** Wunddébridement
- **Cholinesterasehemmer** symptomatisch
- **Die Gabe von Magnesium ist kontraindiziert!**

Prognose: Die Letalität beträgt unter intensivmedizinischer Therapie 10 % (unbehandelt bis zu 70 %). Überlebende haben eine gute Prognose. Nur selten kommt es zu einer Residualsymptomatik (Müdigkeit, Belastungsdyspnoe).

Neurotuberkulose

Etwa 10 % der Tuberkulose-Patienten entwickeln – u. U. erst Jahre nach der Erstinfektion mit Tbc – eine **tuberkulöse Meningitis**. Diese imponiert charakteristischerweise als basale Meningitis mit **Hirnnervenausfällen** (v. a. der Okulomotorik und des N. facialis) und weiteren fokalneurologischen Ausfällen (Arteriitis der Hirngefäße). Die Symptomatik beginnt schleichend, daneben bestehen meist Fieber (auch subfebrile Temperaturen) und weitere meningitische Symptome. Eine mögliche Komplikation ist der Hydrocephalus malresorptivus, der sich infolge von Verklebungen in den basalen Zisternen und den Liquorräumen ausbilden kann. Im MRT zeigt sich eine basale Kontrastmittelanreicherung. Die Diagnose wird anhand des Erregernachweises (aus Sputum, Magensaft, Harn oder Liquor) und der Liquoruntersuchung (Pleozytose, Liquorglukose < 50 % der Serumglukose, Protein 100–500 mg/dl, Laktat > 3,5 mmol/l) gestellt.

> **LERNTIPP**   !
>
> Doppelbilder bzw. eine eingeschränkte Okulomotorik in Verbindung mit starken Kopfschmerzen, Fieber und Abgeschlagenheit sollten Sie – insbesondere bei Risikopatienten – an eine tuberkulöse Meningitis denken lassen.

Neuroborreliose

Erreger: Borrelia burgdorferi, Übertragung über infizierte Zecken.

Klinik: Auftreten Monate bis Jahre nach der Erstmanifestation (= **Erythema chronicum migrans** → ringförmige Rötung an der Stichstelle mit zentrifugaler Ausbreitung und zentraler Abblassung) als **Meningoradikulitis** mit Neuritis n. optici, **Hirnnervenparesen**, schmerzhafter Radikulitis, Polyneuropathie oder **Enzephalomyelitis** mit Para- und Tetraparese, Gangataxie und Blasenfunktionsstörung. Weitere Symptome sind **Herzrhythmusstörungen**, die **Acrodermatitis chronica atrophicans** (→ pergamentartige, gefältete Haut und durchscheinende Gefäße, z. T. fibrotische

Knoten) bzw. die **Lyme-Arthritis** (Oligoarthritis großer Gelenke, v. a. am Knie).

Diagnostik:

- Antikörpernachweis in Blut und Liquor
- Liquorbefund: lymphozytäre Pleozytose, Eiweiß ↑, gelegentlich Erregernachweis

Therapie: Cephalosporine der 3. Generation (z. B. Ceftriaxon 2 g/d i. v.) oder Penicillin G intravenös oder Doxycyclin oral über 2–3 Wochen.

Neurolues

Die Neurolues ist die Folge einer Syphilisinfektion (Treponema pallidum) und tritt bei etwa 10 % der unbehandelten Patienten Jahrzehnte nach der eigentlichen Infektion auf. Man unterscheidet folgende Manifestationsformen:

- **gummöse Neurosyphilis**: Verdrängung des Hirngewebes durch umschriebene raumfordernde Granulome (Gummen), Symptome entsprechend der Lokalisation
- **meningovaskuläre Neurosyphilis**: Meningitis, v. a. der Hirnbasis und des Rückenmarks, Kopfschmerzen, Hirnnervenbeteiligung, fokalneurologische Ausfälle, hirnorganisches Psychosyndrom
- **Tabes dorsalis**: Demyelinisierung der Hinterstränge mit brennenden, lanzinierenden (einschießenden) Schmerzen in Beinen und Bauch, Reflexverlust der unteren Extremität, Pallhypästhesie und Ataxie, Hirnnervenparesen, Inkontinenz, Argyll-Robertson-Pupille
- **progressive Paralyse**: chronisch-progrediente Enzephalitis mit Parenchymdegeneration des Frontalhirns, psychischen Veränderungen, Demenz, epileptischen Anfällen.

PRÜFUNGSHIGHLIGHTS ✖

Botulismus
– **! Klinik:** akute Paresen der Schluck- und Augenmuskeln (→ Doppelbilder), Dysarthrie, Dysphagie, Mundtrockenheit, Bauchschmerzen, Obstipation; im Verlauf schlaffe Tetraparese mit fehlenden Muskeleigenreflexen

Neuroborreliose:
– **Klinik:**
  – **!** ringförmige Rötung mit zentrifugaler Ausbreitung und zentraler Abblassung (Erythema chronicum migrans)
  – **‼ Meningoradikulitis** u. a. mit Hirnnervenparesen, schmerzhafter Radikulitis, Para- oder Tetraparese
  – **!** Herzrhythmusstörungen, Acrodermatitis chronica atrophicans, Oligoarthritis großer Gelenke, v. a. am Knie
– **‼ Liquorbefund:** lymphozytäre Pleozytose, Eiweiß ↑
– **!** Therapie: **Ceftriaxon** 2 g/d i. v.

6.6.2 Virale Meningoenzephalitiden

Grundlagen

Epidemiologie: häufigste Meningitisform.

Ätiologie: in erster Linie Herpesviren (HSV, VZV), des Weiteren Coxsackie-, Mumps-, Masern-, Influenza-, Rhabdo- (Tollwut), Arbo- (FSME) und HI-Viren.

Klinik und Diagnostik: Die meningitische Symptomatik ist geringer ausgeprägt als bei bakteriellen Meningitiden. Differenzialdiagnostisch ist hier insbesondere der Procalcitonin-Wert hilfreich (viral: annähernd normal, bakteriell: stark erhöht). Zusätzlich können erregerspezifische Begleitsymptome bestehen.

Die Liquoruntersuchung zeigt meist nur eine mäßige lymphomonozytäre Pleozytose sowie Plasmazellen. Pathologische Werte von Glukose oder Laktat sind bei viralen Meningoenzephalitiden selten (im Gegensatz zu den bakteriellen!). Insbesondere nach Auslandsaufenthalten ist auch ein Erregernachweis wichtig.

Therapie: Bereits bei V. a. eine Meningitis durch HSV oder VZV ist die Gabe von Aciclovir indiziert. Kann eine bakterielle Meningitis nicht sicher ausgeschlossen werden, sollte zusätzlich eine antibiotische Therapie erfolgen. Symptomatisch werden Analgetika, Antikonvulsiva sowie ggf. Maßnahmen zur Hirndrucksenkung eingesetzt.

Herpesenzephalitis

DEFINITION Am häufigsten Herpes-simplex-(HSV-1-)Infektion mit nekrotisierend-hämorrhagischer Enzephalitis insbesondere im Bereich der Temporallappen und des limbischen Systems.

Klinik: Initial treten über wenige Tage Prodromi wie allgemeines Krankheitsgefühl, Kopfschmerzen, hohes Fieber, Schüttelfrost und Übelkeit auf. Im Anschluss an ein symptomarmes Intervall kommt es zu:

- subakuter Bewusstseinstrübung
- organischem Psychosyndrom mit Verwirrtheit und Halluzinationen
- fokalen Defiziten wie Sprachstörungen, Hemiparese
- epileptischen Anfällen.

Diagnostik: In der **MRT** ist meist unilateral ein Ödem als (T2-)**Signalanhebung** parahippokampal und insulär **im Temporallappen** erkennbar. In der **CCT** werden Veränderungen hingegen erst nach einigen Tagen sichtbar. Das **EEG** zeigt häufig eine **temporale Funktionsstörung** (= Verlangsamung) bzw. epilepsietypische Potenziale (PLEDs = periodisch lateralisierte Komplexe).

Die Liquoruntersuchung (S. 32) ergibt eine **lymphozytäre Pleozytose**, ggf. erfolgt der Erregernachweis durch PCR. Neuropathologisch finden sich die für eine virale Genese typischen **intranukleären Cowdry-Einschlusskörperchen** sowie nekrotische, ggf. hämorrhagische Läsionen im Temporallappen.

Therapie: Aciclovir i. v. (schon bei Verdacht!), ggf. parallel antibiotische Therapie (bis zur Diagnosesicherung) und symptomatische Maßnahmen (u. a. ausreichende Hydratation: Gefahr eines Nierenversagens unter Aciclovir). (Nur) bei Aciclovir-Resistenz kann Foscarnet eingesetzt werden. Die Gabe von Glukokortikoiden (nur zusätzlich!) sollte nur nach strenger Indikationsstellung erfolgen, z. B. bei akutem Hirndruck.

Prognose: Hohe Letalität; unbehandelt versterben 70 %, unter virostatischer Therapie immer noch 20–30 % der Patienten. Als **Residuen** einer durchgemachten HSV-Enzephalitis finden sich v. a. **anhaltende Gedächtnisstörungen**, Aphasien und ein erhöhtes Risiko epileptischer Anfälle.

LERNPAKET 3

LERNTIPP   !

Die **Symptomatik einer Herpesenzephalitis** wird typischerweise so geschildert: Der Patient klagt einige Tage über Kopfschmerzen und Fieber. Nach einer vorübergehenden Besserung treten plötzlich epileptische Anfälle auf, der Patient ist zunehmend verwirrt und hat Sprachstörungen.

Achten Sie auf die Befundlokalisation in der Bildgebung bzw. im EEG: Typisch ist die **temporale Affektion**!

Herpes zoster (Gürtelrose)

Zu einer neurologischen Beteiligung kommt es meist bei einer Reaktivierung einer latenten Varicella-zoster-Virus-Infektion im Rahmen einer allgemeinen Abwehrschwäche. Charakteristischerweise findet sich ein segmentales vesikuläres Exanthem, das einem oder mehreren benachbarten Dermatomen zugeordnet werden kann und mit Schmerzen sowie Sensibilitätsstörungen einhergeht (z. T. Auftreten der Schmerzen häufig schon vor Exanthemausbruch). Zusätzlich bestehen je nach Manifestationsort spezifische Begleitsymptome bzw. Komplikationen:

- **Zoster ophthalmicus** (N. V_1): Entzündungen des Auges, Optikusneuritis, Augenmuskelparesen
- **Zoster oticus** (N. VII): progrediente unilaterale Ohrenschmerzen, vesikuläre Effloreszenzen an der Ohrmuschel oder im äußeren Gehörgang, Fazialisparese (→ ipsilaterale Hypakusis und Parese der Gesichtsmuskulatur), N.-vestibulocochlearis-Läsion (→ Schwindel, Tinnitus, Hörminderung)
- **Polyradikulitis:** wie Guillain-Barré-Syndrom (sehr selten)
- **Myelitis:** Sensibilitätsstörungen, Paresen, Harnverhalt bis hin zur Querschnittssymptomatik
- **aseptische Meningitis:** u. U. mit chronischem Verlauf
- **Enzephalitis:** durch Entzündung großer bzw. kleiner Gefäße mit Befall der Hemisphären und des Hirnstamms (Vorkommen v. a. bei immunsupprimierten Patienten).

Bei allen Formen kann sich im Liquor eine lymphozytäre Pleozytose zeigen. Die Therapie erfolgt symptomatisch und virostatisch mit **Aciclovir**. Eine häufige Komplikation stellt die Postzosterneuralgie (S. 153) dar.

Frühsommermeningoenzephalitis (FSME)

Die durch Zeckenstiche übertragene virale Infektion ist durch einen 2-phasigen Verlauf mit grippeähnlichem Prodromalstadium und darauffolgender, teilweise schwerer und fulminant verlaufender neurologischer Symptomatik (Meningitis, Enzephalitis, Myelitis oder Radikulitis) gekennzeichnet. Diagnostisch wegweisend ist die Reiseanamnese (Endemiegebiet ist z. B. Süddeutschland). In Liquor und Serum sind spezifische Antikörper, eine intrathekale IgG-Produktion sowie eine lymphozytäre Pleozytose nachweisbar. Die Therapie erfolgt rein symptomatisch. Eine **aktive Immunisierung** mit inaktivierten Viren steht zur Verfügung und wird v. a. für Personen in Endemiegebieten empfohlen. Es kommt meist zu einer vollständigen Remission; in etwa 35 % d. F. bestehen neurologische Einschränkungen fort (Letalität 1 %).

Progressive multifokale Leukenzephalopathie (PML)

Ätiologie: Erreger ist das JC-Polyomavirus. Die progressive multifokale Leukenzephalopathie tritt praktisch ausschließlich bei **Immunsupprimierten** auf (v. a. HIV-Patienten, Organtransplantierten, unter Therapie mit monoklonalen Antikörpern).

Klinik: Beginn häufig mit neuropsychologischen Symptomen (**Gedächtnisstörungen**, Wesensveränderungen), zentralen **Sehstörungen**, **Gangstörung**, Sprech- und Sprachstörungen. Im Verlauf finden sich progrediente Paresen bis hin zur Tetraplegie, Ataxie, Kopfschmerzen sowie epileptische Anfälle.

Diagnostik: Die Anamnese ist meist wegweisend. Die **MRT** zeigt **asymmetrische Veränderungen** (hypointens in T1, hyperintens in T2), die bevorzugt parietookzipital, subkortikal oder periventrikulär lokalisiert sind, keinen raumfordernden Effekt haben und kein Kontrastmittel aufnehmen. Bei konkretem Verdacht ist eine **JC-Virus-PCR des Liquors** bzw. auch zum Ausschluss anderer Erkrankungen wie eines zerebralen Lymphoms eine Hirnbiopsie (Verlust von Myelin, intranukleäre Einschlüsse) diagnostisch richtungweisend.

Therapie: Behandlung der Grunderkrankung, keine kausale Therapie bekannt. Bei HIV-Infektion kann es unter antiretroviraler Therapie zur vollständigen Remission kommen, ebenso nach Plasmapherese bei Auftreten unter Therapie mit monoklonalen Antikörpern.

Masernassoziierte Infektionen

Nach einer Infektion mit dem Masernvirus können sehr schwerwiegende ZNS-Komplikationen auftreten:

- **postinfektiöse Masernenzephalitis:** Postinfektiöse Autoimmunenzephalitis, die sich am 4.–7. Tag nach dem Exanthemausbruch mit Kopfschmerzen, Fieber, Bewusstseinsstörung, epileptischen Anfällen und Paresen manifestiert. Im Liquor können weder Viren noch Antikörper nachgewiesen werden. Häufigkeit: 1:1000 Maserninfektionen. Letalität: 10–20 %. 20–30 % der Patienten überleben mit Residualschäden.
- **subakut sklerosierende Panenzephalitis (SSPE):** progrediente Zerstörung des Gehirns, die Monate bis Jahre nach der Infektion eintritt, mit psychischen und intellektuellen Veränderungen beginnt und zu neurologischen Ausfällen bis hin zum Verlust aller zerebralen Funktionen führt. Häufigkeit: 1:1 000 000 Einw./Jahr. Masern-Infektionen vor dem 5. Lebensjahr gehen mit einem erhöhten Risiko einer SSPE einher (1:3300).
- **Masern-Einschlusskörper-Enzephalitis (MIBE):** Auftreten nur bei Immuninkompetenten ca. 5 Wochen bis 6 Monate nach der Infektion. Letalität 30 %.

PRÜFUNGSHIGHLIGHTS

Herpesenzephalitis:
- !!! häufigster **Erreger:** Herpes-simplex-Virus Typ 1 (HSV-1)
- ! Letalität 70 % (ohne Behandlung)
- ! Folgeschäden: u. a. **anhaltende Gedächtnisstörungen**

Klinik:
- !!! **Prodromalphase** (wenige Tage): allgemeines Krankheitsgefühl, Fieber, Kopfschmerzen, Schüttelfrost
- Vollbild:
  - !! **Bewusstseinsstörung**
  - !! Psychosyndrom mit **Verwirrtheit** und Halluzinationen
  - !! fokale Defizite, u. a. **Sprachstörungen**
  - !!! **epileptische Anfälle**

Diagnostik:
- !!! **MRT:** unilaterale **Signalalteration** parahippocampal und insulär **im Temporallappen**
- !!! **EEG: temporale Funktionsstörung** (= Verlangsamung) und/oder epilepsietypische Potenziale

- **!! Liquor: lymphozytäre Pleozytose** (selten pathologische Werte von Glukose oder Laktat i. L.)
- **!! Pathologie: nekrotische, z. T. hämorrhagische** Temporallappenläsionen, intranukleäre Einschlusskörperchen

Therapie:
- **!!! Aciclovir** i. v. schon bei Verdacht
- **!** ausreichende Hydratation: Gefahr eines Nierenversagens unter Aciclovir
- **!** parallel antibiotische Therapie (bis zur Diagnosesicherung)
- **!** Foscarnet bei Aciclovir-Resistenz
- **!** Glukokortikoide nur zusätzlich!

Varicella-zoster-Infektion:
- **! Klinik bei Zoster oticus:** progrediente unilaterale Ohrenschmerzen, Bläschen an der Ohrmuschel oder im äußeren Gehörgang, Fazialisparese und Schwindel

Frühsommermeningoenzephalitis (FSME):
- **!** virale Infektion; Diagnostik: spezifische **Antikörper in Liquor und Serum**, lymphozytäre Liquor-Pleozytose; rein **symptomatische Therapie**, Letalität 1 %

Progressive multifokale Leukenzephalopathie (PML):
- **!! Erreger: JC-Polyomavirus**
- **!! Auftreten** v. a. bei **HIV**-Patienten
- **!! Klinik: Gedächtnisstörungen**, Sehstörungen, **Gangstörung**, Sprachstörungen, Kopfschmerzen; im Verlauf Tetraplegie
- Diagnostik:
  - **! MRT:** subkortikal oder periventrikulär asymmetrische Veränderungen (hypointens in T1, hyperintens in T2) ohne raumfordernden Effekt und ohne Kontrastmittel-Aufnahme
  - **!! Hirnbiopsie:** Verlust von Myelin, intranukleäre Einschlüsse.

6.6.3 Prionenerkrankungen

Hierzu zählen neben der im Folgenden näher beschriebenen, meist sporadisch auftretenden Creutzfeldt-Jakob-Krankheit das hereditäre Gerstmann-Sträussler-Scheinker-Syndrom (Ataxie, Demenz, Hyporeflexie) und die fatale familiäre Insomnie (Insomnie, autonome Dysregulationen, motorische Störungen). Alle Prionenerkrankungen haben mit einer Überlebenswahrscheinlichkeit von wenigen Jahren eine ungünstige Prognose.

Creutzfeldt-Jakob-Krankheit

DEFINITION Sporadische Prionenerkrankung, die sich als subakute spongiforme Enzephalopathie äußert.

Klinik: Innerhalb weniger Wochen kommt es zu rasch progredienten psychischen Auffälligkeiten mit Gedächtnisstörungen und Affektlabilität im Sinne einer Demenz. Die neurologische Symptomatik ist vielfältig: Ataxie, Myoklonien, Gangstörung, Pyramidenbahnzeichen, extrapyramidal-motorische Störungen bzw. Rigor, kortikale Sehstörungen und Augenbewegungsstörungen, epileptische Anfälle sowie Bewusstseinsstörungen.

Diagnostik: Wegweisend für die Diagnose sind neben der typischen Klinik der Nachweis von 14-3-3-Protein im Liquor, kortikale Signalsteigerungen (FLAIR/DWI) und Hyperintensität der Basalganglien in der Bildgebung (MRT) sowie periodisch auftretende triphasische Sharp-Wave-Komplexe im EEG. Mittels RT-QuIC kann das fehlgefaltete Protein im Liquor nachgewiesen werden.

Post mortem kann die spongiforme Enzephalopathie mikroskopisch bestätigt werden; typisch ist eine kortikale und subkortikale Atrophie mit Neuronenverlust und Vakuolenbildung („spongiöses" Bild) sowie eine ausgeprägte Astrozytose.

Therapie und Prognose: Es ist keine kausale Therapie bekannt. Insbesondere die BSE-assoziierte Variante hat einen raschen letalen Verlauf. Erkrankung und Tod sind meldepflichtig.

LERNTIPP !

Hier sollten Sie sich die rasch progrediente psychische Symptomatik (demenzielles Syndrom mit Gedächtnisverlust und Affektlabilität) und den pathologischen Befund (spongiöse Auflockerung der Großhirnrinde) merken.

6.6.4 Meningoenzephalitiden durch Pilze und Parasiten

Pilzinfektionen

- **ZNS-Kandidose:** Meningoenzephalitis mit Hirnnervenausfällen, Paresen und Sensibilitätsstörungen
- **Kryptokokkose:** Der Pilz siedelt sich aufgrund seiner ausgeprägten Neurotropie v. a. im ZNS ab und führt zu einer akuten oder chronischen (Meningo-)Enzephalitis mit Hirnnervenausfällen, fokalen Defiziten und epileptischen Anfällen. Unbehandelt ist die Erkrankung letal. Therapie: Amphotericin B und 5-Fluorocytosin über mehrere Wochen.

Protozoeninfektionen

- **Toxoplasmose:** Bei gesunden Erwachsenen verläuft eine Infektion oft asymptomatisch. Immungeschwächte Patienten erkranken an einer Enzephalitis mit Kopfschmerzen, fokalen Defiziten und epileptischen Anfällen. Wichtige DD neurologischer Symptome bei HIV-Patienten!
- **Malaria:** Neben den typischen Malariafieberschüben klagen die Patienten zusätzlich über neurologische Beschwerden wie Bewusstseinsstörungen, epileptische Anfälle sowie zerebrale Herdsymptome. Die Malariaenzephalitis hat eine hohe Letalität.

Wurmerkrankungen

- **Zystizerkose:** Bei zerebralem Befall mit dem Schweinebandwurm (Taenia solium) entstehen durch die raumfordernde Wirkung der Finnen rasch fokale Herdsymptome, epileptische Anfälle und Hirndruckzeichen. Auch spinale Manifestationen sind möglich.
- **Echinokokkose:** Bei ZNS-Beteiligung einer Infektion mit Echinococcus granulosus finden sich oft epileptische Anfälle sowie Hirndruckzeichen.

PRÜFUNGSHIGHLIGHTS

Creutzfeldt-Jakob-Krankheit:
- **!!!** zeitlicher Verlauf: Progredienz **innerhalb weniger Wochen**
- **!!** neuropsychiatrische Symptome: **Gedächtnisstörungen** und Affektlabilität
- **!!** neurologische Symptome: u. a. Ataxie, Gangstörung, **Myoklonien**, Sehstörungen und Augenbewegungsstörungen
- **!** EEG: periodische, triphasische Sharp-Wave-Komplexe
- **!** Pathologie/Mikroskopie: **spongiöse Hirnveränderungen** und ausgeprägte Astrozytose.

6.7   Entmarkungserkrankungen

6.7.1 Multiple Sklerose (MS)

Synonym: Encephalomyelitis disseminata

> **DEFINITION** Immunvermittelte chronisch-entzündliche ZNS-Erkrankung mit multifokalen herdförmigen Entmarkungen (Demyelinisierungen) von Gehirn und Rückenmark sowie Schädigung von Axonen.

Epidemiologie: Die Prävalenz beträgt rund 50–100/100 000 Einwohner; besonders hoch ist sie in skandinavischen Ländern und in Nordamerika, deutlich seltener in äquatornahen Ländern. Jährlich erkranken ca. 3–5/100 000 Einwohner. Überwiegend betroffen sind jüngere, weiße Frauen zwischen dem 20. und 40. Lebensjahr. Regelmäßiges Rauchen erhöht das Risiko 1,5-fach.

Ätiopathogenese: Autoimmunprozesse gegen Antigene auf den Myelinscheiden werden als ursächlich angenommen. Zudem scheinen auch genetische Faktoren eine Rolle zu spielen: Bei nahen Verwandten ist das Erkrankungsrisiko höher als in der Normalbevölkerung.

Es kommt schubweise zu Entzündungen und konsekutivem Abbau der Markscheiden in Gehirn, Rückenmark und zentral myelinisierten Hirnnerven wie dem N. opticus (→ fokale **Demyelinisierungen**). **Histopathologisches** Korrelat der Entzündung im akuten Schub sind Lymphozyteninfiltrate sowie Fettkörnchenzellen als Produkt der Markscheidendestruktion durch Makrophagen. Nach abgelaufener Entzündung bilden sich gliöse Narben aus („Sklerose"). Makroskopisch stellen diese sich insbesondere periventrikulär und juxtakortikal als derbe graue Herde dar (**Abb. 6.15**).

Darüber hinaus kommt es auch zu Schädigungen der grauen Substanz, welche die Symptome erklären, die durch eine alleinige Schädigung der weißen Substanz nicht ausreichend erklärt sind (z. B. chronische Müdigkeit, Gedächtnisstörungen).

Klinik: Die Erkrankung kann entsprechend der Läsionslokalisation mit Defiziten aller Hirnfunktionen einhergehen. Die Symptome nehmen über Stunden bis Tage zu und bilden sich langsam über Wochen, z.T. unvollständig zurück („Schübe"). Am häufigsten sind **Sensibilitätsstörungen** (z. B. Parästhesien), Gangstörungen und eine einseitige Optikusneuritis (S.96) mit **Visusmin**derung und **Augenbewegungsschmerz**. Weitere mögliche Symptome sind:

- **internukleäre Ophthalmoplegie** (INO), Eineinhalb-Syndrom (S.21), Doppelbilder durch Augenmuskelparesen (häufig Abduzensparese)
- **Lhermitte-Zeichen:** durch passive Nackenbeugung ausgelöste blitzartige, über Rücken und/oder Extremitäten abwärts ziehende, elektrisierende Missempfindungen
- **spastische Paresen** mit Reflexsteigerungen, positive Pyramidenbahnzeichen (z. B. Babinski-Zeichen), erloschene Bauchhautreflexe
- **Ataxie**, Dysarthrie, **Nystagmus**, Dysdiadochokinese
- **Blasenstörungen**
- **psychische Störungen** wie abnorme Ermüdbarkeit, Angststörungen, kognitive Einbußen oder inadäquate Euphorie im Verlauf.

Selten ist die isolierte Charcot-Trias mit Nystagmus, Intentionstremor und skandierender Sprache. Verschlechtert sich die (MS-)Symptomatik durch Wärme, spricht man vom **Uhthoff-Phänomen** („Pseudoschub").

> **LERNTIPP** !
>
> Die Erstmanifestation der MS kann sehr variabel sein. Daran denken sollten Sie insbesondere, wenn eine jüngere Frau über plötzliche Sehstörungen („Alles ist verschwommen, wie ein Schleier") oder vorübergehende Sensibilitätsstörungen („merkwürdiges Taubheitsgefühl", evtl. auch elektrisierende, schmerzhafte Missempfindungen) klagt.

Verlaufsformen:

- **klinisch isoliertes Syndrom** (KIS oder CIS): erstes MS-typisches Symptom und im MRT MS-typische Veränderungen oder Nachweis oligoklonaler Banden im Liquor.
- **schubförmig remittierende** Form („relapsing-remitting", RRMS) mit eindeutigen Schüben und (meist) vollständiger Remission ohne Krankheitsprogression zwischen den Schüben (häufigste Form bei Erkrankungsbeginn).
- **sekundär progrediente** Form (SPMS), die initial einen schubförmigen Verlauf aufweist und dann chronisch (evtl. schubförmig) fortschreitet ohne vollständige Remission.
- **primär progrediente** Form (PPMS) mit bereits initial progredientem Verlauf ohne abgrenzbare Schübe.

> **PRÜFUNGSHIGHLIGHTS** ✗
>
> **Multiple Sklerose (Teil 1):**
> - ! Die multiple Sklerose ist eine **chronisch-entzündliche demyelinisierende** Erkrankung des zentralen Nervensystems.
> - ! **Epidemiologie**: erhöhtes Erkrankungsrisiko bei **Frauen** zwischen 20 und 40 Jahren, bei positiver Familienanamnese (nahe Verwandte) sowie in bestimmten Regionen (deutlich seltener in Äquatornähe)
> - !! Pathologie: Im akuten Schub findet man **lymphozytäre Infiltrate** und Fettkörnchenzellen (**Markscheidenabbau** durch Makrophagen). Nach abgelaufener Entzündung bilden sich Gliosen, die makroskopisch als u. a. **juxtakortikale (Entmarkungs-) Herde** imponieren.

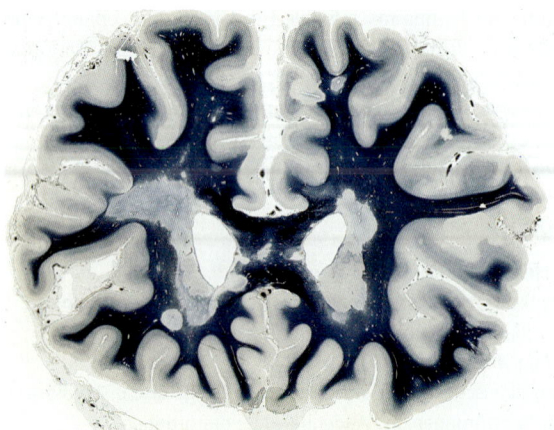

Abb. 6.15 **Multiple Sklerose.** Makroskopisch lassen sich multiple periventrikuläre sowie einzelne juxtakortikale (= dem Kortex anliegende) Entmarkungsherde feststellen. [aus Riede, Werner, Schaefer, Allgemeine und spezielle Pathologie, Thieme, 2004]

Klinik:
- !!! Sensibilitätsstörungen
- !!! Visusminderung und Augenschmerzen (→ Optikusneuritis)
- !! spastische Paresen mit Reflexsteigerungen
- !! Doppelbilder
- !! Gangstörungen
- !! positive Pyramidenbahnzeichen (z. B. Babinski-Zeichen)
- !! Nystagmus
- !! Ataxie
- ! internukleäre Ophthalmoplegie mit dissoziiertem Nystagmus und Adduktionsparese eines Auges bei Blickfolgen
- ! erloschene Bauchhautreflexe
- ! Dysarthrie
- ! Dysdiadochokinese
- ! **Blasenstörungen**
- ! hirnorganisches Psychosyndrom mit abnormer Ermüdbarkeit, Angststörungen, kognitiven Einbußen oder inadäquater Euphorie
- !! Lhermitte-Zeichen: durch passive Nackenbeugung ausgelöste blitzartige, über Rücken und/oder Extremitäten abwärts ziehende, elektrisierende Missempfindungen
- ! Uhthoff-Phänomen: Auftreten bzw. Verschlechterung der MS-Symptomatik bei Erhöhung der Körpertemperatur.

Verlaufsformen:
- ! **klinisch isoliertes Syndrom** (KIS oder CIS): erstes MS-typisches Symptom in Kombination mit MS-typischen Veränderungen in der MRT
- ! **schubförmig remittierende** Form: eindeutige Schübe und Remission zwischen den Schüben.

Diagnostik:
- Anamnese (**Cave:** oft sind die ersten Beschwerden so flüchtig, dass sie nicht weiter abgeklärt werden)
- **klinischer Befund:** zeitlich (→ Schübe) und örtlich getrenntes Auftreten verschiedener zentralnervöser Störungen = zeitliche und räumliche Dissemination (mögliche Befunde: siehe Klinik)
- **evozierte Potenziale**: Latenzverzögerung von VEP, SSEP und MEP (S. 30) (→ hohe Spezifität)
- **Liquordiagnostik:**
  - Zytologie: lymphozytäre Pleozytose
  - Nachweis oligoklonaler Banden (intrathekale IgG-Produktion)

- Albumin- und Antikörper-Bestimmung nach Quotienten-Schema (Reiber-Felgenhauer-Diagramm)
- Bei fast 80 % der Patienten findet sich außerdem eine intrathekale Synthese von Antikörpern gegen das Masern-, Röteln- und Varicella-zoster-Virus (positive MRZ-Reaktion, spezifisch für MS!).
- **MRT**: Es finden sich **multiple Läsionen** (hyperintens in T2 und in FLAIR-Sequenz; Abb. 6.16), die typischerweise **periventrikulär**, juxtakortikal, infratentoriell oder spinal lokalisiert sind. Akute Herde nehmen Kontrastmittel auf. Die Befunde der initialen Bildgebung korrelieren mit der Wahrscheinlichkeit des Vorhandenseins von Behinderungen nach 5–10 Jahren. Herde/Läsionen mit einem feinen Randsaum („rim") sind ein Hinweis auf einen besonders aggressiven Krankheitsverlauf.
- optische Kohärenztomografie (OCT).

> **LERNTIPP** !
>
> Prägen Sie sich **Abb. 6.16** gut ein. Sie müssen die Läsion anhand der Bildgebung erkennen und – das gilt v. a. für die spinale Aufnahme – topografisch zuordnen können!

Für die **Diagnosestellung** entscheidend sind die revidierten **Diagnosekriterien nach McDonald** (Tab. 6.9). Durch die Revision und die neue Definition der Kriterien kann eine MS nun bereits im klinisch isolierten Stadium diagnostiziert werden.

Der Schweregrad der Erkrankung kann anhand der Kurtzke-Skala (EDSS = expanded disability status scale) bestimmt werden (0,0 = normale neurologische Untersuchung in allen funktionellen Systemen, 10 = Tod infolge von MS). Im mittleren und höheren Punktebereich betrifft der EDSS v. a. die Gehbehinderung und ihren Hilfsmittelbedarf. Die MSFC (Multiple Sclerosis Functional Composite Scale) quantifiziert neben der Gehstrecke auch Armfunktion und Konzentration.

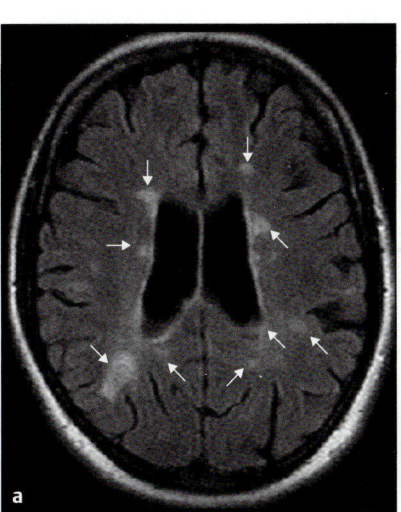
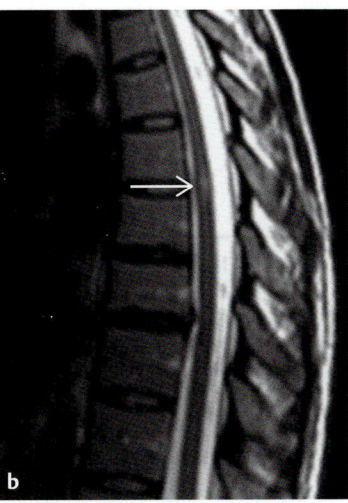

Abb. 6.16 **Multiple Sklerose. a** Kraniale MRT mit multiplen hyperintensen periventrikulären Marklagerläsionen (FLAIR-Sequenz). **b** MRT der mittleren BWS (sagittale Aufnahme in T2). Auf Höhe von Th4 erkennt man eine hyperintense Rückenmarksläsion (Pfeil). [a: aus Reiser et al., Duale Reihe Radiologie, Thieme, 2017; b: aus Imhof et al., Pareto-Reihe Radiologie Wirbelsäule, Thieme, 2006]

LERNPAKET 3

Tab. 6.9 **McDonald-Kriterien zur Diagnosestellung** (revidierte Fassung 2017)

Schübe[1]	objektiver Nachweis von Läsionen	zusätzliche Kriterien
≥ 2	≥ 2	nicht erforderlich
	1	räumliche Dissemination[1]
1	≥ 2	zeitliche Dissemination[1]
	1 (monosymptomatisch = klinisch isoliertes Syndrom)	räumliche und zeitliche Dissemination[1] oder räumliche Dissemination und Nachweis oligoklonaler Banden i. L.
keiner (= primär chronische MS)		• andauernde Progression über 12 Monate **und** • 2 der folgenden Kriterien – zerebrale MRT: räumliche Dissemination[1] in mind. 2 von 4 MS-typischen Regionen[2] – spinale MRT: mind. 2 T2-Läsionen – positiver Liquorbefund

[1] Zu den Kriterien für die Definition eines Schubs sowie der räumlichen und zeitlichen Dissemination s. Definitionskasten
[2] MS-typische ZNS-Regionen: periventrikulär, juxtakortikal, infratentoriell und spinal

---

DEFINITION

Schub: Neu aufgetretene bzw. reaktivierte Symptome,
– die mind. 24 h andauern,
– frühestens 30 Tage nach Beginn des vorhergegangenen Schubes auftreten und
– nicht durch Körpertemperaturschwankungen (Uhthoff-Phänomen) oder Infektionen erklärt werden können.

Räumliche Dissemination:
– mind. 1 T2-Läsion im MRT in mind. 2 von 4 MS-typischen Regionen des ZNS (periventrikulär, juxtakortikal, infratentoriell oder spinal) oder
– weiterer Schub mit neuer Lokalisation.

Zeitliche Dissemination:
– bei Erstuntersuchung Vorliegen einer klinischen stummen, aber kontrastmittelaufnehmenden Läsion im MRT oder
– in Kontroll-MRT zu einem anderen, beliebigen Zeitpunkt Nachweis einer neuen T2- und/oder kontrastmittelaufnehmenden Läsion oder
– klinisch weiterer Schub.

Differenzialdiagnosen:
• Infektionen (z. B. Borreliose, Lues, HIV, Morbus Whipple)
• Kollagenosen (z. B. SLE, Sjögren-Syndrom) und Vaskulitiden (z. B. Lupus, Morbus Behçet)
• multiple zerebrale Embolien (bei Vorhofflimmern, Mitralprolaps, Myokardinfarkt)
• Neurosarkoidose (Bestimmung von ACE im Serum)
• Neuromyelitis optica (Nachweis von Aquaporin-4-Antikörpern)
• funikuläre Myelose
• akute disseminierte Enzephalomyelitis (ADEM, s. u.)
• AV-Malformationen
• progressive multifokale Leukenzephalopathie
• Tumoren

Therapie: Es gibt keine kausale Therapie. Die Behandlungsmöglichkeiten beschränken sich auf **immunsuppressive/-modulatorische** und **symptomatische Maßnahmen** mit dem Ziel der langfristigen Erhaltung der Lebensqualität der Patienten.

Im Vordergrund der Behandlung steht derzeit die Immunsuppression und Immunmodulation. Sie soll in erster Linie die Progredienz der Erkrankung verhindern. Man unterscheidet zwischen der Behandlung akuter Schübe (Schubtherapie) und der Intervalltherapie zur Schubprophylaxe (verlaufsmodifizierende Therapie). Zusätzlich kommen **Allgemeinmaßnahmen** wie Physiotherapie (z. B. Blasentraining, Bewegungstherapie), die Gabe von Antispastika wie Baclofen, Tizanidin oder Cannabinoiden (Therapie der Spastik oder spinaler Automatismen), die Ansäuerung des Urins (Verhinderung von Harnwegsinfektionen), die Gabe von Aminopyridin (Verbesserung der Gehfähigkeit), eine Psychotherapie sowie eine sozialmedizinische Betreuung und die häusliche Pflege schwer betroffener Patienten zum Einsatz.

Schubtherapie: Hochdosierte i. v.-Kortikosteroid-Pulstherapie über 3–5 Tage (z. B. 500–1000 mg Methylprednisolon). Um Nebenwirkungen zu vermeiden, werden begleitend niedrigdosiertes Heparin wie Enoxaparin (Thromboseprophylaxe) und Protonenpumpenhemmer (Magenschutz) eingesetzt.

Vor der Gabe von Kortikosteroiden sollten akute Infekte ausgeschlossen bzw. behandelt werden (insbesondere Harnwegsinfekte und Pneumonie). Bei unzureichendem Ansprechen ist eine Ausdehnung oder Wiederholung der Kortikosteroidpulstherapie bzw. Plasmapherese oder Immunadsorption möglich.

Verlaufsmodifizierende Therapie: Zur Schubprophylaxe zugelassen sind β-Interferone (Therapiebeginn während der Kortikoidtherapie, 3–4 ×/Woche s. c. oder 1 ×/Woche i. m.), Glatirameracetat s. c. (synthetisches Polypeptid aus 4 Aminosäuren, ähnlich dem Myelin-basischen Protein), Dimethylfumarat (Fumarsäure-Derivat) und Teriflunomid. Alternativ können **Azathioprin** p. o. oder **Immunglobuline i. v.** (Off-Label-Use, auch in Schwangerschaft und Stillzeit sowie bei Kindern) gegeben werden. Als Eskalationstherapie oder bei hochaktiver Verlaufsform sind Fingolimod oral, Natalizumab (1 ×/Monat i. v.), Cladribin (jährlich oral) und Ocrelizumab (halbjährlich i. v.) Präparate der 1. Wahl. Alternativ können Cyclophosphamid oder Mitoxantron (alle 3 Monate) eingesetzt werden. Bei Therapiewechsel sind Wartezeiten zu beachten.

Die Wahl des Präparats hängt von der klinischen Verlaufsform sowie der individuellen Situation des Patienten (Vorerkrankungen, Immunstatus etc.) ab. Häufige Nebenwirkungen der immunmodulatorischen Therapie sind Infekte (grippeähnliche Sympto-

Tab. 6.10 Prognostische Faktoren bei MS

günstig	ungünstig
▪ monosymptomatischer Beginn	▪ polysymptomatischer Beginn
▪ nur sensible Symptome	▪ früh auftretende motorische oder zerebelläre Störungen
▪ kurze Schubdauer	▪ lange Schubdauer
▪ rasche und vollständige Symptomrückbildung	▪ unvollständige Symptomrückbildung
▪ Ersterkrankung < 35 Jahre	▪ initial zahlreiche MRT-Läsionen
▪ erhaltene Gehfähigkeit	▪ früh auftretende pathologische SEP- und MEP-Befunde

me). Als gefürchtete Komplikation gilt die progressive multifokale Leukenzephalopathie (PML) (S. 64).

Prognose: Die Arbeitsfähigkeit ist bei ⅓ der MS-Patienten auch nach langjährigem Krankheitsverlauf weiterhin gegeben, ⅓ ist nicht mehr arbeitsfähig (aber nicht pflegebedürftig), ⅓ wird pflegebedürftig.

Faktoren, die den Krankheitsverlauf bei MS beeinflussen können, zeigt **Tab. 6.10**.

PRÜFUNGSHIGHLIGHTS ✗

Multiple Sklerose (Teil 2)

Diagnostik:
– **!!! MRT** (kranial):
  – multiple, in T2 und FLAIR hyperintense Marklagerläsionen
  – Lokalisation: **periventrikulär**, juxtakortikal, infratentoriell und/oder spinal
  – Kontrastmittelaufnahme in akuten Herden
– **! MRT** spinal: hyperintense Läsion = Rückenmarksherd
– **!!! Liquordiagnostik:**
  – lymphozytäre Pleozytose
  – intrathekale IgG-Produktion mit oligoklonalen Banden
  – positive MRZ-Reaktion (erhöhter Masern-, Röteln-, Zoster-Antikörper-Index)
– **! evozierte Potenziale:** Latenzverzögerung von visuell evozierten Potenzialen (VEP)
– **! Kurtzke-Skala (EDSS):** Einschätzung des Schweregrads der Erkrankung; im mittleren und höheren Punktebereich insbesondere ein Maß für Gehbehinderung und Hilfsmittelbedarf der Patienten
– **! Diagnosestellung:** Die **zeitliche Dissemination** ist bei neuen kontrastmittelaufnehmenden (oder T2-)Läsionen in typischer Lokalisation im MRT gegeben.
– **!!! Differenzialdiagnosen:** u. a. Sarkoidose (→ ACE-Bestimmung), HIV, Neuromyelitis optica, akute disseminierte Enzephalomyelitis (ADEM).

Therapie:
– **! symptomatische Therapie:** Physiotherapie, Baclofen, Ansäuerung des Urins und Psychotherapie
– **!! Schubtherapie:** hochdosierte i. v.-Kortikosteroid-Pulstherapie (z. B. 1000 mg Methylprednisolon); begleitend niedrigdosiertes Heparin wie Enoxaparin
– **!! verlaufsmodifizierende Therapie:** β-Interferon oder Glatirameracetat (synthetisches Polypeptid aus 4 Aminosäuren, ähnlich dem Myelin-basischen Protein); **Nebenwirkungen**: u. a. grippeähnliche Symptome.

Prognose:
– **! prognostisch günstige Faktoren:** monosymptomatischer Beginn, nur sensible Symptome, Ersterkrankung < 35 J., rasche und vollständige Remission.

6.7.2 Sonstige demyelinisierende Erkrankungen

Neuromyelitis optica (NMO)

Synonym: Devic-Syndrom

DEFINITION ZNS-Erkrankung mit schubförmig verlaufenden Sehnerventzündungen in Kombination mit spinalen Läsionen.

Im Vordergrund der Symptomatik stehen uni- oder bilaterale **Optikusneuritiden** sowie das schubförmige Auftreten einer **Querschnittsymptomatik**. In der MRT zeigen sich langstreckige, Kontrastmittel-aufnehmende Läsionen im zervikalen Rückenmark. Im Gegensatz dazu ist die kraniale MRT meist unauffällig und im Liquor finden sich nur selten oligoklonale IgG-Banden. Es sind typischerweise **Aquaporin-4-Antikörper** im Serum nachweisbar, wodurch die NMO u. a. von ihrer wichtigsten Differenzialdiagnose, der multiplen Sklerose, abgegrenzt werden kann. Ein **Therapieversuch** kann mit hochdosierten Glukokortikoiden oder Cyclophosphamid und Plasmapherese erfolgen. Für die Intervalltherapie werden Azathioprin, bei schwerer Symptomatik Rituximab sowie als 2. Wahl Mycophenolat-Mofetil, Mitoxantron oder Cyclophosphamid empfohlen. Der **Verlauf** ist schwerer als bei der multiplen Sklerose; die Letalität ist hoch (16–50 %).

Akute disseminierte Enzephalomyelitis (ADEM)

Es kommt vorwiegend para- oder **postinfektiös** sowie postvakzinal zu einer akuten (monophasischen, also einzeitigen, nicht schubförmigen) demyelinisierenden Enzephalomyelitis, die sich mit Fieber, Kopfschmerzen, Psychosyndrom, Vigilanzstörungen und neurologischen Herdsymptomen äußert und im Kindesalter häufiger auftritt. Im Liquor können sich Entzündungszeichen finden, selten sind oligoklonale Banden nachweisbar. Im **MRT** sind überwiegend kontrastmittelanreichernde (akute) Läsionen nachweisbar (keine alten Läsionen). Differenzialdiagnostisch muss ein erster Schub einer Encephalomyelitis disseminata (MS) abgegrenzt werden; Klärung schafft erst der Krankheitsverlauf.

Zur **Therapie** werden hochdosiert Glukokortikoide oder Cyclophosphamid gegeben sowie eine intravenöse Immunglobulingabe (IVIG) oder eine Plasmapherese versucht.

Die ADEM hat eine Mortalität von 30 %; eine Restitutio ad integrum ist möglich.

LERNPAKET 3

PRÜFUNGSHIGHLIGHTS ✖

Neuromyelitis optica:
– **‼ Klinik:** schubförmig auftretende Sehnerventzündungen und Querschnittsymptome (bei spinalen Läsionen)
– **Diagnostik:**
  – **‼** MRT: langstreckige, Kontrastmittel-aufnehmende **Läsionen im zervikalen Rückenmark**; meist unauffällige kraniale MRT
  – **‼‼** selten oligoklonale IgG-Banden im Liquor
  – **!** Der Nachweis von **Aquaporin-4-Antikörpern** ist ein Indiz für eine NMO in **Abgrenzung von der MS.**
– **! Therapie:** hochdosierte **Glukokortikoide** und **Plasmapherese**

ADEM:
– **!** Die **akute, monophasische demyelinisierende Enzephalomyelitis (ADEM)** verläuft mit neurologischen Herdsymptomen nach Infekt oder Impfung.

6.8 Durchblutungsstörungen des ZNS

Zerebrale Durchblutungsstörungen sind der häufigste Grund akuter zentraler neurologischer Ausfälle. Sie können ischämisch bedingt sein (**ischämischer Schlaganfall**) oder als Folge intrakranieller Blutungen auftreten (**hämorrhagischer Schlaganfall**).

Pathophysiologie: Das Gehirn ist auf Glukose als Energielieferant angewiesen, kann diese jedoch nur in Anwesenheit von Sauerstoff verwerten. Nur bei einer konstanten Blutzirkulation können also die zerebralen Funktionen aufrechterhalten werden. Das Gehirn verfügt über regulatorische Mechanismen dafür, sich vorübergehend an veränderte Situationen anzupassen und auch weiterhin eine adäquate Sauerstoffversorgung zu sichern (z. B. kompensatorische Gefäßdilatation bei Blutdruckabfall). Ab einem systolischen Blutdruck < 70 mmHg, bei erhöhtem Hirndruck oder bei Hyperventilation nimmt die Hirndurchblutung ab. Ein erhöhter CO_2-Partialdruck führt hingegen zu einer Steigerung der Perfusion.

Anastomosen zwischen A. basilaris und A. carotis (**Circulus arteriosus Willisii**) gewährleisten sowohl eine Verbindung dieser beiden Stromgebiete als auch den Anschluss an die Gefäße der gegenüberliegenden Körperhälfte. Bei einem akuten Gefäßverschluss reichen sie jedoch i. d. R. nicht aus, um die regionale Unterversorgung zu kompensieren. Die wichtigsten zerebralen Kollateralkreisläufe sind in **Abb. 6.17** dargestellt.

6.8.1 Zerebrale Ischämie

LERNTIPP !

Auch im Frühjahr 2020 war die zerebrale Ischämie ein vielgefragtes Thema des Examens.

Synonyme: Hirninfarkt, ischämischer Insult, Apoplex, Apoplexia cerebri, Schlaganfall

DEFINITION Kritische Minderperfusion von Hirnabschnitten, die abhängig von Schwere, Ausmaß und Lokalisation zu Gewebeuntergang und neurologischen Defiziten führt.

Epidemiologie

Die Inzidenz ischämischer Ereignisse steigt mit zunehmendem Alter. Männer sind etwas häufiger betroffen als Frauen.

Risikofaktoren: Der wichtigste Risikofaktor ist die **arterielle Hypertonie**. Weitere Faktoren sind **Diabetes mellitus**, **Nikotinabusus**, Hyperlipoproteinämie, hohes Alter (> 80 Jahre), Vorhofflimmern (→ Embolien), orale Kontrazeption oder (postmenopausale) Östrogenbehandlung, Alkoholabusus, positive Familienanamnese (naher Verwandter), Migräne (→ Gefäßspasmen) und Hyperkoagulopathien.

Der **CHA$_2$DS$_2$VASc-Score** (Tab. 6.11) dient der Risikoabschätzung für eine zerebrale Ischämie **bei Vorhofflimmern** anhand bekannter Risikofaktoren.

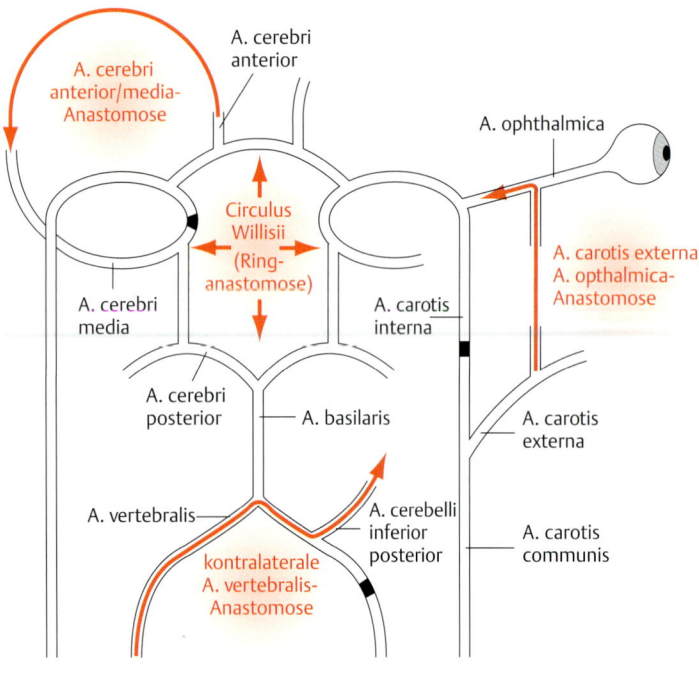

Abb. 6.17 Zerebrale Kollateralkreisläufe. Schematische Darstellung des Circulus Willisii mit seinen Arterien (schwarz) und Anastomosen (rot). [aus Gehlen, Delank, Neurologie, Thieme, 2010]

A. cerebri anterior/media-Anastomose

A. cerebri anterior

A. ophthalmica

Circulus Willisii (Ring-anastomose)

A. carotis externa/ A. opthalmica-Anastomose

A. cerebri media

A. carotis interna

A. cerebri posterior

A. basilaris

A. carotis externa

A. vertebralis

A. cerebelli inferior posterior

A. carotis communis

kontralaterale A. vertebralis-Anastomose

Tab. 6.11 CHA$_2$DS$_2$VASc-Score

	Risikofaktor	Punkte
C	Herzinsuffizienz (**C**ongestive heart failure)	1
H	**H**ypertonie	1
A$_2$	**A**lter ≥ 75 Jahre	2
D	**D**iabetes mellitus	1
S$_2$	**S**chlaganfall, TIA, Thromboembolie	2
V	**V**askuläre Vorerkrankung (z. B. KHK oder pAVK)	1
A	**A**lter 65–74 Jahre	1
Sc	weibliches Geschlecht (**S**ex **c**ategory)	1

Einteilung

Abhängig vom zeitlichen Verlauf und von bildgebenden Befunden unterscheidet man transitorisch-ischämische Attacken von Hirninfarkten.

Transitorische ischämische Attacke (TIA): Es handelt sich um eine vorübergehende Durchblutungsstörung von meist 2–20 Minuten mit kurzzeitigem fokalneurologischen Defizit (Paresen, Stürze [„drop attacks"], neuropsychologische Störungen wie Aphasie). Diese bilden sich innerhalb von **maximal 1 h** wieder vollständig zurück. Als Hinweis auf eine hochgradige Karotisstenose kann eine **Amaurosis fugax** auftreten (s. u.). In der zerebralen MR-Bildgebung findet sich definitionsgemäß **kein morphologisches Korrelat** in diffusionsgewichteten Sequenzen. Eine TIA kann einem schweren Hirninfarkt vorausgehen (z. B. bei hochgradiger Gefäßstenose, s. u.) und erfordert deshalb eine umgehende Abklärung.

Eine transiente Symptomatik mit nachgewiesener Läsion bedeutet ein wesentlich höheres Risiko eines Hirninfarkts mit bleibender Behinderung als eine transiente Symptomatik ohne bildgebendes Korrelat.

Hirninfarkt: Hierbei kommt es plötzlich zu ischämiebedingten Symptomen, die **länger als 1 Stunde** bestehen bleiben bzw. sich nur teilweise zurückbilden, und/oder es findet sich ein bildgebendes Korrelat in diffusionsgewichteten MRT-Sequenzen.

- Kleinere Infarkte (**minor strokes**) wurden früher auch als PRIND (prolongiertes reversibles ischämisches neurologisches Defizit) bezeichnet. Meist bestehen dabei leichte motorische oder sensible Störungen (keine neuropsychologischen Defizite). Ein Minor Stroke bildet sich meist innerhalb von Tagen wieder zurück.
- Bei schwerer und bleibender Symptomatik spricht man von einem **major stroke**.
- Eine Sonderform stellt der progrediente Hirninfarkt (**progressive stroke**) dar, bei dem die Symptomatik im Verlauf von Stunden bzw. Tagen weiter zunimmt.

Ätiopathogenese

Zerebrale Ischämien können durch **mikroangiopathische Schäden**, durch **embolische Gefäßverschlüsse** (kardialer, arterio-arterieller Genese oder paradox) oder durch **hämodynamische Minderperfusionen** verursacht werden. Es findet sich jeweils ein typisches Infarktmuster (S. 71).

Infarkte unklarer Genese (trotz Ursachensuche) werden als **kryptogen** eingestuft. Wurden hierbei eine Makroangiopathie und kardiale Emboliequelle, ein (bildgebend) lakunäres Infarkt-

muster sowie andere häufige Ursachen ausgeschlossen, spricht man vom **E**mbolic **S**troke of **U**nknown **S**ource (ESUS).

Mikroangiopathien: Ursächlich bei 20–40 % der ischämischen Hirninfarkte. Mikroangiopathien finden sich v. a. bei arterieller Hypertonie oder Diabetes mellitus. Es kommt typischerweise zu Verschlüssen penetrierender kleiner Gefäße mit der Folge lakunärer Infarkte.

Embolien: Embolien können ihren Ursprung im Herzen (→ kardiale Embolie), an den großen Gefäßen (Aorta, Karotiden → arterio-arterielle Embolie) oder – selten – bei offenem Foramen ovale in peripheren Thrombosen (→ paradoxe Embolie) haben.

- **Kardiale Embolien** entstehen häufig bei Vorhofflimmern, bei Herzwandbewegungsstörungen, bei (bzw. nach) Herzklappenersatz bzw. -fehlern oder bei Infektionen (z. B. Endokarditis). Sie verursachen etwa ¼ der ischämischen Hirninfarkte.
- **Arterio-arterielle Embolien** haben ihre Ursache in der Ablösung atherosklerotischer Plaques. Ursprungsort ist meist die Karotisbifurkation, aber auch der Aortenbogen, der distale Verlauf der A. carotis interna oder die Vertebral- und Basilararterien kommen als „Streuquellen" infrage.

Makroangiopathien:

- **Stenosen** der hirnversorgenden Arterien gelten ab einem **Stenosegrad > 70 %** als hämodynamisch relevant. Bei einem Blutdruckabfall oder durch lokale Thrombosierung bei Plaqueruptur kann es zu einer hämodynamischen Insuffizienz im versorgten Hirnareal kommen (→ TIA oder Hirninfarkt). Umgekehrt kann eine TIA ein Hinweis für das Bestehen hochgradiger Gefäßstenosen sein. Am häufigsten ist die **Karotisstenose**, seltener sind Vertebralis- und Basilarisstenosen.
- **Gefäßdissektionen:** Für Hirninfarkte spielen vorwiegend Dissektionen der A. carotis interna, der A. vertebralis und der Aorta eine Rolle. Pathogenetisch kann es zur Ablösung kleinerer Thromben oder zu einem Gefäßverschluss kommen. Auslöser sind meist (Bagatell-)Traumata wie ruckartige Bewegungen beim Sport oder auch Dehnübungen. Ein gehäuftes Auftreten findet sich bei Bindegewebserkrankungen wie dem Marfan-Syndrom.
- **Vaskulitiden** (immunvaskulitische Systemerkrankungen und Kollagenosen, seltener erregerbedingte oder medikamentös induzierte Erkrankungen) gehören zu den seltenen Auslösern zerebraler Ischämien (ca. 1 %). Am häufigsten findet sich das Bild **lakunärer Infarkte**.

Seltene Ursachen:

- **Gerinnungsstörungen**: z. B. Antiphospholipid-Antikörper-Syndrom, Antithrombin-III-Mangel, APC-Resistenz, Protein-C-oder -S-Mangel, Verbrauchskoagulopathie
- Vasospasmen
- Thrombosen der Hirnsinus und -venen (S. 72)
- Hämokonzentration
- intrakranielle Drucksteigerung
- zerebrale Fett- oder Luftembolie

Pathophysiologie

Eine **totale Ischämie** ist durch einen irreversiblen Gewebeschaden gekennzeichnet. Es kommt zum intrazellulären Na$^+$- und H$_2$O-Einstrom mit Zellschwellung (zytotoxisches Ödem) und in der Folge zum Zusammenbruch der Blut-Hirn-Schranke (→ Einstrom osmotisch aktiver Substanzen mit vasogenem Hirnödem).

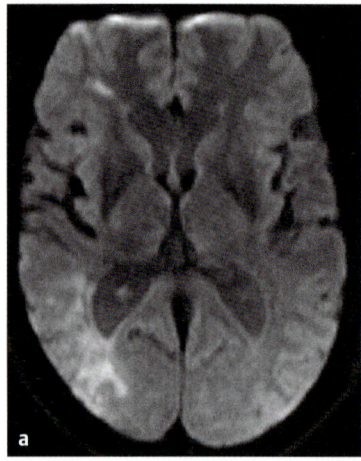
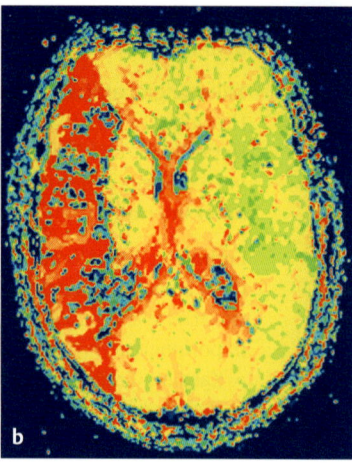

Abb. 6.18 Penumbra bei Verschluss im Mediastromgebiet.
a Diffusionsgewichtete MRT: Im posterioren Teil des Media-stromgebiets rechts erkennt man fleckförmige, hyperintense Signale. **b** Perfusionsgewichtete MRT: Im gesamten rechten Mediastromgebiet ist die Zeit bis zur maximalen Kontrast-mittelanflutung deutlich verzögert (roter Bereich). Der Befund zeigt also eine verminderte Perfusion bei noch annähernd normaler Diffusion (= Penumbra). [aus Mattle, Mumenthaler, Kurzlehrbuch Neurologie, Thieme, 2015]

Das Ödem komprimiert die Hirngefäße und stört die Blutversorgung dadurch zusätzlich.

Bei einer **relativen Ischämie** hingegen sind Funktion und Stoffwechsel des betroffenen Hirnareals aufgrund der zerebralen Minderdurchblutung zwar eingeschränkt, die Infarzierungs-schwelle ist jedoch noch nicht erreicht. Diese Gewebszone wird als **Penumbra** („Halbschatten") bezeichnet und grenzt an das bereits irreversibel geschädigte Gewebe, den Infarktkern, an (s. **Abb. 6.18**). Bei Wiederherstellung der Durchblutung kann sich dieses Gewebe wieder erholen. Bei anhaltender Ischämie kommt es jedoch zum Wachstum des Infarktkerns. Die Entstehung einer Penumbra setzt die Existenz von intrakraniellen Kollateralen voraus. Eine besondere Rolle kommt hier dem Circulus arteriosus Willisii zu (siehe auch **Abb. 6.17**).

Pathologie

Lakunäre Infarkte: Kleine (< 1,5 cm) subkortikale Infarkte, verursacht durch mikroangiopathischen Verschluss von Marklager-arterien, werden als lakunäre Infarkte bezeichnet. Zugrunde liegt meist eine hypertensive zerebrale Mikroangiopathie. Klinisch typisch sind rein motorische oder rein sensible Hemisymptome sowie Dysarthrien. Lakunäre Infarkte haben meist eine gute Prognose, können aber bei ungünstiger Lokalisation auch schwer verlaufen („strategische Infarkte", z. B. in Capsula interna oder Thalamus). Eine Sonderform stellt der Morbus Binswanger (S. 55) dar.

Territorialinfarkte: Die Ischämie des Versorgungsgebiets („Territorium") einer Hirnarterie wird als territorialer Infarkt bezeichnet und findet sich vor allem nach embolischen Hirninfarkten (S. 71). Territorialinfarkte gehen mit einer charakteristischen Ausfallsymptomatik einher (→ Rückschluss auf die betroffene Arterie möglich). Morphologisch zeigt sich eine scharf begrenzte, keilförmige Läsion, mikroskopisch als ischämische Nervenzell-schädigung mit Kolliquationsnekrose und Zystenbildung.

Grenzzoneninfarkt: Es findet sich eine streifenförmige Ischämie entlang der Grenzzone zwischen den Versorgungsgebieten zweier oder mehrerer Gefäße infolge eines Blutdruckabfalls, einer zerebralen Hypoxie oder eines Gefäßverschlusses (= hämodynamischer Infarkt; s. **Abb. 6.19**).

Elektive Parenchymnekrosen: Nach kurzer Ischämie (< 8 Minuten, z. B. nach Reanimation) kommt es zu selektiven Nervenzell-untergängen (Zytolyse), während die Glia- und Gefäßmesen-

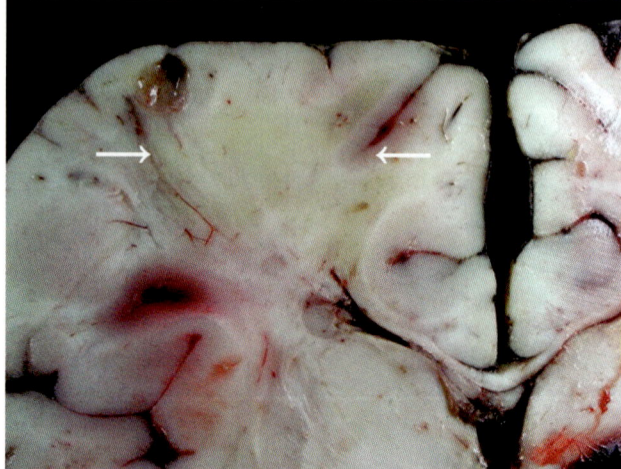

Abb. 6.19 Grenzzoneninfarkt. Frischer Grenzzoneninfarkt zwischen der A. cerebri media und A. cerebri anterior. Neben Einblutungen erkennt man gelbliches Hirngewebe infolge des Ödems. [aus Krams et al., Kurzlehrbuch Pathologie, Thieme, 2013]

chymzellen erhalten bleiben. Neuropathologisch zeigt sich eine deutlich reduzierte Anfärbbarkeit der Neurone in der grauen Substanz (→ blasses Rindenband).

Infarktstadien:
- **Stadium I** (Nekrose) = frischer ischämischer Infarkt (nach 12–48 h): Makroskopisch erkennt man noch keine bedeutsamen Veränderungen, evtl. Gewebeerweichung und verschwommene Rinden-Mark-Grenze. Mikroskopisch zeigen sich eine schwache Kern-Anfärbbarkeit, vermehrt eosinophile Granulozyten, pyknische Neurone und Vakuolenbildung.
- **Stadium II** = subakuter Infarkt (3 Tage bis 3 Wochen): makroskopisch Gewebeödem mit fehlender Rinden-Mark-Grenze; mikroskopisch schwache Anfärbbarkeit der Kerne, vermehrt Makrophagen (Schaumzellen), neutrophile Granulozyten, aktivierte Mikroglia, Neubildung von Gefäßen, nach ca. 2 Wochen aktivierte Astrozyten
- **Stadium III** = chronischer Infarkt (> 3 Wochen): makroskopisch Kolliquationsnekrosen und Zysten; mikroskopisch Fasergliose durch reaktive Astrozyten, Makrophagen, neu gebildete Blutgefäße, evtl. Verkalkungen in der Umgebung.

LERNPAKET 3

LERNTIPP !

Ab und zu zeigt das IMPP auch Patho-Bilder zum Hirninfarkt. Achten Sie dabei makroskopisch besonders auf eine Gewebeschwellung und im Histo-Schnitt auf die Anfärbbarkeit der Kerne. Elektive Parenchymnekrosen erkennen Sie am nicht anfärbbaren Rindenband. Im Zweifelsfall hilft der Seitenvergleich!

PRÜFUNGSHIGHLIGHTS ✗

Zerebrale Ischämie (1/3)

Epidemiologie:
– ! häufiger Männer betroffen
Risikofaktoren:
– !! **Nikotinabusus**, hohes Alter, postmenopausale Östrogensubstitution, Alkoholabusus, positive Familienanamnese
– !! **CHA$_2$DS$_2$VASc-Score** → Risikoabschätzung für eine zerebrale Ischämie **bei Vorhofflimmern: H**ypertonie, **A**lter, **D**iabetes mellitus, **S**chlaganfall, weibliches Geschlecht

Einteilung:
– !! **TIA (transitorisch ischämische Attacke)**: kurzzeitige (2–20 Minuten) fokalneurologische Defizite (Paresen, Aphasie); vollständige **Rückbildung**; „Vorbote" eines schweren Hirninfarkts → umgehende Abklärung

Ätiopathogenese:
– !! **Mikroangiopathien**: v. a. bei arterieller Hypertonie; Verschlüsse penetrierender kleiner Gefäße → **lakunäre Infarkte**
– **Makroangiopathien**:
  – !! **Stenosen der hirnversorgenden Arterien** (Stenosegrad > 70 % = hämodynamisch relevant) → TIA oder Hirninfarkt
  – !! **Dissektionen** der A. carotis interna; Auslöser: meist (Bagatell-)Traumata, z. B. ruckartige Bewegungen beim Sport; gehäuft bei Bindegewebserkrankungen (Marfan-Syndrom)
  – ! **Vaskulitiden**
– **Embolien**:
  – !!! **kardiale Embolien:** v. a. bei Vorhofflimmern, nach Herzklappenersatz
  – ! **arterio-arterielle Embolien:** Ablösung atherosklerotischer Plaques, meist von der Karotisbifurkation

Pathophysiologie:
– !! **Penumbra:** Gewebe, das unmittelbar an das irreversibel geschädigte Ischämieareal („Infarktkern") angrenzt; Voraussetzung: Existenz intrakranieller Kollateralen
– ! anhaltende Ischämie → Wachstum des Infarktkerns

Pathologie:
– ! **lakunäre Infarkte**: kleine subkortikale Infarkte durch mikroangiopathischen Verschluss von Marklagerarterien
– ! **Territorialinfarkt:** Ischämie des Versorgungsgebiets („Territorium") einer Hirnarterie mit charakteristischer Ausfallsymptomatik (Rückschluss auf betroffene Arterie möglich); Makroskopie: scharf begrenzte, keilförmige Läsion
– ! **Grenzzoneninfarkt:** durch Gefäßverschluss = hämodynamischer Infarkt
– ! **elektive Parenchymnekrosen:** z. B. nach kurzer Ischämie wie bei Reanimation; neuropathologisch reduzierte Anfärbbarkeit der Neurone in der grauen Substanz (→ blasses Rindenband).

Klinik

Leitsymptom ist das plötzliche Auftreten der Symptomatik („schlagartig"). Je nach Lokalisation der Ischämie kommt es zu charakteristischen Ausfallsymptomen (siehe **Tab. 6.12**). Die Versorgungsgebiete der Hirnarterien sind in **Abb. 6.20** dargestellt.

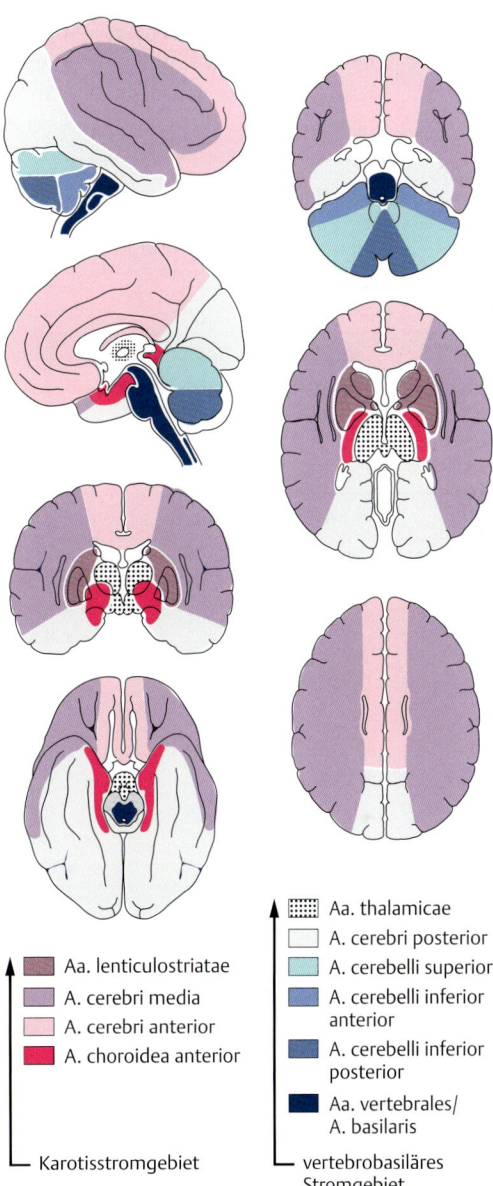

■ Aa. lenticulostriatae
■ A. cerebri media
■ A. cerebri anterior
■ A. choroidea anterior
— Karotisstromgebiet

▦ Aa. thalamicae
□ A. cerebri posterior
■ A. cerebelli superior
■ A. cerebelli inferior anterior
■ A. cerebelli inferior posterior
■ Aa. vertebrales/ A. basilaris
— vertebrobasiläres Stromgebiet

Abb. 6.20 Versorgungsgebiete der einzelnen Hirnarterien. Die arterielle Versorgung des Gehirns ist in verschiedenen Schnittebenen farblich gekennzeichnet. [aus Mattle, Mumenthaler, Kurzlehrbuch Neurologie, Thieme, 2015]

Tab. 6.12 Infarktsyndrome in Abhängigkeit von der arteriellen Versorgung

Gefäß	Versorgungsgebiet	Klinik bei Infarkt
A. cerebri anterior	medialer Frontal- und Parietallappen („Mantelkante"), Septum, basale Vorderhirnstrukturen	• kontralaterale beinbetonte Hemiparese (Mantelkantensyndrom) • Aphasie • Frontalhirnsyndrom: Apraxie, Apathie und Abulie (= Entschlussunfähigkeit) • Blasenstörung
A. cerebri media	laterale Anteile von Frontal-, Parietal- und Temporallappen, basales Vorderhirn, Striatum, Pallidum, Capsula interna, Inselrinde	• kontralaterale brachiofazial betonte Hemiparese und Hemihypästhesie • Gesichtsfeldausfälle möglich • Aphasie, Neglect, Apraxie • im Akutstadium: konjugierte Blickwendung zur Läsion • bei Paresepersistenz: Wernicke-Mann-Lähmung mit Zirkumduktion des Beins und Beugestellung des Arms (s. Abb. 6.21)

A. carotis interna	Aa. cerebri anterior und media	• schwerer Hirninfarkt mit Kombination der Syndrome der Aa. cerebri anterior und media: kontralaterale Hemisymptomatik und neuropsychologische Defizite
		• Sonderformen (s. Text):
		  – Amaurosis fugax
		  – Karotisdissektion

A. cerebri posterior	Okzipitallappen, Temporallappen basal und kaudal, Hippocampus, Thalamus, Mittelhirn	• kontralaterale Gesichtsfeldausfälle: homonyme Hemianopsie unter Aussparung der Makula • visuelle Pseudohalluzinationen • variable Symptomatik bei Thalamusischämie (oft dem A.-cerebri-media-Syndrom ähnlich)
Aa. vertebrales und A. basilaris	Hirnstamm	• gekreuzte Symptomatik mit kontralateraler Hemiparese und ipsilateralen Hirnnervenausfällen • Anisokorie, Nystagmus • Schwindel, Sprach- und Schluckstörungen • Bewusstseinstrübungen bis hin zum Koma
	• Mittelhirn	• kontralaterale Hemiparese • ipsilaterale Okulomotoriusparese (= Weber-Syndrom)
	• Pons	• ventraler Ponsinfarkt: Tetraplegie, Pseudobulbärparalyse, horizontale Blickparese und Locked-in-Syndrom (Bewusstsein erhalten, nur noch vertikale Blickwendungen möglich) • lateraler Ponsinfarkt: ipsilaterale zerebelläre Ataxie

	• Medulla oblongata	• ipsilateral zentrales Horner-Syndrom, Hemiataxie, evtl. Hemiparese, Ausfälle der Hirnnerven V, VII und IX–XII
		• kontralateral dissoziierte Sensibilitätsstörung
		• Doppelbilder, Schwindel, Übelkeit
		• Sonderform Wallenberg-Syndrom (S. 22):
		  – ipsilateral: Horner-Syndrom, Hemiataxie, Ausfall der Hirnnerven V, IX, X
		  – kontralateral: dissoziierte Sensibilitätsstörung

	Kleinhirn	• zerebelläre Ataxie mit Störung von Rumpfstabilität und Gleichgewicht • Dysdiadochokinese, Dysmetrie, Dysarthrie, Intentionstremor und Rebound-Phänomen • Dysarthrie (skandierendes Sprechen) • Nystagmus • Hörstörung bei ipsilateralem Verschluss der A. cerebelli inferior (anterior)

LERNTIPP !

Hier ist es wichtig, dass Sie in der Lage sind, von den klinischen Befunden Rückschlüsse auf die Infarktlokalisation und das dabei betroffene Gefäß zu ziehen (vgl. Abb. 6.20).
   Beispiele für die wichtigsten typischen Syndrome:
– **Media-Infarkt:** kontralaterale brachiofazial betonte sensomotorische Hemiparese und Aphasie (linksseitiger Infarkt) oder Neglect (rechtsseitiger Infarkt)

– **Anterior-Infarkt:** beinbetonte Hemiparese, evtl. auch Sprachstörung
– **Posterior-Infarkt:** Gesichtsfelddefekte bis hin zur homonymen Hemianopsie, jeweils unter Aussparung der Makula, visuelle Pseudohalluzinationen im ausgefallenen Gesichtsfeld.

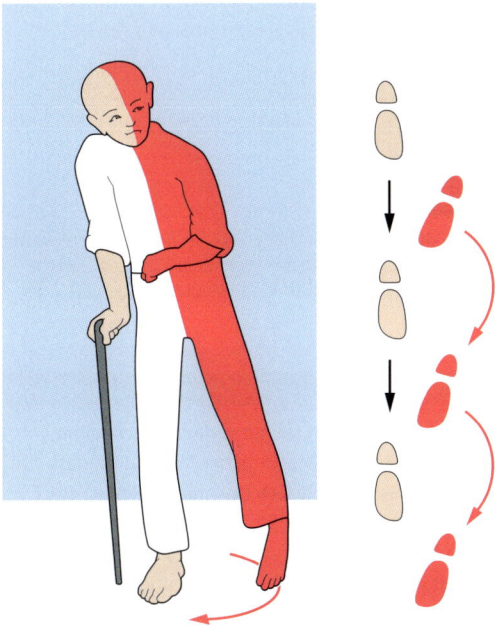

Abb. 6.21 Wernicke-Mann-Lähmung. Das spastische Bein wird zirkumduziert; der gelähmte Arm bleibt angewinkelt, da die Flexoren überwiegen. [aus Mattle, Mumenthaler, Kurzlehrbuch Neurologie, Thieme, 2015]

Sonderformen des A.-carotis-interna-Syndroms:

- passagere Ischämie bei **Karotisstenose** oder Arteriitis:
  - **Amaurosis fugax**: passagerer Visusverlust auf einem Auge (Patient sieht „einen Vorhang fallen") aufgrund einer Durchblutungsstörung der ipsilateralen A. ophthalmica als Hinweis auf eine ipsilaterale Gefäßpathologie → Doppler- und/oder Duplexsonografie der hirnzuführenden Arterien bei Verdacht dringend indiziert
  - evtl. flüchtige neurologische Defizite (= TIA, z. B. Parese).
- **Karotis-Dissektion**: tagelanger einseitig frontoorbitaler **Kopfschmerz** und progrediente **Dysarthrie**, Hypoglossusparese (Zungenabweichung zur betroffenen Seite), ipsilaterales **Horner-Syndrom** sowie ggf. zentrale fokalneurologische Ausfälle (TIA oder Hirninfarkt möglich) und **Amaurosis fugax**.

LERNTIPP !

Bei einer Karotis-Dissektion muss kein Trauma erinnerlich sein, da die Patienten dem Ereignis, das zur Dissektion geführt hat, oft keine nähere Beachtung schenken (z. B. Gymnastikübungen, Badminton-Spiel). Typische Klinik: streng einseitige, frontoorbitale Kopfschmerzen, ipsilaterales Horner-Syndrom („Auf einer Seite ist das Auge irgendwie kleiner"), ipsilaterale Hypoglossusparese (Zunge weicht zur betroffenen Seite ab) und Dysarthrie.

PRAXIS Als Folge multipler Hirninfarkte bzw. einer TIA mit wiederholt auftretenden fokalneurologischen Defiziten kann eine Multiinfarktenzephalopathie mit dem klinischen Bild einer Demenz (S. 55) entstehen.

PRÜFUNGSHIGHLIGHTS

Zerebrale Ischämie (2/3)

Klinik:
- ‼ **akutes Einsetzen** der Symptomatik
- ‼ **A.-cerebri-anterior-Infarkt:** beinbetonte Hemiparese, transiente Aphasie
- ‼‼ **A.-cerebri-media-Infarkt:** kontralaterale brachiofazial betonte Hemiparese und Hemihypästhesie, Aphasie oder Neglect, konjugierte Blickwendung zur Läsion
- ‼ **A.-cerebri-posterior-Infarkt** (→ Okzipitallappen)**:** kontralateral homonyme Hemianopsie unter Aussparung der Makula, Pseudohalluzinationen
- ‼ **A.-carotis-interna-Infarkt:** Kombination der Syndrome von Anterior- und Mediainfarkt → schwere kontralaterale Hemisymptomatik und Aphasie oder Neglect sowie Blickwendung
  - ‼‼ **Amaurosis fugax:** passagerer einseitiger **Visusverlust** (Patient sieht „einen Vorhang fallen") aufgrund Durchblutungsstörung der ipsilateralen A. ophthalmica → Hinweis auf ipsilaterale **Karotisstenose** (flüchtige kontralaterale Hemisymptomatik möglich) → bei Verdacht dringend Doppler- und/oder Duplexsonografie der hirnzuführenden Arterien
  - ‼ **Karotisdissektion:** tagelange einseitig frontoorbitale Kopfschmerzen mit progredienter **Dysarthrie**, Hypoglossusparese (**Zungenabweichung** zur betroffenen Seite), ipsilateralem **Horner-Syndrom** sowie ggf. fokalneurologischen Ausfällen
- **Hirnstamminfarkte:**
  - ! durch verminderte Perfusion der A. basilaris (oder der Aa. vertebrales)
  - ‼ Klinik: Hemiparese, Anisokorie, Nystagmus, Bewusstseinstrübungen
- ! **Weber-Syndrom** (Mittelhirninfarkt): kontralaterale Hemiparese und ipsilaterale Okulomotoriusparese
- ! **Kleinhirninfarkt**: **Dysarthrie**; Hörstörung → Verschluss der A. cerebelli inferior anterior.

Komplikationen

Insbesondere große oder strategische Infarkte können erhebliche, nicht durch das initiale neurologische Defizit verursachte Folgen mit schwerem bis **letalem Verlauf** haben (z. B. Hirnödeme, Herzinfarkte, Pneumonien, Lungenembolien).

Diagnostik

Die Akutdiagnostik hat das Ziel, Lokalisation, Ausdehnung und Ursache zerebraler Ischämien zu eruieren. Dabei hilft eine exakte Anamnese (aktuelles Geschehen, Risikofaktoren, Vorerkrankungen) und der klinisch-neurologische Status (→ erste Hinweise auf die betroffenen Hirnregionen).

Die standardisierte Erfassung der Schwere der klinischen Schlaganfallsymptomatik kann dabei anhand der **NIHSS** (National Institutes of Health Stroke Scale) erfolgen. Diese wird u. a. zur Früherkennung und bei der Einschätzung der Notwendigkeit einer Lysetherapie herangezogen. Zu den erfassten Kriterien gehören Bewusstseinslage, Orientierung, Sprachverständnis, Okulomotorik, Gesichtsfeld, Gesichts- und Extremitätenmotorik, Ataxie, Sensibilität, Sprache, Sprechen und Neglect.

Weiterführende Untersuchungsmaßnahmen in der Akutphase sind die internistische Untersuchung (Auskultation von Herz/Karotiden, Messen von Puls, Blutdruck, Blutzucker und Temperatur), Labordiagnostik, kraniale Bildgebung (CCT nativ oder ggf.

LERNPAKET 3

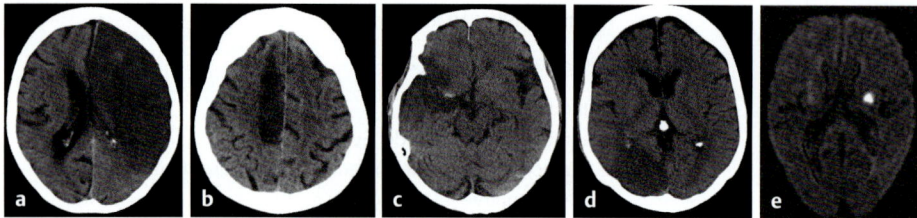

Abb. 6.22 Bildgebende Befunde bei Schlaganfall. a–d CT-Aufnahmen ohne KM-Gabe: **a** Ischämie der vorderen Stromgebiete bei Karotisverschluss mit ausgedehntem Anterior- und Mediainfarkt. **b** Teilinfarkt im Anteriorstromgebiet. **c** Teilinfarkt im Mediastromgebiet mit Hyperdensität der A. cerebri media. **d** Teilinfarkt im Posteriorstromgebiet. **e** MRT mit Diffusionswichtung: lakunärer Infarkt in den Stammganglien links (Mediastromgebiet). [aus Rohkamm, Taschenatlas Neurologie, Thieme, 2009]

cMRT), Untersuchung der hirnzuführenden Gefäße sowie Herzdiagnostik (EKG, LZ-EKG, Echokardiografie).

Labor: Blutbild, Blutsenkungsgeschwindigkeit (BSG), Leberenzyme, Gerinnung, Blutzucker, Cholesterin und Triglyzeride, Nierenwerte, Elektrolyte, CRP, Schilddrüsenparameter, Herzenzyme, ggf. ausführliche Gerinnungsanalyse, Vaskulitisdiagnostik.

Kraniale Bildgebung:

- **CCT:** dient v. a. dem Ausschluss einer zerebralen Blutung (→ hyperdenses Areal). Ein akuter Infarkt ist in der CT-Aufnahme oft erst nach Stunden oder Tagen zu erkennen:
  - einheitlich hypodenses Gebiet mit fehlender Differenzierung zwischen Rinde und Mark
  - Dense Media Sign: Hyperdensität im Verlauf der A. cerebri media → Hinweis auf einen frischen thrombotischen Verschluss bei akutem Infarkt im Stromgebiet der A. cerebri media
  - infarktbedingte Raumforderung, enge Ventrikel bei größerem Infarktgebiet
  - Minderdurchblutung in der Perfusions-CT und evtl. Gefäßverschluss in der Angio-CT
- **MRT:** Nachweis der Ischämie schon innerhalb der ersten Stunden und Abschätzung der Größe des betroffenen Gebiets:
  - Akute und subakute Hirninfarkte sind hypointens in T1, hyperintens in FLAIR und T2.
  - zusätzlich Perfusions- und Diffusionssequenzen (→ Nachweis einer frischen Ischämie; Abb. 6.22) sowie Gradienten-Echo-Sequenz, wenn eine MRT anstatt einer CT durchgeführt wird (→ Blutungsdetektion)
- **CT-Angiografie, MR-Angiografie, Angiografie:** bei V. a. proximalen Gefäßverschluss (z. B. des M1-Segments der A. cerebri media → Indikation zur mechanischen Rekanalisation), bei V. a. intrakranielle Gefäßpathologie.

Sonderfall „Wake-up-stroke": Von einem „Wake-up-stroke" spricht man, wenn der Patient mit der Symptomatik aufwacht bzw. erst am Morgen gefunden wird und somit der genaue Beginn der Symptome, also das **Zeitfenster, unbekannt** ist. Prinzipiell ist auch dann eine Thrombolyse oder mechanische Thrombektomie möglich, sofern zuvor mittels **Perfusions-Bildgebung** (MRT oder CT) das anzunehmende Alter und die Größe des bereits vorhandenen Infarktareals und der gefährdeten Areale (sog. Mismatch) beurteilt und die Indikation bestätigt wurde.
Mögliche Befunde sind in **Abb. 6.22** dargestellt.

LERNTIPP   !

Die Befunde aus **Abb. 6.22** sollten Sie gut verinnerlichen, denn solche Abbildungen zeigt das IMPP sehr gerne. Wichtig ist, dass Sie sich im Klaren darüber sind, wie sich ein Infarkt in kranialer **CT** (hypodens) bzw. **MRT** (hypointens in T1, hyperintens in T2 und FLAIR) darstellt. Aufgepasst: Einen akuten Infarkt sieht man in der MRT deutlich früher als in der CT!

Ergänzende Verfahren: Die **Doppler- und Duplexsonografie** der hirnzuführenden und intrakraniellen Gefäße dient dem Ausschluss von Stenosen, Plaques (→ Mikroembolien), Dissektionen und Anomalien insbesondere der A. carotis interna und der Aa. vertebrales.

   Kardiale Diagnostik:
- **EKG** (ggf. ergänzend 24-h-EKG) → Ausschluss von Vorhofflimmern (→ Emboliequelle?) sowie eines Myokardinfarkts mit sekundärer zerebraler Beteiligung
- **Echokardiografie** transthorakal (TTE) und transösophageal (TEE) → Ausschluss kardialer Emboliequellen bzw. eines offenen Foramen ovale (→ paradoxe Embolie?).

Therapie

Akuttherapie

Bei V. a. Schlaganfall stehen die Stabilisierung des Patienten (u. a. O_2-Gabe) und der schnellstmögliche Transport in eine Klinik im Vordergrund. Die Versorgung sollte so rasch wie möglich auf einer spezialisierten Schlaganfallstation (**Stroke Unit**) erfolgen, da sich hierdurch evidenzbasiert Mortalität und Behinderung reduzieren lassen. Insbesondere Patienten mit einer TIA sollten engmaschig auf einer Stroke Unit überwacht und unmittelbar der Diagnostik (Doppler/Duplex-Sonografie der Halsgefäße, kardiale Diagnostik) zugeführt werden, um größere Infarkte rechtzeitig zu verhindern.

Basistherapie: Die Basisversorgung besteht aus einer engmaschigen Überwachung des Patienten und Monitoring seiner Vitalfunktionen (Blutdruck, Sauerstoffsättigung, Blutzucker, Körpertemperatur):
- **Blutdruckeinstellung** auf Werte zwischen 160 und 200 mmHg
- Senkung von **Blutzuckerentgleisungen** mittels Insulin (spätestens bei Werten > 200 mg/dl)
- **Fiebersenkung** ab 37,5 °C physikalisch und/oder medikamentös (z. B. Paracetamol)
- Ausgleich von **Elektrolytstörungen**
- **Hirndruckprophylaxe** mit 30°-Oberkörperhochlagerung, **Hirndrucktherapie** (ggf. operative Dekompression).

PRAXIS Ein entscheidender Faktor der initialen Therapie ist die **Gewährleistung eines ausreichenden Perfusionsdrucks** in dem ischämischen Gebiet. Deshalb darf der **Blutdruck** bei einem akuten Schlaganfall **nicht drastisch gesenkt** werden.

Prophylaxe und Therapie von Komplikationen in der Akutphase:

- Frühmobilisation (→ Pneumonie-, TVT-, Dekubitusprophylaxe)
- Schluckdiagnostik bei (V. a.) Dysphagie (→ Aspirationsprophylaxe)
- frühe antibiotische Therapie bei bakteriellen Infektionen
- Hydratation und Mobilisation (→ Thromboseprophylaxe)
- Thromboseprophylaxe mit Heparin bei hohem Risiko
- antikonvulsive Therapie bei epileptischen Anfällen.

Thrombolyse: Eine systemische Thrombolyse mit **rt-PA** (recombinant tissue plasminogen activator) ist bei Nachweis eines akuten thrombotisch-ischämischen Hirninfarkts indiziert, wenn die Therapie innerhalb von 4,5 h nach dem Ereignis begonnen werden kann und eine **intrakranielle Blutung** mittels Bildgebung **ausgeschlossen** wurde.

Die Thrombolyse verbessert signifikant das Ergebnis nach einem Hirninfarkt, wobei die Wahrscheinlichkeit für ein gutes Ergebnis umso größer ist, je früher die Thrombolyse erfolgt (Stichwort: „**time is brain**").

Kontraindikationen sind intrakranielle oder andere lebensgefährliche Blutungen, aktuelle medikamentöse Antikoagulation oder Thrombozytopenie, größere Operationen oder Traumata innerhalb der letzten 4 Wochen, eine nicht kontrollierbare arterielle Hypertension (RR > 185/110 mmHg) sowie das Vorliegen eines sehr leichten bzw. sehr schweren Schlaganfalls.

Eine relative Kontraindikation stellt der Nachweis von Infarktfrühzeichen in der CT dar, da dann von einer bereits irreversiblen Gewebeschädigung und damit höheren Blutungsgefahr ausgegangen werden muss. Die Einnahme von ASS und anderen Thrombozytenaggregationshemmern stellt keine Kontraindikation dar. Auch bei zugrunde liegender Dissektion ist eine systemische Thrombolyse möglich.

> **LERNTIPP**   !
>
> Die systemische Thrombolyse ist auch bei „alten" Patienten (> 80 Jahre) zugelassen, da auch in dieser Altersgruppe der Nutzen die Risiken überwiegt. (Bis vor wenigen Jahren galt noch die Altersgrenze von 80 Jahren, da man für diese Altersgruppe ein Überwiegen der Risiken annahm.)

Komplikationen sind insbesondere intrakranielle **Blutungen** (> 5 %) sowie sonstige Hämorrhagien. Eine CCT etwa 24 Stunden nach Thrombolyse ist deshalb nicht nur zur Beurteilung des Infarktausmaßes, sondern auch zum Blutungsausschluss indiziert. Selten kann es zur Ausbildung eines angioneurotischen Ödems mit der Notwendigkeit einer intensivmedizinischen Versorgung kommen.

Mechanische Rekanalisation: Die mechanische Thrombektomie ist bei proximalem Verschluss einer Hirnbasisarterie oder kontraindizierter systemischer Thrombolyse indiziert. Häufig erfolgt auch eine Kombination mit der systemischen Thrombolyse (z. B. bei akutem Basilarisverschluss oder im Rahmen eines „Bridging" durch die Thrombolyse, bis die Thrombektomie möglich ist). Das **Zeitfenster** ist mit **6 Stunden** weiter als bei der

Thrombolyse und kann nach bestimmten Kriterien darüber hinaus ausgeweitet werden.

Sekundärprophylaxe

Bei mikro- und makroangiopathischer sowie unbekannter Infarktgenese soll innerhalb von 48 h nach Infarkt eine **Thrombozytenaggregationshemmung** erfolgen, sofern keine Kontraindikationen wie z. B. schwere Blutungen vorliegen. Medikament der Wahl ist Acetylsalicylsäure (ASS 100 mg). Bei Patienten mit ausgeprägten Risikofaktoren und hoher Re-Infarkt-Gefahr oder Unverträglichkeit gegenüber ASS werden **Clopidogrel** oder die Kombination von ASS + Dipyridamol eingesetzt.

Eine **orale Antikoagulation** ist (altersunabhängig!) als Primärprävention sowie **als Sekundärprophylaxe bei Vorhofflimmern indiziert** (nicht valvulären Ursprungs), persistierendem Foramen ovale sowie bei bestimmten Gerinnungsstörungen (Details siehe Skript 2: „Blut, Blutbildung, Atmungssystem"). Intermittierendes Vorhofflimmern ist, besonders mit zunehmendem Lebensalter, einer der größten Risikofaktoren für Schlaganfälle. Der Zeitpunkt des Therapiebeginns nach Infarkt hängt vor allem vom Blutungsrisiko ab (Infarktgröße, Ausprägung einer Mikroangiopathie u. a.).

> **LERNTIPP**   !
>
> Eine wirksame Prophylaxe von kardialen Embolien wird (bei bekannten Risikofaktoren) nur durch eine Antikoagulation erzielt. Die Wirksamkeit einer Thrombozytenaggregationshemmung ist deutlich geringer.

PRAXIS Eine Vollheparinisierung bei frischem Hirninfarkt birgt ein erhöhtes Blutungsrisiko im Infarktgebiet. Bei größeren embolischen Infarkten besteht deshalb eine relative Kontraindikation! Sinnvoll ist die Vollheparinisierung hingegen bei Hochrisikopatienten (z. B. stenosierende Dissektionen, Sinusthrombosen).

Die **Einstellung kardiovaskulärer Risikofaktoren** umfasst:
- Blutzucker- und Blutdruckeinstellung (Ziel-RR: 120–140/70–90 mmHg)
- Senkung der Serumlipide (Ziel-LDL: < 100 mg/dl)
- Beenden eines Nikotinabusus
- Lifestyle-Modifikationen: Ausdauersport, Gewichtsabnahme, gesunde (z. B. mediterrane) Ernährung, Stressreduktion.

Vorgehen bei Nachweis einer Karotisstenose: Eine **Karotisdesobliteration** (Thrombendarteriektomie [TEA] oder perkutane transluminale Angioplastie) ist bei 70–99 %iger **symptomatischer Karotisstenose** indiziert. Bei asymptomatischen (auch hochgradigen) Stenosen bringt eine „prophylaktische" Operation keinen Vorteil.

Vorgehen bei Nachweis eines persistierenden Foramen ovale (PFO): Bei **kryptogenem Schlaganfall** (ESUS) bei Patienten zwischen 16 und 60 Jahren wird der interventionelle Verschluss des PFO mit nachfolgend dualer Plättchenhemmung über 1–3 Monate sowie anschließend eine 12–24-monatige Monotherapie mit ASS oder Clopidogrel empfohlen. Alternativ kann auch eine alleinige dauerhafte Sekundärprophylaxe mit ASS oder Clopidogrel erfolgen. Von einer oralen Antikoagulation wird abgeraten.

Prognose

Die Prognose hängt von der Schlaganfallgröße und -ätiologie, der Behandlung sowie dem prämorbiden Niveau ab.

Die modifizierte Rankin-Skala (s. **Tab. 6.13**) teilt nach einem Schlaganfall das **Ausmaß der Behinderung** durch die **neurologischen Defizite** in Stufen von 0 bis 6 ein. Sie wird häufig verwendet, um den Outcome von Patienten nach einem Schlaganfall zu beschreiben.

PRÜFUNGSHIGHLIGHTS   ✗

Zerebrale Ischämie (3/3)

Diagnostik:
- **!** **NIHSS** (National Institutes of Health Stroke Scale) → Erfassung der **Schlaganfallsymptomatik**, u. a. Bewusstseinslage, Gesichtsfeld, Sensibilität, Sprache
- **!!** **Akutdiagnostik:** u. a. **zerebrale Bildgebung** (CCT nativ), **Sonografie** der hirnzuführenden Gefäße, **Herzdiagnostik** inkl. Echokardiografie
- **CCT:**
  - **!** akuter Infarkt: **homogen hypodenses** Gebiet mit fehlender Rinden-Mark-Differenzierung; infarktbedingte Raumforderung mit engen Ventrikeln (in Nativ-CT erst nach Stunden oder Tagen erkennbar)
  - **!!** Frühzeichen: „**Dense Media Sign**" = Hyperdensität der A. cerebri media → Hinweis auf frischen thrombotischen Verschluss
  - **!** Ausschluss einer zerebralen Blutung (= hyperdenses Areal)
- **!** **MRT:** (Sub)akute Hirninfarkte hyperintens in FLAIR und T2.
- **!** **Angiografie:** bei V. a. proximalen Gefäßverschluss (z. B. M1-Segments der A. cerebri media) → ggf. mechanische Rekanalisation
- **!** **Perfusions-Bildgebung** (MRT oder CT): bei unklarem Zeitfenster (z. B. Wake-up-Stroke) → Beurteilung bereits vorhandener Infarktareals und gefährdeter Areale („Mismatch") → ggf. Indikation zur mechanischen Thrombektomie

Therapie:
- **!!** bei V. a. Schlaganfall **Sauerstoffgabe** und schnellstmöglicher **Transport** in eine geeignete Klinik
- **!!** **Stroke-Unit-Behandlung:** Monitoring der Vitalfunktionen (Blutdruck, Sauerstoffsättigung, Blutzucker, Körpertemperatur); auch Patienten mit TIA
  - **!** **Blutdruckeinstellung** auf Werte zwischen 160 und 200 mmHg; drastische RR-Senkung kontraindiziert
  - **!!** Senkung von **Blutzuckerentgleisungen** mittels Insulin
  - **!** **Fiebersenkung**
  - **!** 30°-Oberkörperhochlagerung
  - **!** Frühmobilisation
  - **!** Schluckdiagnostik
- **!!** **systemische Thrombolyse:** Innerhalb von 4,5 h nach Ereignis mit **rt-PA** (recombinant tissue plasminogen activator) bei Nachweis einer akuten Ischämie nach **Ausschluss einer intrakraniellen Blutung**; je früher, desto besser; auch bei Patienten > 80 Jahre indiziert; relative Kontraindikation: Infarktfrühzeichen in CT
- **!!** **mechanische Thrombektomie:** indiziert bei proximalem Verschluss einer Hirnbasisarterie oder kontraindizierter systemischer Thrombolyse; Kombination mit systemischer Thrombolyse möglich

---

Tab. 6.13 Modifizierte Rankin-Skala.

Score	Definition
0	keine Symptome
1	Symptome, aber keine signifikante Behinderung; kann alle gewöhnlichen Aktivitäten ausführen
2	leichte Behinderung; kann nicht mehr alle früheren Aktivitäten ausführen, ist aber in der Lage, komplett selbstständig zu leben
3	mäßige Behinderung; braucht etwas Hilfe, kann aber ohne Hilfe gehen
4	mäßige bis schwere Behinderung; braucht Hilfe bei den täglichen Verrichtungen und kann nicht allein gehen
5	schwere Behinderung; bettlägerig, inkontinent; braucht ständige Hilfe und Überwachung
6	tot

aus Hufschmidt, Lücking, Rauer et al., Neurologie compact, Thieme, 2017

- **Sekundärprophylaxe:**
  - **!** **Clopidogrel** bei ASS-Unverträglichkeit
  - **!!** **orale Antikoagulation** → Prophylaxe kardialer Embolien bei **Vorhofflimmern**, v. a. intermittierendes VHF und zunehmendes Lebensalter, auch als Primärprävention – altersunabhängig (deutlich geringere Wirksamkeit der Thrombozytenaggregationshemmung)
  - **!** relative Kontraindikation für **Vollheparinisierung** bei größerem frischem Hirninfarkt
  - **!** **Einstellung kardiovaskulärer Risikofaktoren:** Blutzucker, Blutdruck, Beenden eines Nikotinabusus, Ausdauersport, gesunde (z. B. mediterrane) Ernährung
  - **!!** Bei **symptomatischer** hochgradiger **Karotisstenose** ist eine Intervention (**TEA oder PTA**) indiziert
- **!** **modifizierte Rankin-Skala:** 4 Punkte = mäßige bis schwere Behinderung; braucht Hilfe bei Alltagstätigkeiten, nicht allein gehfähig.

6.8.2 Sinusthrombose

DEFINITION Thrombose zerebraler venöser Gefäße

Epidemiologie

Sinusthrombosen treten häufiger im **jüngeren Erwachsenenalter** auf (3.–4. Dekade). **Frauen sind häufiger betroffen** als Männer. Thrombosen der **tiefen Hirnvenen** sind deutlich **seltener** als Sinusthrombosen. Aufgrund der gleichen Pathophysiologie treten Hirnvenenthrombosen häufig in Kombination mit Thrombosen der venösen Sinus auf.

Ätiologie

Etwa ⅓ der Sinusthrombosen sind idiopathischer Genese. Darüber hinaus wird nach aseptischen und septischen Ursachen differenziert.

Aseptische Genese: Von aseptischen Sinusthrombosen spricht man bei einem spontanen Auftreten ohne infektiösen Fokus. Ursächlich kommen hierbei v. a. **hormonelle Faktoren** in Betracht (orale Kontrazeptiva (10 %), Wochenbett; potenziert bei gleichzeitigem Nikotinabusus), darüber hinaus **Gerinnungsstörungen**, Vaskulitiden und Traumata.

Septische Genese: Septische Sinusthrombosen finden sich bei fortgeleiteten entzündlichen Prozessen, z. B. Infektionen im Mittelgesicht oder im HNO-Bereich, seltener bei Meningitiden. Sie sind insgesamt eher selten (< 10 % aller Sinus- und Hirnvenenthrombosen).

Lokalisation

Betroffen sind am häufigsten der **Sinus sagittalis superior** und der **Sinus transversus** (über 70 %), seltener andere Sinus und innere Hirn- oder Brückenvenen.

Klinik

Die Patienten haben häufig Kopfschmerzen und Bewusstseinsstörungen, zudem fakultativ Übelkeit, Hirndruckzeichen (z. B. Stauungspapille), fokalneurologische Defizite sowie epileptische Anfälle. Bei septischer Genese sind zusätzlich Fieber, BSG-Erhöhung und Leukozytose messbar. Schlaganfälle infolge von Blutungen oder Ischämien können auftreten (bis zu 5 % aller Schlaganfälle).

Diagnostik

Verfahren der Wahl sind die **MRT** mit Kontrastmittel und MR-Angiografie bzw. -Venografie, alternativ CCT mit Kontrastmittel und CT-Angiografie. Eine fehlende Kontrastmittelanreicherung im Bereich des Thrombus weist auf den Verschluss hin (empty triangle sign). Als Folgeerscheinung können intrazerebrale oder subarachnoidale Blutungen festgestellt werden. Mit der konventionellen Angiografie kann eine Sinusthrombose weitgehend ausgeschlossen werden (allerdings invasive Methode).

> **LERNTIPP**   **!**
>
> Versuchen Sie, auf einer Darstellung der venösen Hirngefäße die einzelnen Sinus zu identifizieren und zu benennen – im Frühjahr 2015 und 2017 wurde das verlangt.

Der Liquor ist oft xanthochrom oder blutig bzw. bei septischer Genese der Sinusthrombose entzündlich verändert.

Therapie

Die Akutbehandlung sollte auf einer Stroke Unit erfolgen. Als Therapie der Wahl gilt die **Antikoagulation** mit intravenös gegebenem unfraktioniertem Heparin, alternativ mit niedermolekularem Heparin gewichtsadaptiert (auch bei intrazerebraler Blutung). Die Heparintherapie wird je nach klinischem Zustand nach rund 2 Wochen auf eine orale Antikoagulation umgestellt, die für 3–12 Monate beibehalten werden soll. Bei septisch bzw. infektiös bedingter Thrombose sind eine antibiotische Therapie, evtl. eine operative Sanierung, indiziert.

> **PRÜFUNGSHIGHLIGHTS**   **✗**
>
> **Sinusthrombose:**
> - **!** vermehrtes Auftreten bei **jüngeren Frauen**
> - **!!** Aseptische Sinusthrombosen sind deutlich häufiger als die seltenen septischen Thrombosen.
> - **!!** Risikofaktoren: **Wochenbett**, **orale Kontrazeptiva** und zusätzlicher Nikotinabusus
> - **!** häufigste Lokalisationen: **Sinus sagittalis superior** und **Sinus transversus**
> - **!** Klinik: **Kopfschmerzen** und Bewusstseinsstörungen
> - Diagnostik:
>   - **!** **MRT** und **MR-Angiografie**
>   - **!!** **fehlende Kontrastmittelanreicherung** im Bereich des Thrombus → Verschluss
>   - **!!** **Identifikation** der einzelnen Sinus in angiografischen Gefäßdarstellungen.

6.8.3 Subclavian-steal-Syndrom

> **DEFINITION** Durchblutungsstörung des Hirnstamms infolge einer Umkehr des Blutflusses in der A. vertebralis zugunsten der Armdurchblutung bei proximaler Stenose der ipsilateralen A. subclavia.

Ätiopathogenese

Ursächlich ist eine **Stenose** oder ein Verschluss **der A. subclavia** vor dem Abgang der A. vertebralis (siehe auch **Abb. 6.23**). Wird der Arm beansprucht, kommt es zu einer **Flussumkehr** in der

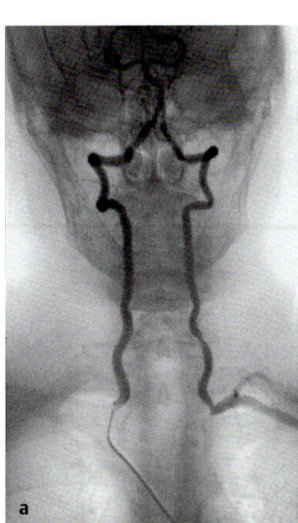

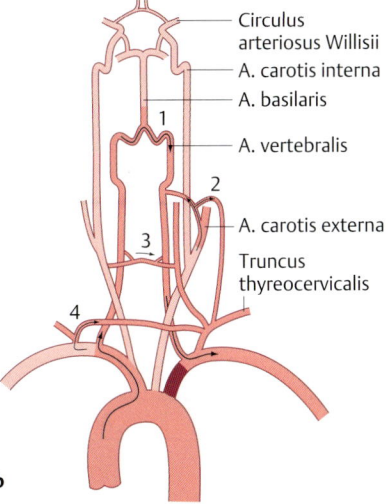

Circulus arteriosus Willisii
A. carotis interna
A. basilaris
1
A. vertebralis
2
A. carotis externa
3
Truncus thyreocervicalis
4

a   **b**

Abb. 6.23 Subclavian-steal-Syndrom. Aufgrund der mangelnden Blutzufuhr über die linke A. subclavia kommt es zu einer Flussumkehr in der ipsilateralen A. vertebralis. **a** Darstellung des vertebrovertebralen Überlaufs (von rechts nach links) in der selektiven Kontrastmittelangiografie der rechten A. vertebralis. **b** Mögliche Kollateralwege bei Subclavian-steal-Syndrom. [aus Reiser, Kuhn, Debus, Duale Reihe Radiologie, Thieme, 2017]

LERNPAKET 3

A. vertebralis, um die Armmuskulatur ausreichend mit Sauerstoff zu versorgen. Zugrunde liegt am häufigsten eine **Makroangiopathie**.

Klinik

Beim Subclavian-steal-Syndrom führt die Subklaviastenose zu einer ipsilateralen Mangeldurchblutung des Armes, welche **bei körperlicher Belastung**, insbesondere bei manueller Tätigkeit, auftritt. Typisch sind lokale Symptome wie Blässe, **Armschwäche mit Schweregefühl oder rasche Ermüdbarkeit**, Absinken des systolischen Blutdruckes (Seitendifferenzen) und Schmerzen (**Claudicatio-Symptomatik**). Gleichzeitig können passagere **neurologische Symptome** infolge der Minderversorgung des Gehirns auftreten (sog. Vertebralis-Basilaris-Insuffizienz):

- (Dreh-) **Schwindel**
- Ataxie
- **Sehstörungen**, Doppelbilder und Nystagmus
- Parästhesien sowie
- Synkopen

Diagnostik

Bei der **körperlichen Untersuchung** ist der Radialispuls auf der betroffenen Seite deutlich reduziert oder gar nicht tastbar und der Blutdruck am betroffenen Arm niedriger als auf der Gegenseite (Blutdruckdifferenz > 30 mmHg zwischen beiden Armen). Die Hand auf der betroffenen Seite ist kühler als die andere. Die Subklaviastenose ist **dopplersonografisch** oft, aber nicht immer, direkt darstellbar. Typisch ist der Nachweis einer Flussabnahme oder Flussumkehr in der betroffenen A. vertebralis (evtl. auch in der A. basilaris). Mittels **Angiografie** kann eine genauere anatomische Darstellung zur Therapieplanung erfolgen.

Therapie

Bei symptomatischem Steal-Phänomen muss die Subklaviastenose behoben und damit die direkte Blutversorgung des Arms wiederhergestellt werden. Dies kann mittels Ballondilatation oder gefäßchirurgisch erfolgen. Asymptomatische Steal-Syndrome müssen nicht behandelt werden.

> **LERNTIPP** !
>
> Klassischer Fall eines **Subclavian-steal-Syndroms**: Patient klagt über gelegentliche Schwindelanfälle und Sehstörungen, die insbesondere bei körperlicher Betätigung auftreten. Wenn Sie den Patienten untersuchen, fällt Ihnen auf, dass eine Hand – nämlich die auf der betroffenen Seite – kühler ist als die andere und Sie den Radialispuls nicht tasten können. Bei der Blutdruckmessung stellen Sie eine deutliche Seitendifferenz fest (> 30 mmHg), niedriger ist der Blutdruck dabei auf der betroffenen Seite.

> **PRÜFUNGSHIGHLIGHTS**
>
> **Subclavian-steal-Syndrom:**
>
> **Klinik:**
> - ‼ passagere neurologische Symptome: (Dreh-)**Schwindel**, Ataxie, Sehstörungen und Doppelbilder, Parästhesien
> - ❗ Armschwäche mit **Claudicatio-Symptomatik**: Schweregefühl, rasche Ermüdbarkeit und Schmerzen
> - ‼ Auftreten v. a. bei körperlicher Belastung, v. a. bei **Beanspruchung des Arms** auf der betroffenen Seite
>
> **Diagnostik:**
> - ❗ fehlender **Radialispuls** auf der betroffenen Seite
> - ‼ niedrigerer Blutdruck als auf der Gegenseite (**Blutdruckdifferenz > 30 mmHg**)
> - ‼ kühlere Hand auf der betroffenen Seite.

6.8.4 Intrazerebrale Blutung

Die traumatischen intrakraniellen Blutungen werden im Kap. Traumatische Hämatome (S. 86) besprochen.

Epidemiologie

Intrazerebrale Blutungen sind für **ca. 15 %** aller „Schlaganfälle" verantwortlich.

Ätiologie

Blutungen ins Hirnparenchym treten meist im Zusammenhang mit einer chronischen **arteriellen Hypertonie** (→ Mikroangiopathie) auf oder im Rahmen einer **Amyloidangiopathie** (→ histologischer Nachweis von Amyloidablagerungen in Kongorot-Färbung). Weitere Risikofaktoren sind blutverdünnende Therapie (Antikoagulation, Thrombozytenaggregationshemmung), Rauchen, erhöhter Alkoholkonsum, Hypercholesterinämie sowie strukturelle Parenchym- oder Gefäßläsionen.

Die Blutungslokalisation hängt vor allem von der Ursache der Blutung ab (siehe **Tab. 6.14**).

Zu den sekundären Blutungen zählen:
- arterielle Hämorrhagien in Kontusionsherden oder primären Ischämien
- Stauungsblutungen bei venöser Abflussstörung.

Klinik

Abhängig von der Blutungslokalisation kommt es zu progredienten Bewusstseinsstörungen, Hirndruckzeichen mit Kopfschmerzen, Übelkeit, Erbrechen, Meningismus sowie lokalisationsabhängigen fokalen Ausfällen. Eine Stammganglienblutung äußert sich typischerweise mit einer kontralateralen Hemiparese sowie einer anfänglichen Kopf- und Blickwendung zur Läsionsseite (Déviation conjuguée).

Tab. 6.14 Häufige **Lokalisation intrazerebraler Blutungen**

Lokalisation	Häufigkeit	häufigste Ursache
Stammganglien und Thalamus	60 %	chronische arterielle Hypertonie
infratentoriell (Kleinhirn oder Hirnstamm)	20 %	
lobär	20 %	Amyloidangiopathie

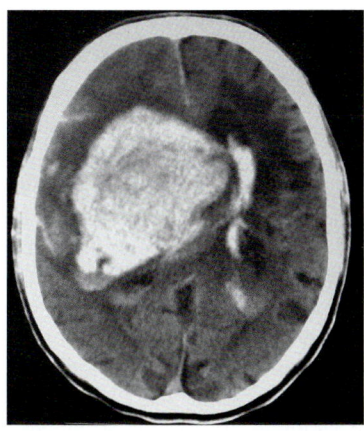

Abb. 6.24 Intrazerebrale Massenblutung. Die axiale CT-Aufnahme zeigt eine ausgedehnte Blutung in der rechten Hemisphäre mit Mittellinienverlagerung nach links und Einblutung in den linken Seitenventrikel. [aus Oestmann, Radiologie, Thieme, 2005]

Diagnostik und Differenzialdiagnosen

In der **nativen CCT** ist eine akute Blutung als **hyperdense Struktur** nachweisbar. Bei großen Blutungen oder ungünstiger Lokalisation kann es zu Einblutungen in die benachbarten Ventrikel, zu einem raumfordernden Effekt mit Mittellinienverlagerung und einer Liquorabflussstörung kommen (**Abb. 6.24**). Auch eine sekundäre SAB kann auftreten. KM-CT, MRT und Angiografie dienen der Ursachenfindung.

Differenzialdiagnostisch ist in erster Linie eine zerebrale **Ischämie** (in etwa gleicher Lokalisation) auszuschließen.

> **LERNTIPP** !
>
> Das IMPP zeigt bei Blutungen gerne CCT-Bilder. Schauen Sie sich diese und die Schädel-Anatomie genau an!

Therapie

Die Therapie beinhaltet eine engmaschige Überwachung der Patienten und darüber hinaus Allgemeinmaßnahmen wie Blutdruckeinstellung (systol. Ziel-RR: < 140 mmHg), O_2-Gabe und ggf. Hirndrucktherapie (s. auch Therapie der zerebralen Ischämie). Bei Gerinnungsstörungen oder oraler Antikoagulation wird die **Normalisierung der Gerinnung** angestrebt, z. B. durch Gabe von Prothrombin-Komplex-Konzentraten (PPSB). Über einen operativen Eingriff zum Ausschalten der Blutungsquelle bzw. zur Hämatomausräumung muss individuell entschieden werden. Indikationen sind z. B. große Raumforderungen mit zunehmendem Hirndruck, eine Aneurysmaruptur, Kleinhirnblutungen mit Gefahr der Hirnstammeinklemmung, günstige Lokalisationen (v. a. supratentoriell kortexnah), eine rasche klinische Verschlechterung und junge Patienten.

Eine Thromboseprophylaxe mit niedermolekularem oder unfraktioniertem Heparin ist bei immobilen Patienten sinnvoll, eine Antikoagulation sollte initial vermieden werden (Gefahr der Hämatomausdehnung).

PRÜFUNGSHIGHLIGHTS ✕

Intrazerebrale Blutung:

Ätiologie:
- **!!!** häufigste Ursache: hypertensive Mikroangiopathie bei chronischer **arterieller Hypertonie**
- **!** selten: **Amyloidangiopathie** → histologischer Nachweis von Amyloidablagerungen in Kongorot-Färbung)

Lokalisation:
- **!!! Stammganglien** und Thalamus → typisch für hypertensive Blutungen

Diagnostik:
- **!!** native CCT: akute Blutung = **hyperdense Struktur**, ggf. zusätzlich **Ventrikeleinbruch**, raumfordernder Effekt mit **Mittellinienverlagerung**, Liquorabflussstörung, sekundärer SAB
- **!** Differenzialdiagnose: zerebrale Ischämie (in etwa gleicher Lokalisation)

Therapie:
- **!** PPSB (Prothrombin-Komplex-Konzentrat) bei Gerinnungsstörung oder oraler Antikoagulation → Normalisierung der Gerinnung.

6.8.5 Subarachnoidalblutung (SAB)

Ätiologie

Die häufigste Ursache einer nichttraumatischen SAB ist die spontane Ruptur eines Aneurysmas (85 %). Typische **Auslöser** einer SAB sind **Blutdruckanstiege** oder **körperliche Anstrengung**. Häufig ist jedoch auch **kein direkter Auslöser der Blutung fassbar** („spontane SAB"); etwa 30 % aller SAB treten aus dem Schlaf heraus auf. Betroffen sind vorrangig Patienten im mittleren Lebensalter (ca. 50–70 Jahre).

Wahrscheinlich entwickeln sich die meisten Aneurysmen im Laufe des Lebens. Risikofaktoren für die Entstehung und das Wachstum von Aneurysmen sind **arterielle Hypertonie und Nikotinabusus** sowie **genetische Erkrankungen** mit Bindegewebsanomalien (z. B. Marfan-Syndrom).

Lokalisation

Prädilektionsstellen für Aneurysmen sind die Gefäßverzweigungen und -abgänge im Bereich des Circulus arteriosus Willisii (**Abb. 6.25**):
- A. communicans anterior (40 %)
- Karotissiphon und A.-cerebri-media-Abgang (30 %)
- Gabelung der A. cerebri media (20 %)
- A. basilaris, Abgang der A. cerebelli posterior inferior (10 %).

In etwa ¼ d. F. finden sich multiple zerebrale Aneurysmen.

Klinik

Es kommt schlagartig zu heftigsten, nuchal betonten Kopfschmerzen („**Vernichtungskopfschmerz**"). Das austretende Blut führt zu einer meningealen Reizung und damit typischerweise zu einem **Meningismus**. Es resultiert häufig eine akute Hirndruckerhöhung, die durch Übelkeit mit Erbrechen und eine (einseitig) lichtstarre Pupille auffällt. Im Verlauf kommt es in bis zu 65 % d. F. zu **Bewusstseinsstörungen** (anfangs transient, später u. U. bis hin zum Koma). Je nach Lokalisation und Ausdehnung

LERNPAKET 3

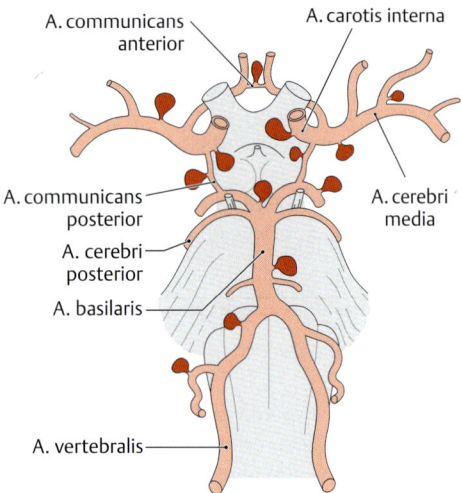

Abb. 6.25 Circulus arteriosus Willisii mit den häufigsten Aneurysmalokalisationen. Darstellung des Circulus arteriosus Willisii mit Bezug zum Chiasma opticum: Die A. communicans anterior ist am häufigsten betroffen, gefolgt von der A. carotis interna, der A. cerebri media und der A. basilaris. [aus Masuhr, Neumann, Duale Reihe Neurologie, Thieme, 2013]

der Blutung können fokal-neurologische Defizite (z. B. Sehstörungen, Halbseitenlähmung oder Schwindel) auftreten.

Einer aneurysmatischen SAB kann eine „Warnblutung" (warning leak) mit leichteren Kopfschmerzen, Ischämiezeichen im EKG oder anderen unspezifischen Symptomen vorausgehen.

LERNTIPP !

Die SAB ist ein echter Examensliebling. Den typischen „Fall" sollten Sie erkennen: Patient kommt mit akuten, sehr starken Kopfschmerzen (Vernichtungsschmerz), die, wie er sagt, „plötzlich über ihn gekommen sind" und den gesamten Kopf betreffen. Er musste erbrechen und spürt einen ziehenden Schmerz, der sich über den Nacken bis in den oberen Rücken ausgebreitet.

Denken Sie daran, für die SAB muss es keinen Auslöser geben, sie tritt auch in Ruhe auf!

Nicht rupturierte Aneurysmen: Aneurysmen können durch Druck auf Nachbarstrukturen Symptome verursachen, auch wenn (noch) keine Ruptur eingetreten ist:

- Hemiparese (bei Aneurysma der A. cerebri media)
- Hirnstamm- und Kleinhirnsymptome (bei Aneurysma der A. basilaris)
- Pupillenstörungen oder Doppelbilder (durch Kompression des N. oculomotorius oder des N. abducens bei Aneurysma der A. communicans posterior).

Einteilung

Anhand der klinischen Symptomatik werden **nach Hunt und Hess** folgende Stadien einer Subarachnoidalblutung unterschieden:

- Grad 0: unrupturiertes, asymptomatisches Aneurysma
- Grad I: leichte Kopfschmerzen und/oder Meningismus, keine neurologischen Ausfälle
- Grad II: mäßiger bis schwerer Kopfschmerz, Meningismus, höchstens Hirnnervenparesen, sonst keine neurologischen Ausfälle
- Grad III: Somnolenz, leichtere fokale Defizite

- Grad IV: Sopor, mäßige bis schwere neurologische Störungen, vegetative Störungen
- Grad V: Koma, Strecksynergismen.

Komplikationen

Die wichtigste Komplikation ist das Auftreten einer **Rezidivblutung** innerhalb der ersten 24 h, deren Verlauf häufig schwerer ist als der der initialen Blutung. Aus diesem Grund ist eine sofortige Therapie essenziell. Des Weiteren treten auf:

- **Vasospasmen**: Die Verengung subarachnoidaler Gefäße v. a. zwischen Tag 4 und 14 nach dem Ereignis (selten schon vorher!) führt zu sog. verzögerten ischämischen neurologischen Defiziten (→ Hirninfarkt). Der Vasospasmus hält 3–4 Wochen an und kann dopplersonografisch als erhöhte Strömungsgeschwindigkeit im betroffenen Gefäß nachgewiesen werden. Eine medikamentöse Prophylaxe ist mit Nimodipin möglich.
- **intrakranielle Drucksteigerung** (50 %) mit Erbrechen, epileptischen Anfällen und Bewusstseinsstörungen (prognoserelevant)
- **Hydrozephalus** (15–20 %) durch Verlegung des Liquorabflusses durch Blutkoagel innerhalb von Stunden bis Tagen nach SAB oder nach Resorption der Blutung durch Verklebung der basalen Liquorräume
- **Blutungen:** intrazerebral initial in ca. ¼ d. F., meist bei distalen Anterior- oder Media-Aneurysmen; intraventrikulär in ca. ⅓ d. F., v. a. bei älteren Patienten, bei größeren Aneurysmen und SAB im hinteren Stromgebiet
- **epileptische Anfälle** (12 %) durch lokale Gewebereizung („spreading depolarizations")
- neurokardiogene und neuropulmonale Störungen (durch autonome Dysregulation mit massiver endogener Katecholaminausschüttung):
  - Herzrhythmusstörungen (Sinustachykardie/-bradykardie, T- oder ST-Strecken-Veränderungen – teilweise **EKG-Veränderung** analog einem ST-Hebungsinfarkt mit/ohne Troponin-T- und CK-Veränderungen, AV-Block)
  - akute neurogene **Herzinsuffizienz** (typisch: Tako-Tsubo-Kardiomyopathie → endogener Katecholaminsturm → Hypotonie)
  - pulmonale Hypertonie
  - neurogenes **Lungenödem**
- **Elektrolytstörungen:** Syndrom der inadäquaten ADH-Freisetzung (SIADH), zerebrales Salzverlustsyndrom mit Hyponatriämie und Hypovolämie oder zentraler Diabetes insipidus mit hypovolämischer Hypernatriämie
- **Terson-Syndrom:** Einblutungen in den Glaskörper und die Netzhaut aufgrund einer Drucksteigerung der retinalen Venen mit der Folge einer hochgradigen Visusminderung. Diese treten bei erhöhtem intrakraniellem Druck bei bis zu ⅓ der Patienten mit SAB auf. Sie korrelieren direkt mit der Schwere und Ausdehnung der ursächlichen zerebralen Hämorrhagie. Die Therapie besteht in einer Vitrektomie.

Diagnostik

Bildgebung: Eine hohe Sensitivität (> 90 %) hat die **native kraniale CT**, die bei positivem Befund hyperdenses Material in den basalen Zisternen, im Interhemisphärenspalt und in den äußeren Liquorräumen zeigt (selten in den Ventrikeln; s. **Abb. 6.26**). Ab dem 5. Tag nach Ereignis wird die MRT als Methode der Wahl empfohlen.

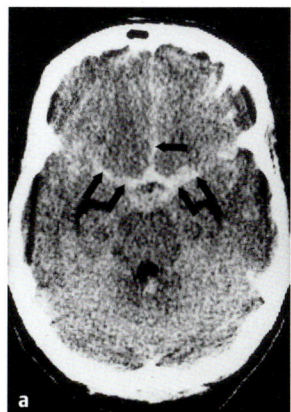
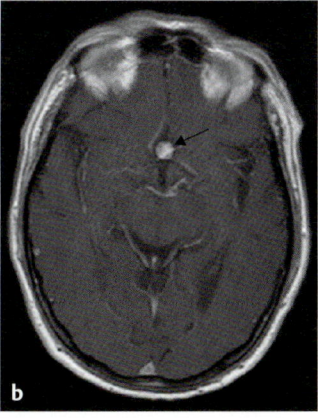

Abb. 6.26 Subarachnoidalblutung. a In der CT-Aufnahme lässt sich hyperdenses Material in der Fissura interhemispherica ventralis und den basalen Zisternen (Pfeile) erkennen. **b** Aneurysma der A. communicans anterior in der MRT mit Kontrastmittelgabe. [aus Reiser, Kuhn, Debus, Duale Reihe Radiologie, Thieme, 2017]

Goldstandard zur Lokalisation der Blutungsquelle ist die digitale Subtraktionsangiografie (**DSA** = zerebrale Katheter-Angiografie), die zugleich ein therapeutisches Coiling ermöglicht. Größere Aneurysmen sind mittels CT- oder MR-Angiografie detektierbar. Aneurysmen stellen sich als **Aussackungen der zerebralen Gefäße** dar und haben oft einen größeren Durchmesser als die anderen Gefäße.

Liquorpunktion: Bei negativer Bildgebung ist eine Untersuchung des **Liquors** indiziert, der im Fall einer Blutung blutig oder (nach länger zurückliegendem Ereignis) xantochrom ist (= gelblich verfärbt durch den erhöhten Eiweißgehalt). Im Gegensatz zu einer artifiziellen (iatrogen blutigen) Punktion bleibt die Blutbeimengung im Laufe der Punktion gleich (Dreigläserprobe). Zur besseren Differenzierung wird die LP 8–12 h nach Symptombeginn empfohlen (dann ist eine Xantochromie nachweisbar). Im Verlauf werden tägliche Doppler-, RR- und ZVD-Kontrollen sowie eine MR-Angiografie und EKG empfohlen.

> **LERNTIPP** !
>
> **Liquorbefund:** Bei einer frischen Subarachnoidalblutung ist der Liquor durchgehend blutig (Dreigläserprobe), bei einer iatrogenen blutigen Punktion würde das letzte Glas klarer bleiben. Bei einer älteren Subarachnoidalblutung ist der Liquor xantochrom (gelblich) verfärbt.

> **LERNTIPP** !
>
> Das IMPP zeigt Ihnen Bilder zur SAB und von Aneurysmen. Für Sie ist es wichtig, dass Sie
> - eine **SAB erkennen**: Achten Sie dabei auf das hyperdense Material in der Fissura interhemispherica ventralis und in den basalen Zisternen;
> - ein **Aneurysma lokalisieren**: Schauen Sie sich dazu die Anatomie der Hirngefäße und die Prädilektionsstellen der Aneurysmen gut an!

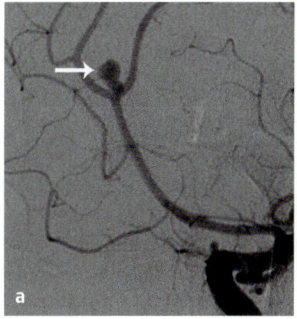
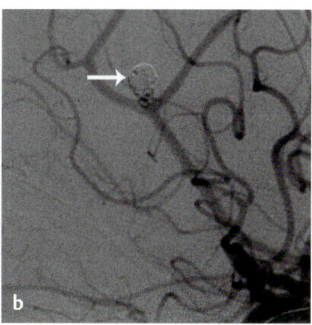

Abb. 6.27 Aneurysma-Coiling (DSA). a Aneurysma der A. pericallosa. **b** Ausfüllen des Aneurysmas mit Metallspiralen (Coiling). [aus Reiser, Kuhn, Debus, Duale Reihe Radiologie, Thieme, 2017]

Therapie

Die eigentliche SAB wird spontan innerhalb von 2–3 Wochen resorbiert. Ziele sind daher die **Prophylaxe** und Behandlung von **Komplikationen** sowie die Verhinderung einer **Rezidivblutung** durch Verschluss des auslösenden Aneurysmas.

Behandlungsverfahren der Wahl ist das endovaskuläre **Aneurysma-Coiling** (Abb. 6.27; geringeres Eingriffsrisiko und besseres Langzeitergebnis trotz höherer Rezidivrate). Hierbei wird das ursächliche Aneurysma endovaskulär mit **Platinspiralen** (coils) aufgefüllt und damit von der Blutzirkulation abgetrennt. Alternativ kann das neurochirurgische **Clipping** des rupturierten Aneurysmas erfolgen. Die Intervention sollte innerhalb von 72 h durchgeführt werden, da die Therapie selbst auch Vasospasmen auslösen kann.

> **LERNTIPP** !
>
> Das IMPP zeigt immer wieder DSA-Befunde vor und nach Clipping eines Aneurysmas. Es lohnt sich daher, sich diese Abbildungen gut einzuprägen.

Wichtig ist zudem die **optimale Blutdruckeinstellung** („Normotonie und Normovolämie"). Als systolische Zielbereiche in der Akutphase gelten hierbei:
- 120–140 mmHg bei sonst normotensiven Patienten
- 130–160 mmHg bei bekannter arterieller Hypertonie

Weitere Maßnahmen sind eine **intensivmedizinische Betreuung** (Stabilisierung der Vitalfunktion, Überwachung des Flüssigkeits- und Elektrolythaushaltes, Sedierung etc.), Immobilisation des Patienten, Hirndrucktherapie sowie die Gabe von Antikonvulsiva bei epileptischen Anfällen. Zur Vermeidung kurzzeitiger intrakranieller Druckerhöhungen ist oftmals die Gabe von Antiemetika bzw. Laxanzien indiziert. Nach der Aneurysmaversorgung soll eine **Thromboseprophylaxe** mit niedermolekularem Heparin erfolgen.

Die **Prognose** ist insbesondere vom Ausmaß der Blutung abhängig. Die Letalität liegt bei 35 %.

Eine Sonderform stellt die perimesenzephale SAB dar (Blutung in Zisternen um Mittelhirn und Pons). Hier findet sich angiografisch keine Blutungsquelle, sodass ursächlich eine venöse Blutung angenommen wird. Die perimesenzephale SAB ist prognostisch günstig; es werden weder Rezidive noch verzögerte neurologische Defizite beschrieben.

LERNPAKET 3

PRÜFUNGSHIGHLIGHTS   ✗

Subarachnoidalblutung:

Ätiologie:
– !!! häufigste Ursache: spontane **Aneurysmaruptur**
– ! **Risikofaktoren**: u. a. Nikotinabusus

Klinik:
– !!! schlagartig auftretende, starke Kopfschmerzen („**Vernichtungskopfschmerz**")
– !!! Übelkeit, Erbrechen
– !!! **Meningismus**
– !!! evtl. **fokal-neurologische Defizite** wie Sehstörungen, Hemiparese, Schwindel oder lichtstarre Pupille
– !! **Bewusstseinsstörungen** bis hin zum Koma
– !! „Warnblutung" (warning leak) möglich mit Ischämiezeichen im EKG oder anderen unspezifischen Symptomen
– ! klinische Stadien-**Einteilung** nach **Hunt und Hess**

Komplikationen:
– ! **Rezidivblutung** innerhalb von 24 h → meist schwerer Verlauf
– !! **Vasospasmen**: Auftreten zwischen Tag 4 und 14 nach SAB (selten früher); klinisch „verzögertes ischämisches neurologisches Defizit"; Nachweis dopplersonografisch: erhöhte Strömungsgeschwindigkeit im betroffenen Gefäß
– !! **Sehstörungen** im Zusammenhang mit einer SAB können auf Glaskörpereinblutungen beruhen (**Terson-Syndrom**); Therapie: Vitrektomie.
– !! Herzrhythmusstörungen, EKG-Veränderung (wie ST-Hebungsinfarkt)
– ! Hydrozephalus
– ! epileptische Anfälle
– ! Elektrolytstörungen: z. B. **zentraler Diabetes insipidus** mit hypovolämischer Hypernatriämie

Diagnostik:
– !!! **native kraniale CT**: hyperdenses Material in basalen Zisternen und im Interhemisphärenspalt
– **Angiografie**:
  – !! digitale Subtraktionsangiografie (**DSA**) = zerebrale Katheter-Angiografie → therapeutisches Coiling möglich
  – !! alternativ CT-Angiografie
  – !!! Befunde: Aneurysmen = **Aussackungen zerebraler Gefäße** mit meist größerem Durchmesser
– **Liquordiagnostik**:
  – !! **Indikation**: negative Bildgebung
  – !! Befunde: Liquor **blutig oder xantochrom**; Blutbeimengung bleibt in Dreigläserprobe konstant (→ DD zur artifiziellen Blutung)

Therapie:
– kurative Interventionen:
  – !! **Aneurysma-Coiling**: endovaskuläres Auffüllen des Aneurysmas mit **Platinspiralen** (coils) → Abtrennung von Blutzirkulation
  – !! alternativ **Clipping**
– **Allgemeinmaßnahmen**:
  – ! **Blutdruckeinstellung**: systolisch **120–140 mmHg** (bei sonst normotensiven Patienten; 130–160 mmHg bei bekannter arterieller Hypertonie)
  – ! u. a. Immobilisierung.

6.8.6 Zerebrale AV-Fisteln und arteriovenöse Malformationen (AVM)

Lokalisation

Die meist erworbenen **Fisteln** finden sich vorrangig zwischen A. carotis und Sinus cavernosus (A.-carotis-Sinus-cavernosus-Fistel), seltener als durale AV-Fisteln und Vertebralisfisteln.
Die meist angeborenen **AVM** treten zerebral oder spinal auf.

Klinik

Die häufigsten Symptome der **A.-carotis-Sinus-cavernosus-Fistel** sind:
- inkomplette Okulomotoriusparese → Doppelbilder
- Exophthalmus
- Augenrötung durch Chemosis (Dilatation konjunktivaler und episkleraler Gefäße)
- pulssynchrone Ohrgeräusche
- pulssynchrone Geräusche bei Auskultation der Orbita.

Bei **arteriovenösen Malformationen** treten typischerweise Kopfschmerzen, epileptische Anfälle sowie ischämieähnliche fokale Defizite bei intrazerebralen Blutungen auf.

Diagnostik und Therapie

Neben der klinischen Untersuchung steht die bildgebende Diagnostik (CT/MRT, Angiografie; siehe **Abb. 6.28**) im Vordergrund, um die Fistelung mit erweiterten Venen (→ Fistel) bzw. das pathologische Gefäßknäuel (→ AVM) darzustellen. Bei deutlicher klinischer Symptomatik ist eine interventionelle Therapie indiziert.

PRÜFUNGSHIGHLIGHTS   ✗

Zerebrale AV-Fisteln:
– ! **Klinik** (A.-carotis-Sinus-cavernosus-Fistel):
  – Okulomotoriusparese → Doppelbilder
  – Exophthalmus
  – Augenrötung
  – pulssynchrone Ohrgeräusche
– ! **CCT**: erweiterte Venen

Arteriovenöse Malformation:
– ! klinisch u. a. **epileptische Anfälle**
– ! CCT: Darstellung des pathologischen **Gefäßknäuels**.

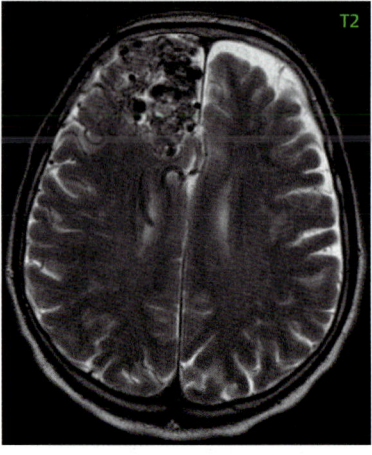

Abb. 6.28 Arteriovenöse Malformation im MRT. MRT (T2 axial): Frontale AV-Malformation rechts. [aus Hufschmidt, Lücking, Rauer et al., Neurologie compact, Thieme, 2017]

6.9 Traumatische Hirnerkrankungen (Schädel-Hirn-Trauma, SHT)

6.9.1 Allgemeines

DEFINITION
- geschlossenes Schädel-Hirn-Trauma: Dura intakt
- offenes Schädel-Hirn-Trauma: Eröffnung des Subduralraums
- Schädel-Hirn-Trauma ohne Schädigung von Hirngewebe (leichtes SHT)
- Schädel-Hirn-Trauma mit Schädigung von Hirngewebe (mittelschweres bis schweres SHT, offenes SHT).

Ätiologie: Die Hirnschädigung kann entweder lokal oder diffus entstehen:
- **lokal:**
  - am Ort der Gewalteinwirkung (Coup-Herd)
  - an der gegenüberliegenden Hirnregion (Contrecoup-Herd)
  - Hämatome (epidurale, subdurale, subarachnoidale oder intrazerebrale Blutung)
- **diffus:**
  - diffuser Axonschaden
  - diffuse, petechiale Einblutungen
  - Hirnödem
  - Ischämie

Bei ausgedehnten Läsionen kann der intrakranielle Druck infolge der Blutungen und des Ödems rasch ansteigen, wodurch Hirngewebe im Tentoriumschlitz (Zwischen- und Mittelhirn) sowie im Foramen occipitale magnum (Hirnstamm) eingeklemmt werden kann (**Compressio cerebri**). Bei offenen Verletzungen (Eröffnung der Dura mater) besteht die Gefahr einer Infektion und es kann Liquor aus Nase oder Ohr austreten (Liquorrhö).

Klinik: Das SHT lässt sich anhand der Glasgow Coma Scale (S. 23) in 3 Schweregrade unterteilen (Tab. 6.15). Ältere Bezeichnungen sind Schädelprellung, **Commotio cerebri** (Gehirnerschütterung [entspricht in etwa einem SHT Grad I]) und **Contusio cerebri** (Gehirnprellung).

Komplikationen:
- **frühe Komplikationen**:
  - intrakranielle Druckerhöhung durch Ödem mit Gefahr der Einklemmung
  - posttraumatische epileptische Anfälle
  - Liquorfistel und Meningitis
  - sekundäre Blutungen
- **Spätfolgen**:
  - symptomatische epileptische Anfälle
  - posttraumatischer Hydrozephalus

Tab. 6.15 Schweregrade traumatischer Hirnläsionen

Definition	GCS (Punkte)	Klinik
leichtes SHT (Grad I)	13–15	Bewusstlosigkeit von < 1 h, EEG-Veränderung < 24 h, evtl. Schwindel, Übelkeit, Erbrechen
mittelschweres SHT (Grad II)	9–12	Bewusstlosigkeit von < 24 h (leichte) strukturelle Hirnläsion
schweres SHT (Grad III)	3–8	Bewusstlosigkeit von > 24 h und/oder Hirnstammzeichen deutliche strukturelle Hirnläsion

- posttraumatischer Abszess nach offenem Schädel-Hirn-Trauma
- postkommotionelles/postkontusionelles Syndrom: Wochen, Monate oder Jahre persistierende Kopfschmerzen, psychische Auffälligkeiten (organische Persönlichkeitsstörung) und/oder neurologische Herdsymptomatik.

Diagnostik:
- Anamnese: Unfallhergang, Bewusstlosigkeit und Amnesie (Dauer?), Blutungen, epileptische Anfälle in der Vergangenheit, Medikation
- klinische Untersuchung: Vitalparameter, Inspektion (Brillenhämatom? Liquoraustritt?), Palpation des Schädels (Frakturstufen?), Suche nach weiteren Verletzungen
- neurologische Untersuchung: Bewusstsein, Pupillenreaktion, Prüfung von Reflexen und Motorik, Meningismus (kurzfristige Kontrollen!)
- Labor: Blutbild, Differenzialblutbild, Gerinnungsparameter, Elektrolyte, Glukose, Harnstoff, Kreatinin, evtl. Blutgruppenbestimmung, Liquornachweis mittels β-Trace-Protein.

> **LERNTIPP** !
>
> Die Dura zerreißt v. a. im Bereich der sehr dünnen Lamina cribrosa. In der Folge kann dann Liquor über die Nase abfließen (Patient berichtet von einer „laufenden Nase"). Nachweisen lässt sich der Liquor mittels β-Trace-Protein.

- CCT (nativ): Durchführung bei unklarer Anamnese, Bewusstseinstrübung, Schädelfraktur, fokalen Ausfällen und erhöhter Blutungsneigung. Bei Verletzungen der Dura mater (offenes SHT) können intrakranielle Lufteinschlüsse vorliegen.
- CT-Kontrolle pathologischer Befunde: nach 5 Tagen oder bei Befundverschlechterung
- cMRT: insbesondere zum Nachweis posttraumatischer Läsionen und zur Prognoseabschätzung
- Schädelröntgen: zum Ausschluss von Frakturen
- Wirbelsäulenröntgen/CT: bei schwerem SHT (gesamte Wirbelsäule), HWS-Trauma, Polytrauma
- EEG: bei mittelschwerem bis schwerem SHT
- Abdomen-Sonografie.

> **LERNTIPP** !
>
> In der Klinik ist die Anfertigung einer nativen CCT die erste diagnostische Maßnahme.

Therapie:
- **Sofortmaßnahmen:**
  - stabile Seitenlage
  - bei stabilem Kreislauf Transport mit hochgelagertem Oberkörper, sonst liegend
  - ausreichende O_2-Zufuhr sicherstellen (bei ausgefallenen Schutzreflexen Intubation zur Aspirationsprophylaxe [üblicherweise ab GCS ≤ 8])
  - Kreislauf stabilisieren (Volumenersatz mit Ringer-Lösung bzw. Adrenalin zur Vasokonstriktion): Ziel ist ein systolischer Blutdruck von > 90 mmHg
  - Analgosedierung mit Fentanyl oder Midazolam (Achtung: Blutdruck beachten)
  - evtl. Wundversorgung: offene Verletzungen steril abdecken, tamponierende Fremdkörper nicht entfernen

LERNPAKET 3

- **leichtes SHT:** Flüssigkeitszufuhr, Nahrungskarenz, körperliche Schonung (lange Bettruhe nicht sinnvoll!), symptomatische Maßnahmen mit Analgetika (kein ASS!) oder Antiemetika; beschwerdefreie Patienten mit unauffälliger Bildgebung können nach Hause entlassen werden, ohne Bildgebung: 24-h-Überwachung in der Klinik
- **mittelschweres und schweres SHT:**
  - intensivmedizinische Überwachung mit Kontrolle der Vitalfunktionen, des intrakraniellen Drucks und EEG beim schweren SHT
  - Herstellen einer Normoglykämie, $p_aO_2 > 60$ mmHg, systolischer Blutdruck > 120 mmHg
  - Hirndrucksenkung (S. 35) bei ICP > 20 mmHg
  - evtl. neurochirurgische Entlastung (s. u.)
  - allgemeine Maßnahmen: z. B. Analgesie, Thromboseprophylaxe, Blasenkatheter.

Neurochirurgisches Vorgehen: Indikationen:
- Kopfschwartenverletzung: Hämatome, Platz-, Riss- und Quetschwunden
- Frakturen:
  - Impressionsfrakturen (= Verlagerung von Knochenteilen ins Schädelinnere): operatives Anheben der Impression (meist keine Notfall-OP)
  - Schädelbasisfraktur: Notfall-OP bei vital bedrohlichen Verletzungen, sonst operative Versorgung 2 Wochen nach Ereignis bzw. Unfall
- Verletzung großer Gefäße, z. B. der A. carotis an der Schädelbasis
- große intrakranielle Hämatome
- erhöhter Hirndruck
- SHT mit Eröffnung der Dura (offenes SHT): Dura- und Hautverschluss, antibiotische Therapie, um die Gefahr einer Infektion (meist Staphylo- und Streptokokken) zu verringern.

> **PRAXIS** Offene Frakturen, große intrakranielle Hämatome und die Verletzung großer Gefäße sind immer vital bedrohlich und deshalb Indikationen zur Notfall-Operation.

Nach jeder operativen Therapie eines SHT ist eine engmaschige Kontrolle des Patienten (Monitoring mit Hirndruckmessung etc.) auf einer neurochirurgischen Intensivstation indiziert.

Die Letalität hängt vom genauen Ausmaß, der Dauer der Bewusstlosigkeit, dem Alter des Patienten und vielen weiteren Faktoren ab. Es versterben 30–45 % der Patienten mit schwerem SHT. Nur ⅓ der Überlebenden ist anschließend noch voll arbeitsfähig.

6.9.2 Traumatische Hämatome

Scherkräfte führen zu plötzlichen Lageverschiebungen des Gehirns innerhalb der Schädelkalotte, sodass es leicht zu Gefäßrupturen kommen kann. Auch sekundäre Blutungen sind nach Traumata nicht selten. Abhängig vom betroffenen Gefäß ist die Blutung in einem bestimmten Kompartiment lokalisiert:
- A. meningea media (und Äste), Sinus der hinteren Schädelgrube → **Epiduralhämatom**
- Venen der Pia mater → **Subduralhämatom**
- arachnoidale Gefäße → **Subarachnoidalblutung**
- intrazerebrale Gefäße → **intrazerebrales Hämatom** (S. 80).

> **LERNTIPP**   **!**
> Zu den Hämatomen sollten Sie sich insbesondere die Abbildungen gut anschauen!

Epiduralhämatom (EDH)

Ätiologie: Verletzung der A. meningea media, meist bei temporaler Gewalteinwirkung.

Klinik: Typischerweise kommt es nach einer initialen Bewusstlosigkeit zu einem symptomarmen Intervall und erst im Verlauf erneut zu einer progredienten Bewusstseinsstörung mit Hirndruckzeichen, fokalen Symptomen, Anisokorie (ipsilaterale Mydriasis und fehlende direkte und indirekte Lichtreaktion) und epileptische Anfälle.

Diagnostik: CCT: bikonvexe (linsenförmige) hyperdense Raumforderung, zusätzlich evtl. Kalottenfraktur, Kontusionsherde und subdurale oder intrazerebrale Hämatome (**Abb. 6.29**).

Therapie: Sofortige Entlastung mittels Trepanation, Versorgung der Blutungsquelle und Ausräumung des Hämatoms. Bei kleinen Hämatomen und klinisch stabilen Patienten ohne fokalneurologische Ausfälle ist eine konservative Therapie unter engmaschiger Überwachung (und OP-Bereitschaft) vertretbar.

Akutes Subduralhämatom (akutes SDH)

Ätiologie: Verletzung kortikaler Gefäße bei heftiger Gewalteinwirkung oder atraumatisch bei Liquorunterdruck (Ventrikeldrainage!), Durafistel oder spontaner Blutung, deutlich häufiger unter Antikoagulation. Von einem **subakuten SDH** spricht man, wenn zwischen dem Trauma und dem Auftreten neurologischer Symptome einige Tage bis 2 Wochen vergehen.

Klinik: progrediente Bewusstseinseintrübung ohne symptomfreies Intervall (→ Abgrenzung vom EDH), Anisokorie mit ipsilateral erweiterter und lichstarrer Pupille, Hemisymptomatik und epileptische Anfälle.

Diagnostik: Die native CCT zeigt eine sichelförmige hyperdense oder (im subakuten Stadium) isodense Raumforderung (**Abb. 6.30**), die oft mit einer Mittellinienverlagerung einhergeht. In der MRT erscheint die (subakute) subdurale Flüssigkeits-

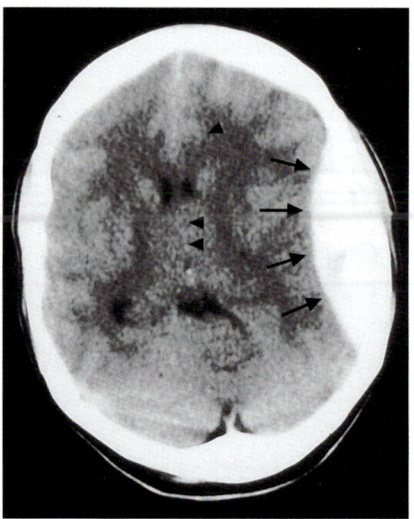

Abb. 6.29 Epiduralblutung. Linkstemporales, typisch bikonvex konfiguriertes Epiduralhämatom (Pfeile) mit Hirnödem und Mittellinienverlagerung (Pfeilspitzen). [aus Henne-Bruns et al., Duale Reihe Chirurgie, Thieme, 2012]

ansammlung homogen isointens ohne KM-Anreicherung. Zusätzlich können evtl. Frakturen und strukturelle traumatische Hirnläsionen nachgewiesen werden.

Therapie: Bei akuten SDH ist meist eine Notfallkraniotomie mit Eröffnung der Dura, Versorgung der Blutungsquelle und Ausräumung des Hämatoms erforderlich. Bei subakutem SDH kann je nach Ausdehnung und Zustand des Patienten auch konservativ verfahren werden.

Chronisches Subduralhämatom (chronisches SDH)

Definitionsgemäß gilt ein Subduralhämatom als chronisch, wenn seit dem Trauma mehr als 2 Wochen vergangen sind.

Klinik: oftmals schleichende, selten rasche Entwicklung von Kopfschmerzen, fokal-neurologischen Defiziten sowie ggf. psychischen Auffälligkeiten wie Verwirrtheit und Apathie infolge der intrakraniellen Druckerhöhung. Betroffene Patienten fallen oft durch vermehrte Stürze auf.

Diagnostik: In der CCT ist eine kalottennahe, halbmondförmige Raumforderung nachweisbar (**Abb. 6.31**). Die Dichte ändert sich mit dem Alter des Hämatoms von hyperdens (akut bis subakut) über isodens zu hypodens (chronisch).

Therapie: Druckentlastung mittels Trepanation. Kleine Hämatome können konservativ mit engmaschiger Überwachung behandelt werden (Faustregel: weniger als Kalottenbreite → konservatives Vorgehen, mehr als Kalottenbreite → operativ).

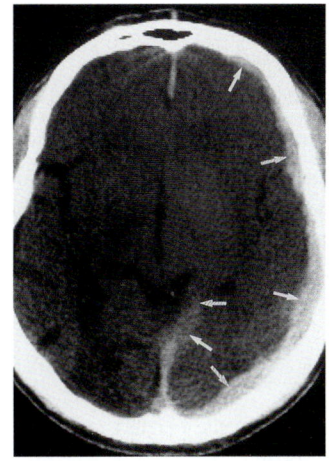

Abb. 6.30 Akutes Subduralhämatom. In der CCT erkennt man ein akutes Subduralhämatom (Pfeile), das hyperdens ist und sich von frontal bis okzipital ausdehnt. Außerdem ist es geringfügig raumfordernd. [aus Reiser, Kuhn, Debus, Duale Reihe Radiologie, Thieme, 2017]

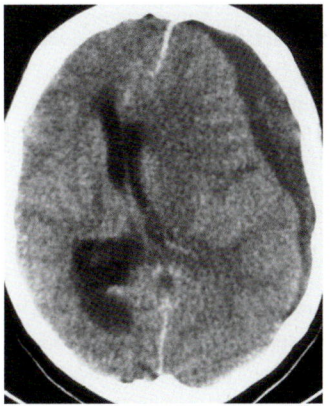

Abb. 6.31 Chronisches Subduralhämatom. In der CCT unregelmäßig begrenzte, hypodense Struktur in der linken Hemisphäre. Die Mittellinie ist deutlich verlagert. [aus Masuhr, Masuhr, Neumann, Duale Reihe Neurologie, Thieme, 2013]

PRÜFUNGSHIGHLIGHTS ✗

Schädel-Hirn-Trauma:
- ! Beim **offenen** Schädel-Hirn-Trauma ist die **Dura eingerissen**.
- ! **Nachweis von Liquor** in austretender Flüssigkeit mittels **β-Trace-Protein**
- Diagnostik:
  - ! native CCT bei Bewusstseinsstörung mit unklarer Anamnese
  - ! möglicher Befund bei Verletzungen der Dura: intrakranielle Lufteinschlüsse
  - ! Bildgebung der gesamten Wirbelsäule bei schwerem SHT indiziert

Epiduralhämatom:
- !! **Klinik**: initial kurze Bewusstlosigkeit, **symptomarmes Intervall**, dann **erneut** progrediente **Bewusstseinsstörung** mit Hirndruckzeichen, fokalen Symptomen und ipsilateral erweiterter lichtstarrer Pupille
- ! **CCT**: bikonvexe (**linsenförmige**) hyperdense Raumforderung
- ! **Therapie**: umgehende operative **Entlastung**

Subduralhämatom:

akutes und subakutes Subduralhämatom:
- ! mögliche **Ursachen**: Liquorunterdruck (Ventrikeldrainage), Antikoagulation
- !!! native **CCT**: **sichelförmige** hyperdense (akut) oder isodense (subakut) Raumforderung mit Mittellinienverlagerung
- !! **MRT**: (subakute) subdurale **Flüssigkeitsansammlung, homogen isointens** ohne KM-Anreicherung

chronisches Subduralhämatom:
- ! Definition: **mehr als 2 Wochen** seit dem auslösenden Trauma vergangen
- ! Klinik: **Hirndrucksymptomatik**, Verwirrtheit, Apathie
- ! CCT: kalottennahe, **halbmondförmige** Raumforderung.

6.10 Anfallserkrankungen

DEFINITION
- **epileptischer Anfall:** synchronisierte elektrische Entladungen von Gruppen von Nervenzellen, die lokalisierte oder generalisierte zerebrale Funktionsstörungen hervorrufen
- **Epilepsie:** Erkrankung mit rezidivierend auftretenden epileptischen Anfällen gleicher Ätiologie
- **epileptisches Syndrom:** typischer, einheitlicher Symptomkomplex (Anfallsart, EEG, Bildbefunde) mit verschiedenen möglichen Ätiologien.

6.10.1 Ätiologie

Epileptische Anfälle können anhand ihrer Ursache als **idiopathisch, symptomatisch oder kryptogen** eingestuft werden. Vielen idiopathischen Anfällen bzw. Epilepsien wird eine genetische Ätiologie zugeschrieben (ohne morphologisches Korrelat). Als **symptomatisch** werden entzündliche, metabolische sowie strukturelle Ursachen (= Folge morphologischer Veränderungen) bezeichnet. Symptomatische epileptische Anfälle stellen meist

LERNPAKET 3

Tab. 6.16 Häufige symptomatische Ursachen epileptischer Anfälle in Abhängigkeit vom Patientenalter

Altersgruppe	erworbene Ursachen	angeborene Ursachen
<10 Jahren	Fieber, Infektionen, frühkindlicher Hirnschaden, Traumata	Stoffwechselerkrankungen, Phakomatosen
10–25 Jahre	frühkindlicher Hirnschaden, Traumata, Infektionen	Angiome
25–60 Jahre	chronischer Alkoholabusus, Hirntumoren, Traumata, frühkindlicher Hirnschaden, zerebrale Entzündungen →Frontal-, Okzipital- und Parietallappenepilepsien	Temporallappenepilepsie (mit Hippokampus-/ Ammonshornsklerose)
>60 Jahre	zerebrovaskuläre Störungen, Hirnmetastasen, Hirntumoren	selten

eine unspezifische Reaktion auf diverse mögliche Reize dar (s. **Tab. 6.16**).

Oberhalb einer individuellen Reizschwelle reagiert jedes Gehirn mit („metabolischen") epileptischen Anfällen. Mögliche **Provokationsfaktoren** sind Elektrolytentgleisungen (Hyponatriämie!), Schlafentzug, Fieber, übermäßiger Alkoholkonsum oder Alkoholentzug, bestimmte Medikamente, Hyperventilation, Hypoglykämie sowie Flackerlicht (Disco!).

> **LERNTIPP**   **!**
>
> Sog. **Gelegenheitsanfälle** treten bei Vorliegen eines ausreichenden **Provokationsfaktors** auch **ohne Vorliegen einer Epilepsie** oder strukturellen/funktionellen Hirnveränderung auf (unauffälliges cMRT und EEG).

PRAXIS Bei Patienten **mit** einer zerebralen Vorschädigung können Anfälle durch die genannten Faktoren noch leichter ausgelöst werden (z. B. Anfallszunahme bei Fieber). Dies macht man sich in der **Diagnostik** zunutze: EEG mit Fotostimulation und Hyperventilation, evtl. Schlafentzugs-EEG bei unklaren Epilepsiesyndromen (und zuvor unauffälliger Diagnostik!).

6.10.2   Einteilung

Grundsätzlich unterscheidet man epileptische Anfälle von Epilepsien bzw. epileptischen Syndromen sowie fokale von generalisierten Ereignissen (**Tab. 6.17**). Dies ist insbesondere für die Therapie, aber auch für die prognostische Einschätzung von Bedeutung.

> **PRÜFUNGSHIGHLIGHTS**   **✗**
>
> **Ätiologie der Anfallserkrankungen:**
> – **symptomatische** Anfälle:
>   – **!!** Folge morphologischer Veränderungen: bei Erwachsenen am häufigsten **Hirntumoren** und zerebrale **Entzündungen**
>   – **!!** Folge metabolischer Veränderungen (**Provokationsfaktoren**): u. a. Hyponatriämie, Alkoholentzug, Hypoglykämie
> – **!** **Gelegenheitsanfälle** treten ausschließlich **situationsbezogen** auf (z. B. Fieberkrämpfe).

6.10.3   Klinik

Je nach betroffener Hirnregion äußern sich epileptische Anfälle mit einer spezifischen Symptomatik (S. 20). Sie lassen sich häufig durch folgende charakteristische Merkmale von nicht epileptischen Krampfereignissen abgrenzen:

- **spontaner Beginn** (kein situativer Auslöser), evtl. mit Aura
- im Anfall **fehlende Pupillenreaktion** bei **Mydriasis**

- **postiktaler Dämmerzustand** mit langer Reorientierungsphase (Stunden bis Tage)

Fokale Anfälle

Einfach-fokale Anfälle: Die Patienten sind **bei vollem Bewusstsein**. Die klinische Symptomatik ist variabel: Unterschiedliche (teilweise kombinierte, z. B. motorische und sensible) Störungen treten vorübergehend auf (s. o.).

Komplex-fokale Anfälle: Diese beginnen häufig mit einer **Aura** (z. B. gustatorisch oder im Sinne eines Déjà-vu/Déjà-vécu) und gehen definitionsgemäß mit einer **Bewusstseinsstörung** einher. Die Anfälle selbst äußern sich mit stereotypen Bewegungen, starrem Blick und langer Reorientierungsphase. Während des Anfalls kann der Patient wach wirken, er hat jedoch meist eine Amnesie für das Ereignis.

Eine Sonderform sind **Unzinatus-Anfälle**, die ihren Ursprung im Temporallappen haben und mit Geruchswahrnehmungen, Auren und Automatismen einhergehen.

Fokale Anfälle mit sekundärer Generalisierung: Nach einer initial lokalisierten Symptomatik breiten sich die Symptome auf den gesamten Körper aus und es kommt zu einem generalisierten (meist) tonisch-klonischen epileptischen Anfall **mit Bewusstseinsverlust** (= Grand mal). Ein postiktaler Dämmerzustand sowie eine retrograde Amnesie für den Zeitraum des Anfalls sind typisch.

Mögliche klinische Bilder:

- **lokal begrenzte** klonische (= rhythmische) oder myoklonische (= arrhythmische) **Muskelzuckungen,** Jackson-Anfall (motorische Phänomene breiten sich innerhalb kurzer Zeit aus, sog. March of Convulsion)
- postiktal vorübergehende Lähmung des betroffenen Muskels („**Todd'sche Lähmung**"), auch in Form anderer kortikaler Funktionsstörungen (z. B. Aphasie) möglich (→ Hinweis auf den epileptischen Fokus)
- fokale Sensibilitätsstörungen, sensibler Jackson-Anfall
- Schwindel, Koordinations- und/oder Gangstörungen
- visuelle, akustische, olfaktorische oder gustatorische Phänomene
- **vegetative Störungen** (z. B. anfallsartige Tachykardie und Schweißausbruch)
- **Déviation conjuguée**: Blickwendung beider Augen zur Gegenseite des epileptischen Fokus (v. a. bei vom Frontallappen ausgehendem Anfall → frontales Augenfeld)

Tab. 6.17 **Klassifikation der epileptischen Anfälle und Epilepsien**

Anfallsmuster	epileptische Anfälle	Epilepsien und epileptische Syndrome

fokal	▪ einfach-fokale Anfälle
	▪ komplex-fokale Anfälle
	▪ fokale, sekundär generalisierte Anfälle
		▪ altersgebunden idiopathisch:
		  – benigne juvenile Epilepsie mit zentrotemporalem Fokus (Rolando)
		  – juvenile Epilepsie mit okzipitalem Fokus (Gastaut)
		▪ familiäre Temporallappenepilepsie
		▪ symptomatisch (s. **Tab. 6.16**)

primär generalisiert	▪ Absencen
	▪ myoklonische Anfälle
	▪ klonische Anfälle
	▪ tonische Anfälle
	▪ tonisch-klonische Anfälle (Grand-mal-Anfälle)
	▪ atonische Anfälle
		▪ altersgebunden idiopathisch:
		  – benigne Neugeborenenkrämpfe
		  – benigne juvenile myoklonische Epilepsie
		  – juvenile Absence-Epilepsie
		  – Absence-Epilepsie des Kindesalters (Pyknolepsie)
		  – juvenile myoklonische Epilepsie (Impulsiv-Petit-mal-Epilepsie)
		  – Aufwach-Grand-mal-Epilepsie
		▪ altersgebunden idiopathisch und/oder symptomatisch:
		  – BNS-Krämpfe = West-Syndrom
		  – Lennox-Gastaut-Syndrom
		  – myoklonisch-astatische Anfälle
		  – myoklonische Absencen
		  – schwere myoklonische Epilepsie des Kindesalters
		▪ symptomatisch: progressive Myoklonusepilepsie

unklassifiziert		▪ Neugeborenenanfälle ▪ Epilepsie mit Spike-Wave-Entladungen im Schlaf ▪ Aphasie-Epilepsie-Syndrom ▪ Epilepsien mit spezifischen Triggerfaktoren

sonstige	Status epilepticus	▪ Gelegenheitsanfälle (situationsbezogen):
		  – Fieberkrämpfe
		  – Anfälle metabolischer, toxischer oder infektiöser Genese

> **LERNTIPP** !
>
> Eine postiktale, sog. **Todd'sche Parese** wird häufiger nach fokal eingeleiteten epileptischen Anfällen beobachtet und bildet sich im Verlauf wieder zurück. Lokalisatorisch gibt sie Hinweise auf einen kontralateral zur Parese gelegenen epileptischen Fokus.

Beispiele fokaler Epilepsien:

Mesiale Temporallappenepilepsie: bei Hippokampussklerose oder postenzephalitisch. Beginn oft in der Kindheit mit Fieberkrämpfen, später spontane Anfälle mit Automatismen (Kauen, Schmatzen, Nesteln), Bewusstseinsstörung und retrograder Amnesie, meist vorangehende Aura sowie deutlich verzögerte Reorientierung. Im Verlauf häufig Gedächtnisstörungen und Pharmakoresistenz.

Neokortikale Temporallappenepilepsie: häufig komplexe Aura, Speech Arrest (wenn die dominante Hemisphäre betroffen ist).

Frontallappenepilepsie: kurze (< 1 Minute), unsystematische Anfälle mit Vokalisationen und motorischen Automatismen (→ DD psychogene Anfälle!), häufig schlafgebunden, postiktal gute Reagibilität (keine verzögerte Reorientierung).

Parietallappenepilepsie: Häufig Aura (in Abhängigkeit von der Lokalisation des epileptogenen Fokus, z. B. sensibel, visuell, Alien-limb-Gefühl), im Anfall Myoklonien, Aphasie, aber auch Bewusstseinsstörungen (→ komplex-fokaler Anfall) möglich.

Okzipitallappenepilepsie: Visuelle Aura, im Anfall Augenbewegungsstörung (Kloni, Nystagmus), postiktale Kopfschmerzen.

Rolando-Epilepsie: Häufigste Epilepsie im Kindesalter (4–12 Jahre) mit oftmals schlafgebundenen fokalen **sensomotorischen Anfällen** im Gesichtsbereich, im EEG einseitig zentrotemporale Spikes und Sharp waves mit Zunahme im (REM-)Schlaf (vgl. **Tab. 6.19**), gutartiger Verlauf mit oftmals spontaner Remission in der Pubertät.

Primär generalisierte Anfälle

Grand-mal-Anfälle: Es handelt sich um generalisierte tonisch-klonische Anfälle (ohne fokales Anfangsstadium), denen eine Aura vorangehen kann. Es kommt zu einem plötzlichen Bewusstseinsverlust (Sturz!), der dann meist von max. 2 min andauernden, generalisierten (synchronen), erst tonischen, dann klonischen Bewegungen begleitet wird. Lateraler **Zungenbiss, Einnässen** und subkonjunktivale Einblutung während des Anfalls sind häufig. Postiktal sind die Patienten typischerweise **schläfrig** (postparoxysmaler „Terminalschlaf") oder verwirrt und brauchen einige Zeit, um sich wieder orientieren zu können. Zusätzlich treten Muskelschmerzen auf (CK↑; s. u. bei Diagnostik) und es kann sturzbedingt zu Verletzungen kommen (Frakturen, Luxationen). Die **Pupillen** sind im Anfall **weit** und **lichtstarr**.

LERNPAKET 3

Tab. 6.18 **Charakteristika der Petit-mal-Epilepsien**

Syndrom	betroffene Altersgruppe	Klinik	EEG-Befund	sonstiges
BNS-Krämpfe (Blitz-Nick-Salaam-Krämpfe = West-Syndrom)	Säuglinge	nur Sekunden andauernde Inklinationsmyoklonie des Kopfes („Nicken") mit abnormer tonischer Arm- und Rumpfbewegung	Hypsarrhythmie (s. **Tab. 6.19**)	häufig Pharmakoresistenz
Lennox-Gastaut-Syndrom (myoklonisch-astatische Epilepsie)	Kleinkindalter	atypische Absencen, tonische oder atonische Anfälle, Grands meaux	„sharp and slow waves" (biphasische scharfe Wellen mit allmählich abfallender langsamer Welle)	häufig Pharmakoresistenz
Absencen	Schulalter (juvenile Formen möglich)	kurze Bewusstseinsstörungen, z. T. konvulsive Symptomatik	generalisierte 3/s-Spike-Wave-Komplexe	unauffällige Bildgebung, gute Prognose: meist spontane Remission
Impulsiv-Petit-mal-Epilepsie = juvenile myoklonische Epilepsie	häufig 2. Lebensjahrzehnt	kurze Myoklonien v. a. der Extremitätenmuskulatur und sekundärer Tonusverlust	Polyspike-Wave-Komplexe	Provokationsfaktoren: Schlafentzug, Lichtblitze; selten Remission

PRAXIS Erstmalige Grand-mal-Anfälle ohne Provokationsfaktoren (s. o.) haben ein Rezidivrisiko von etwa 40 % innerhalb der folgenden drei Jahre. Mehr als die Hälfte davon tritt innerhalb der ersten sechs Monate nach dem ersten Anfall auf.

Idiopathisch generalisierte Epilepsien: Hierzu gehören die vorwiegend im Kindes- bzw. Jugendalter auftretenden BNS-Krämpfe, Absencen, myoklonisch-astatische Anfälle und die Impulsiv-Petit-mal-Epilepsie. Sie dauern nur kurz und werden in der Regel von einer Bewusstseinstrübung gefolgt (keine tiefe Bewusstlosigkeit). Die wichtigsten Syndrome sind in **Tab. 6.18** beschrieben.

LERNTIPP !

Denken Sie an eine **Absence**, wenn der Lehrer berichtet, dass das Schulkind oft für kurze Momente verträumt sei, wie abwesend wirke und man es dann auch nicht ansprechen könne. Es handelt sich dabei um eine kurze Bewusstseinsstörung (5–30 s), während deren die Tätigkeit unterbrochen wird (z. B. Kind hört auf zu sprechen oder zu spielen). Nach der kurzen „Abwesenheit" nimmt das Kind die Tätigkeit ganz normal wieder auf.

Status epilepticus

DEFINITION Mehr als **5 min** andauernder epileptischer Anfall oder Anfallserie ohne zwischenzeitliche Wiedererlangung des Bewusstseins (klinische Definition).

Ausgehend von fokalen Epilepsien kommt es u. a. zum Jackson-Status und der Epilepsia partialis continua, bei generalisierten Anfällen zum Absencen- oder Grand-mal-Status (→ tonische und/oder klonische Bewegungen des Rumpfes und aller Extremitäten).

Ein **Status** generalisierter epileptischer Anfälle ist aufgrund der drohenden Hypoxie des Gehirns mit Entstehung eines sekundären Hirnödems **lebensbedrohlich**. Bei Erwachsenen verlaufen (je nach Grunderkrankung) bis zu 20 % aller Grand-mal-Status letal.

PRÜFUNGSHIGHLIGHTS

Klinik der Anfallserkrankungen:

Fokale Anfälle:
– Begriffe:
  – ! **einfach-fokale** Anfälle: passageres Auftreten diverser, oft kombinierter Störungen (z. B. motorisch und sensibel) bei **vollem Bewusstsein**
  – !!! fokale Anfälle mit **sekundärer Generalisierung**: Ausbreitung initial lokalisierter Symptome auf den gesamten Körper, **mit Bewusstseinsverlust** → generalisierter (meist) tonisch-klonischer epileptischer Anfall
– fokale Anfallsmuster:
  – !!! **lokal begrenzte** klonische (= rhythmische) Muskelzuckungen, Sensibilitätsstörungen, visuelle Phänomene, Schwindel, Koordinationsstörungen, vegetative Störungen (Tachykardie, Schweißausbruch)
  – ! **Blickwendung** („Déviation conjuguée") zur Gegenseite des epileptischen Fokus, v. a. bei vom Frontallappen ausgehenden Anfällen
– !! Nach einem fokalen oder fokal eingeleiteten epileptischen Anfall kann eine passagere **postiktale kortikale Funktionsstörung** (z. B. Aphasie oder Lähmung = **Todd'sche Lähmung**) auftreten, die einen **Rückschluss auf** den **Anfallsursprung** zulässt.
– !! **Rolando-Epilepsie:** häufigste Form der Epilepsie im **Kindesalter** (4–12 Jahre) mit fokalen, **sensomotorischen Anfällen im Gesichtsbereich**; EEG: zentrotemporale Spike-Wave-Komplexe

Primär generalisierte Anfälle:
– **Grand-mal-Anfälle:**
  – !! lateraler **Zungenbiss**, Einnässen
  – !! weite **lichtstarre Pupillen** im Anfall
  – ! postiktal = nach dem Anfall: Dämmerzustand mit **langer Reorientierungsphase**
– **idiopathisch generalisierte Epilepsien:**
  – !! **BNS-Krämpfe** (Blitz-Nick-Salaam-Krämpfe): **Säuglinge**; kurze Zuckungen von Extremitäten und Rumpf mit **Kopfnicken**
  – ! myoklonisch-astatische Epilepsie: **Kleinkindalter**

Tab. 6.19 **Epilepsietypische Potenziale**

Potenzial	EEG-Befund
Spikes (Spitzen > 100 μV, > 15 ms): Grand-mal-Epilepsie	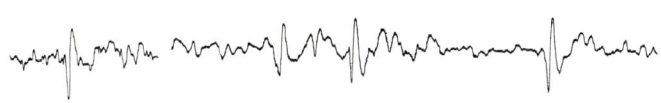
Sharp Waves (steile oder scharfe Wellen): z. B. Temporal-lappenepilepsie (fokaler Anfall)	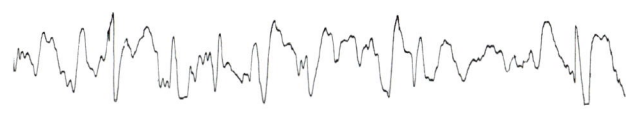
Hypsarrhythmie: Mischung von langsamen und spitzen, steilen Wellen bei BNS-Krämpfen im Säuglingsalter	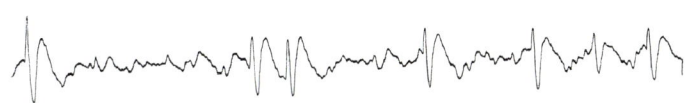
Sharp and slow Waves: biphasische scharfe Wellen mit allmählich abfallender langsamer Welle bei myoklonisch-astatischem Petit-mal-Anfall (Lennox-Gastaut-Syndrom)	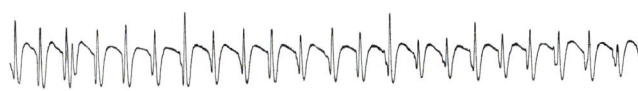
Spikes and Waves (3/s-Spike-Welle-Komplexe): typisch für Absencen im Schulalter (Pyknolepsie)	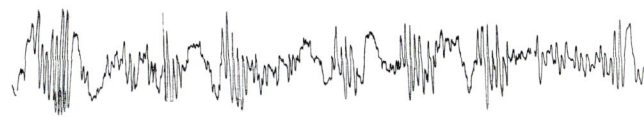
Polyspikes and Waves (Salven initialer Spitzen mit nach-folgenden langsamen Wellen) bei juveniler myoklonischer Epilepsie (Impulsiv-Petit-mal in der Adoleszenz)	

nach Masuhr, Masuhr, Neumann, Duale Reihe Neurologie, Thieme, 2013

- **!!! Absencen**-Epilepsie: **Schulalter**; kurze Bewusstseinsstö-rungen, EEG: **generalisierte 3/s-Spike-Wave-Komplexe**; unauffällige Bildgebung; meist spontane Remission
- **!! Impulsiv-Petit-mal-Epilepsie** (juvenile myoklonische Epilepsie): Manifestation im 2. Lebensjahrzehnt; Klinik: kurze Myoklonien v. a. der Extremitäten, sekundärer Tonusverlust; Provokation z. B. durch Lichtblitze

Status epilepticus:
- **!! Definition:** länger als 5 min andauernder epileptischer Anfall
- **!** Grand-mal-Status: tonische und/oder klonische Bewegungen von Rumpf und allen Extremitäten)
- **!** letaler Verlauf von **bis zu 20 %** generalisierter epileptischer Status bei Erwachsenen (je nach Grunderkrankung)

Zur Ursachenfindung dienen des Weiteren:
- **Labordiagnostik:** Blutbild (DD Infektion), Blutzucker (DD: hypoglykämische Synkope), Elektrolyte (v. a. Natrium), Nierenwerte, CK (postiktal erhöht durch Rhabdomyolyse im Anfall, Maximum nach 1–2 Tagen)
- **Liquoruntersuchung:** bei V. a. Meningitis oder SAB
- **EEG:** Suche nach allgemeinen Veränderungen und **epilepsietypischen Potenzialen** (Tab. 6.19) → Lokalisation des Fokus, ggf. Schlafentzugs-EEG
- Bildgebung:
  - **Dünnschicht-MRT** (mit und ohne Kontrastmittel) v. a. des Hippocampus und der Temporallappen (→ Fokussuche)
  - **CCT** bei sekundärem Schädel-Hirn-Trauma durch den Anfall (→ Fraktur- und Blutungsausschluss)

6.10.4 Diagnostik

Tritt ein epileptischer Anfall erstmalig auf, müssen mögliche Risikofaktoren sowie der Anfallstyp abgeklärt werden. Dabei helfen sowohl Eigen- als auch Fremdanamnese.

6.10.5 Therapie

Um während eines Anfalls größere Verletzungen zu vermeiden, müssen gefährliche Gegenstände entfernt bzw. der Patient ausreichend gepolstert werden.

Die meisten epileptischen Anfälle sind nach 2 min selbstlimitierend und bedürfen keiner Akuttherapie. Eine **medikamentöse**

Soforttherapie ist allerdings notfallmäßig indiziert, wenn ein Anfall länger als 5 min anhält (= **Status epilepticus**; s. o.).

Akutstufentherapie des Grand-mal-Status:
1. Benzodiazepine i. v. oder rektal (z. B. Lorazepam, Diazepam oder Midazolam), (**cave:** atemdepressive Wirkung→ pulsoxymetrische Überwachung indiziert)
2. plus Phenytoin (cave: Herzrhythmusstörungen), Valproinsäure oder Levetiracetam i. v. **bei Statusdauer > 30 min**
3. ggf. Narkose mit Midazolam oder Propofol (EEG-Monitoring)
4. letzte Wahl bei **Anfallsdauer über 60 min: Thiopental**-Narkose (→ Intensivüberwachung, kontinuierliches EEG).

Anfallsprophylaxe: Die **Indikation** für eine prophylaktische antikonvulsive Therapie besteht nach 2 unprovozierten epileptischen Anfällen, bei Nachweis einer strukturellen zerebralen Läsion (bildgebend oder mittelbar bei epilepsietypischen Potenzialen im EEG) sowie bei einem Status epilepticus als Erstmanifestation.

Die verschiedenen Substanzen werden in der Therapie konvulsiver Ereignisse als Monotherapie oder in Kombination angewendet (**Tab. 6.20**). Prinzipiell wird eine Monotherapie angestrebt und die Dosis des Medikaments bis zur Maximaldosis oder bis zum Auftreten von Nebenwirkungen gesteigert. Bei fehlender Wirksamkeit muss zuerst die Compliance des Patienten überprüft werden. Danach kann ein alternatives Monopräparat mit anderem Wirkmechanismus eingesetzt oder eine Kombinationsbehandlung versucht werden.

Unter der Therapie sind regelmäßige Kontrolluntersuchungen mit Bestimmung der Serumspiegel erforderlich. Abgesetzt werden (d. h. monatelanges Ausschleichen) darf die Therapie nur, wenn die Patienten seit mindestens 2 Jahren anfallsfrei sind und im EEG keine epilepsietypischen Potenziale nachweisbar sind.

Alternativen bei schwer behandelbaren Epilepsien sind die tiefe Hirnstimulation (THS) des Nucleus thalamicus anterior, die Epilepsiechirurgie sowie die Vagusnerv-Stimulation.

Unwirksam bzw. **kontraindiziert** bei idiopthisch generalisierten Epilepsien sind Carbamazepin, Gabapentin, Oxcarbazepin, Phenytoin oder Vigabatrin, da sie hier Anfälle provozieren können.

> **LERNTIPP**   !
>
> Nach antikonvulsiven Medikamenten wird gern gefragt:
> Lamotrigin und Levetiracetam sind gut verträglich und bei den meisten Epilepsieformen indiziert. Auch Valproat ist gut wirksam, hat allerdings gravierende Nebenwirkungen (u. a. Teratogenität). Achten Sie insbesondere auch auf Kontraindikationen!

Details zu den Antikonvulsiva finden Sie in der Pharmakologie.

Fahrtauglichkeit: Nach jedem epileptischen Anfall ist in Abhängigkeit von den jeweiligen Provokationsfaktoren und Befunden auf die Fahruntauglichkeit hinzuweisen. Patienten dürfen unter folgenden Bedingungen nach einem Anfall wieder PKW und Motorrad fahren:

- Bei einmaligem, **provoziertem Anfall** (Auslöser vermeidbar; z. B. Schlafmangel) ohne Hinweise für Vorliegen einer Epilepsie (neurologischer Untersuchungsbefund, EEG, Bildgebung unauffällig) = „Gelegenheitsanfall" → nach einer anfallsfreien Zeit von mindestens **3 Monaten**.
- Bei einmaligem **Anfall ohne Provokation** und ohne Hinweise für Vorliegen einer Epilepsie → nach einer anfallsfreien Zeit von mindestens **6 Monaten**.
- Bei Erstdiagnose einer „**Epilepsie**" (im Sinne der Begutachtungsleitlinie zur Kraftfahreignung: wiederholte Anfälle oder Hinweise auf erhöhtes Wiederholungsrisiko z. B. bei struktureller Läsion) → nach einer anfallsfreien Zeit von mindestens **1 Jahr**, auch unter antikonvulsiver Medikation (sofern diese keine eignungsausschließenden Nebenwirkungen hat).
- Bei einem **Anfallsrezidiv** nach langjähriger Anfallsfreiheit → nach einer anfallsfreien Zeit von mindestens **3 Monaten** bei Provokation und **6 Monaten** ohne Provokation.
- Bei der **Reduktion/Beendigung** einer antikonvulsiven Medikation (bei Anfallsfreiheit) → nach mindestens **3 Monaten** nach der letzten Medikamenteneinnahme.
- **Sonderfall**: persistierende Anfälle ohne Einfluss auf die Fahreignung
  - Bei **einfach fokalen Anfällen** ohne motorische, sensorische oder kognitive Einschränkung → nach mindestens **1-jähriger** Beobachtungszeit.
  - Bei nur **schlafgebundenen** Anfällen → nach mindestens **3-jähriger** Beobachtungszeit.

Tab. 6.20 **Übersicht über geeignete Antikonvulsiva**

Epilepsie-Form	Medikamente 1. Wahl[1]	2. Wahl	Add-on-Medikation
fokale Anfälle (mit oder ohne sekundäre Generalisierung)	Lamotrigin, Levetiracetam	Carbamazepin, Gabapentin, Lacosamid, Oxcarbazepin, (Phenobarbital, Phenytoin, Primidon) Pregabalin, Topiramat, Valproinsäure, Zonisamid	Brivaracetam, Eslicarbazepin, Vigabatrin
generalisierte Anfälle	Valproinsäure	Lamotrigin, (Phenobarbital, Primidon,) Topiramat	Levetiracetam, Perampanel
Absencen	Ethosuximid (einzige Indikation), Valproinsäure	Lamotrigin	
juvenile myoklonische Anfälle	Valproinsäure		Ethosuximid, Levetiracetam
BNS-Krämpfe	Valproinsäure	Benzodiazepine[2]	

Reihenfolge alphabetisch (Medikamente in Klammern sind zugelassen, aber aufgrund ihrer Nebenwirkungen zu vermeiden).
[1] Auswahlkriterien sind (bei vergleichbarer Wirksamkeit) insbesondere Verträglichkeit und geringes Interaktionsrisiko.
[2] Keine Dauertherapie!

Die Mindestzeiten gelten ab dem letzten epileptischen Anfall.

Für die **Führerscheingruppe 2** (LKW-Führerscheinklassen und Personenbeförderung) ist die Regelung strenger:

– einmaliger, **provozierter Anfall** → mind. **6 Monate** Fahruntauglichkeit
– einmaliger **Anfall ohne Provokation** → mind. **2 Jahre** Fahruntauglichkeit
– **Epilepsie** → keine Kraftfahreignung (Ausnahme: keine Anfälle für 5 Jahre ohne Medikation)
– generell **keine Fahrtauglichkeit** bei Anfallsrezidiv, Reduktion/Beendigung einer antikonvulsiven Medikation, fokale/schlafgebundene Anfälle.

PRÜFUNGSHIGHLIGHTS

Diagnostik und Therapie der Anfallserkrankungen:

Diagnostik:

– **‼ Labor: CK** ↑ postiktal durch Rhabdomyolyse im Anfall
– **! MRT** (mit und ohne Kontrastmittel) indiziert bei erstmaligem epileptischen Anfall
– **‼ EEG:** epilepsietypischen Potenzialen → Lokalisation des Fokus, **3/s-Spike-Welle-Komplexe): typisch für Absencen im Schulalter**

Therapie:

– **Akutstufentherapie des Status epilepticus:**
    – **‼‼ Stufe 1: Lorazepam oder Diazepam i. v.** (cave: atemdepressive Wirkung → pulsoxymetrische Überwachung indiziert)
    – **‼ Stufe 2: plus Phenytoin** (cave: Herzrhythmusstörungen)
    – **! Stufe 4:** Narkose mit **Thiopental**
    – **! notfallmäßig** indiziert, wenn Anfallsdauer > 5 min (= **Status epilepticus**)
– **Anfallsprophylaxe:**
    – **‼‼ Mittel der 1. Wahl bei Absencen: Ethosuximid** (einzige Indikation) und Valproinsäure
    – **! Valproinsäure** bei juvenilen myoklonischen Anfällen

Fahrtauglichkeit:

– **! mind. 1-jähriges „Fahrverbot"** (Anfallsfreiheit) nach Erstdiagnose einer „Epilepsie"

6.10.6 Nichtepileptische anfallsartige Störungen

Differenzialdiagnostisch kommen bei Anfallsleiden folgende Erkrankungen infrage:

- **Synkopen:** typische Auslösesituationen (z. B. langes Sitzen → venöses Pooling), Prodromi (Sehstörungen, Schweißausbruch), nur kurze Bewusstlosigkeit, rasche Reorientierung; Zungenbiss, Einnässen und Myoklonien sind möglich (= konvulsive Synkope)
- **Adams-Stokes-Anfälle:** plötzliche Bewusstlosigkeit durch Herzrhythmusstörungen mit Schwindel und evtl. Myoklonien; häufiger bei kardialer Grunderkrankung (z. B. KHK, Herzinfarkt) oder Überdosierungen mit Digitalis oder Antiarrhythmika (Akuttherapie: Atropin)
- **Drop attack:** paroxysmaler Sturz ohne Bewusstseinsverlust
- **Narkolepsie:** Es besteht andauernde Tagesschläfrigkeit, vermehrt in langweiligen Situationen, sowie ein **imperativer**

Schlafdrang (Hypersomnie), der die Patienten vorübergehend zum Einschlafen zwingt (für ca. 10–30 min). Aus dem Schlaf sind sie jedoch erweckbar. Begleitsymptome sind selten u. a. eine **Kataplexie** (plötzlicher Tonusverlust bei erhaltenem Bewusstsein, oft nach starken Emotionen) mit **Gefühl des Sich-nicht-bewegen-Könnens**, eine **Schlaflähmung** (wenn die Patienten aufwachen, sind sie zunächst unfähig sich zu bewegen oder zu sprechen) und hypnagoge **Halluzinationen** (= beim Einschlafen). Die Diagnostik basiert auf der klinischen Anamnese und dem Schlaflabor (verkürzte Einschlaflatenz, frühe REM-Phasen, Schlafphase beginnt mit REM-Schlaf). Der Nachweis einer Hypocretin-Reduktion im Liquor ist hochspezifisch für eine Narkolepsie (Typ 1). Therapeutisch kommen **Modafinil** oder Methylphenidat (bei Hypersomnie) sowie Antidepressiva oder Natriumoxybat (bei Kataplexie) zum Einsatz.

- **Tetanie:** z. B. bei Hyperventilation; kein Bewusstseinsverlust, Chvostek-Phänomen
- **dissoziative Anfälle:** negatives EEG, unsystematischer Anfallsverlauf mit geschlossenen Augen und Arc de cercle, lange Anfallsdauer (> 5 min), häufig Stürze (mit Verletzungsvermeidung: Abstützen); oft vor Zuschauern
- **posthypoxische Myoklonien** als Residualsymptomatik nach hypoxischem Hirnschaden
- **REM-Schlaf-Verhaltensstörung** mit Sprechen und Um-sich-Schlagen im Schlaf, Assoziation mit Parkinson-Syndrom
- **Hypoglykämie**
- periodische dyskaliämische Lähmungen (S. 133).

PRÜFUNGSHIGHLIGHTS

Differenzialdiagnose der Anfallserkrankungen:

– **! typisch für echte epileptische Anfälle:** u. a. **postiktaler Dämmerzustand** mit langer Reorientierungsphase
– **‼ Synkopen:** Auslöser (langes Sitzen, Dehydratation); **Prodromi** (Sehstörungen, Schweißausbruch), nur **kurze Bewusstlosigkeit**, Myoklonien möglich (→ konvulsive Synkope)
– **‼ dissoziative Anfälle:** im Anfall Augenschluss und Arc de cercle, Sturz mit Abstützen; oft vor Zuschauern
– **! REM-Schlaf-Verhaltensstörung:** Sprechen und Um-sich-Schlagen im Schlaf, Assoziation mit Parkinson-Syndrom

Narkolepsie:

– **‼‼ Klinik:**
    – andauernde **Tagesschläfrigkeit** und **imperativer Schlafdrang** (Hypersomnie), vermehrt in langweiligen Situationen
    – plötzlicher **Tonusverlust** bei erhaltenem Bewusstsein (Kataplexie)
    – Gefühl des Sich-nicht-bewegen-Könnens
    – **Schlaflähmung:** Wenn die Patienten aufwachen, sind sie zunächst unfähig, sich zu bewegen oder zu sprechen.
– Diagnostik:
    – **‼ Messung der Einschlaflatenz**
    – **! hochspezifisch:** Nachweis einer **Hypocretin-Reduktion** im Liquor
– **! Therapie: Modafinil.**

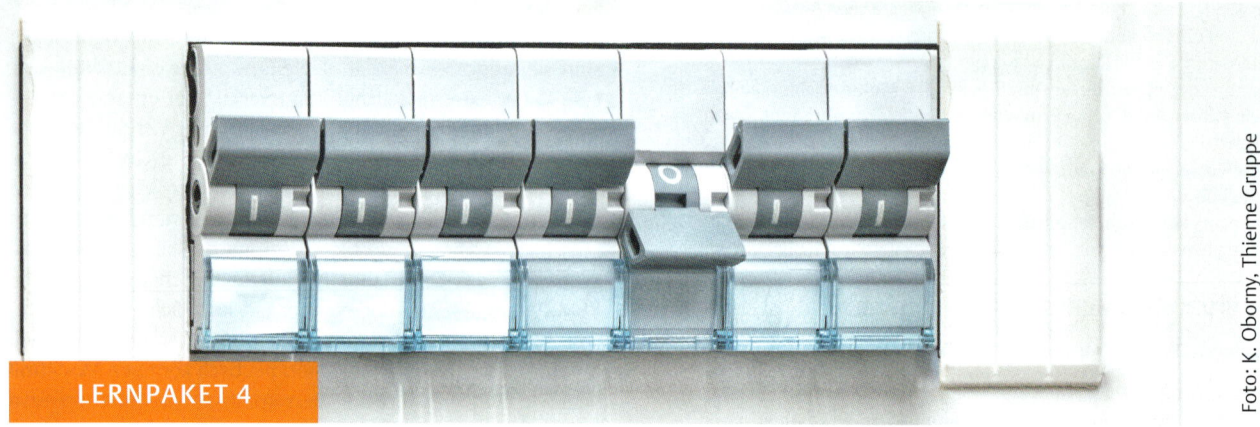

LERNPAKET 4

Foto: K. Oborny, Thieme Gruppe

7 Untersuchung und Erkrankungen der Hirnnerven

7.1 Nervus olfactorius (N. I)

DEFINITION

- **Hyp-/Anosmie:** reduzierte bzw. fehlende Geruchsempfindung
- **Parosmie:** andere Geruchsempfindung als die tatsächlich wahrgenommene
- **Kakosmie:** Empfinden unangenehmer, stinkender Gerüche ohne entsprechendes Korrelat.

Ätiologie: Riechstörungen finden sich bei Pathologien des olfaktorischen Systems (z.B. Rhinitis, traumatischem Abriss der Fila olfactoria, Bestrahlung, lokalen Noxen, Bulbus-olfactorius-Aplasie bei Kallmann-Syndrom, Temporallappenläsionen), bei ZNS-Erkrankungen (z.B. Parkinson oder MS) sowie bei systemischen Erkrankungen (z.B. Diabetes mellitus).

Klinik: Riechstörungen werden selten isoliert angegeben und häufig erst bei beidseitigem Auftreten wahrgenommen. Meist sind die kombiniert auftretenden Geschmacksstörungen vorrangig.

Diagnostik und Differenzialdiagnosen: Eingesetzt werden seitengetrennte Geruchsproben mit aromatischem Geruchsstoff (z.B. Kaffee, Zimt, Vanillin).

Zur Differenzialdiagnostik werden Stoffe wie Essig verwendet, die den N. trigeminus reizen und daher auch bei Anosmie wahrgenommen werden. Bei ausgeprägten lokalen Läsionen oder Simulation fällt die Reaktion negativ aus. Wegweisend für die Ursachenfindung sind die kraniale Bildgebung (CCT/cMRT), ggf. Liquordiagnostik sowie eine HNO-ärztliche Untersuchung.

Zu den **Differenzialdiagnosen** der N.-olfactorius-Läsion gehören die Verlegung der Nasenatmung, primäre Schädigung der Riechschleimhaut, nichtorganische Symptome und Simulation.

Therapie: Bei symptomatischer oder rhinogener Störung steht die Behandlung der Ursache im Vordergrund. Für idiopathische neurogene Geruchsstörungen ist keine Therapie bekannt.

PRÜFUNGSHIGHLIGHTS   ✗

Nervus-olfactorius-Läsion:
- **!** Mögliche Ursache für eine Anosmie ist ein **Abriss der Fila olfactoria**, z.B. bei Schädel-Hirn-Trauma.

7.2 Nervus opticus (N. II)

7.2.1 Untersuchung des Sehnervs

Hierzu gehören die Prüfung der Lichtreaktion, Visusprüfung (orientierend durch Lesen, Fingerzählen, Licht), Gesichtsfeldprüfung (Fingerperimetrie), Swinging-Flashlight-Test (Suche nach unilateralen Sehnerv- und Sehbahnläsionen), Augenfundusuntersuchung (Beurteilung von Randschärfe und Prominenz der Papille, Blutungen) und ggf. visuell evozierte Potenziale (→ Latenzverzögerung bei Läsionen der Sehbahn).

7.2.2 Störungen des Sehnervs

- **Ischämie**
  - Zentralarterienverschluss
  - Zentralvenenverschluss
  - anteriore ischämische Optikusneuropathie (AION)
  - Arteriitis cranialis
- **Kompression**
  - Tumoren
    - direkt bei Optikusgliom, Tumoren der Sella
    - indirekt bei Erhöhung des intrakraniellen Drucks (→ Optikusatrophie)
    - direkt und indirekt: Foster-Kennedy-Syndrom mit ipsilateraler Optikusatrophie und kontralateraler Stauungspapille bei ipsilateraler chronischer Raumforderung
  - traumatisch
- **Entzündung**
  - Papillitis n. optici mit Visusminderung und Schmerzen
  - Retrobulbärneuritis (S.96) mit normalem Papillenbefund.

Visusstörungen

Akute Visusstörungen können ein- oder beidseitig auftreten. Ein **unilateraler** Visusverlust beruht auf einer Schädigung der Retina (z. B. durch Verschluss der Zentralarterie, Zentralvene oder der A. carotis) oder des Sehnervs (z. B. durch Trauma), ein **bilateraler** Visusverlust kann seine Ursache in Läsionen der Sehrinde (z. B. durch Ischämie im Posteriorstromgebiet) und in einem bilateralen Retinaschaden haben (z. B. bei Aortenbogensyndrom, plötzlicher Entlastung eines Hydrozephalus).

Subakute Visusstörungen finden sich bei Optikusneuritis (s. u.), Papillitis, Methanolvergiftung, Tumoren u. a.

Gesichtsfeldausfälle

Je nach Läsionsort im Sehbahnverlauf findet sich ein charakteristischer Gesichtsfelddefekt. **Tab. 7.1** und **Abb. 7.1** geben einen Überblick. Ausführlicher werden die Defekte im Skript Augenheilkunde beschrieben.

Papillenveränderungen

Als **Papillitis** (Abb. 7.2 **a**) bezeichnet man eine retinanahe Optikusneuritis (s. u.), die sich in der Funduskopie als Papillenödem darstellt. Die Abgrenzung von einer Stauungspapille ist oft schwierig.

Die **Stauungspapille** (Abb. 7.2 **b**) entsteht v. a. bei jüngeren Patienten bei erhöhtem intrakraniellen Druck (S. 34) und ist in der Funduskopie als unscharf begrenzte Papille mit radiären Randblutungen nachzuweisen. Das Sehen ist initial nur unwesentlich beeinträchtigt. Im Verlauf kommt es – aufgrund des peripapillären Ödems – zu einer Vergrößerung des blinden Flecks und dadurch zu Sehstörungen.

Näheres finden Sie auch im Skript Augenheilkunde.

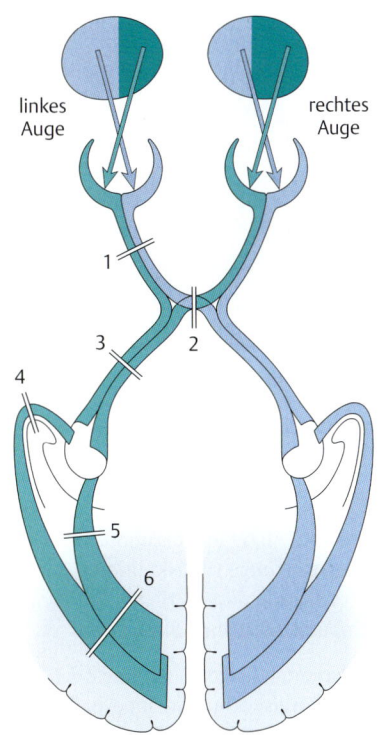

Abb. 7.1 Mögliche Läsionsorte der Sehbahn.
1 N. opticus
2 Chiasma
3 Tractus opticus
4 Sehstrahlung im Temporallappen
5 Sehstrahlung (parietaler Teil)
6 Sehstrahlung (okzipital) und Sehrinde [aus Mattle, Mumenthaler, Kurzlehrbuch Neurologie, Thieme, 2015]

LERNPAKET 4

Tab. 7.1 Gesichtsfelddefekte

Läsionsort (vgl. Abb. 7.1)	Defekt	Ursache	Befund
(1) N. opticus (unilateral)	ipsilaterale Amaurosis	Optikusneuritis	
(2) Chiasma	bitemporale Hemianopsie	Hypophysentumor	
(3) Tractus opticus	kontralaterale homonyme Hemianopsie	Hirninfarkt, lokale Prozesse	
(4) Sehstrahlung im Temporallappen	obere kontralaterale Quadrantenanopsie	Hirninfarkt, lokale Prozesse	
(5) Sehstrahlung (parietaler Teil)	untere kontralaterale Quadrantenanopsie	Hirninfarkt, lokale Prozesse	
(6) Sehstrahlung (okzipital) und Sehrinde (u. a. Area 17 nach Brodmann)	kontralaterale homonyme Hemianopsie	Hirninfarkt, lokale Prozesse	

Abbildungen aus Mattle, Mumenthaler, Kurzlehrbuch Neurologie, Thieme, 2015

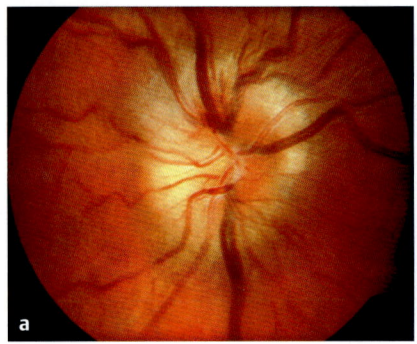 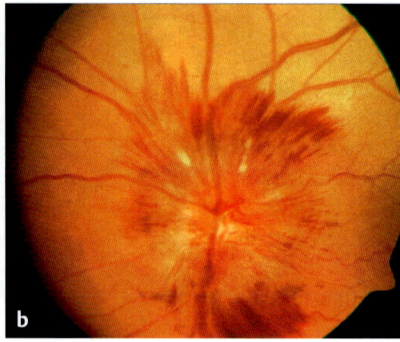

Abb. 7.2 **Papillenveränderungen. a Papillitis:** Die Papille ist prominent und unscharf begrenzt, es besteht ein Nervenfaserödem. **b Stauungspapille:** Die Papille ist randunscharf und geschwollen. Es zeigen sich erweiterte Kapillaren und radiäre Einblutungen. [aus Hahn, Kurzlehrbuch Augenheilkunde, Thieme, 2012]

Optikusneuritis

Synonym: Retrobulbärneuritis, Sehnerventzündung

Ätiologie: Multiple Sklerose, Neuromyelitis optica, Infektionen (Neuroborreliose, Neurolues, Tbc, AIDS, Toxoplasmose u. a.), paraneoplastisch, Autoimmunerkrankungen (Vaskulitiden, Sarkoidose, SLE, Guillain-Barré-Syndrom), postvakzinale Reaktionen sowie Intoxikationen (Ethambutol, Methanol, Blei).

Klinik und Diagnostik: Die Patienten klagen über eine i. d. R. **einseitige Visusminderung mit Zentralskotom, die innerhalb weniger Tage auftritt**, und über einen **retrobulbären Schmerz**, der sich bei **Augenbewegungen** verstärkt. Häufig findet sich eine verminderte Farbwahrnehmung. Durch Wärme verschlimmern sich die Beschwerden, sog. Uhthoff-Phänomen (S. 66). Im VEP ist eine charakteristische Latenzverzögerung nachweisbar. Der augenärztliche Befund bleibt – abgesehen von der Visusminderung – meist ohne pathologischen Befund („Der Patient sieht nichts, der Arzt auch nicht"). Im Verlauf kann eine Optikusatrophie als blasse Papille in der Funduskopie nachweisbar sein. Zur Ausschlussdiagnostik sollten eine kraniale MRT und ggf. eine Lumbalpunktion erfolgen.

Neben der beschriebenen Symptomatik berichten einige Patienten auf Nachfragen häufig auch von anderen, oft nur passageren neurologischen Symptomen wie Taubheitsgefühl, Paresen oder Schwindel in der Vergangenheit als Hinweis auf eine multiple Sklerose.

Differenzialdiagnosen: Tumorkompression, Ischämie, Hypo-/Hyperthyreose sowie toxische Schädigung bei Urämie und Diabetes mellitus.

Therapie: hochdosierte Kortikoidstoßtherapie, sofern kein Erregernachweis vorliegt.

Prognose: Die Optikusneuritis heilt oft vollständig aus. Sie tritt bei 40 % der Patienten mit multipler Sklerose innerhalb der ersten 5 Jahre der Erkrankung auf.

Optikusatrophie

Die Optikusatrophie ist ein irreversibler Verlust retinaler Ganglienzellen und ihrer Axone bis zum Corpus geniculatum laterale. Fast alle Erkrankungen des Sehnervs führen unbehandelt zu einer Optikusatrophie.

Eine **Einteilung** erfolgt nach dem ophthalmoskopischen Bild: Es werden die **einfache** („primäre"), die **komplexe** („sekundäre") und die **glaukomatöse** Optikusatrophie unterschieden (siehe **Tab. 7.2**). Eine weitere Einteilung der primären Optikusatrophie kann anhand des **Pathomechanismus** vorgenommen werden (Läsion der Retina oder Optikusläsion vor Lamina cribrosa = as-

zendierende Atrophie; retrobulbäre oder intrakranielle Läsion = deszendierende Atrophie).

Die **Symptomatik** besteht in Abhängigkeit vom Befallsmuster in kleineren oder größeren Gesichtsfelddefekten bis hin zur Blindheit. Die **Diagnose** wird ophthalmoskopisch gestellt. Für eine frühzeitige Diagnosestellung können Untersuchungen des Farbsehens und die visuell evozierten Potenziale (VEP) hilfreich sein. Gesichtsfelduntersuchungen dienen vorrangig der Verlaufskontrolle.

Die **Therapie** besteht in Behandlung der Ursache. Kann diese nicht behandelt werden, ist die Prognose quoad visum schlecht.

Leber-hereditäre Optikusneuropathie (LHON): Es handelt sich um eine seltene, hereditäre Mitochondriopathie, die zum Untergang von Ganglienzellen beider Sehnerven führt. Typisch ist ein akuter bis subakuter Visusverlust im jungen Erwachsenenalter (häufigste Erblindungsursache dieser Altersgruppe). Oft treten gleichzeitig ein bilaterales Zentralskotom, eine Blau-Gelb-Sehschwäche, Schmerzen und eine Papillenschwellung auf.

Das ophthalmoskopische Bild ähnelt initial am ehesten dem einer Papillitis. Im Verlauf kommt es zu einer einfachen Optikusatrophie. Bei der Diagnostik stehen ophthalmologische Diagnostik, neurologische Ausschlussdiagnostik (MRT, LP) und die Molekulargenetik im Vordergrund. Ein Behandlungsversuch kann mit Idebenone, Coenzym Q 10 und Vitamin B_2 erfolgen.

PRÜFUNGSHIGHLIGHTS
Gesichtsfeldausfälle:
– ! Eine Läsion (z. B. Hirninfarkt) im Bereich der okzipital gelegenen Area 17 nach Brodmann (Area striata) kann eine **kontralaterale homonyme Hemianopsie** verursachen.
Stauungspapille:
– ! Eine unscharf begrenzte Schwellung der Sehnervpapille mit kleinen radiären Randblutungen deutet v. a. bei jüngeren Patienten auf einen erhöhten intrakraniellen Druck hin („Stauungspapille").
Optikusneuritis:
– !!! mögliche Ätiologie: **multiple Sklerose**, Neuroborreliose, Intoxikationen (Ethambutol, Methanol)
– **Klinik:**
– !! **einseitige Visusminderung** mit Zentralskotom, die innerhalb weniger Tage auftritt
– !! **retrobulbärer Schmerz**, der sich bei Augenbewegungen verstärkt
– ! verminderte Farbwahrnehmung
– augenärztliche Untersuchung:
– !! akut: Visusminderung, ansonsten unauffälliger Befund
– ! im Verlauf: blasse Papille in der Funduskopie (= Optikusatrophie)
– !! **VEP**: charakteristische Latenzverzögerung

Tab. 7.2 Ätiologie, Pathophysiologie und zugehöriger Papillenbefund

Art der Optikusatrophie	einfach	komplex	glaukomatös

Ätiologie und pathogenetischer Mechanismus	▪ **aszendierend** (nach 2–4 Wochen):
	  – ischämisch bei Zentralarterienverschluss oder AION
	▪ **deszendierend** (nach 4–6 Wochen):
	  – druckbedingt: orbitale oder intrakranielle Tumoren, Hydrozephalus
	  – traumatisch: Sehnervausriss, Fraktur im Canalis opticus, Sehnervhämatom
	▪ **toxisch:**
	  – Methanol, Tabak-Alkohol-Amblyopie
	  – Tuberkulostatika: Ethambutol (siehe auch Neuritis n. optici), Streptomycin, Isoniazid
	  – Zytostatika: Gentamicin, Vincristin, 5-FU
	  – Schwermetalle: Thallium, Blei
	  – weitere: Chloroquin, Chloramphenicol, Penicillamin, Arsen
	▪ **hereditär:**
	  – Leber-hereditäre Optikusneuropathie (LHON)
	  – Morbus Niemann-Pick
	  – Friedreich-Ataxie
		▪ chronische Stauungspapille
		▪ AION
		▪ postentzündlich:
		  – Retrobulbärneuritis bzw. Papillitis
		  – multiple Sklerose
		  – Tabes dorsalis (Neurolues)
		  – Chorioretinitis
			primäres chronisches Offenwinkelglaukom (PCOG)

Pathophysiologie	Kollabieren von Astrozyten durch plötzlichen Untergang von Axonen und Ganglienzellen	Proliferation von in die papillennahe Retina einwachsenden Astrozyten	Substanzverlust durch Untergang von Axonen und Astrozyten
Papillenbefund	▪ scharf begrenzte, blasse und abgeflachte Papille mit atrophem Randsaum ▪ Verengung der retinalen Gefäße	▪ randunscharfe, leicht prominente Papille ▪ Exkavation ist teilweise oder ganz verstrichen	tiefe Exkavation der Papille

nach Hahn, Kurzlehrbuch Augenheilkunde, Thieme, 2012

7.3 Augen- und Pupillomotorik (N. III, N. IV und N. VI)

Man unterscheidet zwischen äußeren und inneren Augenmuskeln. Die äußeren Augenmuskeln bewegen den Bulbus in der Augenhöhle und werden von 3 Hirnnerven innerviert:

▪ **N. oculomotorius** (N. III) → M. rectus superior, M. rectus inferior, M. rectus medialis, M. obliquus inferior
▪ **N. trochlearis** (N. IV) → M. obliquus superior
▪ **N. abducens** (N. VI) → M. rectus lateralis.

Als innere Augenmuskeln werden die Muskeln bezeichnet, die die Pupillenweite beeinflussen. Ihre Innervation erfolgt über

▪ den parasympathischen Anteil des N. oculomotorius (N. III) → M. ciliaris, M. sphincter pupillae
▪ sympathisch über Nn. ciliares longi → M. dilatator pupillae.

Der N. oculomotorius innerviert zudem den M. levator palpebrae.

7.3.1 Augenmuskelparesen

Augenmuskelparesen präsentieren sich in erster Linie mit **Schielen** und **Doppelbildern**, die z.T. durch bestimmte Kopfhaltungen ausgeglichen werden können. Der **Doppelbildabstand** ist in der Richtung, in die der gelähmte Muskel das Auge ziehen würde, am größten.

Wegweisend ist die dezidierte **Untersuchung** der **Augenfolgebewegungen** (nach oben, unten, links, rechts, schräg oben/unten). Bei Patienten, die nicht kooperieren können, liefert der alternierende Abdeck- (oder Cover-)Test Hinweise auf die Parese (→ eine Einstellbewegung spricht für ein vorheriges Schielen des Auges).

Bei Augenmuskellähmungen ist der Schielwinkel – im Gegensatz zum Begleitschielen (s. Skript Augenheilkunde) – nicht in allen Blickrichtungen gleich groß (= inkomitanter Schielwinkel): Am größten ist er in der Hauptzugrichtung des gelähmten Muskels. Bei Fixation mit dem kranken Auge ist er größer (sekundärer Schielwinkel) als bei Fixation mit dem gesunden Auge (primärer Schielwinkel).

Nervus oculomotorius

Man unterscheidet zwischen einer äußeren (äußere Augenmuskeln, Ophthalmoplegia externa), einer inneren (M. sphincter pupillae, Opthalmoplegia interna) und einer kompletten Okulomotoriusparese:

▪ **komplette Parese** (Abb. 7.3): Der Bulbus steht nach außen und unten und kann nicht über die Horizontale angehoben werden, zusätzlich bestehen Ptosis und Mydriasis und es fehlen die Konvergenz sowie die Pupillenreaktion auf Licht.
▪ **Ophthalmoplegia interna:** Mydriasis mit absoluter Pupillenstarre mit Akkommodationsstörung (Bulbus frei beweglich)
▪ **Ophthalmoplegia externa:** Ptosis und reduzierte Bulbusbeweglichkeit (Pupillomotorik intakt).

LERNPAKET 4

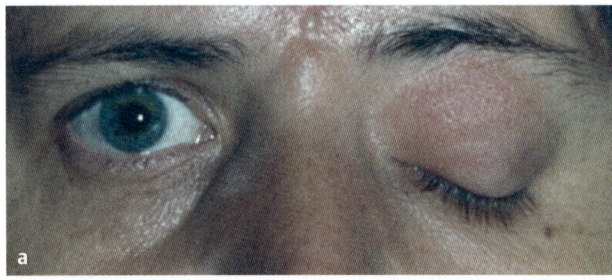
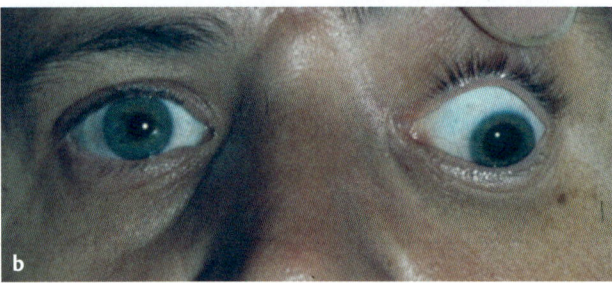

Abb. 7.3 **Okulomotoriusparese.** **a** Komplette Ptosis links. **b** Der Bulbus weicht nach unten und lateral, daneben besteht eine Mydriasis. [aus Mattle, Mumenthaler, Kurzlehrbuch Neurologie, Thieme, 2015]

PRAXIS Doppelbilder treten bei einer äußeren oder kompletten Okulomotoriusparese nur auf, wenn die Ptosis nicht komplett ist. Bei kompletter unilateraler Ptosis sieht der Patient nur mit einem Auge; Doppelbilder treten erst auf, wenn das betroffene Lid von außen hochgehoben wird.

Die Ausfälle sind charakteristisch für Art und Ort der Läsion. Eine Nervenkompression führt früh zu Störungen der Pupillomotorik (autonome Fasern laufen außen im Nerv → Mydriasis), Ischämien hingegen selten, da der Nerv außen besser durchblutet ist.

Eine beidseitige Ptosis weist auf eine nukleäre Läsion hin (beidseitig, da es einen gemeinsamen Kern für beide Mm. levatores palpeprae gibt), eine einseitige Ptosis auf eine periphere Schädigung. Bei nukleärer Läsion ist zudem der kontralaterale M. rectus superior geschwächt (→ seine Fasern kreuzen zur Gegenseite).

Häufige Ursachen
- der Ophthalmoplegia externa: Ischämie (z. B. Diabetes mellitus)
- der Ophthalmoplegia interna: beginnende N.-III-Kompression (z. B. bei Raumforderung)
- einer kompletten Parese: hochgradige Ischämie oder Kompression (z. B. durch ein Aneurysma der A. communicans posterior)

Differenzialdiagnostisch muss von der Ophthalmoplegia externa z. B. eine Myasthenie abgegrenzt werden. Bei Letzterer besteht eine beidseitige Ptosis mit Zunahme bei Belastung und im Tagesverlauf.

Nervus trochlearis

Der N. trochlearis innerviert motorisch den M. obliquus superior, der den adduzierten Bulbus nach unten senkt. Bei einer Trochlearisparese ist die Bulbussenkung auf dem betroffenen Auge eingeschränkt. Der Bulbus weicht nach oben ab und es entstehen typischerweise vertikale Doppelbilder beim Blick nach unten. Am größten ist der Doppelbildabstand beim Blick zur kontralateralen Seite unten (nach links unten bei gelähmtem rechtem Auge bzw. nach rechts unten bei gelähmtem linkem Auge).

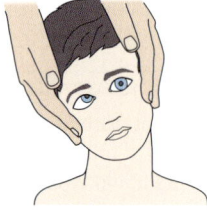
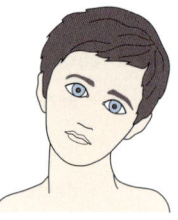

Kopfneigung zur Seite des paretischen Muskels (Bielschowsky-Phänomen)

Kopfneigung zur gesunden Seite

Abb. 7.4 **Trochlearisparese.** [aus Mattle, Mumenthaler, Kurzlehrbuch Neurologie, Thieme, 2015]

Wird der Kopf zur gesunden Seite gedreht und das Kinn gesenkt, lassen sich die störenden Doppelbilder oft vermeiden (→ charakteristische Kopfhaltung). Bei Neigung des Kopfes zur paretischen Seite weicht das gelähmte Auge nach innen und oben ab (**Bielschowsky-Phänomen,** Abb. 7.4).

Zu den Ursachen zählen Traumata, kongenitale Läsionen (Kernaplasie), vaskuläre Störungen wie mesenzephale Blutungen oder eine Neuropathie bei Diabetes mellitus, multipler Sklerose und Veränderungen von Orbita oder Sinus cavernosus.

Nervus abducens

Die Abduzensparese ist die häufigste Augenmuskellähmung. Am gelähmten Auge kommt es zu einer Abduktionsstörung mit horizontalen Doppelbildern, die beim Blick zur betroffenen Seite zunehmen. Um diese zu kompensieren, drehen die Patienten ihren Kopf kompensatorisch zur betroffenen Seite. Auch hier sind entzündliche (MS) und Stoffwechselerkrankungen (Diabetes mellitus) häufige Ursachen.

Retraktionssyndrom (Duane-Syndrom): Ursächlich nimmt man eine intrauterine, einseitige Schädigung des N.-abducens-Kerns an, die dazu führt, dass der N. oculomotorius fälschlicherweise neben dem M. rectus medialis auch den M. rectus lateralis innerviert (Pseudo-Abduzensparese). Das Auge kann bei versuchten Seitbewegungen nach unten oder oben „wegrutschen". Die Abduktion ist nicht möglich, das Auge bleibt in Mittelstellung stehen. Durch den gleichzeitigen Muskelzug (Mm. rectus lateralis et medialis) wird das Auge in die Orbita zurückgezogen und die Lidspalte verengt sich.

PRÜFUNGSHIGHLIGHTS

Augenmuskelparesen:
– ! Augenmuskellähmungen führen zu **Doppelbildern.** Der Doppelbildabstand ist in der Richtung, in die der gelähmte Muskel das Auge ziehen würde, am größten.

Okulomotoriusparese:
  ! **komplette Parese:** Abweichung des Auges nach außen (**Doppelbilder** bei angehobenem Lid), **Ptosis, weite, lichtstarre Pupille**
– ! **Ophthalmoplegia interna:** Mydriasis mit absoluter Pupillenstarre
– !! Typische Ursachen sind einseitige Raumforderungen, die den Nerv entweder direkt komprimieren (z. B. Aneurysmen der A. communicans posterior) oder sekundär durch Herniation zu einer Einklemmung des Nervs im Tentoriumsschlitz führen.

Trochlearisparese:
– ! mögliche Ursache: **diabetische Neuropathie**
– !! Die Lähmung des M. obliquus superior führt zum Abweichen des Bulbus nach oben und es entstehen typischerweise vertikale Doppelbilder beim Blick nach unten. Am größten ist der **Doppelbildabstand** bei Blick zur kontralateralen Seite unten.
– ! Bei Neigung des Kopfes zur paretischen Seite weicht das gelähmte Auge nach innen und oben ab.

Abduzensparese:
– ! Abduktionsstörung → horizontale Doppelbilder mit Zunahme beim Blick zur betroffenen Seite.

7.3.2 Nystagmus

DEFINITION Unwillkürliche rhythmische Augenbewegungen.

Einteilung: Ein Nystagmus kann anhand verschiedener Kriterien eingeteilt werden:
- **Geschwindigkeit** der beiden Phasen:
  – Rucknystagmus (häufigere Form): schlägt in eine Richtung schnell, in die andere langsam. Die Benennung der Richtung erfolgt nach der schnellen Phase.
  – Pendelnystagmus: Beide Phasen sind gleich schnell.
- **Schlagrichtung**:
  – horizontal
  – vertikal
  – rotatorisch
- **Auftreten**:
  – spontan
  – auslösende Situation: Blickrichtung, Lagerung, Fixationssuppression
  – an beiden Augen gleich oder dissoziiert.

Diagnostik: Hierzu gehören die neurologische Untersuchung (mit Frenzel-Brille zur Unterdrückung der Fixation), Elektronystagmografie (mit kalorischer Vestibularisprüfung), Audiogramm, akustisch evozierte Potenziale, MRT sowie evtl. Angiografie und Lumbalpunktion.

Bei der **kalorischen Nystagmusprüfung** wird der äußere Gehörgang zuerst mit warmem und dann mit kaltem Wasser gespült (**Cave:** Trommelfellperforation ausschließen!). Physiologisch ist ein horizontaler Nystagmus, der zum wärmeren Ohr schlägt.

Physiologische Nystagmusformen

Physiologischerweise dient der Nystagmus der Blickstabilisierung bei Eigenbewegungen (vestibulookulärer Nystagmus) oder der Betrachtung bewegter Objekte (optokinetischer Nystagmus). Seine Abschwächung oder sein Fehlen ist pathologisch.

In Extremstellung der Bulbi (bei ca. 40°) tritt der erschöpfliche Endstellnystagmus auf. Seitendifferenz und Unerschöpflichkeit sind pathologisch.

Pathologische Nystagmusformen

> **LERNTIPP** !
>
> Von den vielen verschiedenen Nystagmusformen wird in erster Linie nach dem **horizontalen Spontannystagmus** gefragt, und zwar im Zusammenhang mit einer Läsion des N. vestibularis. Das wird Ihnen aber beim entsprechenden Krankheitsbild noch einmal unterkommen.
> **Vertikaler Nystagmus:** Schlägt die schnelle Komponente nach unten, spricht man vom **Downbeat**-Nystagmus, schlägt sie nach oben, vom **Upbeat**-Nystagmus.

Spontannystagmus:
- **peripher-vestibulärer Nystagmus** (z. B. Innenohr-, N.-vestibularis-Läsion): horizontal-rotatorischer Nystagmus (S. 107) zur gesunden Seite, starke Begleitsymptomatik, durch Fixation unterdrückbar
- **zentral-vestibulärer Nystagmus** (z. B. Hirnstammläsion): vertikaler oder rein rotatorischer Nystagmus zur Läsionsseite, nicht unterdrückbar, geringe Begleitsymptomatik
  – **Downbeat-Nystagmus:** Nystagmus mit schneller Komponente nach unten, Verstärkung bei Seitwärtsblick; Auftreten bei Schädigung des Kleinhirns, der Medulla oblongata am kraniozervikalen Übergang oder infolge von Intoxikationen (z. B. mit Lithium); häufig kombiniert mit Ataxie und Dysarthrie
  – **Upbeat-Nystagmus:** Nystagmus mit schneller Komponente nach oben, Verstärkung bei Blick nach oben und bei Konvergenz; Auftreten bei Schädigung des Hirnstamms, des Kleinhirns oder durch Intoxikationen; ebenfalls häufig kombiniert mit Ataxie und Dysarthrie
- **See-saw-Nystagmus** mit abwechselnder Abwärtsbewegung und Innenrotation eines Auges und gleichzeitiger Aufwärtsbewegung und Außenrotation des anderen Auges; Auftreten bei Zwischenhirnläsionen
- **kongenitaler Fixationsnystagmus**: Zunahme bei Fixation und Richtungsvariabilität; mögliche Kombination mit Albinismus, Strabismus oder Amblyopie.

Blickevozierter Nystagmus:
- **blickparetischer Nystagmus**
  – supranukleäre Parese: bilateral konjugierter Nystagmus
  – unilaterale Augenmuskelparese: Doppelbilder und Nystagmus in Richtung des paretischen Muskels
- **Blickrichtungsnystagmus** (pathologisch, wenn unerschöpflich): Auslösung bei vertikalem oder Seitwärtsblick; ursächlich sind z. B. Läsionen von Kleinhirn oder Hirnstamm oder Medikamente (Sedativa, Antikonvulsiva)
- **dissoziierter** (seitendifferenter) **Nystagmus**: Auftreten bei Läsionen des MLF im Rahmen einer internukleären Ophthalmoplegie (S. 21)
- **Rebound-Nystagmus**: Nystagmus beim Blick geradeaus nach längerem Seitwärtsblick bei Kleinhirnläsionen
- **Fixationsnystagmus**: bei Abdecken eines Auges Schlagrichtung zur Seite des fixierenden Auges; obligat ist ein Strabismus

PRAXIS Häufig ist ein pathologischer Nystagmus von Schwindel, Übelkeit und/oder Erbrechen begleitet.

LERNPAKET 4

Lagenystagmus:
- **Lagerungsnystagmus** bei benignem paroxysmalem Lagerungsschwindel (S. 105): erschöpflicher horizontaler Nystagmus mit rotatorischer Komponente und Crescendo-Decrescendo-Charakter (Schlagrichtung zum unten liegenden Ohr), der nach Lageänderung mit Latenz auftritt; begleitend starker Schwindel
- **zentraler Lagenystagmus:** Schlagrichtung horizontal oder vertikal zum oben liegenden Ohr, unerschöpflich und oft nur geringer Schwindel.

PRÜFUNGSHIGHLIGHTS ✖

Pathologischer Nystagmus:
– **! Downbeat-Nystagmus:** Nystagmus mit schneller Komponente nach unten mit Verstärkung beim Seitwärtsblick.

7.3.3 Pupillenstörungen

Die Steuerung der Pupillenweite erfolgt über den parasympathischen Anteil des N. oculomotorius (→ Pupillenverengung über M. sphincter pupillae) und den Sympathikus (→ Pupillenerweiterung über M. dilatator pupillae). Störungen der Pupillenreaktion können vielfältige Ursachen haben und den afferenten (Retina- bzw. N.-opticus-Läsionen) oder efferenten (N.-oculomotorius-Läsion) Schenkel betreffen. Verengt sich die Pupille lediglich indirekt bei Beleuchtung des kontralateralen Auges, deutet dies auf eine Störung der Afferenz hin. Bei einer gestörten Efferenz fehlt jede Reaktion, die Pupille bleibt weit.

LERNTIPP !

Um bei den Pupillenstörungen nicht den Durchblick zu verlieren, sollten Sie sich kurz hinsetzen und rekapitulieren, was hinter den Pupillenreaktionen steckt. **Abb. 7.5** ist dabei auch ganz hilfreich.

In der Pupillomotorik unterscheidet man zwischen der Afferenz der Lichtwahrnehmung und der Efferenz der Pupillomotorik. Normalerweise verengt sich die Pupille direkt und indirekt, wenn sie beleuchtet wird (die Beleuchtung des rechten Auges führt also zur Verengung der rechten und linken Pupille). Hier 2 typische Beispiele:

Bei einer **gestörten Afferenz** wird der Lichtreiz nicht wahrgenommen. Die Pupille, die beleuchtet wird, reagiert somit nicht. Dies ist typisch für die Amaurose, also eine Blindheit auf dem betroffenen Auge (z. B. bei einem traumatischen Sehnervenausriss → IMPP-Fall). Beleuchtete man hingegen das gesunde andere Auge, würde sich auch auf dem blinden Auge die Pupille verengen (indirekte Lichtreaktion), da die motorische Efferenz ja intakt ist.

Bei einer **gestörten Efferenz**, z. B. bei einer Läsion des N. oculomotorius mit Beteiligung des Ganglion ciliare, verhält es sich andersherum. Als Erstes fällt Ihnen die Anisokorie auf (Leitsymptom der Efferenzstörung). Aber weder bei der Beleuchtung des Auges mit der „weiteren" Pupille noch bei Beleuchtung der Gegenseite verändert sich die „weitere" Pupille (= absolute Pupillenstarre). Die andere Pupille verengt sich in beiden Fällen (Afferenz und – auf dieser Seite auch Efferenz – sind ja intakt).

Mydriasis

DEFINITION Erweiterung der Pupillen, oft in Kombination mit einer reduzierten oder fehlenden Lichtreaktion.

Mögliche **Ursachen** sind eine Ophthalmoplegia interna (Okulomotoriusparese), Pupillotonie (s. u.), Entzündungen, Trauma, Glaukomanfall, Medikamente (Sympathomimetika, Parasympatholytika), Intoxikationen, Botulismus oder Mittelhirnläsionen.

Pupillotonie: meint eine Mydriasis bei normalen Lichtverhältnissen mit tonischer oder fehlender Lichtreaktion bei längerer Belichtung. Die Konvergenzreaktion ist verzögert und es liegt eine Blendungsempfindlichkeit vor.

Adie-Syndrom: Kombination von Pupillotonie und Ausfall der Muskeleigenreflexe der unteren Extremität.

Miosis

DEFINITION Pupillenverengung

Mögliche **Ursachen** für eine Miosis: Horner-Syndrom (s. u.), Reizmiosis bei akuter Okulomotoriusläsion oder Iritis, Argyll-Robertson-Pupille (s. u.), primäre Ponsläsionen, Medikamente (Parasympathomimetika, Sympatholytika), Intoxikationen (Opiate, organische Phosphate) oder eine cholinerge Krise.

Horner-Syndrom: Das Horner-Syndrom entsteht bei einem Funktionsausfall des kranialen Sympathikus und kann ein- oder beidseitig auftreten. Die klassische Trias besteht aus (**Abb. 7.6**):
- Ptosis (→ Ausfall des M. tarsalis superior)
- Miosis (→ Ausfall des M. dilatator pupillae, keine Reaktion auf Kokainaugentropfen)
- Enophthalmus (→ Ausfall des M. orbitalis).

Unterschieden werden
- **zentrale Läsionen** (Hirnstamm, Hypothalamus) mit zusätzlich verminderter Schweißsekretion der ipsilateralen Gesichtshälfte
- **periphere (ganglionäre bzw. postganglionäre) Läsionen:**
  - ohne Schweißsekretionsstörung (bei Läsion der Zervikalwurzeln)
  - mit Sekretionsstörung des ipsilateralen oberen Körperquadranten (bei Läsion des Ggl. stellatum)
  - mit Hypohidrosis der ipsilateralen Gesichtshälfte (bei Läsion von Ggl. cervicale superius, Plexus caroticus) → Unterscheidung vom zentralen Horner-Syndrom nur pharmakologisch möglich (Reaktion auf Phenylephrin)
  - mit isolierter Hypohidrosis der ipsilateralen Stirn (retroorbitale Läsion).

Ursachen:
- **unilaterales Horner-Syndrom:** Pancoast-Tumor, Karotisdissektion, intraorbitale Blutung, Cluster-Kopfschmerz, untere Armplexuslähmung, Hirnstamm- oder Hypothalamusischämie
- **bilaterales Horner-Syndrom:** Opiatintoxikation (erhaltene Lichtreaktion), α-Blocker, Barbiturate, Chloraldurat, metabolische Enzephalopathien, Cholinesterasehemmer

Argyll-Robertson-Pupille: Es finden sich eine bilaterale Miosis (häufig anisokor) und eine reduzierte oder fehlende Lichtreaktion bei erhaltener Konvergenzreaktion. Mögliche Ursachen sind Neurolues (typisch), Borreliose, Wernicke-Enzephalopathie, multiple Sklerose oder Neurosarkoidose.

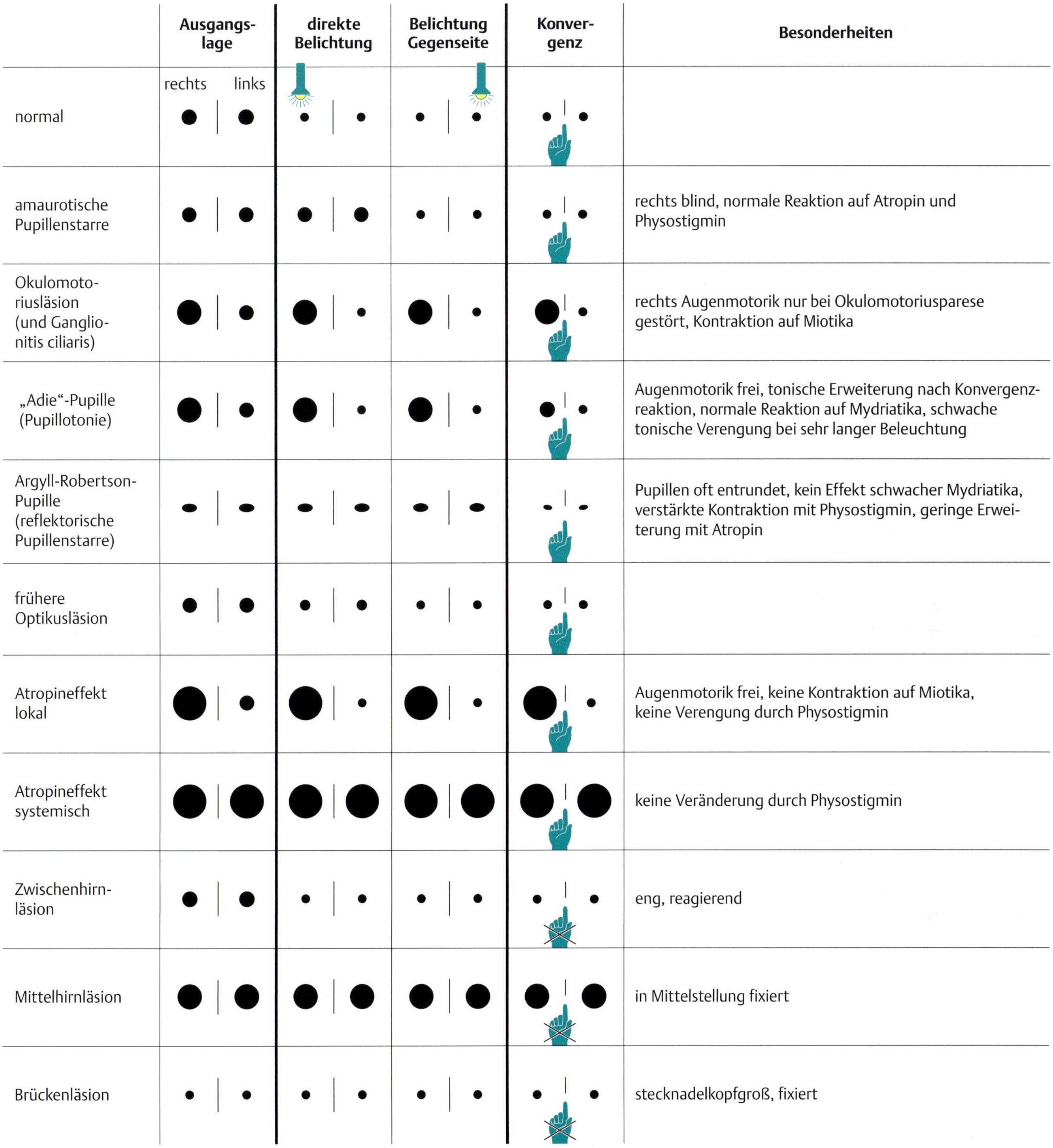

	Ausgangslage		direkte Belichtung	Belichtung Gegenseite	Konvergenz	Besonderheiten
	rechts	links				
normal						
amaurotische Pupillenstarre						rechts blind, normale Reaktion auf Atropin und Physostigmin
Okulomotoriusläsion (und Ganglionitis ciliaris)						rechts Augenmotorik nur bei Okulomotoriusparese gestört, Kontraktion auf Miotika
„Adie"-Pupille (Pupillotonie)						Augenmotorik frei, tonische Erweiterung nach Konvergenzreaktion, normale Reaktion auf Mydriatika, schwache tonische Verengung bei sehr langer Beleuchtung
Argyll-Robertson-Pupille (reflektorische Pupillenstarre)						Pupillen oft entrundet, kein Effekt schwacher Mydriatika, verstärkte Kontraktion mit Physostigmin, geringe Erweiterung mit Atropin
frühere Optikusläsion						
Atropineffekt lokal						Augenmotorik frei, keine Kontraktion auf Miotika, keine Verengung durch Physostigmin
Atropineffekt systemisch						keine Veränderung durch Physostigmin
Zwischenhirnläsion						eng, reagierend
Mittelhirnläsion						in Mittelstellung fixiert
Brückenläsion						stecknadelkopfgroß, fixiert

Abb. 7.5 Störungen der Pupillengröße und Pupillenreaktion. [aus Mattle, Mumenthaler, Kurzlehrbuch Neurologie, Thieme, 2015]

LERNPAKET 4

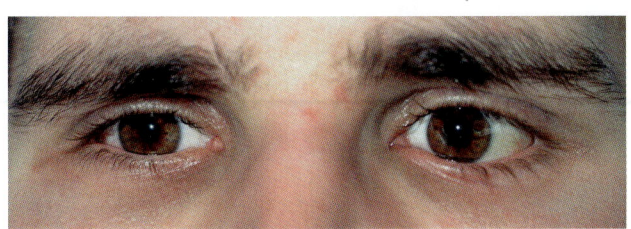

Abb. 7.6 Horner-Syndrom rechts. [aus Mattle, Mumenthaler, Kurzlehrbuch Neurologie, Thieme, 2015]

PRÜFUNGSHIGHLIGHTS   ✗

Pupillenstörungen:
– ! Bei einer **Afferenzstörung** verengt sich die Pupille nur indirekt (bei Beleuchtung des kontralateralen Auges), der Patient ist auf dem Auge mit der starren Pupille blind.
– ! Ptosis und Miosis auf demselben Auge deuten auf ein **Horner-Syndrom** hin (→ Sympathikusausfall), z. B. bei Karotisdissektion.

7.4   Nervus trigeminus (N. V)

Der N. trigeminus ist für die sensible Versorgung des gesamten Kopfbereichs (inkl. der vorderen ⅔ der Zunge, des Zahnfleischs und der Zähne) zuständig und innerviert zudem die Kaumuskulatur motorisch (u. a. M. masseter, M. temporalis). Der Nerv teilt sich im Ganglion trigeminale in seine 3 Hauptäste auf:

- N. ophthalmicus (N. V_1)
- N. maxillaris (N. V_2)
- N. mandibularis (N. V_3).

Der N. V versorgt die Zunge nur sensibel. Der Geschmackssinn wird über den N. VII vermittelt!

7.4.1   Untersuchung

Zur Untersuchung gehört neben der Sensibilitäts- und Geschmacksprüfung die Kontrolle der **Nervenaustrittspunkte** auf Druckschmerzhaftigkeit:

- Foramen supraorbitale → N.-ophthalmicus-Ast
- Foramen infraorbitale → N.-maxillaris-Ast
- Foramen mentale → N.-mandibularis-Ast.

Reflexe:

- **Korneareflex** (Afferenz über N. V_1, Efferenz durch N. VII): Lidschluss bei seitlicher Berührung der Kornea mit Watte
- **Masseterreflex** (Muskeleigenreflex über N. V_3): Kieferschluss bei Hammerschlag auf den auf das Kinn des Patienten aufgelegten Finger des Untersuchers.

7.4.2   Störungen

Sensibilität

Je nach Läsionsort findet sich ein charakteristisches sensibles Ausfallsmuster (**Abb. 7.7**):

- im Versorgungsgebiet eines Astes bei Schädigung distal des Ganglion Gasseri
- der kompletten Gesichtshälfte bei Läsion des Hauptnervs oder des Ganglions
- zwiebelschalenförmig bei nukleärer Läsion.

Motorik

Eine einseitige periphere Läsion des N. trigeminus führt zu einer Parese der Kaumuskulatur auf dieser Seite. Beim Öffnen des Mundes weicht das Kinn zur paretischen Seite hin ab. Eine beidseitige (periphere oder zentrale) Läsion hat die Lähmung der Mundschlussmuskulatur zur Folge, weshalb der Mund offen steht. Bei einer einseitigen Hirnstammläsion (also einer Läsion des Hirnnervenkerns) kommt es nicht zur Parese, da die Kaumuskulatur zentral beidseitig innerviert wird (ähnlich der Stirnmuskulatur bei N. VII).

Ein Spasmus der Kaumuskulatur führt zur Kiefergelenkmyoarthropathie, bei der das Öffnen des Mundes erschwert und schmerzhaft ist.

Trigeminusneuralgie

Die Trigeminusneuralgie wird im Rahmen der Gesichtsschmerzerkrankungen (S. 152) besprochen.

7.5   Nervus facialis (N. VII)

Der N. facialis versorgt motorisch die Gesichtsmuskulatur, vermittelt die Geschmacksempfindung der vorderen ⅔ der Zunge, innerviert den M. stapedius im Mittelohr und führt Fasern zu Tränen- und Speicheldrüsen.

7.5.1   Untersuchung

Neben Anamnese (Geschmacksstörung, Hyperakusis) und Inspektion (Asymmetrie) ist die Prüfung der Mimik wichtig: Stirnrunzeln, Augenzukneifen, Naserümpfen, Zähnezeigen, Pfeifen. Der N. facialis ist als efferenter Schenkel am Korneareflex beteiligt.

Je nach Symptomatik und Ziel der Diagnostik (Diagnosestellung, Verlaufsbeurteilung, Prognoseabschätzung) kann ergänzend apparative Diagnostik erforderlich sein:

- magnetisch evozierte Potenziale (**MEP**)
- **Neurografie und EMG** des N. VII
- Labordiagnostik, Liquoruntersuchung und zerebrale Bildgebung (→ Ausschlussdiagnostik).

Ergänzend können eine Hörtestung, eine Prüfung der Tränensekretion sowie eine Geschmacksprüfung erfolgen.

7.5.2   Störungen

Fazialisparese

Die Fazialisparese kann peripher oder zentral verursacht werden. Von einer „zentralen Fazialisparese" oder besser **zentralen fazia-**

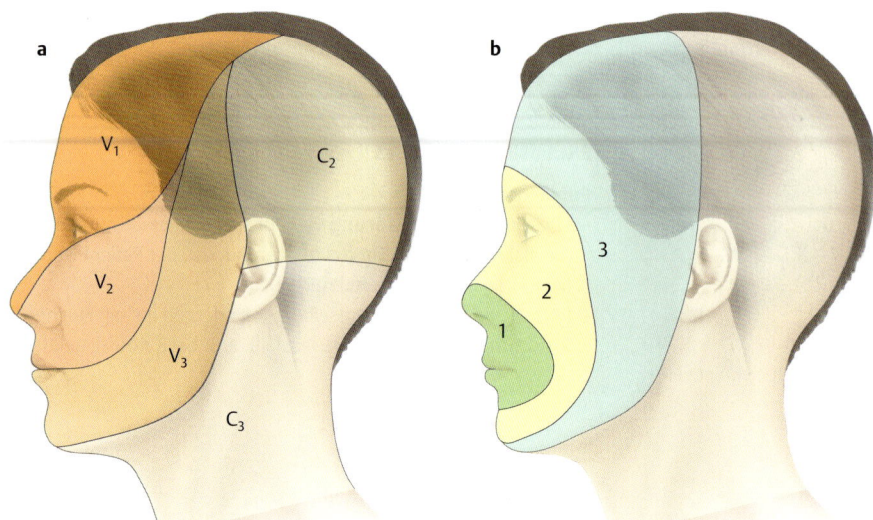

Abb. 7.7 Trigeminusläsionen. a Peripher-sensible Innervation des Gesichts: Innervationsbereiche der 3 Trigeminusäste (V_1: N. ophthalmicus, V_2: N. maxillaris, V_3: N. mandibularis) und der angrenzenden Gebiete (Zervikalwurzel C2 und C3). **b** Nukleär sensible Innervation des Gesichts: Bei einer Läsion im Kerngebiet des Trigeminus (1: kranialer Anteil, 2: mittlerer Anteil, 3: kaudaler Anteil der Kernsäule) ist die Sensibilitätsstörung „zwiebelschalenförmig" angeordnet. [aus Füeßl, Middeke, Duale Reihe Anamnese und klinische Untersuchung, Thieme, 2010]

Tab. 7.3 **Läsionsort und Symptomatik bei fazialer Parese**

Parese	Läsionsort	Symptomatik
peripher	distal des Foramen stylomastoideum	motorische Parese der gesamten Gesichtsmuskulatur
	im Canalis facialis	
	▪ vor Abgang der Chorda tympani	**zusätzlich:** Geschmacksstörungen in den vorderen ⅔ der Zunge, Speichelsekretionsstörungen
	▪ vor Abgang des N. stapedius	**zusätzlich:** Hyperakusis
	▪ vor Abgang des N. petrosus major	**zusätzlich:** Tränensekretionsstörungen
	im Fazialiskern oder Hirnstamm	motorische Parese der Gesichtsmuskulatur, keine Beeinträchtigung der parasympathischen und Geschmacksfasern (→ ziehen zu anderen Kernen)
zentral	oberhalb des Fazialiskerns	motorische Parese der Gesichtsmuskulatur unter Aussparung der Stirn- und periorbitalen Muskulatur (→ v. a. perioral), oft zusätzlich Halbseitenlähmung

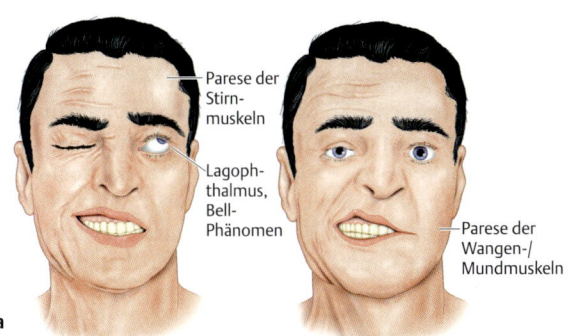

Parese der Stirn-muskeln

Lagoph-thalmus, Bell-Phänomen

Parese der Wangen-/ Mundmuskeln

a

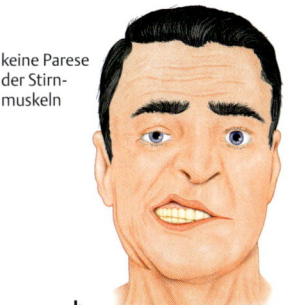

keine Parese der Stirn-muskeln

b

Abb. 7.8 Verschiedene Formen der Fazialisparese. a Periphere Fazialisparese links. **b** Zentrale faziale Parese links. [aus Rohkamm, Taschenatlas Neurologie, Thieme, 2009]

len **Parese** spricht man, wenn der Läsionsort supranukleär (kranial des Ncl. nervi facialis) liegt, von einer **peripheren Fazialisparese** bei Läsionen im Bereich des Fazialiskerns (nukleär) oder im weiteren peripheren Nervenverlauf (**Tab. 7.3**).

Ätiologie: Am häufigsten tritt die periphere Fazialisparese **idiopathisch** auf (60–75 %), seltener im Rahmen von anderen Grunderkrankungen (z. B. Borreliose, Herpes zoster, HIV, Guillain-Barré-Syndrom, Granulomatose mit Polyangiitis, Diabetes mellitus, Schwangerschaft, Felsenbeinfrakturen, Mastoiditis, Otitis media, Tumoren des Kleinhirnbrückenwinkels oder der Parotis).

Klinik: Meist kommt es unilateral zu einer Parese (idiopathische Parese), selten sind beide Seiten betroffen. Um klinisch eine periphere von einer zentralen Parese zu unterscheiden, beurteilt man die Muskeln der Stirn und um die Augen (s. u. und **Abb. 7.8**).
   Es finden sich:
- eine streng einseitige Lähmung der Gesichtsmuskulatur (ipsilateral) mit
  – hängendem Mundwinkel
  – verstrichener Nasolabialfalte
- **Geschmacksstörungen** der vorderen ⅔ der Zunge, Salivationsstörungen bei Läsionen vor Abgang der Chorda tympani
- Störung der **Tränensekretion** bei Läsion im Felsenbeinabschnitt des Nervs
- **Hyperakusis** durch Läsion des N. stapedius
Nur bei der **peripheren Form**:
- gestörter Kornealreflex
- erweiterte Lidspalte, ggf. **Lagophthalmus** (Auge kann nicht geschlossen werden), **Bell-Phänomen** (bei versuchtem Lidschluss weicht der Bulbus nach oben ab, die Sklera bleibt jedoch sichtbar), Signe des cils (Wimpernzeichen: Wimpern bleiben bei Augenschluss besser sichtbar als auf der gesunden Seite)

- Parese von Platysma und Stirnmuskulatur → **Stirnrunzeln nicht mehr möglich**.
Prinzipiell sind alle Lähmungsgrade bis hin zur kompletten Plegie möglich.

> **LERNTIPP** !
>
> Die unterschiedliche klinische Ausprägung der beiden Lähmungstypen wird verständlich, wenn man sich in Erinnerung ruft, dass die Stirnmuskulatur sowohl von der kontra- als auch von der **ipsilateralen Hemisphäre** versorgt wird. Weiter peripher im Nerv finden sich dann nur noch gekreuzte Fasern, die aus der kontralateralen Hemisphäre stammen. Daher kann der Patient bei einer (einseitigen) **zentralen fazialen Parese** seine Stirn noch runzeln und die Augen schließen, während die restliche mimische Gesichtsmuskulatur wie bei der peripheren Parese gelähmt ist.

Tab. 7.3 zeigt die unterschiedliche Symptomatik in Abhängigkeit von der Läsionshöhe.
   Durch Fehleinsprossung nach Nervenläsion kann es zu pathologischen Mitbewegungen kommen (z. B. Mundbewegungen bei Augenschluss) sowie selten zum Phänomen der „Krokodilstränen" (Tränensekretion beim Essen nach N.-intermedius-Läsion).

Komplikation: Hierzu gehört die Entwicklung einer Keratitis durch den gestörten Lidschluss (**Keratitis e lagophthalmo**). Bei einer peripheren Fazialisparese sollten die Patienten deshalb immer einen Uhrglasverband und Augensalbe oder -tropfen erhalten (→ Befeuchtung der Kornea).

Diagnostik: Die klinische Untersuchung, der Schirmer-Test (Tränensekretion) und eine Geschmacksprüfung stehen im Vordergrund. Differenzialdiagnostisch sind eine Lumbalpunktion sowie eine Borrelien- und Varicella-zoster-Serologie sinnvoll.

LERNPAKET 4

Therapie:

- Bei **symptomatischen Fazialisparesen** wird die **Grunderkrankung behandelt**, z. B. Ceftriaxon bei Borreliose, Aciclovir bei Herpes zoster.
- Bei **idiopathischer Fazialisparese** werden **Glukokortikoide** (gewichtsadaptiert) gegeben (z. B. Methylprednisolon 1 mg/kg Körpergewicht), zusätzlich evtl. Antiphlogistika.
- Augensalbe, künstliche Tränen, Uhrglasverband bei gestörtem Lidschluss
- Physiotherapie (Massagen, Bewegungsübungen)
- operative Entlastung bei traumatischer Schädigung.

Prognose: Etwa 85 % der idiopathischen Fazialisparesen remittieren spontan, selten bleiben die Lähmungen bestehen.

Melkersson-Rosenthal-Syndrom

Granulomatöse Entzündung mit Schwellungen im Gesicht, einer gleichseitigen, intermittierend auftretenden Fazialisparese und (familiärer) Lingua plicata.

Hemispasmus facialis

- **Ursache:** vermutlich Reizung bzw. Kompression des Nervs im Hirnstamm durch eine Gefäßanomalie (ähnlich der Trigeminusneuralgie)
- **Klinik:** schmerzlose, unilateral auftretende tonische oder klonische Zuckungen der Fazialis-innervierten Gesichtsmuskulatur, die ticartig synchron sind und meist am Auge beginnen. Als Auslöser gelten emotionale Erregung sowie äußere Reize (Kauen, Sprechen).
- **Diagnostik:** klinische Untersuchung, in der EMG spontane synchrone Entladungen
- **Therapie:** Injektionen mit Botulinumtoxin, Antikonvulsiva oder mikrochirurgische Dekompression des Nervs im Kleinhirnbrückenwinkel (nach Janetta).

PRÜFUNGSHIGHLIGHTS ✘

Fazialisparese:

Ätiologie:
- ! Läsion des N. VII bei Otitis media möglich

Klinik:
- !!! **Lähmung der Gesichtsmuskulatur** mit hängendem Mundwinkel
- ! Geschmacksstörungen der vorderen ⅔ der Zunge
- **periphere Fazialisparese:**
  - !! **Lagophthalmus** (Auge kann nicht geschlossen werden), Bell-Phänomen
  - !!! Parese von Platysma und Stirnmuskulatur → **Stirnrunzeln nicht möglich** (→ Abgrenzung von der zentralen Parese)
- ! Bei einer **zentralen fazialen Parese** ist nur der untere Teil der Gesichtsmuskulatur betroffen (hängender Mundwinkel) unter **Aussparung der Stirn- und periorbitalen Muskulatur** (Stirnrunzeln möglich).

Therapie:
- ! Bei einer neu aufgetretenen **peripheren Fazialisparese** ist eine Behandlung mit **Prednisolon** (1 mg/kg Körpergewicht) indiziert.
- ! Bei gestörtem Lidschluss muss die Befeuchtung der Kornea sichergestellt werden (Augensalbe, künstliche Tränen, Uhrglasverband).

Hemispasmus facialis:
- !! Klinik: schmerzlose, unilateral auftretende tonische oder klonische **Zuckungen der Gesichtsmuskulatur**
- ! möglicher Auslöser: emotionale Erregung
- ! EMG: spontane synchrone Entladungen
- ! Therapie: **Botulinumtoxin**-Injektionen.

7.6 Nervus vestibulocochlearis (N. VIII): kochleäre Komponente

7.6.1 Untersuchung und Störungen des Hörvermögens

Zu einer neurologischen Untersuchung gehört eine orientierende Prüfung des Hörvermögens (z. B. Fingerreiben im Seitenvergleich). Zur Unterscheidung von Schallleitungsstörung und Innenohrschwerhörigkeit sind Weber- und Rinne-Versuch geeignet.

Läsionen des N. cochlearis oder der Hörbahn führen zu Hörstörungen (meist Hypakusis) und/oder Tinnitus. Ursächlich sind vor allem Tumoren der Schädelbasis und Entzündungen (Mumps, Herpes zoster). Bei Gefäßbeteiligung findet sich ein pulssynchrones Ohrgeräusch (AV-Angiom, Sinus-cavernosus-Fistel, Glomus-jugulare-Tumor). Ausführliches zu diesem Thema finden Sie im Skript HNO.

7.7 Nervus vestibulocochlearis (N. VIII): vestibuläre Komponente

7.7.1 Untersuchung

Allgemeines

- **Schwindelanamnese:** Art des Schwindels, attackenartig/dauerhaft, bestimmte Auslösemechanismen (Lagerung? Dunkelheit? Anstrengung? auch in Ruhe?), Begleitsymptome (Oszillopsien? vegetative Beschwerden? Tinnitus? Standunsicherheit? Kreislaufbeschwerden? Doppelbilder?), Vorerkrankungen und Medikamenteneinnahme (→ daran denken! Viele Medikamente sind „Schwindelauslöser").
- Prüfung auf Nystagmus: Spontan- oder Blickrichtungsnystagmus, insbesondere unter Fixationssuppression (Frenzelbrille)
- Koordinationsprüfungen
  - Romberg-Versuch
  - Unterberger-Tretversuch
  - Zeigeversuche
  - Blindgang, Sterngang
- ggf. Lagerungsprobe nach Hallpike oder Semont (s. u.)
- Untersuchung der kalorischen Erregbarkeit (→ Prüfung der Labyrinth-Funktion)
- **internistische, HNO-ärztliche**, ggf. ophthalmologische und psychiatrische Untersuchung
- **weiterführende Diagnostik:** Elektronystagmografie (ENG), Doppler-/Duplexsonografie, CT/MRT, akustisch evozierte Potenziale (AEP), EEG, Liquorpunktion.
- bei wiederholtem Auftreten Anlegen eines sog. Schwindelkalenders.

Prüfung der vestibulären Funktionen

Untersuchung des vestibulookulären Reflexes (VOR): Der VOR unterdrückt den vestibulären Nystagmus und dient damit der Blickstabilisierung bei raschen Kopfbewegungen. Bei Fixation eines unbewegten Objekts kommt es zu einer kompensatorischen Augenbewegung in Gegenrichtung zur Kopfbewegung. Pathologisch ist der VOR bei peripher-vestibulären Störungen.

Prüfung der VOR- oder Fixations-Suppression: Bei Fixation eines gleichsinnig und parallel mit dem Kopf bewegten Objektes wird der VOR wiederum unterdrückt. Diese Fixations- oder VOR-Suppression setzt eine intakte Funktion des Vestibulozerebellums voraus.

Kopfimpulstest nach Halmagyi: Mit dem Kopf-Impuls-Test können Rückstellsakkaden (optokinetischer Reflex) erfasst werden. Dabei soll der Patient die Nase des Arztes fixieren, während dieser den Kopf des Patienten rasch um ca. 15° in eine Richtung dreht. Beurteilt wird, ob der Patient den Fixationspunkt beibehalten kann. Beim einseitigen Labyrinthausfall kommt es auf der betroffenen Seite zu einem Abweichen des Blicks, danach folgen eine oder mehrere Sakkaden, um erneut zu fixieren. Ein regelrechter Kopf-Impuls-Test bei ansonsten typischer Klinik spricht für eine zentrale Läsion!

7.7.2 Schwindel

Synonym: Vertigo

Der Begriff „Schwindel" wird im weitesten Sinne für Gleichgewichtsstörungen, Bewegungsunsicherheiten im Raum sowie für das Gefühl einer nahenden Bewusstlosigkeit verwendet. Im engeren Sinne ist mit „Schwindel" die Wahrnehmung einer Scheinbewegung des Patienten zwischen sich und der Umwelt gemeint, die gerichtet als Dreh-, Schwank- oder Liftschwindel oder ungerichtet auftreten kann.

Einteilung: Ätiologisch kann man den vestibulären (**peripher-vestibulär**: bei Störungen des Vestibularorgans oder -nervs, **zentral-vestibulär**: bei Hirnstammläsion) vom nichtvestibulären Schwindel unterscheiden.

Das Symptom „Schwindel" lässt sich unterschiedlich einteilen:

- nach dem **Ort der Läsion**: vestibulärer (peripher/zentral) und nichtvestibulärer Schwindel
- nach der **Qualität**: systematischer (Dreh-, Schwank-, Liftschwindel) und nichtsystematischer Schwindel (diffuser Schwindel, Benommenheitsschwindel)
- nach dem **Auftreten**: Schwindelattacken oder Dauerschwindel
- nach dem **Auslösemechanismus**: Lage-/Lagerungsschwindel, Ruheschwindel (z.B. Neuritis vestibularis), orthostatischer Schwindel, psychogener Schwindel oder Reizschwindel (z.B. Kinetosen).

Ätiologie und Klinik: Der **vestibuläre Schwindel** entsteht durch eine Läsion des Vestibularapparats, d.h. des Vestibularorgans bzw. des N. vestibulocochlearis (**peripher-vestibulärer** Schwindel) oder des Ncl. vestibularis im Hirnstamm (**zentral-vestibulärer** Schwindel).

- Typisch für einen **peripher-vestibulären Schwindel** ist ein richtungsbestimmter Drehschwindel, der von vegetativen Symptomen wie Übelkeit, Erbrechen und Schweißausbruch begleitet wird. Die Patienten beschreiben eine subjektive Scheinbewegung zwischen sich selbst und der Umgebung (Oszillopsien). Häufig besteht auch ein Nystagmus, manchmal Hörstörungen.

- Beim **zentral-vestibulären Schwindel** sind Schwindelgefühl und die vegetative Begleitsymptomatik meist schwächer ausgeprägt. Hörstörungen bestehen – im Vergleich zur peripheren Läsion – nicht, dafür aber oft zusätzliche neurologische Ausfälle. Typische Befunde sind eine vertikale Augendivergenz („Skew Deviation"), Blickfolgesakkadierung und Fixationsnystagmus.

Im Gegensatz dazu ist der **nichtvestibuläre Schwindel** oft uncharakteristisch (Taumeln, Schwarzwerden vor Augen, keine Scheinbewegungen, geringere vegetative Beschwerden). Die Ursachen sind vielfältig (s. **Tab. 7.4**).

> **LERNTIPP** !
>
> Die verschiedenen Schwindelerkrankungen begegnen Ihnen auch im Skript HNO. Dort können Sie dann im entsprechenden Lernpaket die Fragen dazu kreuzen. An dieser Stelle werden die beiden (aus neurologischer Sicht) wichtigsten Schwindelerkrankungen der Vollständigkeit halber noch einmal genauer dargestellt.

Benigner paroxysmaler Lagerungsschwindel (BPLS)

> **DEFINITION** Episodischer, lagerungsabhängiger Schwindel mit rezidivierenden, kurzen Drehschwindelattacken und häufig mit Übelkeit, Erbrechen und Oszillopsien.

Epidemiologie: Der BPLS ist die häufigste Form des peripher-vestibulären Schwindels. Der Altersgipfel liegt zwischen dem 50. und 70. Lebensjahr. Frauen sind etwa doppelt so häufig betroffen wie Männer.

Ätiopathogenese: Ursächlich sind pathologische Kalziumkonglomerate, die im hinteren (85%) oder horizontalen (10%) Bogengang frei flottieren und bei bestimmten Bewegungen die Kupula reizen (= **Kanalolithiasis**) oder der Kupula direkt anhaften (= **Kupulolithiasis**; selten). Auch ein Schädel-Hirn-Trauma oder eine Neuritis vestibularis können zum BPLS führen.

Klinik: Die Attacke äußert sich in akutem, **kurz** (max. 1 min) **anhaltendem Drehschwindel**, der durch Kopfbewegungen, Hinlegen, Umdrehen, Bücken etc. ausgelöst wird. Zudem bestehen Übelkeit, Erbrechen und Sehstörungen (Oszillopsien). Das Hörvermögen ist nicht beeinträchtigt.

Diagnostik: Wegweisend ist ein nach rascher Änderung der Kopfposition (**Lagerung**) auftretender **horizontal-rotatorischer Nystagmus zur betroffenen Seite** (kein Spontannystagmus!), der mit einigen Sekunden Latenz beginnt und einen Crescendo-Decrescendo-Charakter aufweist. Beim Aufrichten kann ein abgeschwächter Nystagmus in die Gegenrichtung auftreten. Typisch ist eine Abnahme des Nystagmus nach mehreren Lagerungsversuchen (**Adaptation**). Die Lagerung kann zur Seite oder mit seitlich gedrehtem Kopf nach hinten erfolgen (verschiedene Manöver, z.B. nach Dix-Hallpike, Epley oder Semont).

Otoskopie, Kalorik, Hörvermögen sowie Okulomotorik sind normal.

Therapie: Je nach dem betroffenen Bogengang werden die Patienten angewiesen, ein spezielles Lagerungstraining zu machen. Dies führt meist innerhalb weniger Tage zur Remission.

LERNPAKET 4

Tab. 7.4 **Differenzialdiagnosen von Schwindel**

Ursache	Begleitsymptome und Befunde	Diagnostik
peripher-vestibulärer Schwindel (Drehschwindel)		
Morbus Menière	Trias: plötzlicher **Drehschwindel** (Attacken), ipsilaterale **Hörminderung** (Schallempfindungsstörung) und **Tinnitus**; Fallneigung zur kranken Seite, Spontannystagmus (horizontal, richtungsbestimmt), vegetative Beschwerden	Anamnese und Klinik, ENG, AEP, Audiometrie
benigner paroxysmaler Lagerungsschwindel	akute, rezidivierende, max. 1 min anhaltende Drehschwindelattacken mit Übelkeit, Erbrechen und Sehstörungen; ausgelöst durch Kopfbewegungen, Hinlegen, Umdrehen, Bücken; Nystagmus nur nach Lagerung	Lagerungsprobe
akuter Vestibularisausfall = Neuritis vestibularis	starker Dauer-Drehschwindel (tagelang), Fallneigung zur Seite der Läsion, Spontannystagmus mit rotatorischer Komponente zur gesunden Seite, VOR auf betroffener Seite gestört, Verstärkung durch Lageänderung, vegetative Symptome	ENG, kalorische Prüfung (→ einseitig verminderte Erregbarkeit)
bilaterale Vestibulopathie	ausgeprägte Unsicherheit im Dunkeln und auf unebenem Boden (breit-beiniges Stehen), bei Kopfbewegung Oszillopsien (Ausfall des vestibulo-okulären Reflexes), kein Nystagmus	Vestibularisprüfung, Kalorik, MRT
Vestibularisparoxysmie	rezidivierende, häufige Drehschwindel-Attacken (Sekunden bis Minuten), unsicheres Stehen und Gehen, Nystagmus, abhängig von Körperposition, Tinnitus, Besserung durch Carbamazepin	ENG, AEP, Audiogramm, MRT
Labyrinthitis	Otalgie, Übelkeit, Nystagmus zur Seite der Läsion, Symptome von Herpes zoster, Borreliose oder Lues	cMRT, HNO-Konsil
toxischer Labyrinthschaden	Tinnitus und Hypakusis	(Medikamenten-)Anamnese, Klinik
zentralvestibulärer Schwindel (Drehschwindel)		
Durchblutungsstörung im Hirnstamm („vertebrobasiläre Insuffizienz")	schwacher Dauerschwindel über Tage, weitere neurologische Symptoma-tik (Schluck-, Sprechstörung), drop attacks, vaskuläre Risikofaktoren	neurologische Untersuchung, CT/MRT
vestibuläre Migräne	rezidivierender, Minuten bis Stunden anhaltender, spontaner Dreh- oder Lagerungsschwindel, mit oder ohne migränetypische Symptome	Anamnese, EEG, MRT
Akustikusneurinom	schwacher Dauerschwindel über Tage, Provokation durch Lageänderung, Hörstörung, Tinnitus, weitere neurologische Symptomatik	neurologische Untersuchung, CT/MRT
zerebellärer Schwindel	persistierender lageabhängiger Drehschwindel, weitere neurologische Ausfälle (Ataxie, Intentionstremor, Dysdiadochokinese etc.), Imitation peripherer Schwindelformen möglich	neurologische Untersuchung, CT/MRT
nichtvestibulärer Schwindel (Schwank- und Benommenheitsschwindel)		
visuell induzierter Schwindel	Höhenschwindel, Schwindel auf schwankendem Schiff / im Auto, Refraktionsanomalien	Anamnese, Klinik
Hinterstrangaffektion	gestörte Propriozeption mit spinaler Ataxie, provozierbar beim Gehen oder Stehen	Klinik, neurologische Unter-suchung (Romberg)
Polyneuropathie	strumpfförmige Parästhesien v. a. an den Beinen, evtl. Paresen	Klinik, neurologische Unter-suchung, EMG/NLG
kardiovaskuläre Ursachen	Vitien (z. B. Aorten-, Mitralstenose, Rechts-links-Shunt), Kardiomyopathie, Arrhythmie	Auskultation, EKG, Echokardio-grafie
	Hypertonie, Hypotonie (Orthostase-Reaktion), Subclavian-steal-Syndrom	Klinik, Blutdruckmessung
endokrine Ursachen/Stoffwechsel	Hypo-, Hyperglykämie, Urämie, Leberinsuffizienz, Hypothyreose	Klinik, Labor
psychogener/phobischer Schwindel	attackenartig, Verschlimmerung durch bestimmte Situationen, vegetative Symptomatik, Vermeidungsverhalten, Ablenkbarkeit in der Untersuchung, evtl. Besserung nach Alkoholgenuss	Anamnese, neurologische Untersuchung
motorische Läsionen	Lähmungen, extrapyramidal-motorische Störung	Klinik
Epilepsie	epileptische Anfälle (v. a. Temporallappen-Epilepsie und Absencen)	Anamnese, EEG

Neuritis vestibularis

Synonym: akuter Vestibularisausfall, Neuronitis/Neuropathia vestibularis, Vestibulopathie

Epidemiologie und Ätiologie: Der Erkrankungsgipfel liegt bei etwa 50 Jahren. Ursächlich vermutet man einen Zusammenhang mit Virusinfektionen, einer gestörten Mikrozirkulation sowie metabolische oder toxische Faktoren, welche zu einer Funktionsstörung des vorderen Bogengangs führen. Ein gehäuftes Auftreten etwa 14 Tage nach einem grippalen Infekt wird beobachtet.

Klinik: Leitsymptome des einseitigen Vestibularisausfalls sind ein akut oder subakut einsetzender, heftiger und über Tage bis Wochen **anhaltender Drehschwindel** mit Oszillopsien (Scheinbewegungen der Umwelt), **Fallneigung** zur betroffenen Seite sowie Übelkeit und Erbrechen. Es besteht ein **horizontaler Spontannystagmus** mit rotatorischer Komponente **zur gesunden Seite**. Dieser wird beim Blick zur gesunden Seite stärker, beim Blick zur betroffenen Seite schwächer oder supprimiert. Bewegungen verstärken die Symptomatik. Andere neurologische Symptome, Schmerzen, Hörstörungen oder Tinnitus gehören nicht zum Krankheitsbild.

Diagnostik: Bei **kalorischer Prüfung** des Gleichgewichtsorgans besteht eine Unter- oder Unerregbarkeit des betroffenen Labyrinths (ipsilateraler horizontaler Bogengang). Der Kopf-Impuls-Test (s. o.) ist auf der betroffenen Seite typischerweise pathologisch. Das Audiogramm ist unauffällig.

Therapie und Prognose: Die Behandlung erfolgt mit Glukokortikoiden (initial hochdosiert oder körpergewichtsadaptiert, danach Dosisreduktion über 2 Wochen). Symptomatisch sind anfangs Bettruhe, Volumengabe und Antivertiginosa sinnvoll. Nach Abklingen der Übelkeit sollte frühzeitig die Mobilisierung mit Geh- und Balancetraining erfolgen. Insbesondere jüngere Patienten erholen sich meist schnell.

> **LERNTIPP** !
>
> – **einseitiger Vestibularisausfall:** Der Drehschwindel ist anhaltend und es besteht ein rotatorischer Spontannystagmus zur gesunden Seite.
> – **BPLS:** Der Drehschwindel dauert nur kurz und wird durch Kopf- und Körperbewegungen ausgelöst (z. B. nachts Umdrehen im Bett); es besteht ein rotatorischer Nystagmus (nicht spontan!) zur kranken Seite.

> **PRÜFUNGSHIGHLIGHTS** ✗
>
> **Morbus Menière:**
> – ! typische Trias: plötzlicher **Drehschwindel** (Attacken), ipsilaterale **Hörminderung** (Schallempfindungsstörung) und **Tinnitus**
> – ! außerdem: **Fallneigung** zur kranken Seite, **Spontannystagmus** (horizontal, richtungsbestimmt), vegetative Beschwerden
>
> **Benigner paroxysmaler Lagerungsschwindel:**
> – !! akute Drehschwindelattacken < 1 min, u. a. ausgelöst durch Kopfbewegungen, Hinlegen und Umdrehen
> – ! Abnahme der Symptome nach mehreren Lagerungsversuchen
> – !! regelrechtes Hörvermögen

> **Neuritis vestibularis:**
> – ! akut oder subakut einsetzender, heftiger und über Tage **anhaltender Drehschwindel**
> – ! **horizontaler Spontannystagmus** mit rotatorischer Komponente **zur gesunden Seite**
> – ! keine Hörstörungen oder Tinnitus
> – ! Diagnostik: **kalorische Prüfung** des Gleichgewichtsorgans

7.8 Nervus glossopharyngeus (N. IX) und Nervus vagus (N. X)

Der N. glossopharyngeus innerviert motorisch die Pharynxmuskulatur, sensibel die Paukenhöhle, die Eustach'sche Röhre, die Gaumenbögen und die Zungenwurzel, sensorisch und sensibel das hintere Zungendrittel sowie sekretorisch die Speicheldrüsen. Er stellt den afferenten Schenkel des Würgereflexes dar.

Der N. vagus versorgt motorisch das Gaumensegel, die Kehlkopf- und die untere Pharynxmuskulatur (über seine Äste N. laryngeus superior und N. laryngeus recurrens) und ist für die parasympathische Innervation fast des gesamten Gastrointestinaltrakts zuständig. Er leitet die Efferenz für den Würgereflex.

7.8.1 Untersuchung

Eine Störung der Motorik lässt sich am besten beim Schluckakt sowie bei einer Untersuchung der Stimmlippen (nur N. vagus) finden. Sensibilität und Würgereflex prüft man mit einem Holzspatel. Sensorisch kann das hintere Zungendrittel getestet werden.

7.8.2 Störungen

Mögliche Ursachen sind Hirnstamminfarkte oder -tumoren, Bulbärparalyse, Tumoren im Kleinhirnbrückenwinkel, Aneurysmen der Aa. vertebralis oder basilaris, Meningitiden, Botulismus, Traumata und periphere Nervenschäden (z. B. Durchtrennung des N. laryngeus recurrens bei Thyreoidektomie).

Klinik: Bei unilateralen, kombinierten Läsionen der beiden Nerven oder ihrer Kerne kommt es bei Auslösung des Würgreflexes oder beim Sprechen zu einer pathologischen Verziehung von Gaumensegel und Rachenwand zur gesunden Seite (**Kulissenphänomen**; s. auch Abb. 7.9). Eine **Schluckstörung** findet sich meist bei bilateralen Nervenläsionen, kann aber auch bei unilateralen Läsionen beider Nerven auftreten. Eine diskrete Störung kann sich beispielsweise durch Husten oder Regurgitation von Flüssigkeiten äußern.

Eine unilaterale Läsion des proximalen N. vagus bzw. des N. laryngeus recurrens verursacht eine ipsilaterale Stimmbandparese, was zu **Heiserkeit** führt. Bei bilateraler Recurrensläsion kommt es durch die beidseitige Stimmbandparese zu **Atembeschwerden**.

Die Glossopharyngeusneuralgie wird im Abschnitt Gesichtsschmerzerkrankungen (S. 152) besprochen.

LERNPAKET 4

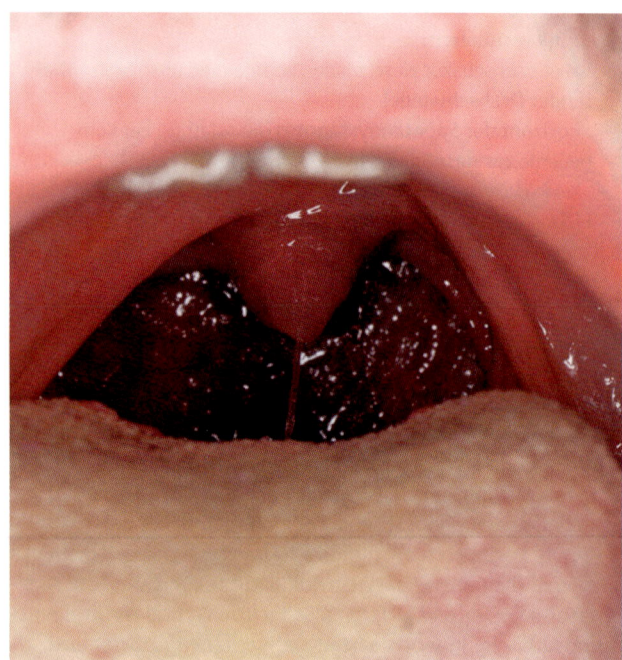

Abb. 7.9 Kulissenphänomen. [aus Mattle, Mumenthaler, Kurzlehrbuch Neurologie, Thieme, 2015]

7.9   Nervus accessorius (N. XI)

Der XI. Hirnnerv verläuft im seitlichen Halsdreieck und innerviert motorisch den M. trapezius und den M. sternocleidomastoideus.

7.9.1   Untersuchung und Störungen

Der Patient wird aufgefordert, die Schultern zu heben (→ M. trapezius) und den Kopf zur Seite zu drehen (→ M. sternocleidomastoideus). Zusätzlich müssen Rücken und Schulterpartie des (entkleideten) Patienten beurteilt werden (Atrophie? Scapula alata?).

Ursächlich für eine Accessorius-Läsion ist meist eine Schädigung des Nervs im seitlichen Halsdreieck, z. B. bei Neck Dissection oder durch Druckläsion (Rucksackparese).

Klinik: Bei einer **Trapeziusparese** findet sich durch eine Parese der Schulterhebung eine „**hängende“ Schulter** auf der betroffenen Seite sowie eine Fehlstellung des Schulterblatts (**Scapula alata**). Die Patienten leiden häufig unter Schulterschmerzen und Bewegungseinschränkung (sekundär ggf. Periarthropathia humeroscapularis). Eine Parese des M. sternocleidomastoideus führt zur **Einschränkung der Kopfdrehung** zur Gegenseite.

7.10   Nervus hypoglossus (N. XII)

Der XII. Hirnnerv ist rein motorisch und innerviert die Zunge.

7.10.1   Untersuchung und Störungen

Typische Ursache einer peripheren Hypoglossusläsion ist eine Karotisdissektion. Bei der Bulbärparalyse ist das Kerngebiet des N. hypoglossus im Hirnstamm betroffen (S. 22).

Diagnostisch relevant sind die Inspektion (Asymmetrie? Faszikulationen?) und das Herausstreckenlassen der Zunge (Abweichen auf eine Seite?).

Bei einer unilateralen Läsion weicht die herausgestreckte **Zunge zur paretischen Seite ab**, ggf. mit einhergehender Atrophie. Eine beidseitige Parese führt zu Störungen des Kau- und Schluckaktes. Bei längerem Bestehen entwickelt sich eine **Zungenatrophie**. In Ruhestellung in der Mundhöhle wirkt die paretische Seite trotz Atrophie voluminöser als die gesunde Seite (DD Raumforderung).

Differenzialdiagnostisch sind bei einer **Zungenabweichung** kombinierte Hirnnervensyndrome wie das Foramen-jugulare-Syndrom zu erwägen; bei einer **Schluckstörung** müssen die ALS (→ Faszikulationen), eine Polymyositis und die Myasthenia gravis abgegrenzt werden.

7.11   Kombinierte Hirnnervenläsionen

7.11.1   Kombinierte Paresen der Augenmuskelnerven

Ursächlich sind häufig Tumoren der mittleren Schädelgrube, Aneurysmen oder Traumata (→ **Fissura-orbitalis-superior-Syndrom**) sowie Pathologien des Sinus cavernosus (→ **Sinus-cavernosus-Syndrom** bei z. B. Tumor, Thrombose, Fistel). Klinisch finden sich bei beiden Syndromen unilaterale Läsionen der Hirnnerven III, IV und VI (Ptosis, Mydriasis, Okulomotorikstörungen) sowie eine Hypästhesie im Versorgungsgebiet des 1. Trigeminusastes. Oft klagen die Patienten über Schulterschmerzen. Zu einem Exophthalmus kommt es bei Prozessen im Sinus cavernosus oder am Keilbeinflügel.

Beim **Orbitaspitzensyndrom** finden sich (variable) Läsionen der Hirnnerven II, III, IV, V_1 und VI. Klinik: eingemauerter Bulbus mit miotischer Pupille, im Verlauf Mydriasis und Lichtstarre. Zudem treten heftige Schmerzen und oft ein Visusverlust auf.

Eine Sonderform ist das Tolosa-Hunt-Syndrom (S. 153), bei dem es durch eine granulomatöse Entzündung im Bereich der Orbitaspitze und des Sinus cavernosus zu einer schmerzhaften Ophthalmoplegie (Nn. III, IV, VI) kommt. Die Symptomatik spricht gut auf Kortikosteroide an (Diagnosekriterium).

7.11.2   Gradenigo-Syndrom

Synonym: Syndrom der Felsenbeinspitze

Es kommt gleichzeitig zu einer **einseitigen Abduzensparese** (seltener Nn. III, IV, V_1 und VII) und einer gleichseitigen **Trigeminusneuralgie** sowie zu Schmerzen. Ursache sind zumeist eitrige Mittelohrentzündungen oder Tumoren.

7.11.3   Foramen-jugulare-Syndrom

Durch Schädelbasisfrakturen, Thrombose der V. jugularis oder Tumoren des Glomus jugulare entsteht eine meist einseitige Kompression der Nn. IX, X und XI im Foramen jugulare. Diese Läsion führt zu:

- einseitiger Gaumensegelparese (→ Schluckstörung)
- Geschmacksstörung des hinteren Zungendrittels
- Heiserkeit
- Sternocleidomastoideus- und Trapeziusparese, z. T. schmerzhaft

LERNPAKET 4

PRÜFUNGSHIGHLIGHTS   ✗

Accessoriusläsion:
- **!** mögliche Ätiologie: Schädigung des Nervs im **seitlichen Halsdreieck**, z. B. bei Neck Dissection
- **!** Trapeziusparese: ipsilaterale Schulterheberparese mit **Schultertiefstand**, Scapula alata und **Schulterschmerzen**

Hypoglossusläsion:
- **!!** mögliche Ursache: **Karotisdissektion**
- **!! Abweichen** der herausgestreckten Zunge **zur betroffenen Seite** bei einseitiger Hypoglossusläsion

Kombinierte Hirnnervenläsionen:
- **!! Sinus-cavernosus-Syndrom:** Doppelbilder und ipsilateral erweiterte Pupille durch einseitige Paresen der Augenmuskelnerven (Nn. III, IV und VI) plus Hypästhesie im Versorgungsgebiet des 1. Trigeminusastes, häufig Schmerzen
- **! Foramen-jugulare-Syndrom**: einseitige Gaumensegelparese (→ Schluckstörung), Heiserkeit und z. T. schmerzhafte Paresen von M. sternocleidomastoideus und M. trapezius.

8   Erkrankungen des Rückenmarks

8.1   Vaskulär bedingte Erkrankungen des Rückenmarks

Ätiologie:
- Aortenerkrankungen (Aneurysma, OP, Entzündung, Thrombose, Isthmusstenose)
- Verschluss von Radikulararterien (Arteriosklerose, Thrombose, Entzündung, Spondylose, iatrogen)
- venöse Gefäßmalformationen, Thrombosen und Phlebitis
- traumatische Ereignisse (Bandscheibenvorfall, Raumforderung, Manipulation an der Wirbelsäule)
- systemische Störungen (RR-Abfall, Kreislaufstillstand, Anämie, Embolie, portosystemischer Shunt).

Diagnostik: Die bildgebende Diagnostik (MRT mit und ohne Kontrastmittel) steht im Vordergrund. Ischämien sind erst nach einer Latenzzeit von mehreren Tagen (!) als hyperintense Areale in T2 erkennbar. Angiografie und Myelografie dienen der Bestätigung und Spezifizierung der Diagnose.
   Des Weiteren sollten erfolgen:
- Labordiagnostik zum Ausschluss systemischer Erkrankungen (Polyglobulie, Gerinnungsstörungen, Vaskulitiden, Infektionen: Lues, Borreliose, HIV)
- ggf. Abdomenuntersuchung (Sonografie, CT) zum Ausschluss eines Aortenaneurysmas
- Liquordiagnostik zum Ausschluss entzündlicher Erkrankungen.

Therapie und Prognose: nach Möglichkeit kausal:
- bei arteriosklerotischer Genese → Gabe von Thrombozytenaggregationshemmern
- bei Verdacht einer Dissektion oder bekannter Emboliequelle → Vollheparinisierung
- bei Dehydratation/Polyglobulie (Hämatokrit > 45 %) → Hämodilution.

Prognose: Je früher es zu einer klinischen Verbesserung kommt, desto besser ist die Prognose. Eine Residualsymptomatik ist jedoch häufig.

8.1.1   Arteriell bedingte Durchblutungsstörungen

A.-spinalis-anterior-Syndrom

DEFINITION Ischämie im Versorgungsgebiet der A. spinalis anterior.

Anatomie: Die A. spinalis anterior versorgt als unpaarige Arterie die Vorderstränge, den größten Teil der Vorderseitenstränge und Kommissurenfasern sowie die graue Substanz des Rückenmarks bis zur Basis der Hinterhörner (**Abb. 8.1**). Sie wird kranial aus jeweils einem Ast der beiden Aa. vertebrales gebildet und im Verlauf aus den Aa. intercostales und Aa. lumbales gespeist. Die arterielle Versorgung ist im Thorakalbereich am geringsten ausgeprägt (→ gehäuftes Auftreten von Durchblutungsstörungen in dieser Region).

Klinik:
- initial schlaffe Lähmung (spinaler Schock), Paraspastik kaudal der Läsion (im Verlauf)
- beidseitige **gürtelförmige** Parästhesien und **Schmerzen** auf Höhe der Läsion
- beidseitige **dissoziierte Sensibilitätsstörung** kaudal der Läsion (Störung von Schmerz- und Temperaturempfinden bei erhaltener Lage- und Diskriminationsempfindung sowie nur wenig beeinträchtigter Berührungs- und Drucksensibilität)
- Blasen- und Mastdarmlähmung.

LERNTIPP   !

Von den Durchblutungsstörungen im Rückenmark wird das A.-spinalis-anterior-Syndrom besonders gerne gefragt. Aufgrund der arteriellen Versorgung tritt hier eine ganz typische Symptomatik auf, die Sie unbedingt kennen sollten. Oft finden Sie bei den Patienten übrigens in der Anamnese kardiovaskuläre Risikofaktoren!

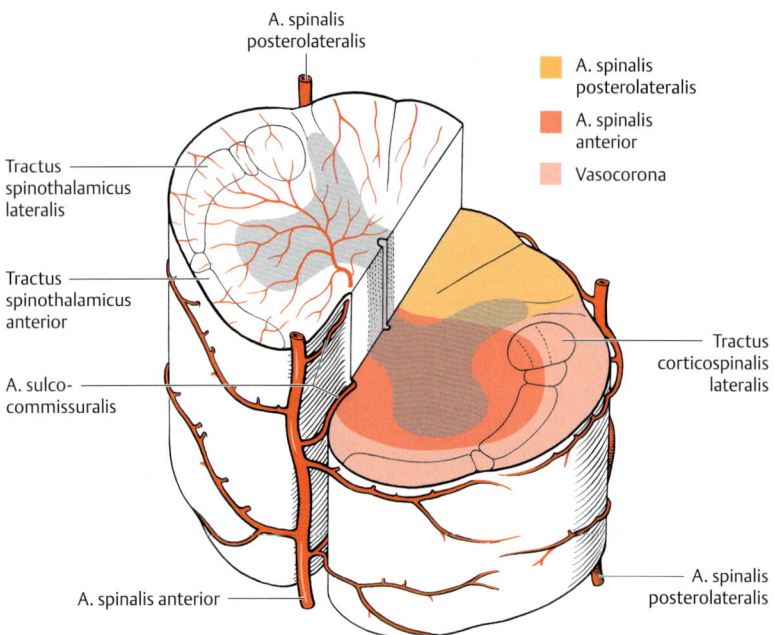

A. spinalis
posterolateralis

Tractus
spinothalamicus
lateralis

Tractus
spinothalamicus
anterior

A. sulco-
commissuralis

A. spinalis anterior

A. spinalis
posterolateralis

A. spinalis
anterior

Vasocorona

Tractus
corticospinalis
lateralis

A. spinalis
posterolateralis

Abb. 8.1 Arterielle Gefäßversorgung des Rückenmarks. [aus Bähr, Frotscher, Neurologisch-topische Diagnostik, Thieme, 2009]

A.-spinalis-posterior-Syndrom

> **DEFINITION** Ischämie im Versorgungsgebiet der Aa. spinales posteriores.

Die Aa. spinales posteriores laterales versorgen als paarige Arterien die Hinterstränge, die Nervenwurzeln und die Dura mater. Sie entspringen ebenfalls aus den Aa. vertebrales und werden wie die A. spinalis anterior aus den Aa. intercostales und den Aa. lumbales gespeist.

Klinisch entwickelt sich eine querschnittförmige sensomotorische Störung mit ausgeprägter Störung der Tiefensensibilität (Ataxie) sowie eine Paraparese.

8.1.2 Venös bedingte Durchblutungsstörungen

Der venöse Abfluss des Rückenmarks erfolgt über die 2 Hauptvenen V. spinalis anterior und posterior in die Vv. vertebrales, intercostales und lumbales.

Spinale vaskuläre Malformationen

Durale AV-Fistel: Durch einen arteriovenösen Kurzschluss kommt es zu einer Druckerhöhung in der Vene mit stauungsbedingter spinaler Durchblutungsstörung und Myelomalazie. **Klinisch** findet sich eine meist bei körperlicher Belastung auftretende intermittierende Paraparese der Beine mit querschnittförmiger Sensibilitätsstörung. **Diagnostisch** steht die Bildgebung mit MRT (ggf. MR-Myelografie) und Angiografie im Vordergrund. **Therapeutisch** kann die zugehörige Arterie embolisiert oder auf operativem Wege verschlossen werden. Die Erkrankung ist meist trotz Therapie progredient und führt innerhalb weniger Jahre zu einer Paraplegie.

Arteriovenöse Malformationen (AVM): Hierzu zählen angeborene Angiome und intradurale AV-Fisteln. Diese führen zu venöser Druckerhöhung, Steal-Effekten, spinaler Kompression sowie zu Blutungen. Klinik und Diagnostik gleichen denen der duralen AV-Fistel (s. o.). Die **Therapie** erfolgt je nach Lokalisation und Ausprägung interventionell (Embolisation) oder operativ. Der Verlauf der Erkrankung ist langsamer als bei duralen Fisteln.

8.1.3 Spinale Blutungen

Spinale Blutungen können epidural, subdural, subarachnoidal sowie intramedullär auftreten. Es finden sich jeweils spezifische Charakteristika, die in **Tab. 8.1** zusammengestellt sind.

> **PRÜFUNGSHIGHLIGHTS**
>
> **Diagnostik vaskulärer spinaler Erkrankungen:**
> – ! Ischämien sind erst nach einer Latenzzeit von mehreren Tagen (!) erkennbar.
>
> **A.-spinalis-anterior-Syndrom:**
> – **Klinik:**
>   – ! initial schlaffe Lähmung
>   – !! beidseitige dissoziierte Sensibilitätsstörung kaudal der Läsion: Störung von Schmerz- und Temperaturempfinden bei erhaltener Lage- und Diskriminationsempfindung sowie nur wenig beeinträchtigter Berührungs- und Drucksensibilität
>   – !! beidseitige gürtelförmige Parästhesien und Schmerzen auf Höhe der Läsion
>   – !! Blasen- und Mastdarmlähmung.

Tab. 8.1 **Klinik, Diagnostik und Therapie spinaler Blutungen**

Lokalisation	epidural/subdural	subarachnoidal	intramedullär
Ätiologie	Trauma, insbesondere bei Koagulopathien (z. B. Lumbalpunktion, Spinalanästhesie)	Blutungen bei Angiomen, Tumoren, Koagulopathien	Traumata, Koagulopathien, spinale Gefäßmissbildungen
Klinik	akuter gürtelförmiger Schmerz, subakute Querschnittsymptomatik, Sensibilitätsstörungen	starker und akuter Rücken- bzw. radikulärer Schmerz; evtl. Kopfschmerz, Übelkeit, Erbrechen bei Ausdehnung nach kranial	subakuter gürtelförmiger Schmerz, Blasen-/Mastdarmstörungen, Paraparese
Diagnostik	spinale MRT	CT, Liquoruntersuchung, spinales MRT, spinale/kraniale Angiografie	spinales MRT und CT, Liquoruntersuchung
Therapie	operative Hämatomausräumung	Behandlung der Ursache und symptomatische Therapie	Behandlung der Ursache und symptomatische Therapie
Prognose	gut bei frühzeitiger Intervention	abhängig von Ursache und Ausmaß der Blutung	oft persistierende Querschnittssymptomatik

8.2 Traumatisch bedingte Erkrankungen des Rückenmarks

DEFINITION
- **Commotio spinalis:** vorübergehende Funktionsstörung des Rückenmarks, die sich innerhalb von 3 Tagen vollständig zurückbildet und in CT bzw. MRT kein morphologisches Korrelat aufweist
- **Contusio spinalis:** bleibende Störung der Rückenmarksfunktionen (Querschnittsyndrom)
- **spinaler Schock:** akute Unterbrechung aller Rückenmarksbahnen mit motorischen, sensiblen und autonomen Funktionsausfällen kaudal der Läsion (**akutes Querschnittsyndrom**).

Ätiologie: Rückenmarksläsionen können bei **äußeren Verletzungen** der Wirbelsäule sowie bei lokalen Prozessen entstehen. Dazu zählen **Tumoren**, **degenerative Prozesse** (Bandscheibenvorfall, Dens-Instabilität), **Entzündungen** (extramedullär: Abszess; intramedullär: Lues, Herpes, HIV, MS, Vaskulitiden, postinfektiös, postvakzinal), **vaskuläre Störungen** (Hämatom, Ischämie, Blutung, Durafistel) oder **toxische Affektionen** (Drogenabusus, Strahlenmyelopathie).

Klinik: Je nach Ausmaß bzw. Höhe der Läsion finden sich entsprechende Ausfallerscheinungen:
- **komplettes** Querschnittsyndrom
- partielles bzw. halbseitiges Querschnittsyndrom (**Brown-Séquard-Syndrom**)
- **Konus- bzw. Kaudasyndrom**

Einzelheiten hierzu finden Sie im Kap. Querschnittsyndrome (S. 18).

Diagnostik: Bei der Untersuchung ist insbesondere die Erhebung des Reflexstatus, motorischer und sensibler Ausfälle (sensibles Niveau, Reithosenareal, Perianalregion) und die Prüfung von Analreflex und Sphinktertonus von Bedeutung. Im Notfallraum eignet sich hierfür zunächst die digital-rektale Austastung.

In Abhängigkeit von der vermuteten Ätiologie (Anamnese!) ist die Bildgebung mittels Röntgen (ossäre Prozesse), CT (Frakturen, Blutungen) und MRT (intramedulläre Läsionen, Ödem) sowie die Ableitung somatosensibel evozierter Potenziale (→ Verlaufskontrolle) indiziert.

Therapie: Die Therapie besteht in erster Linie in **Allgemeinmaßnahmen**:
- bei Wirbelsäulenverletzungen: Immobilisation und Stabilisierung des Patienten
- intensivmedizinische Behandlung:
  - Kreislaufstabilisierung (Volumengabe, ggf. Katecholamine)
  - Sauerstoffgabe
  - Schmerzbehandlung
  - Katheterisierung/Blasendrainage
  - Thromboseprophylaxe.

Eine **operative Versorgung** ist in folgenden Fällen indiziert:
- **offene Verletzung**: Wundversorgung und umgehender Verschluss der Dura aufgrund der Gefahr von Liquorfisteln und aszendierenden Infektionen
- **Raumforderung**: sofortige Entlastung bzw. operative Ausräumung. Je früher die Kompression beseitigt wird, desto besser ist die neurologische Prognose.
- **progrediente oder sekundäre neurologische Ausfälle**
- **Instabilität der Wirbelsäule**: belastungsstabile Osteosynthese, um Sekundärschäden zu verhindern, die neurologischen Ausfälle zu reduzieren und um die Rehabilitationszeit zu verkürzen.

Die Prognose ist stark von der Lokalisation und der Ausdehnung der Läsion abhängig.

Bei traumatischer Kompression des Rückenmarks ist eine möglichst rasche **operative Dekompression** indiziert, um einem Funktionsverlust des Rückenmarks vorzubeugen.

Bei bleibender Querschnittsymptomatik entwickelt sich aus der initial schlaffen Parese eine **Spastik**, unter der die Patienten oft sehr leiden. Zu ihrer Behandlung stehen folgende Therapeutika zur Verfügung:
- Tetrazepam oral
- Baclofen oral oder intrathekal als Dauerinfusion (Pumpe)
- oral: Tizanidin
- Botulinumtoxin-A-Injektionen.

LERNPAKET 4

8.3 Rückenmarkstumoren

Lokalisation und Klinik: Spinale Tumoren können extra- oder intradural bzw. extra- oder intramedullär lokalisiert sein. Das klinische Bild hängt von der Lokalisation ab (Tab. 8.2). Die Tumoren äußern sich vorwiegend mit Kompressionssymptomen:

- intermittierenden sensomotorischen Ausfällen und Ataxie
- Zeichen der Pyramidenbahnschädigung: Babinski positiv, gesteigerte Reflexe
- Schmerzen: lokal (Klopf- und Stauchungsschmerz) und radikulär
- Blasen- und Mastdarmstörung.

Eventuell bestehen systemische Zeichen des malignen Tumors wie Nachtschweiß, Gewichtsverlust oder Fieber.

Diagnostik:

> **LERNTIPP** !
>
> Wenn Sie den Verdacht auf einen spinalen Prozess haben, Ihr Patient z. B. über spastische Paresen, Sensibilitätsstörungen, Wirbelsäulenschmerzen oder auch Blasen- und Mastdarmstörungen klagt, dann müssen Sie unverzüglich eine spinale MRT-Aufnahme veranlassen. Droht ein Querschnitt, ist u. U. auch eine umgehende neurochirurgische Entlastung notwendig.

Raumfordernde Prozesse des Rückenmarks werden am besten radiologisch nachgewiesen. Eine detaillierte Bildgebung muss erfolgen, um eine möglichst exakte präoperative Planung zu ermöglichen. Methode der Wahl ist die spinale MRT mit und ohne Kontrastmittel (Abb. 8.2). Des Weiteren kommen spinale CT, Myelografie und Röntgen zum Einsatz. Als Zusatzdiagnostik eig-

Tab. 8.2 Klinisches Erscheinungsbild spinaler Tumoren in Abhängigkeit von ihrer Lokalisation

	intradural intramedullär	intradural extramedullär	extradural
Beispiele	Ependymome, Astrozytome, Oligodendrogliome, Metastasen	Meningeome, Neurinome, Metastasen	Metastasen, Sarkome, Lipome, Plasmozytome
Motorik	schlaffe Paresen auf Höhe der Läsion und spastische Paraparese kaudal der Läsion	schlaffe Paresen auf Höhe der Läsion anfangs ipsilaterale spastische Parese kaudal der Läsion, im Verlauf bilaterale spastische Paraparese (Tetraparese bei Tumoren im HWS-Bereich)	schlaffe Paresen auf Höhe der Läsion und spastische Paraparese kaudal der Läsion
Sensibilität	bilaterale dissoziierte Empfindungsstörung	ipsilateral aufsteigende Sensibilitätsstörung mit Parästhesien (alle Qualitäten betroffen → „sensibles Niveau") kontralateral dissoziierte Empfindungsstörung Hyperpathie und Schmerzen auf Höhe der Läsion	sensibler Querschnitt, anfangs oft unilateral
autonome Funktionen	Blasen- und Mastdarmlähmung	Blasen- und Mastdarmlähmung	Blasen- und Mastdarmlähmung

Abbildungen aus Masuhr, Masuhr, Neumann, Duale Reihe Neurologie, Thieme, 2013

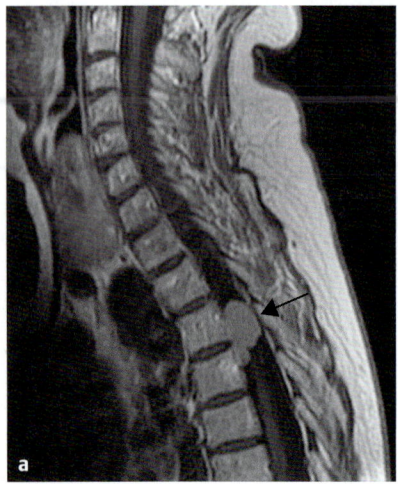

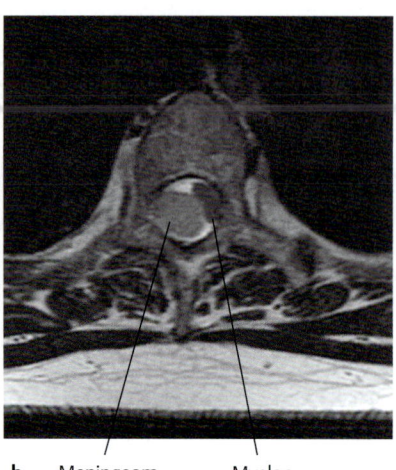

b Meningeom   Myelon

Abb. 8.2 Spinales Meningeom in der MRT.
a Hyperintenser Tumor nach KM-Gabe auf Höhe von BWK 3/4 (T1). Er füllt den Spinalkanal fast vollständig aus (Pfeil). **b** Im axialen Bild (T2) erkennt man, dass der Tumor intradural und extramedullär liegt, von dorsolateral rechts den Spinalkanal einengt und das Rückenmark komprimiert. [aus Masuhr, Masuhr, Neumann, Duale Reihe Neurologie, Thieme, 2013]

nen sich ggf. neurophysiologische Verfahren wie das EMG oder die Ableitung evozierter Potenziale (Beteiligung afferenter/efferenter Bahnen; evtl. Höhenlokalisation) bzw. eine Liquordiagnostik (Nachweis von Tumorzellen).

Therapie: Intramedulläre Tumoren werden je nach Zugänglichkeit, Größe und Tumorart operativ und/oder strahlentherapeutisch behandelt. Bei extramedullären oder extraduralen Tumoren kann zusätzlich eine Chemotherapie versucht werden. Eine Operationsindikation besteht insbesondere bei nicht vollständig ausgeprägten Querschnittsyndromen.

Als symptomatische Maßnahmen kommen zum Einsatz:
- Schmerztherapie
- Glukokortikoidtherapie
- Behandlung der Spastik
- Operationen bei Instabilität der Wirbelsäule
- Physio- und Ergotherapie

PRÜFUNGSHIGHLIGHTS ✗

Rückenmarkstumoren:
- Klinik:
  - **!!** sensomotorische Ausfälle, Ataxie
  - **!! Babinski-Zeichen** positiv, gesteigerte Reflexe
  - **! Schmerzen:** lokal (Klopf- und Stauchungsschmerz)
- **!** ggf. B-Symptomatik wie Nachtschweiß, Gewichtsverlust
- **!!** Diagnostik: **spinale Bildgebung**, spinale **MRT** als Methode der Wahl.

8.4 Entzündliche Rückenmarkserkrankungen

8.4.1 Myelitis

Ätiologie:
- **virale** Infektionen: Herpes, Varizellen, EBV, CMV, HIV, Polio
- **bakterielle** Infektionen: Staphylokokken, Streptokokken, Lues, Borreliose, Tbc, Mykoplasmen
- **andere** Ursachen:
  - para- oder typischerweise 2–4 Wochen postinfektiös nach respiratorischen Infekten, Masern, Mumps, Röteln, Varizellen, Tollwut
  - postvakzinal nach Typhus-, Tollwut-, Pockenimmunisierung
  - Autoimmunerkrankungen: multiple Sklerose, Neuromyelitis optica, Sarkoidose, Kollagenosen
  - paraneoplastisch (SS-Ro-Antikörper)
  - idiopathische Querschnittsmyelitis.

Klinik: gürtelförmige Schmerzen, aufsteigende Paresen und Sensibilitätsstörungen sowie Blasen- und Mastdarmstörungen. Bei der Poliomyelitis anterior acuta sind ausschließlich die motorischen Vorderhornzellen betroffen (schlaffe Lähmung).

Diagnostik: Zu Diagnosestellung werden MRT, Serum- und Liquoruntersuchung und neurophysiologische Untersuchungen durchgeführt. Meist finden sich aufgrund der Pyramidenbahnaffektion positive Pyramidenbahnzeichen. Differenzialdiagnostisch auszuschließen sind vaskuläre Erkrankungen, ein Guillain-Barré-Syndrom, toxische Myelopathien sowie spinale Raumforderungen.

Therapie: Diese richtet sich nach der Ursache. Bis zum Ausschluss einer Herpesinfektion sollte Aciclovir gegeben werden.

Poliomyelitis anterior acuta

Ätiopathogenese: Die Erreger sind Polioviren, die v. a. unter schlechten hygienischen Verhältnissen fäkal-oral von Mensch zu Mensch übertragen werden. Die Erkrankung führt zum Untergang motorischer Vorderhornzellen in der grauen Substanz des Rückenmarks, seltener auch im Hirnstamm.

Klinik: Über 95 % aller Polioinfektionen verlaufen **asymptomatisch**. Bei 4–8 % der Infizierten findet sich ein wenige Tage dauerndes **Prodromalstadium** mit grippeähnlichen Symptomen (Fieber, allgemeine Abgeschlagenheit, Kopfschmerzen) ohne ZNS-Beteiligung. Bei nur 1–2 % der Infizierten kommt es nach einem fieberfreien Intervall zu einem erneuten Fieberanstieg mit meningitischen Symptomen und/oder **asymmetrischen schlaffen Lähmungen** ohne Sensibilitätsstörungen. Selten findet sich ein bulbärer (Dysarthrie und Dysphagie) oder enzephalitischer Verlauf. Im Rahmen des **Post-Polio-Syndroms** kann es Jahre nach der akuten Erkrankung zu einer Progression der Paresen kommen.

Diagnostik: Diagnosesicherung mittels Erregernachweis im Liquor oder aus Stuhlproben (PCR). Verdacht, Erkrankung und Tod sind meldepflichtig

Therapie: symptomatisch (Thromboseprophylaxe, Krankengymnastik etc.). Die Impfung mit inaktivierter Poliovakzine (IPV) wird im Säuglingsalter als Prophylaxe empfohlen (Auffrischimpfung zwischen dem 9. und 17. Lebensjahr).

8.4.2 Spinale Abszesse

DEFINITION Meist durch Staphylokokken ausgelöste und im thorakalen bzw. lumbalen Epiduralraum lokalisierte Abszessbildung.

Ätiopathogenese: Der häufigste Erreger von spinalen Abszessen ist Staphylococcus aureus. Andere auslösende Bakterien sind Streptokokken, E. coli und Pseudomonas aeruginosa.

Spinale Abszesse können durch Fortleiten einer benachbarten Entzündung (z. B. bei Spondylitis, Psoasabszess, perinephritischem Abszess), durch hämatogene Absiedelung (z. B. bei Furunkel, Pneumonie), nach einem Trauma (z. B. nach Lumbalpunktion) oder auch idiopathisch entstehen.

Risikofaktoren: Erhöhte Infektionsgefahr besteht bei lokaler Manipulation an der Wirbelsäule (Operation, Traumata, Periduralkatheter) und gleichzeitiger allgemeiner Abwehrschwäche wie bei Diabetes mellitus, chronischer Nieren- bzw. Leberinsuffizienz, Alkoholabusus, Immunsuppression, i. v.-Drogenkonsum.

Klinik:
- Manifestation innerhalb weniger Tage bis mehrerer Wochen im Thorakal- bzw. Lumbalbereich
- Fieber, Rückenschmerzen, lokaler Druck- und Klopfschmerz
- Nervendehnungsschmerz, Paresen, Sensibilitätsstörungen
- gesteigerte Reflexe, evtl. positive Pramidenbahnzeichen
- oft radikuläre, selten Querschnittsymptomatik.

LERNTIPP !

Denken Sie an einen epiduralen Abszess, wenn Patienten nach einer Lumbalpunktion oder Einlage eines epiduralen Katheters über Schmerzen an der Wirbelsäule und eine Schwäche der Beine berichten. Ein erhöhtes Risiko haben Patienten mit Immunschwäche (z. B. Diabetes mellitus, i. v.-Drogenabusus).

LERNPAKET 4

Diagnostik:
- MRT mit KM (→ randständiges Enhancement)
- Entzündungsparameter i. S. (CRP), Blutkulturen
- ggf. CT-gesteuerte Punktion zur Erregersicherung
- **Cave:** keine Liquorpunktion auf Höhe der Läsion!

Differenzialdiagnostisch müssen eine Myelitis, spinale Ischämie oder Raumforderung, ein epidurales Hämatom sowie ein Guillain-Barré-Syndrom abgegrenzt werden.

Therapie und Prognose: Therapie der Wahl ist die **operative Abszesssanierung** mit einer kombinierten **antibiotischen Therapie**. Ein rein konservatives Vorgehen (über mind. 6 Wochen) ist nur bei sehr hohem OP-Risiko oder äußerst milder Symptomatik indiziert. Die Prognose ist abhängig von der individuellen Situation (Abszesslokalisation, -ätiologie, Zustand des Patienten). Die Mortalität beträgt etwa 10 %.

8.4.3 Tabes dorsalis

Siehe Neurolues (S. 63).

8.5 Syringomyelie und Syringobulbie

> **DEFINITION**
> - **Syringomyelie:** Bildung flüssigkeitsgefüllter Hohlräume im Rückenmark (selten in Pons oder Medulla oblongata = **Syringobulbie**)
> - **Hydromyelie:** zystische Auftreibung des Zentralkanals.

Ätiopathogenese: Eine Syringomyelie oder -bulbie kann primär bei Entwicklungsstörungen des Neuralrohrs (Spina bifida) und Anomalien des kraniozervikalen Übergangs (z. B. Arnold-Chiari-Malformation) auftreten. Sekundäre Ursachen sind intramedulläre Blutungen oder Tumoren, Entzündungen der Arachnoidea, Traumata und Liquorzirkulationsstörungen.
Die Hohlräume bestehen zumeist zervikal oder thorakal (HWK 2/3 bis mittlere BWS), in 10 % d. F. im Hirnstamm.

Klinik: Bei Lokalisation im zervikalen Rückenmark (Syringo-/Hydromyelie) bestehen Schmerzen (besonders im Schultergürtel), ein zentromedulläres Syndrom mit gestörtem Schmerz- und Temperaturempfinden (**dissoziierte Empfindungsstörung**), segmental schlaffen Paresen sowie spastische Paresen kaudal der Läsion. Zusätzlich kommt es zu Wirbelsäulenveränderungen (häufig Skoliose).
Ist die Medulla oblongata betroffen (Syringobulbie), kann es zu Nystagmus und Hirnnervenaffektionen (z. B. Trigeminusneuralgie, Zungenatrophie) kommen.

> **LERNTIPP** !
>
> Bei einer reinen Syringomyelie treten keine Symptome im Gesicht auf, da ja „nur" das Rückenmark betroffen ist (Symptome nur kaudal der Läsionshöhe).

Diagnostik: Die Diagnose wird bildgebend gestellt (Röntgen, CT, MRT der HWS mit und ohne KM). Zur Quantifizierung der Läsion eignen sich klinische und neurophysiologische Untersuchungsmethoden (EMG, SEP).

Differenzialdiagnosen:
- Myelitis
- Myelomalazie
- intramedulläre Blutung
- spinale Tumoren mit begleitender Zystenbildung (v. a. Ependymome, Astrozytome).

Therapie: Neben der symptomatischen Therapie mit Verletzungsprophylaxe (Hautpflege etc.) und Physiotherapie ist die Behandlung von Spastik, Schmerzen und Skoliose von Bedeutung. Bei Progredienz oder Therapieresistenz (insbesondere der Schmerzen) ist eine operative Therapie indiziert:
- Syringostomie: syringosubarachnoidale oder -pleurale Drainage (Shunt-Anlage zwischen Syrinxhöhle und Subarachnoidal- oder Pleuraraum)
- Dekompression des Foramen magnum bei vorliegender Obstruktion
- Eröffnung posttraumatischer und tumorassoziierter Zysten

Prognose: Die Symptomatik ist meist langsam progredient bis hin zu einer kompletten Querschnittsymptomatik.

> **PRÜFUNGSHIGHLIGHTS** ✗
>
> **Entzündliche Rückenmarkserkrankungen:**
> - ! Eine **Myelitis** kann sich postinfektiös wenige Wochen nach respiratorischen Infekten entwickeln. Sie äußert sich mit Paresen und Sensibilitätsstörungen sowie positiven Pyramidenbahnzeichen.
> - ! **Spinale Abszesse** können z. B. bei i. v.-Drogenabusus auftreten. Klinisch kommt es innerhalb von Tagen bis Wochen zu Rückenschmerzen im Thorakal- bzw. Lumbalbereich mit lokalem Druck- und Klopfschmerz und Paresen, gesteigerten Reflexen und positiven Pyramidenbahnzeichen.
>
> **Syringomyelie:**
> - ! Bei der reinen Syringomyelie findet sich neben **Schmerzen** u. a. eine **dissoziierte Empfindungsstörung** (Störung von Schmerz- und Temperaturempfinden) ohne Gesichtsbeteiligung.

8.6 Erkrankungen mit schwerpunktmäßigem Befall der Rückenmarksbahnen

8.6.1 Funikuläre Myelose

> **DEFINITION** Degeneration der Hinter- und Seitenstränge infolge von Vitamin-B_{12}-Mangel.

Klinik: Die Hinterstrangschädigung führt zu einer Tiefensensibilitätsstörung (Verlust von Lage- und Vibrationsempfinden) mit spinaler (= sensibler) Ataxie mit Gangunsicherheit sowie z. T. schmerzhaften strumpfförmigen Hyp- bzw. Parästhesien. Durch die Degeneration des Vorderseitenstrangs (= Pyramidenbahn) kann es zu initial gesteigerten Muskeleigenreflexen der unteren Extremitäten, Paresen der Beine und positiven Pyramidenbahnzeichen kommen.

OP-TECHNIK

Im Rahmen der Polyneuropathie kommt es im Verlauf zur Areflexie der Beine. Weitere mögliche Symptome sind Gangstörungen, Obstipation sowie Depression, Psychose (z. B. paranoide Gedanken), kognitive Störungen bis hin zur Demenz. Außerdem kommt es zu einer progredienten Atrophie der Zungenschleimhaut mit Zungenbrennen ("Hunter-Glossitis").

LERNTIPP   **!**

Eine Gangunsicherheit in Verbindung mit einem Taubheitsgefühl und Paresen der Beine sind neurologische Zeichen einer funikulären Myelose.

Diagnostik: Die Diagnose wird mittels Differenzialblutbild (→ megaloblastäre Anämie) sowie der Bestimmung der Serumspiegel von Vitamin B_{12}, Holotranscobalamin (sensitiver als der Vitamin-Spiegel, frühester Marker eines beginnenden Vitamin-B_{12}-Mangels!), Methylmalonsäure. und ergänzend Folsäure bestätigt.

Elektrophysiologisch können pathologische Tibialis-SEP sowie eine verminderte sensible Nervenleitgeschwindigkeit nachgewiesen werden. Zum Ausschluss der Differenzialdiagnosen sollte eine Liquordiagnostik und spinale Bildgebung (MRT) erfolgen.

Differenzialdiagnosen:
- spinale Prozesse, multiple Sklerose: MRT, Liquorbefund, Verlauf
- Friedreich-Ataxie (s. u.): Blutbild, Gendiagnostik
- Infektionen (Borreliose, Tabes dorsalis): Serologie, Liquorbefund
- andere Stoffwechselstörungen und Intoxikationen (z. B. Phenytoin).

Therapie: Die Substitution von Vitamin B_{12}, Folsäure und Eisen zum Ausgleich des Vitaminmangels bzw. zur Behandlung der Anämie steht im Vordergrund.

Prognose: Bei frühzeitigem Erkennen der Krankheit ist eine Remission möglich, später im Krankheitsverlauf verbleiben trotz Therapie irreparable Schäden.

PRÜFUNGSHIGHLIGHTS   ✖

Funikuläre Myelose bei Vitamin-B_{12}-Mangel:
- **!!** strumpfförmige Hyp- bzw. Parästhesien, Tiefensensibilitätsstörung (**Störung des Vibrationsempfindens**) → sensible Ataxie mit **Gangunsicherheit**
- **!!** Beinparesen, Reflexsteigerung, positive Pyramidenbahnzeichen
- **!!** paranoide Gedanken oder **kognitive Störungen**
- **!!** fakultativ Atrophie der Zungenschleimhaut und megaloblastäre Anämie
- **!!** Diagnostik: Bestimmung von **Holotranscobalamin** und Methylmalonsäure.

8.6.2 Spastische Spinalparalyse

DEFINITION Gruppe hereditärer Erkrankungen mit Degeneration der Pyramidenbahn.

Genetik und Klinik der einzelnen Varianten der Spinalparalyse sind heterogen. Die Vererbung kann autosomal-dominant, -rezessiv oder X-chromosomal sein. **Pathogenetisch** findet sich ein diffuser Zelluntergang im Bereich des Gyrus praecentralis mit nach kaudal zunehmender Degeneration der Pyramidenbahn.

Die Erkrankung manifestiert sich oft im **Kindesalter** mit einer langsam fortschreitenden beinbetonten **Tetraspastik**, variablen Paresen mit pathologischer **Reflexsteigerung** und **spastischer Gangstörung** (Scherengang durch Adduktorenspasmus). Zusätzlich können bei der reinen Form eine Harninkontinenz und sensible Ausfälle sowie bei komplexen Formen Neuropathie, Optikusatrophie, kognitive und zerebelläre Störungen bestehen.

Die **Diagnose** wird molekulargenetisch gestellt. Dem Ausschluss anderer Erkrankungen dienen MRT (kranial, spinal), Vitamin-B_{12}- und Vitamin-E-Bestimmung i. S. sowie HIV-, HTLV- und Luesserologie.

Differenzialdiagnostisch kommen aufgrund der variablen Symptomatik viele Erkrankungen infrage, u. a. spinale Formen der MS, spinale Raumforderungen, Gefäßmissbildungen, Syringomyelie, Anomalien des kraniozervikalen Übergangs, Vitamin-B_{12}- und -E-Mangel.

Die **symptomatische Therapie** umfasst Physiotherapie und den Einsatz antispastischer Medikamente (z. B. Baclofen). Es ist keine kausale Therapie bekannt.

8.6.3 Zerebelläre Ataxien

Spinozerebelläre Ataxien (SCA)

Die Gruppe der spinozerebellären Ataxien (**a**utosomal-**d**ominant erbliche **z**erebelläre **A**taxien = ADCA) umfasst hereditäre neurodegenerative Erkrankungen. Gemeinsames klinisches Kennzeichen ist die **progrediente Ataxie**. Die Erkrankung wird meist zwischen dem 30. und 50. Lebensjahr manifest, allerdings ist ein Beginn in der Kindheit ebenso möglich. Anhand der Klinik und der zugrunde liegenden Genmutation werden 3 Typen unterschieden:
- **ADCA I:** progressive Ataxie mit Ophthalmoplegie, Pyramidenbahnläsion, extrapyramidal-motorischen Störungen und sensibler Neuropathie (SCA 1, 2, 3, 4, 8, 12, 13, 17–23, 25, 27, 28)
- **ADCA II** (SCA 7): Visusverlust durch Retinadegeneration
- **ADCA III:** rein zerebelläre Ataxien (SCA 5, 6, 10, 11, 14, 15, 26)

Die Diagnose wird anhand molekulargenetischer Befunde gesichert, ggf. ist die Familienanamnese aufschlussreich. Die Bildgebung (MRT) zeigt entsprechend der degenerativen Veränderungen eine olivopontozerebelläre oder spinozerebelläre Atrophie. Die Therapie erfolgt in erster Linie symptomatisch. Riluzol kann die Ataxie positiv beeinflussen. Der Verlauf ist chronisch-progredient.

Friedreich-Ataxie

DEFINITION Autosomal-rezessiv vererbtes, neurokardiologisches Krankheitsbild mit Degeneration der Rückenmarksbahnen, Myokardveränderungen und Langerhans-Zell-Verlust im Pankreas.

Pathogenese: Ein Gendefekt auf Chromosom 9 (GAA-Repeat-Expansionsmutation im Intron 1 des FXN-Gens) führt zu einer vermutlich neurotoxischen intramitochondrialen Eisenakkumulation. Pathologische Veränderungen finden sich im
- **ZNS:** Degeneration von Hintersträngen, Tractus spinocerebellaris und im geringen Ausmaß auch der Pyramidenbahn sowie Untergang zerebellärer Purkinje-Zellen
- **Myokard:** Hypertrophie, Fibrose
- **Pankreas:** Verlust von Langerhans-Zellen.

LERNPAKET 4

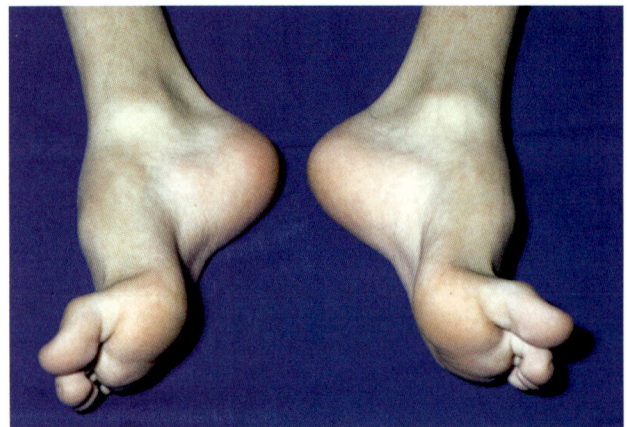

Abb. 8.3 Friedreich-Fuß. [aus Gehlen, Delank, Neurologie, Thieme, 2010]

Klinik: Die Erkrankung manifestiert sich meist um das 12., fast immer vor dem 25. Lebensjahr mit progredienter zerebellärer Ataxie, Pallhypästhesie, Areflexie der unteren Extremitäten, Pyramidenbahnzeichen und Dysarthrie. Über 90 % der Patienten leiden zudem an einer Herzinsuffizienz infolge der hypertrophen Kardiomyopathie (40–50 %). Zusätzlich können Arrhythmien, ein Diabetes mellitus und eine Skoliose bestehen. Ein weiteres Charakteristikum der Erkrankung ist der „Friedreich-Fuß", eine durch die Atrophie der kleinen Fußmuskeln bedingte Hohlfußbildung (**Abb. 8.3**).

LERNTIPP !

Bei einem jungen Patienten < 20 Jahren mit Gangunsicherheit, verwaschener Sprache, Sensibilitätsstörungen und einem Hohlfuß liegt der Verdacht auf eine Friedreich-Ataxie nahe.

Diagnostik: Klinik, Neurografie (Fehlen sensibler Aktionspotenziale), molekulargenetischer Nachweis des defekten Gens, Labor: HbA$_{1c}$ (Diabetes mellitus bei 10–20 % der Patienten), kardiologische Diagnostik: EKG, TTE.

Differenzialdiagnosen: Vor allem andere hereditäre Ataxien müssen in Erwägung gezogen werden:
- Ataxia teleangiectatica (Okulomotorikstörung, Dysarthrie, Teleangiektasien, Immundefizit; s. u.)
- Vitamin-E-Mangel-Ataxie (erniedrigter Vitamin-E-Spiegel i. S. bei ähnlicher Symptomatik)
- Abetalipoproteinämie (Muskelatrophien, Steatorrhö)
- andere zerebelläre Ataxien
- hereditäre motorische und sensible Neuropathie (HMSN) I und III.

Therapie: Versuchsweise kann Riluzol eingesetzt werden. Symptomatische Maßnahmen umfassen Physio-, Ergo- und Logotherapie sowie eine kardiologische Mitbehandlung, evtl. operative Korrektur der Skoliose.

Prognose: Die Patienten werden meist noch vor ihrem 30. Lebensjahr rollstuhlpflichtig. Die Lebenserwartung beträgt nach der klinischen Manifestation durchschnittlich 10 (3–25) Jahre. Zu den häufigsten Todesursachen gehören kardiale Insuffizienz und Folgen der Immobilität (Pneumonie, Thrombose).

Ataxia teleangiectatica (Louis-Bar-Syndrom)

DEFINITION Autosomal-rezessiv vererbte zerebelläre Ataxie mit Teleangiektasien und Choreoathetose.

Es kommt zur Kleinhirnrindenatrophie, zu spinalen Demyelinisierungen, einer Hypoplasie von Thymus, Lymphknoten und Gonaden sowie zur Angiomatose innerer Organe.

Die Erkrankung manifestiert sich bereits im Kleinkindalter (meist beim Laufenlernen) mit einer **progredienten zerebellären Ataxie** und einer **Gangstörung**. Zudem findet sich eine Dysarthrie, eine Okulomotorikstörung im Sinne einer Apraxie, eine Choreoathetose sowie eine im späteren Verlauf auftretende Demenz. Ein differenzialdiagnostisch wichtiges Kennzeichen sind die **okulokutanen Teleangiektasien**. Die **Thymushypoplasie** führt zu Infekt- und Malignomneigung (Lymphome und Leukämien). Die Patienten sind sehr strahlensensibel (**Cave:** Röntgendiagnostik vermeiden!). Bei Vorderhornbefall kann Ähnlichkeit mit spinalen Muskelatrophien bestehen (s. u.).

In der **MRT** ist eine **Kleinhirnatrophie** nachweisbar. Im Labor finden sich eine Erhöhung von AFP, evtl. der Leberenzyme und oft erniedrigte Immunglobulinspiegel.

Die Gabe von Betamethason kann die Ataxie (kurzfristig) verbessern. Die Therapie erfolgt ansonsten symptomatisch (Krankengymnastik, Infektbehandlung).

PRÜFUNGSHIGHLIGHTS

Spastische Spinalparalyse
- ! **Pathogenese:** Degeneration der **Pyramidenbahn**
- ! **Klinik:** langsam fortschreitende beinbetonte **Tetraspastik**, pathologische **Reflexsteigerung** und **spastische Gangstörung** (Scherengang durch Adduktorenspasmus)
- ! DD: primär progrediente multiple Sklerose
- ! antispastische Therapie: **Baclofen**

Friedreich-Ataxie:
- !! Klinik: progrediente zerebelläre **Ataxie**, Pallhypästhesie, **Areflexie** der Beine, Pyramidenbahnzeichen, Dysarthrie
- !! typischer „**Friedreich-Fuß**": durch die Atrophie der kleinen Fußmuskeln bedingte Hohlfußbildung.

8.7 Vorderhornerkrankungen

8.7.1 Spinale Muskelatrophien (SMA)

DEFINITION Heterogene, 5q- oder X-chromosomal assoziierte hereditäre Erkrankungen mit Degeneration motorischer Vorderhornzellen und bulbärer motorischer Hirnnervenkerne, die zu symmetrischen Paresen und Muskelatrophien führen.

Klinik: Es finden sich schlaffe Lähmungen ohne Sensibilitätsstörungen (Ausnahme: Kennedy-Syndrom, s. u.), verminderte Muskeleigenreflexe sowie Faszikulationen. In **Tab. 8.3** sind die Formen der spinalen Muskelatrophie dargestellt.

Kennedy-Syndrom: spinobulbäre Form der SMA mit X-chromosomal-rezessiv vererbtem Defekt im Androgenrezeptorgen. Die klinische Symptomatik äußert sich i. d. R. um das 40. Lebensjahr mit Faszikulationen und Paresen der Gesichts-, Pharynx- und Zungenmuskulatur (→ Dysphagie), proximalen Schultergürtelparesen und Haltetremor. Fakultativ finden sich Sensibilitätsstörungen. Die Pyramidenbahn ist typischerweise nicht betroffen. Die Dysfunktion des Androgenrezeptors geht mit Gynäkomastie, Hodenatrophie und Hochwuchs einher. Der Verlauf ist benigne, die Lebenserwartung oft normal.

Diagnostik: Wegweisend ist das klinische Bild. Das EMG zeigt pathologische Spontanaktivität und ein gelichtetes Interferenzmuster bei Willkürinnervation. Die motorische Nervenleitgeschwindigkeit ist reduziert bei verminderten Amplituden. In der Muskelbiopsie sind gruppierte neurogene Atrophien nachweisbar. Die Diagnosesicherung erfolgt durch molekulargenetischen Nachweis der Mutation.

Differenzialdiagnosen:
- ALS (s. u.)
- motorische Neuropathien, Myopathien, Myasthenie

Therapie: Für die 5q-assoziierten spinalen Muskelatrophien steht seit 2017 eine kausale Behandlung mit einem Antisense-Oligonukleotid (Nusinersen, Verabreichung intrathekal) zur Verfügung. Auch für die schwere Verlaufsform SMA Typ 1 soll 2020 eine Einmal-Gentherapie zugelassen werden. Zuvor beruhte die Behandlung ausschließlich auf symptomatischen Maßnahmen. Behandlungsoptionen sind Physiotherapie (keine Überlastung!) und orthopädische Behandlungen.

PRÜFUNGSHIGHLIGHTS   ✗

Spinobulbäre Muskelatrophie (Kennedy-Syndrom):
– hereditäre Erkrankung, Manifestation um 40. Lebensjahr
– ! Klinik:
  – Faszikulationen der Gesichts-, Pharynx- und Zungenmuskulatur
  – proximale Schultergürtelparesen
  – Haltetremor
  – Gynäkomastie.

8.7.2 Amyotrophe Lateralsklerose (ALS)

LERNTIPP   !

Die ALS ist ein beim IMPP beliebtes Thema. Schauen Sie sich dieses Kapitel gut an!

DEFINITION Bilaterale Degeneration des Tractus corticospinalis, der Nervenzellen in Kernen motorischer Hirnnerven und der Vorderhornganglienzellen im Rückenmark (Befall des 1. und 2. Motoneurons).

LERNTIPP   !

Bei der ALS sind das 1. und das 2. Motoneuron betroffen, d. h. es finden sich sowohl spastische Paresen (1. Motoneuron) als auch Muskelatrophien und Faszikulationen (Befall des 2. Motoneurons).

Epidemiologie und Ätiologie: Die Erkrankung tritt meist sporadisch auf, nur etwa 5–10 % sind hereditär. Bei den hereditären Formen kommt eine Mutation im Cu/Zn-Superoxiddismutase-(SOD1-)Gen als Ursache in Betracht.

Klinik: Die sporadische Form tritt erstmals oft um das 60. Lebensjahr herum auf (familiäre Formen auch juvenil). Die Läsion des 1. Motoneurons führt zu progredienten **spastischen Paresen** und schmerzhaften **Muskelkrämpfen** (v. a. an den Waden, Finger- und Zehenflexoren), Reflexsteigerungen, einer Pseudobulbärparalyse (Dysarthrie, Dysphagie und pathologisches [inadäquates] Lachen und Weinen) sowie zu Pyramidenbahnzeichen (Kloni, Babinski-Zeichen, die im Verlauf aufgrund der Muskelatrophie verschwinden!).

Die Schädigung des 2. Motoneurons erklärt die **Muskelatrophien** (Abb. 8.4), die generalisierten **Faszikulationen** (v. a. der Zunge) sowie Sprach- und Schluckstörungen mit Pseudohypersalivation (echte Bulbärparalyse (S. 22)). Die Muskelatrophien steigen von distal auf; die kleinen Handmuskeln sind i. d. R. zuerst, die Augenmuskeln spät betroffen. Es kommt im Verlauf zu einer progredienten Ateminsuffizienz (chronisch-respiratorische Insuffizienz mit reduzierter Vitalkapazität), die eine künstliche Beatmung erfordert. In bis zu 20 % finden sich Sensibilitätsstörungen. Möglich sind zudem psychische Veränderungen wie eine frontotemporale Demenz (etwa 5 % der ALS-Patienten).

LERNPAKET 4

Tab. 8.3 **Formen der spinalen Muskelatrophie**

	Name	Erbgang	Verlauf	Klinik
Typ 1	infantile Form (Werdnig-Hoffmann)	autosomal-rezessiv	schwerer Verlauf, Beginn in den ersten 6 Lebensmonaten, Tod meist innerhalb der ersten beiden Lebensjahre	Atrophie und Hypotonie der proximalen Muskeln („floppy infant") und Atemmuskulatur, Bulbärsymptomatik
Typ 2	intermediäre Form	autosomal-rezessiv	Beginn im 6.–18. Lebensmonat, Lebenserwartung oft bis Adoleszenz	beinbetonte und proximale Hypotonie, Patienten lernen Sitzen, aber nicht Stehen und Gehen
Typ 3	juvenile Form (Kugelberg-Welander)	autosomal-rezessiv	milder Verlauf, Beginn 18. Lebensmonat bis 18. Lebensjahr mit meist normaler Lebenserwartung	beinbetonte und proximale Hypotonie
Typ 4	adulte Form	autosomal-rezessiv/autosomal-dominant	Beginn nach 18. Lebensjahr mit gewöhnlich normaler Lebenserwartung	proximale, beinbetonte Paresen, selten Beeinträchtigung der Atmung

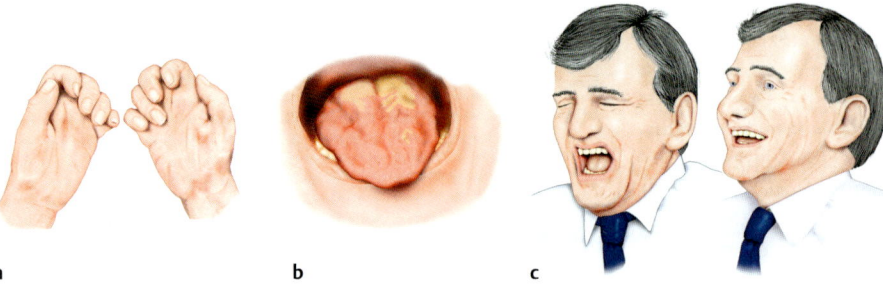

a   b   c

Abb. 8.4 **Klinik bei amyotropher Lateralsklerose.** Die Symptome ergeben sich aus der Läsion des 1. und 2. Motoneurons. **a** Muskelatrophien und Faszikulationen. **b** Zungenatrophie, Dysarthrie und Dysphagie. **c** Inadäquates Lachen und Weinen. [aus Rohkamm, Taschenatlas Neurologie, Thieme, 2009]

LERNTIPP !

Faszikulationen sind ein typisches Frühzeichen bei ALS. Relevante Sensibilitätsstörungen finden sich nicht!

PRAXIS Komplikation: Die Aspirationspneumonie ist eine häufige Komplikation und Todesursache. Sie ist auf die neurogene Schluckstörung bei Affektion der Kerngebiete des N. IX und des N. XII zurückzuführen.

Diagnostik: Das EMG zeigt akute Denervierungszeichen und chronisch-neurogene Veränderungen sowie generalisierte Faszikulationen (pathologische Spontanaktivität), die in klinisch normalen wie auch paretischen Muskeln nachweisbar sind. Die motorischen Nerven weisen eine Minderung der Amplitude auf, die Nervenleitgeschwindigkeit ist normal. Die Befunde der sensiblen Nerven sind – ebenso wie die evozierten Potenziale – in aller Regel unauffällig. Zur Ausschlussdiagnostik sollten Labor und Bildgebung (MRT) durchgeführt werden (→ keine pathologischen Befunde). Als Ausdruck der Muskelatrophie kann der CK-Wert leicht erhöht sein. Bei unklaren Befunden ist eine Muskelbiopsie indiziert.

Histopathologisch ist eine Atrophie der Vorderwurzeln nachweisbar.

Bei positiver Familienanamnese kann eine genetische Untersuchung sinnvoll sein.

Differenzialdiagnosen:
- primäre Lateralsklerose
- multifokale motorische Neuropathie → Leitungsblöcke, positive GM1-Antikörper
- zervikale Myelopathie → periphere Paresen, Reflexsteigerung der unteren Extremität, MRT!
- Myopathien → keine zentrale Symptomatik
- spinale Muskelatrophien → nur periphere Paresen (s. o.)
- Vitamin-B$_{12}$-Mangel → immer sensible Ausfälle
- Pseudobulbärparalyse → Bildgebung
- Infektionen → Erregernachweis
- Paraneoplasien.

Therapie: Die Behandlung erfolgt in erster Linie symptomatisch mit Physiotherapie und Logopädie, Psychotherapie bei Depression oder Angst, Magnesium gegen die Muskelkrämpfe, Baclofen gegen die Spastik, Anticholinergika gegen die Pseudohypersalivation und Amitriptylin, SSRI oder Benzodiazepine gegen die Af-

fektlabilität. Bei Schluckstörungen ist im Verlauf die Anlage einer Magensonde (PEG), bei Ateminsuffizienz eine maschinelle Assistenz oder die Gabe von Morphin zur Senkung des Atemantriebs indiziert.

Therapeutisch wird **Riluzol** eingesetzt. Es handelt sich um einen Glutamatantagonisten, der die Überlebenszeit verbessern und die Phase relativ geringer Behinderung um einige Monate verlängern soll. Wichtige Nebenwirkungen sind Transaminasenanstieg und Blutbildveränderungen, weshalb die Laborwerte initial engmaschig kontrolliert werden müssen.

Prognose: Der Verlauf ist individuell sehr unterschiedlich, jedoch häufig bereits 3–5 Jahre nach Auftreten der ersten Symptome letal (häufigste Todesursache: Ateminsuffizienz).

PRÜFUNGSHIGHLIGHTS

ALS:
- **Ätiopathogenese**:
  - ! Es kommt zur **Degeneration des 1. und 2. Motoneurons**.
  - ! Die seltenen hereditären Formen der ALS beruhen auf Veränderungen im **Cu/Zn-Superoxiddismutase-(SOD1-)Gen**.
- **Klinik**:
  - !!! Muskelatrophien mit generalisierten **Faszikulationen**, besonders jedoch der Zungenmuskulatur
  - !!! progrediente **spastische Paresen** und **schmerzhafte Muskelkrämpfe** sowie gesteigerte Reflexe
  - !! (pseudo-)**bulbäre** Symptomatik: Sialorrhö, Dysarthrie, pathologisches Lachen und Weinen
  - !! progrediente **Ateminsuffizienz** (Vitalkapazität ↓)
  - !! Es finden sich keine relevanten Sensibilitätsstörungen.
- **! Komplikation: Aspirationspneumonie** infolge einer Beteiligung der Hirnnervenkerne der Nn. IX und XII
- **Diagnostik**:
  - !! EMG: **pathologische Spontanaktivität** (in klinisch normalen und in paretischen Muskeln).
  - ! Labor: CK-Erhöhung (durch Muskelatrophie)
  - ! Pathologie: **Atrophie der Vorderwurzeln**
  - ! MRT (kranial und spinal): Ausschluss anderer Erkrankungen (z. B. kompressive Myelopathie)
- **Therapie**:
  - !! Der Glutamatantagonist **Riluzol** wird therapeutisch eingesetzt.
  - ! **symptomatische Maßnahmen:** Psychotherapie, Magensonde, maschinelle Beatmung, Morphin-Gabe.

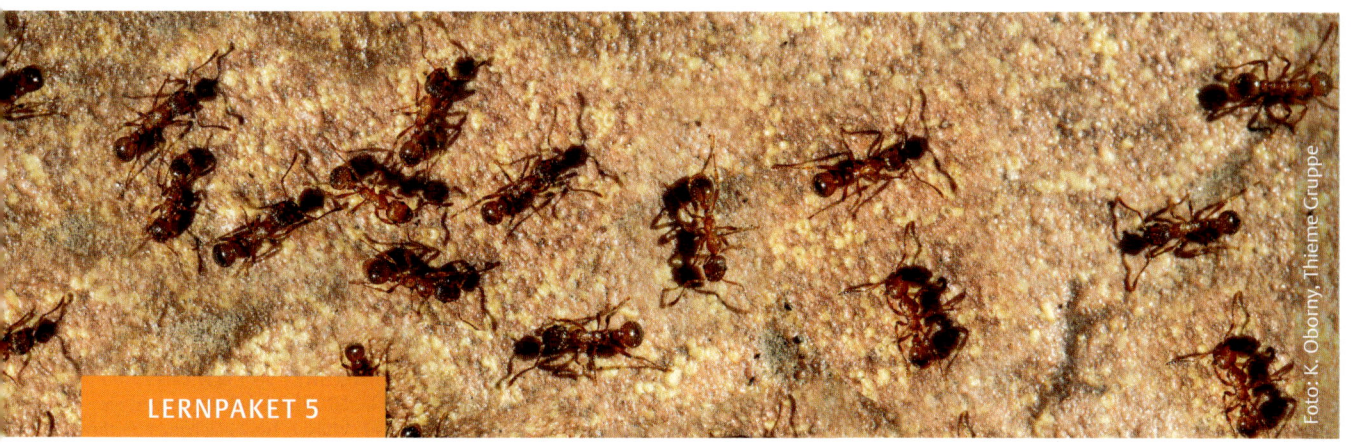

LERNPAKET 5

Foto: K. Oborny, Thieme Gruppe

9 Erkrankungen des peripheren Nervensystems

9.1 Überblick

Läsionen des peripheren Nervensystems führen zu motorischen (schlaffe Lähmungen), sensiblen und z. T. vegetativen Ausfällen. Das Verteilungsmuster dieser Ausfälle ist durch die Lokalisation der Schädigung (Nervenwurzeln, Nervenplexus, einzelne periphere Nerven) gekennzeichnet.

9.2 Erkrankungen der Nervenwurzeln

9.2.1 Kompressionsbedingte Erkrankungen der Nervenwurzeln

Ätiologie: Wurzelkompressionssyndrome können akut oder chronisch bei degenerativen Wirbelsäulenveränderungen wie **Bandscheibenvorfällen**, bei Frakturen oder Raumforderungen sowie bei **Stenosen des Spinalkanals** auftreten.

Klinik: Im Vordergrund der Beschwerden stehen **Schmerzen** mit Bewegungseinschränkung. Je nach Schweregrad finden sich als Ausdruck der radikulären Läsion sensible Störungen, Reflexabschwächung oder -ausfall sowie Lähmungen. Häufig besteht eine schmerzbedingte Fehlhaltung.

Diagnostik: Im Vordergrund steht die spinale Bildgebung mit Röntgen, CT, MRT und ggf. Myelografie (bei Verdacht auf Knochenprozesse auch Szintigrafie). Eine Höhenlokalisation kann bereits in der klinischen Untersuchung vorgenommen werden (lokaler Klopfschmerz, radikuläres Syndrom). Zum Ausschluss einer entzündlichen Genese kann eine Liquordiagnostik erfolgen. Um die Schädigung zu quantifizieren und von einer peripheren Nervenläsion abzugrenzen, verwendet man EMG, ENG, SEP und MEP.

Differenzialdiagnose: „Pseudoradikuläres Schmerzsyndrom": Pseudoradikuläre Schmerzen können im Rahmen orthopädischer Erkrankungen, z. B. bei Facettensyndrom auftreten. Ursächlich sind Gelenksdistorsionen durch degenerative Veränderungen oder chronische Fehlhaltungen. Dabei klagen die Patienten über einen diffusen, flächigen Schmerz, der nicht streng an eine Nervenwurzel gebunden ist. Oft lösen „falsche" Bewegungen (z. B. Rotation, Reklination des Kopfes) die Schmerzen aus (ein-

schießende Schmerzen). Wegweisend sind die Klinik und eine diagnostische lokale Anästhetikaapplikation sowie eine unauffällige Neurografie.

Therapie: Wurzelkompressionssyndrome werden zunächst meist **konservativ** behandelt. Hierfür werden Antiphlogistika, Glukokortikoide, Myotonolytika, lokale Analgetika (Stufenschema) und Antidepressiva sowie Physiotherapie oder ggf. Ruhigstellung (Halskrause) eingesetzt. Alternativ kann eine operative, vorzugsweise mikrochirurgische Behandlung erfolgen.

Eine **Notfallindikation** zur **Operation** besteht bei **akuter Rückenmarkskompression** im zervikalen oder lumbalen Bereich (z. B. Massenprolaps mit Konus-Kauda-Symptomatik). Eine absolute Operationsindikation ist bei akuten motorischen Ausfällen gegeben.

Bandscheibenvorfall

Synonyme: Diskushernie, Diskusprolaps

> **DEFINITION**
> – **Bandscheibenprotusion:** Vorwölbung der Bandscheibe
> – **Bandscheibenprolaps:** Vorfall des Nucleus pulposus bei Einreißen des Anulus fibrosus
> – **Sequester:** Bandscheibengewebe tritt aus und verliert seine Verbindung zur Bandscheibe.

Epidemiologie und Ätiologie: Bandscheibenerkrankungen treten meist im mittleren Lebensalter (30.–50. Lebensjahr) auf. Zuerst altert der Anulus fibrosus und wird rissig. Der Nucleus pulposus ist zu diesem Zeitpunkt noch elastisch und prolabiert daher leichter. Da der Expansionsdruck des Nucleus pulposus im Alter nachlässt, kommt es dann seltener zu Vorfällen.

Insbesondere betroffen sind die Hals- (HWK 4–7) und Lendenwirbelsäule (LWK 3–SWK1). Bandscheibenvorfälle können mediolateral (am häufigsten), medial oder lateral auftreten. Mediolaterale Bandscheibenvorfälle können subligamentär bleiben oder das Lig. longitudinale posterius durchbrechen (= trans- bzw. extraligamentärer Prolaps).

Bandscheibenerkrankungen können als Berufskrankheit anerkannt werden, wenn ein berufsbedingtes schweres Heben und Tragen über einen langjährigen Zeitraum nachweisbar ist.

Klinik: Typische Symptome sind:

- **lokale Rückenschmerzen** mit Bewegungseinschränkung
- reaktive **Schonhaltung** (einseitige Lumboischalgie → schmerzbedingte skoliotische Fehlhaltung und Rumpfüberhang seitwärts), Muskelverspannungen
- **Wurzeldehnungsschmerz** (positives Lasègue-Zeichen bei lumbalen Läsionen)
- **radikuläre Schmerzausstrahlung** mit Projektion in das sensible Versorgungsgebiet der betroffenen Wurzel
- charakteristische **motorische und sensible Defizite** sowie **Reflexausfälle** je nach betroffener Wurzel (s. **Tab. 9.1**)
- Zunahme der Schmerzen bei abdomineller Drucksteigerung (Stuhlgang, Husten)

Sog. **Red-Flag-Symptome** machen ein rasches fachübergreifendes, meist primär chirurgisches Vorgehen erforderlich:

- Hinweis auf Trauma (ggf. Bagatelltrauma bei Osteoporose!)
- Tumor- oder Infektanamnese (B-Symptomatik, nächtliche Schmerzzunahme)
- progrediente Paresen, Kaudasyndrom, Blasen- und Mastdarmstörungen
- **Wurzeltod:** plötzliche Schmerzbesserung bei gleichzeitig progredienten oder neu auftretenden Paresen.

> **LERNTIPP** !
>
> An einen Bandscheibenvorfall sollten Sie nicht nur bei akuten Rückenschmerzen denken, sondern auch, wenn diese seit längerer Zeit bestanden haben und plötzlich zusätzlich Sensibilitätsstörungen und Paresen auftreten.

Besonderheit bei medialen Bandscheibenvorfällen: Mediale zervikale Bandscheibenvorfälle können darüber hinaus zu einer Kompression des Rückenmarks mit Läsion der langen Rückenmarksbahnen (Hinterstränge, Pyramidenbahn, Blasen- und Mastdarmstörungen) führen; mediale lumbale Bandscheibenvorfälle können ein Kaudasyndrom (S. 112) hervorrufen.

Tab. 9.1 gibt einen Überblick über die Symptomatik wichtiger Nervenwurzelläsionen.

> **LERNTIPP** !
>
> Fragen zu den Wurzelkompressionssyndromen werden gerne gestellt. Für **Tab. 9.1** sollten Sie sich daher ein wenig mehr Zeit nehmen und diese gut studieren. Versuchen Sie sich zu der jeweiligen Wurzel immer den dazugehörigen Muskel und seine Funktion, den Reflex und das jeweilige sensible Gebiet einzuprägen. Zum Beispiel: Bei einer Schädigung in Höhe von C7 ist der M. triceps betroffen, d. h., der Ellbogen kann nicht mehr richtig gestreckt werden, der Trizepssehnenreflex und die Sensibilität an der dorsalen Unterarmseite, am Handrücken und dem 2.–4. Finger fehlen.

Diagnostik: Bildgebendes Verfahren der Wahl ist die **MRT**, sie kann den Bandscheibenvorfall und den Spinalkanal zuverlässig abbilden (**Abb. 9.1**). Hiermit lassen sich Lokalisation und Ausmaß des Vorfalls beurteilen und eine Spondylodiszitis differenzialdiagnostisch abgrenzen. Man kann außerdem erkennen, ob die Bandscheibe degenerativ verändert ist (Chondrose). Dies stellt sich in der T2-Wichtung mit einer deutlichen Signalminderung dar. Das Röntgenbild kann indirekt über Höhenminderung und

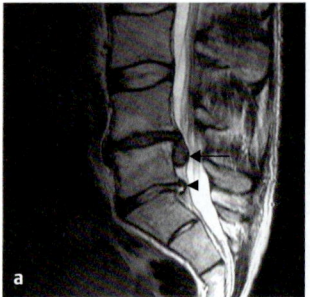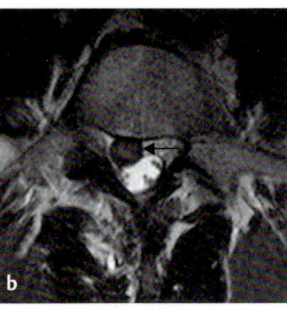

Abb. 9.1 MRT-Befund bei Bandscheibenvorfall LWK4/5. a Im Sagittalschnitt ist der Bandscheibenvorfall, der nach unten disloziert ist (Pfeil), deutlich zu erkennen. Zwischen LWK5 und SWK1 liegt eine Bandscheibenprotusion vor (Pfeilspitze). **b** In der axialen Aufnahme wird die Einengung des Duralsacks deutlich. [aus Wülker, Taschenlehrbuch Orthopädie und Unfallchirurgie, Thieme, 2015]

Stellung der Wirbelkörper Auskunft geben und erlaubt eine Beurteilung knöcherner Veränderungen.

> **LERNTIPP** !
>
> Prägen Sie sich gut ein, wie sich ein Bandscheibenvorfall in der Bildgebung darstellt, denn Sie müssen einen solchen erkennen können!

Insbesondere lumbale Bandscheibenvorfälle können vollkommen asymptomatisch sein. Der bildgebende Nachweis ist deshalb nur bei entsprechender Klinik relevant. Um unnötige Operationen zu vermeiden, ist bei radikulären Syndromen immer eine gründliche neurologische Diagnostik inklusive Neurophysiologie erforderlich.

Differenzialdiagnosen: Radikuläre Symptome treten auch auf bei

- Entzündungen der Nervenwurzel (z. B. Radikulitis bei Herpes zoster und Borreliose)
- Radikulopathien bei Diabetes mellitus
- lokalen Raumforderungen
- anderen degenerativen Wirbelsäulenerkrankungen (z. B. Spondylolisthese)
- neuralgischer Myatrophie
- peripheren Nervenkompressionssyndromen (→ Neurophysiologie).

Therapie: Bandscheibenvorfälle werden **vorrangig konservativ** mittels Schmerztherapie, Muskelrelaxanzien und Physiotherapie behandelt. Schmerzlindernd sind lokale Kälteanwendungen.

Eine **notfallmäßige Operation** (Nukleotomie) ist angezeigt **bei Kaudasyndrom,** beginnendem **Wurzeltod** sowie bei funktionell relevanten **Lähmungserscheinungen** (z. B. akute hochgradige Paresen oder Blasen-Mastdarm-Störungen). Eine relative Operationsindikation besteht für den Bandscheibenvorfall bei therapieresistenten Schmerzen, die trotz adäquater konservativer Therapie fortbestehen.

Operatives Vorgehen: An der **HWS** erfolgt der Zugang meist von ventral und erlaubt dabei die vollständige und relativ gefahrlose Entfernung des degenerativ veränderten Bandscheibengewebes, idealerweise mikrochirurgisch. Ein Interponat soll eine Kyphosierung der Wirbelsäule verhindern. Komplikationen (Verletzungen der Halsgefäße, der Trachea, des Ösophagus, des N. recurrens sowie des Rückenmarks) sind selten.

OP-TECHNIK

Tab. 9.1 Übersicht über wichtige radikuläre Syndrome

Wurzel	Kennmuskeln	Reflex	Sensibilität	
C5	M. deltoideus, M. supraspinatus, M. infraspinatus, M. biceps	Scapulohumeralreflex, (BSR)	lateraler Schulterbereich, lateraler Oberarm	
C6	M. biceps, M. brachioradialis	BSR, BRR	radiale Seite des Armes, Daumen, 2. Finger	
C7	M. triceps, M. pectoralis major, M. pronator teres	TSR	dorsale Unterarmseite, Handrücken, 2.–4. Finger	
C8	Hypothenar, kleine Handmuskeln	Trömner (manchmal TSR)	Ulnarseite Unterarm, Hand und 4.–5. Finger	
L3	M. quadriceps, M. iliopsoas, Mm. adductores	ADR, (PSR)	Oberschenkelvorderseite, mediales Kniegelenk (nie unterhalb)	
L4	M. quadriceps, M. iliopsoas, (M. tibialis anterior)	PSR	Lateralseite des Oberschenkels, Patella, Tibiavorderkante und Knöchel medial	
L5	Mm. tibiales anterior et posterior (→ Fußhebung), M. gluteus medius (→ Trendelenburg-Zeichen), M. extensor hallucis longus (Großzehenextension)	TPR	laterales Knie, Unterschenkelaußenseite, Fußrücken, dorsale Großzehe	
S1	M. gastrocnemius / M. triceps surae (Fußsenkerschwäche), M. gluteus maximus, Mm. peronei	ASR	Bein dorsal, Ferse, lateraler Fußrand	

ADR = Adduktorenreflex, ASR = Achillessehnenreflex, BRR = Brachioradialisreflex, BSR = Bizepssehnenreflex, PSR = Patellarsehnenreflex, TPR = Tibialis-posterior-Reflex (inkonstant → immer im Seitenvergleich), TSR = Trizepssehnenreflex

Abbildungen aus Gehlen, Delank, Neurologie, Thieme, 2010

LERNPAKET 5

An der **LWS** erfolgt der Zugang üblicherweise von dorsal mittels mikrochirurgischer oder endoskopischer Instrumente. Man reseziert das Lig. flavum (**Flavektomie**), das sich zwischen den beiden Wirbelbögen befindet und den Spinalkanal nach hinten begrenzt, und entfernt Sequester. Ist das hintere Längsband noch intakt, kann der Nucleus pulposus alternativ auch mittels **perkutaner Nukleotomie** oder Laser verkleinert werden. Bei Eingriffen an der LWS besteht die Gefahr einer ventralen Perforation mit Verletzung von Gefäßen (je nach Höhe: Iliakalgefäße, Aorta oder V. cava inferior). Ein Interponat ist lumbal nicht sinnvoll; eine künstliche Bandscheibe ist nur in Ausnahmefällen indiziert.

Prophylaxe: Präventiv sollten Lasten generell nah am Körper getragen werden.

PRÜFUNGSHIGHLIGHTS   ✕

Kompressionsbedingte Erkrankungen der Nervenwurzeln – allgemein:

– **!** **spinale Bildgebung** bei Erkrankungsverdacht: Röntgen, CT, MRT, Myelografie (bei Verdacht auf Knochenprozesse auch Szintigrafie)

Bandscheibenvorfall:

– **!** Bei einem **Bandscheibenprolaps** tritt der Nucleus pulposus durch die rupturierten äußeren Schichten des Anulus fibrosus hindurch.

– **!** Bandscheibenerkrankungen treten meist im **mittleren Lebensalter** (30.–50. Lebensjahr) auf. Da der **Expansionsdruck des Nucleus pulposus** im Alter nachlässt, kommt es dann seltener zu Vorfällen.

– **!** Bei Durchbrechen des Lig. longitudinale posterius bei mediolateralem Prolaps spricht man von einem **trans- oder extramedullären Prolaps.**

– **!** Bandscheibenerkrankungen können als **Berufskrankheit** anerkannt werden, wenn ein berufsbedingtes schweres Heben und Tragen über einen langjährigen Zeitraum nachweisbar ist.

Klinik:

– **!** Schmerzbedingt tritt eine **skoliotische Schonhaltung** mit Rumpfüberhang seitwärts auf.

– **!** Es findet sich ein **positives Lasègue-Zeichen** bei lumbalen Läsionen.

– **!** Beim Husten kommt es zu einer Schmerzzunahme.

– **!** Ein beginnender **Wurzeltod** ist durch eine plötzliche Schmerzbesserung bei gleichzeitig progredienten oder neu auftretenden Paresen gekennzeichnet.

– **!** Mediale lumbale Bandscheibenvorfälle können zum Kaudasyndrom führen.

– typische Wurzelsyndrome:

  – **!!!** **C7:** Parese des M. triceps (keine **Armstreckung**); abgeschwächter Trizepssehnenreflex (**TSR**); Sensibilitätsstörungen der dorsalen Unterarmseite, des Handrückens und des 2.–4. Fingers

  – **!** **L3** und **L4:** abgeschwächter Patellarsehnenreflex (**PSR**)

  – **!!!** **L5:** Parese der **Fußhebung** und Dorsalextension der **Großzehe** sowie Sensibilitätsstörung von Fußrücken und dorsaler Großzehe

  – **!!!** **S1:** Parese der Fußsenkung; abgeschwächter Achillessehnenreflex (**ASR**); Hypästhesie an der Dorsalseite des Beins bis zum lateralen Fußrand

---

Diagnostik:

– **CT- und MRT-Befunde** von Bandscheibenvorfällen:

  – **!!** häufig disloziertes Bandscheibenmaterial, in axialen Schichten ggf. Einengung des Duralsacks oder Myelopathie

  – **!** Eine **Chondrose** erkennt man im MRT (T2-Wichtung) an der deutlichen Signalminderung der Bandscheibe.

  – **!** mögliche **Differenzialdiagnosen**: radikuläre Symptome bei Radikulitis (Herpes zoster, Borreliose) oder anderweitiger Wurzelkompression, z. B. durch Raumforderungen

Therapie und Prävention:

– operative Therapie (Nukleotomie):

  – **!!** Eine **notfallmäßige Operation** ist indiziert bei akutem Auftreten eines **Kaudasyndroms**, von Blasen-/Mastdarmstörungen oder bei beginnendem **Wurzeltod**.

  – **!** mögliche OP-Komplikation an der LWS: Verletzung von Gefäßen (z. B. Iliakalgefäße, Aorta, V. cava inferior) durch eine **ventrale Perforation**

– **!** Um Bandscheibenerkrankungen vorzubeugen, sollten Lasten nah am Körper getragen werden.

Spinalkanalstenose

DEFINITION Einengung des Spinalkanals durch meist degenerative Veränderungen der Hals- oder Lendenwirbelsäule.

Ätiologie: Am häufigsten sind degenerative Erkrankungen wie chronische Bandscheibenvorfälle oder Fehlstellungen ursächlich (z. B. Spondylolisthese). Durch die Einengung kann es bei Bewegungen der Wirbelsäule zu spinalen Mikroläsionen sowie zu chronischen Durchblutungsstörungen kommen. Zudem können lokale Entzündungen und Raumforderungen zu einer Spinalkanalstenose führen.

Zervikalkanalstenose: Anfangs bestehen häufig Ausfallsymptome einer oder mehrerer Zervikalwurzeln (s. **Tab. 9.1**). Im Verlauf entwickelt sich eine zervikale Myelopathie mit lokalen Schmerzen, sensibler (Gang-)Ataxie, Beinparesen sowie Blasen- und Mastdarmstörungen. Es finden sich positive Pyramidenbahnzeichen.

Lumbalkanalstenose: Typische Symptomatik ist die **Claudicatio spinalis**, die sich mit Parästhesien, Schmerzen und Paresen der Beine äußert. Häufig kommen radikuläre Beschwerden dazu. Die Symptome sind meist seit Jahren und klassischerweise verstärkt im Gehen und Stehen vorhanden (→ Gehstreckenverkürzung), nicht hingegen im Sitzen, Liegen oder beim Radfahren. Die Patienten beschreiben eine Minderung der Beschwerden durch Vorbeugen (z. B. auf den Einkaufswagen gestützt) und Bergaufgehen (durch die hierbei verstärkte Kyphose wird die LWS entlastet).

LERNTIPP   **!**

Im Unterschied zur vaskulär bedingten Claudicatio intermittens (Leitsymptom der peripheren arteriellen Verschlusskrankheit) verbessern sich die Symptome einer Lumbalkanalstenose nicht durch Stillstehen und auch nicht durch Bergabgehen. Ganz typisch ist, dass beim Radfahren keine Beschwerden vorhanden sind.

Diagnostik: Das Ausmaß der Stenose lässt sich bildgebend mittels MRT oder CT erfassen, die Diagnose wird jedoch klinisch ge-

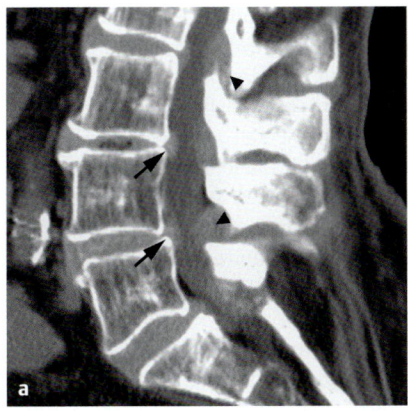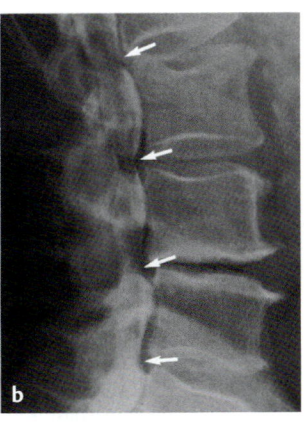

Abb. 9.2 **Lumbale Spinalkanalstenose. a** In der sagittalen Multischicht-CT-Aufnahme lässt sich eine multisegmentale Einengung sowohl von ventral durch Bandscheibenprotrusion (Pfeile) als auch von dorsal durch Osteophyten (Pfeilspitzen) erkennen. **b** In der Myelografie zeigt sich bei Extension der Wirbelsäule ein sanduhrartig eingezogener Duralsack. [a: aus Reiser, Kuhn, Debus, Duale Reihe Radiologie, Thieme, 2017; b: aus Niethard, Pfeil, Biberthaler, Duale Reihe Orthopädie und Unfallchirurgie, Thieme, 2017]

stellt. In der Bildgebung können zudem ggf. spinale Raumforderungen, Wurzelkompressionen und Bandscheibenvorfälle festgestellt werden. Zur präzisen präoperativen Darstellung kann zudem eine Myelografie mit Post-Myelo-CT erfolgen. Die Myelografie wird heutzutage jedoch meist durch die MRT ersetzt. Befunde einer lumbalen Spinalkanalstenose sind in **Abb. 9.2** dargestellt.

Differenzialdiagnosen: Hierzu gehören Raumforderungen und die Claudicatio intermittens bei pAVK (peripher keine palpablen Pulse, Beschwerdebesserung im Stehen, keine radikuläre Symptomatik).

Therapie: Solange keine relevanten neurologischen Ausfälle vorhanden sind, wird konservativ mit Physiotherapie und Analgetika behandelt (multimodale Schmerztherapie). Bei neurologischen Ausfällen ist eine operative Dekompression indiziert.

Je nach Ausmaß der Stenose wird eine **Dekompressionslaminektomie** (Abtragung von Wirbelbögen, Ligg. flava, hypertrophierter Gelenkanteile) durchgeführt. Ist ein Bandscheibenvorfall mitverantwortlich, wird dieser mitoperiert.

Bei einer **zervikalen Myelopathie** entfernt man die Osteophyten im Bereich der Grund- und Deckplatten (OP von ventral) oder erweitert den Spinalkanal, indem man die Wirbelbögen nach hinten versetzt (**Laminoplastie**; von dorsal).

OP-TECHNIK

PRÜFUNGSHIGHLIGHTS ✗

Lumbale Spinalkanalstenose:
- **!!! Claudicatio spinalis:** Parästhesien, Schmerzen und Paresen der Beine verstärkt im Gehen und Stehen → Gehstreckenverkürzung
- **!!!** keine Beschwerden im Sitzen, Liegen oder beim Radfahren
- **!!** Minderung der Beschwerden durch Vorbeugen und Bergaufgehen
- **!!** bereits jahrelang (radikuläre) Beschwerden
- **!** Diagnostik: **MRT** (→ Diagnosesicherung und Ausschluss von Differenzialdiagnosen)
- **!** wichtige Differenzialdiagnose: vaskuläre Claudicatio intermittens
- Therapie:
  - **!** konservative **multimodale Schmerztherapie**, sofern keine relevanten neurologischen Ausfälle vorhanden sind
  - **!** operative **Dekompression**: Abtragung von Wirbelbögen, Ligg. flava, hypertrophierter Gelenkanteile („osteoligamentär").

BEISPIEL

Versuchen Sie sich doch an folgenden Fallbeispielen zu den Wurzelkompressionssyndromen, bevor Sie zum nächsten Thema übergehen! Um welche Wurzel geht es hier?
- **Beispiel 1:** Der Patient hat einen schweren Koffer gehoben und daraufhin plötzlich Schmerzen im Bereich der unteren Lendenwirbelsäule entwickelt, die in den rechten Fußrücken und in die rechte Großzehe ausstrahlen. Welchen Muskelausfall würde man bei dieser Symptomatik erwarten?
- **Beispiel 2:** Ihr Patient hat Schmerzen im Nacken und an der Schulter, die weiter in den Arm ausstrahlen. Dabei sind speziell der Daumen (hier spürt der Patient zudem auch nichts mehr) und der radiale Zeigefinger betroffen.
- **Beispiel 3:** Die Patientin kann sich auf der betroffenen Seite nicht mehr in den einbeinigen Zehenstand aufrichten. Auch der Zehengang ist behindert. Welcher Reflex ist außerdem ausgefallen?

Antworten
- **Beispiel 1:** Diese Beschwerden deuten auf eine Wurzelkompression von L5 hin. Motorisch kann die Großzehenhebung eingeschränkt sein, da der M. extensor hallucis longus der Kennmuskel von L5 ist.
- **Beispiel 2:** Die Klinik weist auf ein Wurzelsyndrom im Segment C6 hin.
- **Beispiel 3:** Ein fehlender einbeiniger Zehenstand spricht für einen Ausfall des M. triceps surae, der der Kennmuskel für das Segment S1 ist. Der dazugehörige Reflex ist der ASR, der in diesem Fall fehlt.

9.2.2 Entzündlich bedingte Erkrankungen der Nervenwurzeln

DEFINITION Autoimmun, bakteriell oder viral bedingte entzündliche Erkrankungen einer oder mehrerer Nervenwurzeln.

Monoradikulitiden

Entzündungen einzelner Nervenwurzeln äußern sich mit lokalen und radikulär ausstrahlenden Schmerzen, häufig auch mit Paresen und Sensibilitätsstörungen (radikuläres Syndrom) sowie Entzündungszeichen (klinisch und in Serum und Liquor). Ätiologisch kommen bakterielle, virale sowie autoimmune Prozesse infrage. Die häufigsten Ursachen sind Herpes zoster und die akute Borreliose.

LERNPAKET 5

Polyradikulitiden

Meningoradikulitis Bannwarth

Bei einer akuten Borreliose kann es nach einer Latenz von 4–6 Wochen zu einer Meningoradikulitis mit folgender Symptomatik kommen:

- Hirnnervenparesen (v. a. N. VII)
- starke lokale und radikuläre Schmerzen, variabel angeordnete Hypästhesien
- asymmetrische Paresen besonders der Beine mit radikulärem Muster.

Guillain-Barré-Syndrom (GBS)

> **DEFINITION** Akute inflammatorische demyelinisierende Polyradikulitis (AIDP), die häufig nach banalen gastrointestinalen oder pulmonalen Infekten auftritt und mit aufsteigenden Paresen einhergeht.

Ätiopathogenese: Als Ursache der akuten Nervenwurzelschädigung wird eine Autoimmunreaktion angenommen, die in Zusammenhang mit viralen Erkrankungen (HSV, CMV, EBV, HIV, Influenza), antiviralen Impfungen (Tollwut), Campylobacterinfektion und Neoplasien auftritt. Pathogenetisch kommt es zu einer T-Zell-induzierten Aktivierung von Makrophagen, die die Myelinscheiden peripherer Nerven und Nervenwurzeln angreifen.

Klinik: Kennzeichnend sind **akut** auftretende, **bilateral symmetrische**, über Tage bis Wochen **von distal nach proximal** rasch **aufsteigende, schlaffe Paresen** mit Areflexie, z. T. mit Dysästhesien oder strumpfförmiger Hypästhesie. Häufig zeigt sich darüber hinaus eine (periphere, oft bilaterale) Hirnnervenbeteiligung (v. a. Fazialisparese). Des Weiteren kann es zu einer **Pandysautonomie** mit Störungen der Pupillomotorik, Speichel- und Schweißsekretion, Blutdruckregulation, Darm- und Sexualfunktion sowie Brady- oder Tachykardie, Herzrhythmusstörungen (z. B. AV-Block) und aufgehobener reflektorischer Herzfrequenzvariabilität kommen.

Wenn das Segment C4 beteiligt ist, kann es zu einer lebensgefährlichen Atemmuskelschwäche kommen.

> **LERNTIPP** !
>
> Typisch für das Guillain-Barré-Syndrom sind die innerhalb kurzer Zeit aufsteigende, symmetrische Sensibilitätsstörung und motorische Schwäche der Beine. Oft sind auch Herz-Kreislauf-Dysregulationen vorhanden.

Diagnostik: Charakteristisch ist der **Liquorbefund** mit einer zytoalbuminären Dissoziation (erhöhtes Eiweiß bei normaler Zellzahl), der jedoch initial nur in etwa 50 % d. F. vorliegt. Im Serum lassen sich häufig **Glykolipid-Antikörper** nachweisen. Die Neurografie zeigt eine Verlangsamung der motorischen und sensiblen Nervenleitgeschwindigkeiten sowie einen Verlust der F-Wellen bei Ableitung von betroffenen Muskeln. Aufgrund der Gefahr der Ateminsuffizienz sind mehrmals täglich Messungen der Vitalkapazität erforderlich.

> **LERNTIPP** !
>
> Der Liquorbefund ist typisch, aber in der Frühphase oft unauffällig.

Therapie: Im Vordergrund der Behandlung steht die immunmodulatorische Therapie mittels **intravenöser Immunglobuline** (**IVIG**), Plasmapherese oder Immunadsorption. Die autonomen Störungen können medikamentös behandelt werden (z. B. Nifedipin, Propranolol). Gegen die Schmerzen werden Antidepressiva oder Antikonvulsiva eingesetzt (z. B. Citalopram, Pregabalin).

Zum Einsatz kommen des Weiteren symptomatische Maßnahmen wie Physiotherapie, Hydrotherapie, Thromboseprophylaxe, EKG-Monitoring sowie ggf. Beatmung.

Die Gabe von depolarisierenden (z. B. Suxamethonium) sowie myotropen (Dantrolen) Muskelrelaxanzien ist beim GBS kontraindiziert, da aufgrund der inaktiven Muskulatur die Neigung zur Hyperkaliämie besonders ausgeprägt ist. Falls bei Beatmeten relaxiert werden muss, setzt man nichtdepolarisierende Mittel (z. B. Vecuronium) ein.

> **PRAXIS** Kortikosteroide sind beim Guillain-Barré-Syndrom unwirksam!

Sonderformen:

Akute motorische axonale Neuropathie (AMAN): Die axonale Variante des GBS mit ähnlichem Verlauf geht mit positivem Nachweis von Anti-GM1-Antikörpern im Serum sowie verminderten Amplituden in der Neurografie und pathologischer Spontanaktivität in der EMG einher.

Polyneuritis cranialis: meist isolierter Befall der Hirnnerven mit Paresen und Sensibilitätsstörungen im Rahmen eines GBS.

Miller-Fisher-Syndrom: Kennzeichnend für diese prognostisch günstige Verlaufsform des GBS ist die klinische Symptomentrias aus Areflexie, Ataxie und Ophthalmoplegie („eingemauerte Bulbi"). Die Symptomatik tritt häufig wenige Wochen nach einem grippalen oder gastrointestinalen Infekt auf. Laborchemisch sind Antikörper gegen Gangliosid GQ 1b nachweisbar.

Chronisch-inflammatorische demyelinisierende Polyneuropathie (CIDP)

Ätiologie und Klinik: Die Erkrankung ist meist idiopathisch und verläuft über mindestens 8 Wochen progredient. Sie beruht auf einer immunvermittelten Demyelinisierung peripherer Nerven. Klinisch kommt es zu proximal betonten symmetrischen Paresen v. a. der Beine mit verminderten Muskeleigenreflexen. Außerdem finden sich distal symmetrische Parästhesien und ein gestörtes Vibrationsempfinden. Autonome Symptome sind selten.

Diagnostik und Therapie: Die Liquordiagnostik zeigt erhöhte Gesamteiweißwerte ohne Pleozytose (zytoalbuminäre Dissoziation). Im Serum sind häufig Anti-MAG-Antikörper, seltener Anti-GM1-Antikörper nachweisbar. Die Leitgeschwindigkeit sensibler und motorischer Nerven ist verlangsamt (ohne wesentliche axonale Veränderungen), teilweise finden sich Leitungsblöcke.

Die Therapie der Wahl sind Kortikoide (ggf. Langzeittherapie), alternativ immunmodulatorische Verfahren wie bei Guillain-Barré-Syndrom.

PRÜFUNGSHIGHLIGHTS   ✗

Monoradikulitiden:
- **!** Die häufigsten Ursachen akuter Monoradikulitiden sind der **Herpes zoster** und die **akute Borreliose**.

Guillain-Barré-Syndrom:
- **!** Auftreten häufig nach banalen gastrointestinalen oder pulmonalen **Infekten**.
- **Klinik:**
  - **!!!** akut auftretende, bilateral **symmetrische**, über Tage bis Wochen von distal nach proximal **aufsteigende schlaffe Paresen** mit **Areflexie**, z. T. mit Dysästhesien oder strumpfförmiger Hypästhesie
  - **!** Hirnnervenbeteiligung möglich
  - **!** **autonome Dysfunktion:** Brady- oder Tachykardie, AV-Block, aufgehobene reflektorische Herzfrequenzvariabilität
- **Diagnostik:**
  - **!!!** Liquorbefund**:** erhöhtes Eiweiß bei normaler Zellzahl (= **zytoalbuminäre Dissoziation**); initial nur bei 50 % nachweisbar
  - **!** **Serum:** **Glykolipid-Antikörper**
  - **!** **Neurografie:** Verlangsamung der motorischen Nervenleitgeschwindigkeiten
  - **!** Messungen der Vitalkapazität wegen Gefahr der Ateminsuffizienz
- **Sonderformen:**
  - **!** AMAN: Nachweis von Anti-GM1-Antikörpern im Serum
  - **!!** Miller-Fisher-Syndrom: Trias Areflexie, Ataxie und Ophthalmoplegie („eingemauerte Bulbi"); häufig wenige Wochen nach einem grippalen oder gastrointestinalen Infekt
- **Therapie:**
  - **!!** i. v. Immunglobuline (IVIG)
  - **!!** Suxamethonium und Dantrolen sind bei GBS **kontraindiziert**.
  - **!** symptomatisch Physiotherapie und Hydrotherapie sowie z. B. Citalopram und Pregabalin

Chronisch-inflammatorische demyelinisierende Polyneuropathie (CIPD)
- **Klinik:**
  - **!!** über Monate progrediente symmetrische **Paresen** mit **fehlenden Muskeleigenreflexen**, häufig begleitet von Parästhesien und gestörtem Vibrationsempfinden
- **Diagnostik:**
  - **!** Liquorbefund: **Erhöhung des Gesamtproteins** bei regelrechter Zellzahl
  - **!!** Elektrophysiologie: Zeichen der Demyelinisierung mit **verlangsamten sensomotorischen Nervenleitgeschwindigkeiten**, **Leitungsblöcken** und verzögerten F-Wellen; kaum axonale Läsionen.

9.3 Erkrankungen der Nervenplexus

Läsionen eines Nervenplexus führen zu schlaffen Paresen und Atrophien der innervierten Muskeln sowie zu Sensibilitätsausfällen. Im Unterschied zu radikulären Symptomen finden sich aufgrund der postganglionären Unterbrechung folgende Charakteristika:
- Ausfall autonomer Funktionen (Horner-Syndrom, Anhidrosis)
- periphere axonale Degeneration mit deutlicher Amplitudenreduktion in der Neurografie
- Aussparung der paravertebralen Muskulatur

Plexusläsionen werden symptomatisch behandelt.

9.3.1 Erkrankungen des Plexus brachialis

Die Erkrankungen können nach der Ursache (Kompression, entzündlich etc.) oder nach dem Ort der Läsion (obere/untere Armplexusläsion) eingeteilt werden.

Ätiologische Einteilung

Entzündliche Armplexusläsion

Die **Armplexusneuritis** (= neuralgische Schulteramyotrophie) äußert sich mit subakut beginnenden starken Schmerzen im Bereich des oberen Armplexus (v. a. der Schulter). Gleichzeitig, aber etwas langsamer entwickeln sich proximal betonte Paresen sowie Atrophien der Schultergürtel- und Armmuskulatur (Scapula alata, Armheberparese). Die Schmerzen klingen nach einer Dauer von bis zu 4 Wochen spontan ab, die Paresen bilden sich deutlich langsamer, z. T. erst über Jahre, zurück. Die Therapie erfolgt symptomatisch mit Kortikoiden, Antiphlogistika, Analgetika und Physiotherapie.

Kompressionsbedingte Armplexusläsion

Ätiologie: Zu den Ursachen der Plexuskompression gehören:
- Tragen schwerer Taschen auf der Schulter (**Rucksacklähmung**)
- zu enge Verbände
- Druckläsion bei falscher Lagerung (Schlaf, Operationen)
- **Thoracic-Outlet-Syndrom:** Einengung der Leitungsbahnen des Arms (Arterien, Venen und Nerven) durch knöcherne oder fibromuskuläre Strukturen (z. B. Halsrippe, Exostosen der 1. Rippe, Kallusbildung nach Klavikulafraktur)
  - **Skalenus-Syndrom:** enges Skalenusmuskeldreieck
  - **kostoklavikuläres Syndrom:** Enge zwischen 1. Rippe und Klavikula
  - **Hyperabduktionssyndrom:** Kompression durch die Sehne des M. pectoralis bei Retroversion des maximal gehobenen Arms.

Klinik und Diagnostik: Es kommt zu lage- und belastungsabhängigen, schmerzhaften Parästhesien im Bereich des unteren Armplexus (v. a. N. ulnaris betroffen).

Das Thoracic-Outlet-Syndrom kann durch verschiedene Manöver provoziert werden: Beim **Adson-Manöver** atmet der Patient tief ein (dadurch Anspannen der Mm. scaleni) und dreht seinen Kopf zur betroffenen Seite. Verschwindet der Puls an der A. radialis, weist dies auf eine Gefäßkompression hin (Skalenus-Syndrom). Weitere diagnostische Maßnahmen umfassen: neurophysiologische Untersuchungen (EMG, NLG), Nervenultraschall, HWS- und Röntgen-Thorax, MRT.

Therapie: Um bleibenden Schäden vorzubeugen (Atrophien, Paresen), sollte eine Entlastung angestrebt werden (Meiden auslösender Situationen, kräftigende Physiotherapie, selten operative Dekompression).

Sonstige Armplexusläsionen

- Traumata der Schulter (z. B. Geburtsverletzungen)
- Tumorinfiltration
- radiogene Läsionen.

LERNTIPP !

Ein Beispiel für eine Tumorinfiltration des Armplexus ist das Mammakarzinom: Vor allem wenn in der Anamnese ein Mammakarzinom bestanden hat und plötzlich brennende Schmerzen im Unterarm auftreten, sollte man an eine axilläre Metastase denken, die den Plexus brachialis infiltriert hat.

Klinische Einteilung

Obere Armplexusläsion (Erb-Duchenne): C5–C6

Es handelt sich um eine Schädigung der oberen Anteile des Plexus brachialis (v. a. Wurzeln C5 und C6; Nn. axillaris et radialis). Ursächlich sind meist Traumata (z. B. Geburtsverletzungen), eine Armplexusneuritis, Raumforderungen oder radiogene Läsionen. Motorisch beeinträchtigt sind Schulterabduktion und -außenrotation, die Armbeuger und der M. supinator (Reflexe: BSR↓, BRR↓). Sensible Ausfälle finden sich lateral an der Schulter und an der Radialseite des Arms.

Untere Armplexusläsion (Déjerine-Klumpke): C8–Th1

Läsionen der unteren Anteile des Plexus brachialis (v. a. Wurzeln C8 und Th1; Nn. medianus et ulnaris) entstehen durch Traumata (z. B. Geburtsverletzungen), Entzündungen, anatomische Engpasssyndrome, radiogene Läsionen sowie durch Raumforderungen (z. B. Pancoast-Tumor). Motorisch manifestieren sich entsprechende Plexusschäden mit Paresen der kleinen Handmuskeln und Ausfall der Beugung im Fingergrundgelenk und der Hand (→ Krallenhand; Trömner-Reflex↓). Sensible Defizite finden sich auf der ulnaren Hand- und Armseite. Die Störung autonomer Funktionen führt zu einem Horner-Syndrom (S. 100). Die Beweglichkeit im Schultergelenk ist meist gut erhalten.

9.3.2 Erkrankungen des Plexus lumbosacralis

Eine Läsion des Plexus lumbosacralis zeigt sich in Ausfallserscheinungen der oberen (L1–L4) oder unteren (L4–S3) lumbosakralen Nervenwurzeln. Es kommt zu Paresen der proximalen und distalen Becken- und Beinmuskulatur sowie zu Sensibilitätsausfällen entsprechend den betroffenen Wurzelabschnitten. Die Klinik ist selten eindeutig und erfordert eine elektrophysiologische Abgrenzung von peripheren Nervenläsionen.

PRÜFUNGSHIGHLIGHTS ✗

Armplexusläsionen:

– ! Armplexusneuritis (= **neuralgische Schulteramyotrophie**): subakut beginnende starke Schmerzen im Bereich der Schulter mit proximal betonter Armparese (v. a. Armheberparese, Scapula alata)

– ! Eine **Tumorinfiltration** (z. B. axilläre Metastase eines Mammakarzinoms) kann zu einer Läsion des Armplexus mit Missempfindungen führen.

– ! **untere Armplexusläsion** (C8–Th1): Paresen der kleinen Handmuskeln und der Hand bei guter Beweglichkeit im Schultergelenk, z. B. durch Geburtsverletzungen.

9.4 Erkrankungen einzelner peripherer Nerven

9.4.1 Grundlagen

Ätiologie: Zu den häufigsten Ursachen peripherer Nervenläsionen zählen **Druckschädigungen** (Kompressionssyndrome), Quetschungen oder Schnitt- bzw. Stichverletzungen, aber auch Tumorexzisionen oder Knochensplitterung bei Frakturen. Primäre Nerventumoren sind selten.

Pathophysiologie: Nach einer traumatischen Verletzung eines peripheren Nervs degeneriert zunächst der gesamte distale Nervenanteil und der proximale Anteil bis zum nächsten Ranvier-Schnürring (Waller-Degeneration). Der Nerv kann sich wieder regenerieren (Aussprossung aus den Axonen entlang der Nervenleitstrukturen). Ist keine Regeneration möglich, z. B. wenn keine Leitstrukturen verblieben sind, kommt es zum dauerhaften Funktionsausfall und zur Ausbildung eines schmerzhaften Neuroms. Die Regenerationsfähigkeit motorischer Nerven erlischt nach etwa einem halben, die sensibler Nerven nach etwa einem Jahr. Eine spätere Rekonstruktion ist deshalb nicht sinnvoll.

Einteilung nach Sneddon:
- **Grad 1**: **Neurapraxie**, d. h. vorübergehende Funktionsstörung eines Nervs durch Druck oder Dehnung, z. B. bei Frakturen, bei morphologischer Unversehrtheit des Nervs; Regeneration innerhalb von 2 Monaten
- **Grad 2**: **Axonotmesis**, d. h. Unterbrechung der Axonkontinuität mit Erhalt der Nervenscheide (Endo-, Peri- und Epineurium); Regeneration innerhalb von Monaten bis 3 Jahren
- **Grad 3**: **Axonotmesis** und **Endoneuriumverletzung**
- **Grad 4**: **Axonotmesis** und **Perineuriumverletzung**, schlechtere Regeneration
- **Grad 5**: **Neurotmesis**, d. h. komplette Unterbrechung von Nervenfasern und Nervenscheide, selten Regeneration.

Klinik: Distal der Unterbrechung kommt es zu einem **schmerzlosen Funktionsverlust aller Qualitäten** des Nervs, später zu **Neuromschmerzen**. Sind gemischte Nerven betroffen, bestehen zusätzlich zu den motorischen und sensiblen Ausfällen auch vegetative (z. B. gestörte Schweißsekretion) und trophische Störungen (z. B. Muskelatrophie).

Diagnostik: Zum Einsatz kommen v. a. **ENG** (Amplitudenminderung der Summenpotenziale, verminderte Nervenleitgeschwindigkeit) und **EMG** (bei motorischen Nerven pathologische Spontanaktivität, gelichtetes Aktivitätsmuster) sowie ggf. lokale bildgebende Verfahren. Diagnostisch hilfreich ist das **Hoffmann-Tinel-Zeichen**: Bei Beklopfen des Nervs von distal nach proximal kommt es ab der Stelle der Läsion zu Missempfindungen im Bereich des Versorgungsgebietes des Nervs. Das Wandern des Punktes der ersten Missempfindung ist hilfreich bei der Kontrolle der Regeneration.

Therapie: Zunächst sollte die spontane Reinnervation abgewartet werden (Ergebnis besser als bei operativer Vorgehensweise). Konservativ kann außerdem eine Reizstromtherapie versucht werden, die bei (teilweise) intakten Nerven Paresen reduzieren kann. Bei einer Nervenschädigung Grad 4 und 5 nach Sneddon ist jedoch eine rasche operative Versorgung indiziert.

OP-TECHNIK

Grundsätzlich gibt es 2 verschiedene Verfahren operativer Rekonstruktion:

– **primäre** (End-zu-End-)**Nervennaht:** Sie ist indiziert bei frischen Verletzungen mit glatten Enden ohne Verlust von Nervensubstanz (die Nervenenden müssen ohne Spannung adaptierbar sein). Auch bestehende Begleitverletzungen dürfen nicht zu schwerwiegend sein. Die Naht (10–0-Nahtmaterial mit atraumatischer Nadel) erfolgt bei großen Nerven getrennt nach den einzelnen Faszikelgruppen. Frühe Sekundärversorgung nach drei Wochen.

– **sekundäre Nervenrekonstruktion/Nerventransplantation:** Bei geschlossenen Verletzungen (keine Indikation zur primären Nervennaht) und bei Verletzungen, die nicht mittels einer primären Nervennaht versorgt werden können, erfolgt eine sekundäre Nervenrekonstruktion. Die Versorgung erfolgt nach Abschluss der Waller-Degeneration (6–12 Wochen) durch Transplantation eines Nervs. Üblicherweise wird dazu der N. suralis verwendet (Länge bis zu 38 cm, Entnahme aus dem Unterschenkel nach Hautinzisionen und Anschlingen des Nervs), da seine Entnahme nur zu einer geringen Beeinträchtigung führt (Verlust der sensiblen Innervation submalleolär am lateralen Fußrand). Die Adaptation erfolgt am distalen und proximalen Nervenende analog zur primären Nervennaht.

Nach der Rekonstruktion (primär oder sekundär) ist eine Ruhigstellung mit Gips für 10 Tage erforderlich. Die Regeneration muss engmaschig kontrolliert werden. Die elektrophysiologische Untersuchung ist erst nach etwa einem Jahr sinnvoll; eine Nervensonografie kann jederzeit (auch intraoperativ) erfolgen. Operative Revisionen sind notwendig, wenn z. B. das Hoffmann-Tinel-Zeichen (s. o.) mehr als 6 Monate persistiert.

PRÜFUNGSHIGHLIGHTS ✗

Periphere Nervenläsionen:
– **!** **Neurapraxie:** passagere Funktionsstörung eines Nervs, z. B. als Kompressionsläsion im Rahmen einer Fraktur.

9.4.2 Obere Extremität

Nervus radialis (C5–C8)

Ausfallsymptomatik nach Läsionsort:

• distaler Unterarm, Handgelenk (R. superficialis, **Cheiralgia parästhetica**) → **nur sensible Ausfälle** am **radialen Handrücken** (Spatium interosseum I)

• proximaler Unterarm (R. profundus, „**Supinatorlogensyndrom**") → Paresen von Fingergrundgelenk- und Handextensoren und M. abductor pollicis longus; keine sensiblen Ausfälle

• Ellbogen → **Fallhand: Paresen der Hand- und Fingerstreckung** (Faustschluss, Fingerspreizen und -schließen intakt), sensible Ausfälle am radialen Handrücken (**Abb. 9.3**)

• Oberarm („**Parkbanklähmung**") → **Parese von M. brachioradialis** (kein BRR) und Fallhand (keine Trizepsparese), Sensibilitätsstörungen am radialen Unterarm und Handrücken

• Axilla → wie Oberarmläsion, zusätzlich **Parese des M. triceps brachii.**

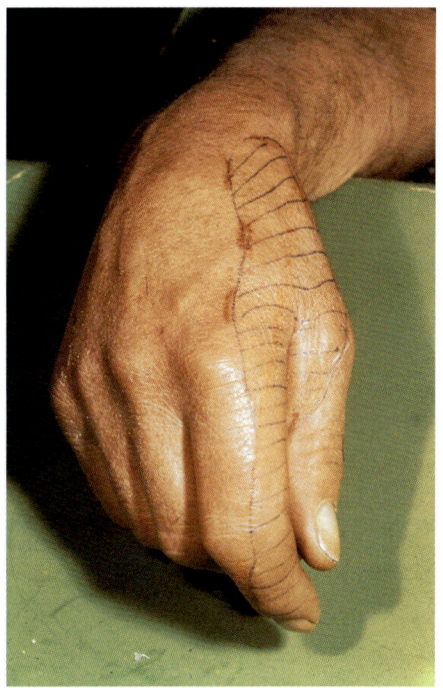

Abb. 9.3 Fallhand bei Radialisparese. [aus Mattle, Mumenthaler, Kurzlehrbuch Neurologie, Thieme, 2015]

LERNTIPP !

Beachten Sie die unterschiedliche Klinik je nach Läsionshöhe:

– **Läsion am proximalen Unterarm** (Ramus profundus n. radialis): Hand und Fingergrundgelenke 2–5 können nicht gestreckt, der Daumen nicht abgespreizt werden. Die Sensibilität ist ungestört.

– „**Parkbanklähmung**" (Läsion am Oberarm): Die Hand hängt schlaff am Arm. Weder die Finger noch die Hand können gestreckt werden (Parese der Hand- und Fingerstrecker und des M. brachioradialis), Faustschluss, Fingerspreizen und -schließen sind aber möglich. Es bestehen Sensibilitätsstörung am radialen Handrücken. Typisch ist die Anamnese: Betroffene haben ausgiebig Alkohol konsumiert und sind dann auf der Couch oder einer Bank eingeschlafen.

Nervus medianus (C7–Th1)

Ausfallsymptomatik nach Läsionsort von distal nach proximal:

▪ Hohlhand → sensible Ausfälle einzelner Finger, Thenaratrophie

▪ **Karpaltunnelsyndrom** (s. u.) → Thenaratrophie, Schmerzen und sensible Ausfälle palmar Digg. I, II, III und radiale Seite Dig. IV sowie dorsal der radialen zweieinhalb Fingerendglieder

▪ distaler Unterarm (Läsion des N. interosseus anterior = **Kiloh-Nevin-Syndrom** = Interosseus-anterior-Syndrom, **Abb. 9.4**b) → Parese des M. flexor pollicis longus, des M. flexor digitorum profundus und des M. pronator quadratus, Beeinträchtigung des Greifens von Daumen und Zeigefinger (→ Schwäche der Endgliedbeugung), kein sensibles Defizit

▪ proximaler Unterarm (**Pronator-teres-Syndrom**) → Parästhesien der Finger I–III (IV), lokaler Druckschmerz, selten Paresen

▪ Oberarm, Ellenbeuge → **Schwurhand** (**Abb. 9.4**a), Parese des M. pronator teres, positives Flaschenzeichen (M. abductor pollicis brevis → der Daumen kann nicht ausreichend abduziert werden).

LERNPAKET 5

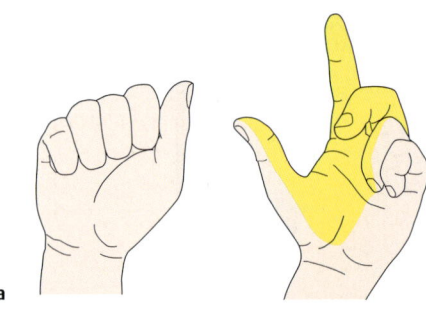

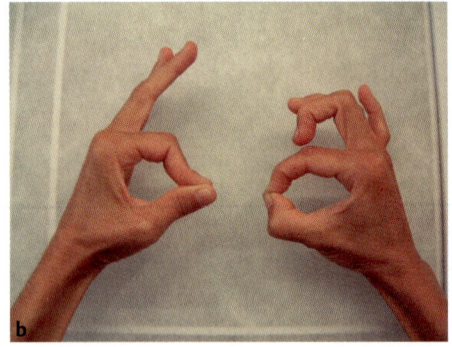

Abb. 9.4 Medianusläsion. a Schwurhand. Hypästhesie im gelben Bereich. **b** Kiloh-Nevin-Syndrom (links). [aus Mattle, Mumenthaler, Kurzlehrbuch Neurologie, Thieme, 2015]

LERNTIPP !

Patienten mit **N.-interosseus-anterior-Syndrom** können mit ihrem Daumen und Zeigefinger keinen runden Kreis bilden. Die Pronation des Unterarms ist nicht beeinträchtigt, da hierfür der M. pronator teres hauptverantwortlich ist. Der Nerv ist rein motorisch, daher bestehen keine sensiblen Ausfälle.

Karpaltunnelsyndrom (KTS)

Epidemiologie und Ätiologie: Das KTS ist das häufigste periphere Nervenkompressionssyndrom. Risikofaktoren sind Hypothyreose, Akromegalie, Diabetes mellitus, Schwangerschaft und Stillzeit, Gewichtszunahme, Frakturen, Amyloidose, Gicht, rheumatoide Arthritis sowie Dialyse.

Klinik: vorwiegend nächtliche Schmerzen und Parästhesien von Daumen, Zeige- und Mittelfinger (z.T. mit Ausstrahlung bis in die Schulter) mit konsekutiv gestörter Feinmotorik und Thenaratrophie (**Abb. 9.4**). Die Missempfindungen können durch Palmarflexion oder Druck auf das Handgelenk verstärkt werden (Hoffmann-Tinel-Zeichen: Schmerzen bei Beklopfen der Palmarseite des Handgelenks). Im Verlauf kommt es auch zu motorischen Defiziten durch Paresen des M. opponens pollicis und M. abductor pollicis brevis (Oppositionsschwäche → Schwierigkeiten, einen Stift zu halten).

Diagnostik: Der Phalen-Test bezeichnet die forcierte Flexion (oder Extension) des Handgelenks über 1 Minute. Er löst bei Patienten mit Karpaltunnelsyndrom typischerweise Schmerzen oder Parästhesien aus. In der Neurografie finden sich verlängerte distale motorische Latenzen sowie eine reduzierte Nervenleitgeschwindigkeit des N. medianus bei normalem Befund des gleichseitigen N. ulnaris (DD: PNP). In der EMG des M. abductor pollicis brevis können Denervierungzeichen nachgewiesen werden.

Therapie: der Wahl ist die operative Durchtrennung des Retinaculum flexorum, das den Karpaltunnel volar begrenzt. Alternativ kann bei milderer Symptomatik eine konservative Behandlung mittels Schonung und nächtlicher Schienung des Handgelenks erfolgen. Rezidive mit erneuter KTS-Symptomatik kommen vor und sollten operativ behandelt werden.

LERNTIPP !

Das **Karpaltunnelsyndrom** – ein echter IMPP-Klassiker! Typisch ist folgende Anamnese: Beschwerden im Bereich des Handgelenkes, die seit Monaten bestehen und allmählich zunehmen. Auch Daumen, Zeige- und Mittelfinger schmerzen, kribbeln und sind manchmal auch „taub", wobei die Beschwerden nachts besonders ausgeprägt sind. Komprimiert man das Handgelenk bei leichter Dorsalextensionsstellung bzw. flektiert man die Hand nach palmar, nehmen die Beschwerden zu. Typisch sind auch die Oppositionsschwäche (Stift kann nur schwer gehalten werden) und die Atrophie der Daumenballenmuskulatur.

Nervus ulnaris (C8–Th1)

Ausfallsymptomatik nach Läsionsort von distal nach proximal:

- ulnare Hohlhand (R. superficialis) → v.a. sensible Ausfälle Digg. IV, V
- tiefe Hohlhand (R. profundus) → Parese/Atrophie des M. adductor pollicis (→ **Froment-Zeichen:** Blatt kann nicht zwischen Daumen und Zeigefinger gehalten werden), des M. flexor pollicis brevis, der Mm. interossei (Fingerspreizen), der Mm. lumbricales III und IV (Streckung der Fingermittel- und Endglieder), der M. opponens digiti minimi, M. flexor digiti minimi und M. abductor digiti minimi; keine sensiblen Ausfälle
- Handgelenk bzw. **Guyon-Loge** (enger Nerven-Gefäß-Kanal an der ulnaren Seite der Handwurzel; A. und N. ulnares ziehen hindurch, der N. ulnaris teilt sich dort auf in einen R. superficialis und einen R. profundus) → zusätzlich zum oben Genannten Parese aller ulnarisversorgten Handmuskeln (vgl. R. profundus), ggf. auch sensible Ausfälle der ulnaren Handkante sowie Digg. IV, V (vgl. R. superficialis). Typische Ursachen: Handgelenksfraktur oder mechanische Überlastung, z.B. nach längerem Radfahren oder bei der Nutzung von Unterarmgehstützen.
- proximaler Unterarm → zusätzlich sensible Ausfälle am ulnaren Handrücken (R. dorsalis) und im distalen Bereich der ulnaren Innenseite des Unterarms (R. palmaris)
- Oberarm, Ellbogen (**Sulcus-ulnaris-Syndrom**) → zusätzlich Parese der langen Fingerflektoren (Endgliedbeugung) und des M. flexor carpi ulnaris (→ **Krallenhand**). Der N. ulnaris liegt in seinem Sulcus am medialen Epikondylus des Ellbogens unmittelbar subkutan und kann daher durch Überlastungen und Verletzungen rasch in Mitleidenschaft gezogen werden. Auch knöcherne Einengungen können ursächlich sein. Therapeutisch sollte der Nerv bei Affektion operativ vor den medialen Epikondylus verlagert werden.

Tab. 9.2 Läsionen einzelner Nerven der oberen Extremität

betroffener Nerv	Ätiologie	typische Ausfallsyndrome
N. suprascapularis (C4–C6)	Druckläsion (Handy!), Neuritis, Trauma, Raumforderungen	Parese der Mm. infraspinatus (Außenrotation ↓) und supraspinatus (Abduktion ↓)
N. axillaris (C5–C6)	Prellung, Schulterluxation, Frakturen	Armheberparese >45° (M. deltoideus), handtellergroßer Sensibilitätsausfall am äußeren Oberarm (N. cutaneus brachii lateralis superior)
N. thoracicus longus (C5–C7)	Armplexusneuritis	Parese des M. serratus anterior → Scapula alata, erschwerte Armelevation
N. musculocutaneus (C5–C6)	Trauma, Lagerungsschäden	M. biceps brachii und M. brachialis → Armbeugeparese, Supinationsschwäche

LERNTIPP !

Ulnarisläsion in der Guyon-Loge (Loge-de-Guyon-Syndrom):
Bei der Untersuchung stellen Sie fest, dass die Finger in den Grundgelenken überstreckt sind (Hyperextension aufgrund des funktionellen Überwiegens des M. extensor digitorum bei Ausfall der M. interossei und Mm. lumbricales III + IV) bei gleichzeitiger Hyperflexion der Interphalangealgelenke v. a. der Ring- und Kleinfinger (funktionelles Überwiegen des M. flexor digitorum superficialis). Der Daumen kann nicht mehr adduziert werden: Der Patient kann ein Blatt, das Sie ihm zwischen Daumen und Zeigefinger legen, nicht halten (positives Froment-Zeichen). Durch den Ausfall der Mm. interossei funktioniert auch das Fingerspreizen nicht mehr. Häufig besteht keine Sensibilitätsstörung (Hinweis darauf, dass nur der R. profundus, nicht aber der R. superficialis betroffen ist).

Weitere Nervenläsionen

Andere Nervenläsionen der oberen Extremität sind in **Tab. 9.2** dargestellt.

PRÜFUNGSHIGHLIGHTS ✗

Radialisläsion (am Oberarm):
– **‼** **sensible Ausfälle** am radialen Handrücken (Spatium interosseum I)
– **‼** **Fallhand** durch Paresen der Hand- und Fingerstreckung (keine Trizepsparese!)

Medianusläsion:
– **‼** Sensibilitätsstörungen palmar an den **Fingern I bis III**, an der radialen Seite des IV. Fingers und dorsal an den radialen zweieinhalb Fingerendgliedern entsprechen dem Innervationsgebiet des **N. medianus**.
– **‼** **Interosseus-anterior-Syndrom:** Schwäche beim Greifen mit Daumen und Zeigefinger (Parese der Endgliedbeugung) ohne sensibles Defizit
– **Karpaltunnelsyndrom:**
  – **!** Ätiologie: Assoziation mit **rheumatoider Arthritis**
  – **‼‼** **Klinik:** nächtliche, z. T. ausstrahlende Schmerzen und Kribbeln in Daumen, Zeige- und Mittelfinger; Provokation der Beschwerden durch Druck auf das Handgelenk (Hoffmann-Tinel-Zeichen) sowie bei Palmarflexion; Feinmotorikstörung
  – **‼** Diagnostik: **reduzierte Nervenleitgeschwindigkeit** des N. medianus; positiver **Phalen-Test** (Auftreten von Schmerzen oder Parästhesien durch forcierte Flexion des Handgelenks)
  – **‼** **Therapie** der Wahl ist die operative Spaltung des Retinaculum flexorum.

Ulnarisläsion:
– **‼‼** distale Schädigung (des R. profundus n. ulnaris): Parese/Atrophie u. a. des **M. adductor pollicis** (Blatt kann nicht zwischen Daumen und Zeigefinger gehalten werden), des M. flexor pollicis brevis, der Mm. interossei (fehlendes **Fingerspreizen**) und der Mm. lumbricales III und IV; **keine sensiblen Ausfälle**
– **‼‼** Eine Läsion in der **Loge de Guyon** führt zu Paresen aller ulnarisversorgten Handmuskeln sowie Sensibilitätsstörungen an der ulnaren Handkante.
– **‼** Eine Läsion am Oberarm oder Ellbogen (z. B. im **Sulcus ulnaris**, wo der N. ulnaris am medialen Epikondylus unmittelbar subkutan liegt) führt zu einer **Krallenhand**.

Axillarisläsion:
– **!** mögliche Ursache: **Schulterluxation**
– **!** Klinik: **Armheberparese**, handtellergroßer Sensibilitätsausfall am äußeren Oberarm.

9.4.3 Untere Extremität

Nervus tibialis (L5–S3)

Ausfallsymptomatik nach Läsionsort:
- Fußsohle (**Morton-Metatarsalgie**) → Dysästhesien im Bereich des 3. und 4. Metatarsaleköpfchens infolge chronischer Druckbelastung (zu enges Schuhwerk)
- distaler Unterschenkel (**Tarsaltunnelsyndrom**) → Schmerzen und Sensibilitätsstörung von Fußsohle, Atrophie der kleinen Fußmuskeln → Krallenfuß; ursächlich ist meist eine Fraktur oder Distorsion des oberen Sprunggelenks.
- Kniekehle → Parese von Plantarflexion und Zehenbeugung (Zehenstand nicht möglich), fehlendes Zehenspreizen, beim Gehen kann der Fuß nicht mehr abgerollt werden, Krallenzehen, Sensibilitätsstörung an Fußsohle und lateralem Fußrand.

Weitere Nervenläsionen

Tab. 9.3 zeigt weitere Nervenläsionen der unteren Extremität.

LERNPAKET 5

Tab. 9.3 Läsionen einzelner Nerven der unteren Extremität

betroffener Nerv	Ätiologie	typische Ausfallsyndrome
N. femoralis (L1–L4)	retroperitoneale Raumforderung (z. B. Hämatom unter oraler Antikoagulation), postoperativ	Mm. iliopsoas, quadriceps → Parese von Hüftbeugung und Kniestreckung (v. a. Aufstehen aus dem Sitzen und Treppensteigen), PSR-Abschwächung, Schmerzen oder sensible Störungen am ventralen Oberschenkel und medialen Unterschenkel
N. obturatorius (L2–L4)	Läsion des Beckens	Sensibilitätsstörung am distalen inneren Oberschenkel, Schmerzen an Leistenbeuge, Perineum, Hüfte und Knie, Parese der Adduktoren
N. cutaneus femoris lateralis (L2–L4)	Druckläsion der Becken- oder Leistenregion (z. B. durch Adipositas oder enge Hosen)	Meralgia paraesthetica: Schmerzen, Hyp- und Parästhesien des äußeren oberen Oberschenkels, durch Hüftstreckung provozierbar
N. gluteus superior (L4–S1)	Spritzenläsion, Trauma	Parese von Mm. gluteus medius und minimus → Trendelenburg-Zeichen bei einseitiger, Watschelgang bei beidseitiger Läsion
N. gluteus inferior (L5–S2)	Spritzenläsion, Trauma	Parese des M. gluteus maximus → Parese der Hüftstreckung
N. ischiadicus (L4–S3)	Blutung, Entzündung, Trauma, Hüft-OP, Spritzenlähmung, Druckläsion	Paresen von Fußhebung und -senkung, Kniebeugung, Parästhesien von Fußrücken und -sohle, Allodynie (peroneal betonte Ausfälle)
N. fibularis = peroneus (L4–S1)	Kompression, Fraktur, Kompartmentsyndrom (A.-tibialis-anterior-Syndrom)	schmerzlose Fußheberparese (Steppergang), Sensibilitätsstörung des Fußrückens (N. peroneus superficialis) bzw. zwischen 1. und 2. Zeh (N. peroneus profundus)

LERNTIPP !

An die **Meralgia paraesthetica** sollten Sie v. a. bei **adipösen Patienten** mit sensiblen Auffälligkeiten an der oberen, vorderen Oberschenkelaußenseite denken. Häufig bestehen brennende Schmerzen oder Hyp- und Parästhesien in diesem Bereich. Zusätzlicher Risikofaktor ist zu enge Kleidung (z. B. Jeans).

Nach der **Läsion des N. ischiadicus** wird gerne im Zusammenhang mit einer **Hüftprothesen-OP** gefragt. Typisch ist, dass der Fuß auf der betroffenen Seite nicht angehoben und abgesenkt werden kann, außerdem besteht ein elektrisierendes Gefühl an Fußrücken und -sohle. Postoperativ lässt sich eine solche Läsion durch Prüfung der Fußhebung und -senkung ausschließen.

PRÜFUNGSHIGHLIGHTS ✗

Periphere Nervenläsionen an der unteren Extremität:
- **N.-femoralis-Läsion:**
  - Parese von Hüftbeugung und Kniestreckung (v. a. Aufstehen aus dem Sitzen und Treppensteigen)
  - PSR-Abschwächung
  - **‼** Schmerzen oder Hypästhesie am Oberschenkel ventral und Unterschenkel medial
- **‼ Läsion des N. cutaneus femoris lateralis** (z. B. im Beckenbereich): **Schmerzen** und Hypästhesie **am äußeren oberen Oberschenkel** (= Meralgia paraesthetica).
- **‼** Das **Trendelenburg-Zeichen** findet sich bei Parese der Mm. gluteus medius und minimus (Watschelgang bei beidseitiger Läsion).
- **Läsion des N. ischiadicus** (z. B. bei Hüft-OP):
  - **‼** Paresen der Fußhebung und -senkung
  - **!** Hyp- und Parästhesien sowie Allodynie von Fußrücken und -sohle

- **Läsion des N. peroneus** = N. fibularis (z. B. bei Frakturen):
  - **!** Steppergang
  - **!** Sensibilitätsstörung des Fußrückens (N. peroneus superficialis).

9.5　Polyneuropathien (PNP)

DEFINITION Systemisch bedingte Schädigung mehrerer peripherer Nerven unterschiedlicher Ursache.

Einteilung: Polyneuropathien können unter verschiedenen Gesichtspunkten eingeteilt werden:
- **pathologisch-anatomisch:**
  - axonale PNP (→ normale Nervenleitgeschwindigkeit)
  - demyelinisierende PNP (→ schon früh reduzierte NLG)
  - gemischte PNP
- **ätiologisch:** metabolisch-toxisch, entzündlich, hereditär, immunologisch, paraneoplastisch, medikamentös
- **klinisch** (Abb. 9.5):
  - distal-symmetrische PNP mit strumpfförmiger Hypästhesie, distalen Paresen, erloschenen Muskeleigenreflexen, gestörter Pallästhesie und sensibler Ataxie
  - proximale asymmetrische PNP (v. a. Plexus lumbalis oder N. femoralis)
  - Mononeuropathia multiplex (verschiedene periphere Nerven betroffen)
- **Verlauf:** akut oder chronisch.

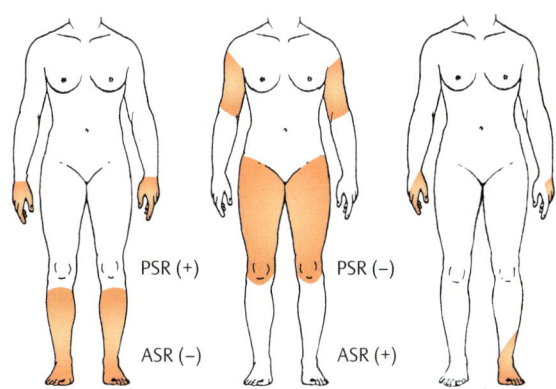

Abb. 9.5 **Polyneuropathie. a** Distal-symmetrischer Typ mit socken- und handschuhförmigem Muster. **b** Proximal betonte, asymmetrische Polyneuropathie. **c** Mononeuropathia multiplex. PSR = Patellarsehnenreflex; ASR = Achillessehnenreflex. [aus Gehlen, Delank, Neurologie, Thieme, 2010]

9.5.1 Metabolisch-toxisch bedingte PNP

Die **alkoholtoxische** (bis zu 40 %) und die **diabetische** (bis zu 30 %) Polyneuropathie stellen in Industrieländern die häufigsten Formen toxischer Polyneuropathien dar. Weitere mögliche Ursachen sind Mangelernährung (v. a. Vitamin B_{12}, B_6, E und Folsäure) sowie exogene sowie endogene Toxine (z. B. Urämie bei chronischer Niereninsuffizienz).

Alkoholtoxische PNP: Vorwiegend axonale PNP, die distal symmetrisch beginnt und v. a. sensible Qualitäten betrifft. Typische Symptome sind:
- Störung der Tiefensensibilität (gestörte Wahrnehmung von Körperstellung und -bewegung im Raum)
- Schmerzen v. a. der Beine (Burning-Feet-Syndrom)
- Reflexverlust
- Hyperhidrosis v. a. der Füße durch Läsion autonomer Fasern

Differenzialdiagnostisch muss die alkoholbedingte Mangel- und Fehlernährung – v. a. ein Vitamin-B_{12}-Mangel (S. 114) – als Ursache ausgeschlossen werden. Kausale Therapie ist die Alkoholabstinenz, die Compliance ist jedoch sehr gering.

Diabetische PNP: Die meisten Patienten mit Diabetes mellitus erkranken im Krankheitsverlauf an einer demyelinisierenden Neuropathie; teilweise beginnen die Symptome schon, bevor sich der Diabetes manifestiert. Sie äußern sich meist als **symmetrisch-sensible PNP** (> 50 %), seltener als asymmetrische Neuropathie im Sinne einer **Mononeuropathia multiplex** (> 20 %) mit Radikulopathie und meist proximal betonter Muskelatrophie (diabetische Amyotrophie). Häufig sind dabei der N. femoralis oder Hirnnerven, besonders der N. oculomotorius (N. III), betroffen, seltener der N. abducens (N. VI) oder N. facialis (N. VII). Die Pupillomotorik ist in der Regel intakt. Auch motorische Ausfälle und distale Paresen können auftreten. Kennzeichen der überwiegend sensiblen Polyneuropathie sind brennende Schmerzen und Parästhesien, die symmetrisch von distal nach proximal aufsteigen (strumpfförmig). Typischerweise fehlt der ASR; das Vibrations- und Temperaturempfinden sind vermindert. Die neuropathischen Schmerzen können symptomatisch mit Antikonvulsiva (z. B. Gabapentin, Pregabalin) oder Antidepressiva (z. B. Amitriptylin) behandelt werden (→ Schmerzmodulation). Auch das autonome Nervensystem ist im Rahmen einer diabetischen Polyneuropathie häufig betroffen, wodurch es zu **Funktionsstörungen vegetativ innervierter Organe** kommen kann (z. B. Blasen-

und Mastdarmstörungen, Erektionsstörungen, orthostatische Dysregulation, Hypohidrose).

> **LERNTIPP** !
>
> Die Okulomotoriusparese im Rahmen einer diabetischen Neuropathie ist deren häufigste kraniale Manifestation. Sie ist häufig schmerzhaft; die Pupillomotorik ist in der Regel intakt.

Toxische PNP: Es findet sich ein axonales, distal symmetrisches, sensomotorisches Muster mit strumpf- und handschuhförmigen Hyp- und Parästhesien sowie klinisch vermindertem Vibrationsempfinden.. Bei akuten Vergiftungen ist die Symptomatik meist reversibel. Typische Auslöser sind **Medikamente** (z. B. Zytostatika, Antibiotika (z. B. Metronidazol), Cholesterinsynthesehemmer) sowie **Schwermetalle** (z. B. Blei) und **Lösungsmittel** (z. B. Trichlorethen). Auch die **urämische Neuropathie** bei chronischer Niereninsuffizienz kann den toxischen PNP zugeordnet werden. Sie äußert sich mit distalen Schmerzen, Parästhesien und Paresen besonders der unteren Extremität.

Eine weitere Form ist die **Critical-Illness-Polyneuropathie (CIP):** Diese axonale PNP tritt typischerweise während oder nach schweren Erkrankungen (z. B. Sepsis, Multiorganversagen) oder einer intensivmedizinischen Behandlung oder Langzeitbeatmung auf. Bei der CIP sind vor allem die motorischen Anteile der peripheren Nerven geschädigt, die Folge sind symmetrische, distal betonte, schlaffe Paresen mit Abschwächung der Muskeleigenreflexe und Muskelatrophien, i. d. R. ohne sensible Ausfälle. Auch Hirnnerven können betroffen sein. Ist das Zwerchfell involviert, kann das sog. Weaning, die Entwöhnung des Patienten vom Beatmungsgerät, deutlich erschwert sein. Die CIP bildet sich spontan zurück. Die Prognose hängt von der Grunderkrankung ab. Bei schweren Verläufen sind Residuen möglich.

> **LERNTIPP** !
>
> Denken Sie an die vielen Ursachen einer Polyneuropathie! Gern gefragte Auslöser sind Diabetes mellitus und Urämie (chronische Niereninsuffizienz!).

9.5.2 Entzündlich-immunologisch bedingte Polyneuropathien

- Guillain-Barré-Syndrom (S. 124)
- chronisch inflammatorische demyelinisierende Polyneuropathie (S. 124)
- **multifokale motorische Neuropathie** (MMN): über Monate bis Jahre langsam progrediente, rein motorische Neuropathie mit Leitungsblöcken sowie distal betonten asymmetrischen Paresen (v. a. der Arme). Oft kommt es zu Muskelatrophien, Faszikulationen und Muskelkrämpfen; sehr selten finden sich Parästhesien. Diagnostisch wegweisend sind Leitungsblöcke in der Neurografie sowie deutlich erhöhte GM1-Antikörper-Titer im Serum. Zur Therapie wird eine immunmodulatorische Behandlung mittels intravenöser Immunglobuline oder Cyclophosphamid eingesetzt (Off-Label-Use).
- **vaskulitische Neuropathie:** initial meist nur schmerzhafte Monoparese (asymmetrische Neuropathie), im Verlauf multifokaler Befall peripherer Nerven (Mononeuritis multiplex). Häufigste Ursachen sind die Panarteriitis nodosa, das Churg-Strauss-Syndrom und die rheumatoide Arthritis mit systemischer Vaskulitis.

LERNPAKET 5

- **infektiöse Neuropathie**: z. B. bei HIV-Infektion, Herpes zoster, Lues, Zytomegalie, FSME, Hepatitis C, Borreliose, Tetanus, Botulismus, Diphtherie und Lepra (weltweit häufigste Ursache einer Neuropathie).

9.5.3 Hereditäre Polyneuropathien

Viele neurologische hereditäre Erkrankungen gehen mit einer Polyneuropathie einher (z. B. Friedreich-Ataxie, Ataxia teleangiectatica). „Reine" Polyneuropathien sind die **h**ereditären **m**otorischen und **s**ensiblen **N**europathien (HMSN), die **h**ereditären **s**ensiblen und **a**utonomen **N**europathien (HSAN) und die **h**ereditäre **N**europathie mit Neigung zu Druckparesen (**p**ressure **p**alsy, HNPP).

Hereditäre motorische und sensible Polyneuropathien (HMSN):
Es werden 7 verschiedene Typen der HMSN unterschieden. Die 4 wichtigsten sind im Folgenden beschrieben:
- **HMSN 1:** demyelinisierende, hypertrophische distal betonte PNP mit Hypertrophie des Perineums; klinisch Atrophien, Areflexie, Hohlfußbildung, oft sensible Ausfälle und autonome Störungen
- **HMSN 2:** axonale, neuronale PNP mit distaler Symptomatik (ohne hypertrophische Zeichen), klinisch wie HMSN 1
- **HMSN 3:** hypertrophische sensomotorische PNP mit Symptomatik der HMSN 1, jedoch rascherem Verlauf sowie Hirnnervenbeteiligung und meist ausgeprägter Gangstörung
- **HMSN 4** (= Morbus Refsum): Neuropathie mit zerebellärer Ataxie, Anosmie, Innenohrschwerhörigkeit, Diabetes mellitus, Kardiomyopathie, Nachtblindheit mit Retinitis pigmentosa sowie erhöhtem Phytansäurespiegel.

9.5.4 Sonstige

Polyneuropathien sind ein Symptom vieler systemischer Erkrankungen. So können sie unter anderem auch im Rahmen von paraneoplastischen Syndromen (z. B. bei kleinzelligem Bronchialkarzinom) sowie bei Amyloidosen, Porphyrien und Paraproteinämien (MGUS) auftreten.

Small-Fiber-Neuropathie (SFN): Bei der **Small-Fiber-Neuropathie**, die u. a. durch Diabetes mellitus, Vitamin-B$_{12}$-Mangel, Hepatitis C oder HIV verursacht werden kann, sind die schwach bzw. **unmyelinisierten Nervenfasern** (Aδ- und C-Fasern) **axonal geschädigt**. Dies äußert sich häufig durch **brennende Schmerzen**. Darüber hinaus bestehen ggf. Symptome infolge einer autonomen Regulationsstörung (z. B. gastrointestinale Beschwerden). **Diagnostisch** lässt sich die Schädigung nicht neurografisch erfassen. Eine Stanzbiopsie der Haut kann die Abnahme der intraepidermalen Nervenfaserdichte nachweisen. **Therapeutisch** steht die Behandlung der Ursache im Vordergrund.

PRÜFUNGSHIGHLIGHTS

Allgemeines:
- **!** PNP sind Erkrankungen mehrerer peripherer Nerven, die u. a. durch eine gestörte Pallästhesie mit konsekutiver Gangunsicherheit auffallen.

Metabolisch-toxische PNP:
- **!!!** Die häufigsten Formen toxischer PNP in Industrieländern sind die **alkoholtoxische** und **diabetische** Polyneuropathie, außerdem PNP bei Vitamin-B$_{12}$-Mangel und chronischer Niereninsuffizienz (**Urämie**).
- **diabetische PNP:**
  - **!!** Klinik: distal **symmetrisch Brennen und Parästhesien**, vermindertes Vibrations- und Temperaturempfinden, erloschener Achillessehnenreflex
  - **!** **autonome Funktionsstörungen,** z. B. Blasenstörungen, Erektionsstörungen, orthostatische Dysregulation
  - **!!** Die meist schmerzhafte **Okulomotoriusparese** ist die häufigste kraniale Manifestation der diabetischen Neuropathie. Die Pupillomotorik bleibt in der Regel intakt.
  - **!!** Wirksame Medikamente zur **Behandlung neuropathischer Schmerzen** sind Antiepileptika wie Gabapentin und Pregabalin oder Antidepressiva wie Amitryptilin.
- **toxische PNP:**
  - **!!** **distal symmetrisches** axonales, sensomotorisches Muster mit strumpf- und handschuhförmigen Hyp- und Parästhesien sowie vermindertem Vibrationsempfinden
  - **!!!** Typische Auslöser einer toxischen Polyneuropathie sind **Antibiotika** (z. B. Metronidazol), **Schwermetalle** (z. B. Blei) und **Lösungsmittel** (z. B. Trichlorethen).
  - **!!** Die **Critical-Illness-Polyneuropathie** tritt im Rahmen schwerer Erkrankungen (z. B. Sepsis, Multiorganversagen) oder intensivmedizinischer Behandlungen mit Langzeitbeatmung auf. Typische Kennzeichen sind u. a. symmetrische, distal betonte, schlaffe Paresen ohne sensible Ausfälle mit Abschwächung von Muskeleigenreflexen sowie verzögerter Respiratorentwöhnung.

Entzündlich-immunologisch bedingte PNP:
- **!** **vaskulitische Neuropathie:** asymmetrisches Verteilungsmuster
- **!!** **infektiöse Neuropathie:** z. B. bei **Borreliose**

Sonstige
- **!** Polyneuropathien können im Rahmen von **paraneoplastischen Syndromen** (z. B. bei Bronchialkarzinom) auftreten.
- **!** Diagnosestellung der **Small-Fiber-Neuropathie** mittels Stanzbiopsie der Haut.

9.6 Tumorerkrankungen des peripheren Nervensystems

Tumoren peripherer Nerven (Schwannome = Neurinome, Neurofibrome, Perineurinome, maligne Tumoren) sind selten und gehen mit einer ihrer Lokalisation entsprechenden neurologischen Symptomatik einher.

10 Myopathien und Erkrankungen der muskulären Endplatte

10.1 Grundlagen

Unter „Myopathien" werden Erkrankungen der Muskulatur zusammengefasst. Das häufigste Symptom ist die Muskelschwäche, die im Gegensatz zu den meisten neurogenen Störungen fast immer proximal beginnt und nicht an das Versorgungsgebiet einzelner Nerven, Plexus oder Nervenwurzeln gebunden ist.

Diagnostik: Bei Verdacht auf eine Myopathie sollten stets die in **Tab. 10.1** dargestellten Laborparameter erhoben werden.

> **LERNTIPP** !
>
> Hat man den Verdacht auf eine Myopathie, sollte man zuerst die CK im Labor kontrollieren, da diese typischerweise erhöht ist. Aufpassen: Nach körperlicher Aktivität oder Sturz ist die CK auch erhöht (DD!).

Bei den meisten muskulären Syndromen ist zur Diagnosestellung eine **Muskelbiopsie** (eines mittelgradig betroffenen Muskels) indiziert. Diese zeigt häufig ein **myopathisches Grundmuster** aus sowohl atrophischen als auch kompensatorisch hypertrophierten Muskelfasern (Kaliberschwankungen) mit zentralständigen Kernen (Kerninternalisation). Das Binde- und Fettgewebe ist vermehrt (**Abb. 10.1** und **Tab. 10.2**).

> **PRÜFUNGSHIGHLIGHTS** ✗
>
> **Myopathien:**
> - **!** Eine **Muskelschädigung** geht mit erhöhten **CK-** und **Myoglobin**-Werten einher.
> - **!** **Histologie bei Myopathien:** Zentralisierung der Zellkerne, Proliferation von Bindegewebe und Fettzellen, Kaliberschwankungen von Muskelfasern durch Nebeneinander atropher und hypertrophierter Fasern.

Tab. 10.1 Labordiagnostik bei Muskelerkrankungen

Parameter	Fragestellung
BSG, CRP	entzündliche Erkrankung
TSH, fT$_3$, fT$_4$	thyreotoxische oder hypothyreotische Myopathie
Elektrolyte	Ionenkanalerkrankung
Acetylcholin-Rezeptor-Antikörper	Myasthenie
Laktat, Pyruvat, Ammoniak	metabolische Myopathie
CK, LDH, Myoglobin	Muskelschädigung (z. B. Rhabdomyolyse)

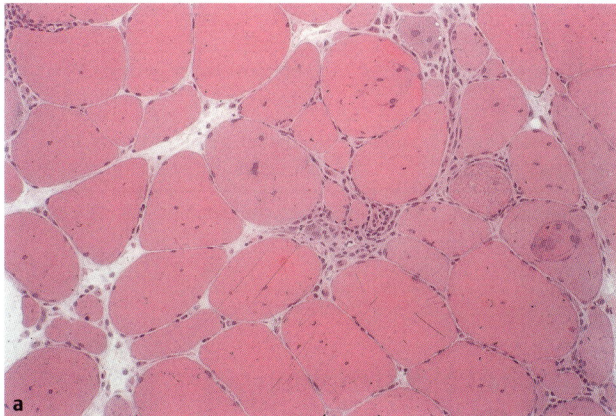

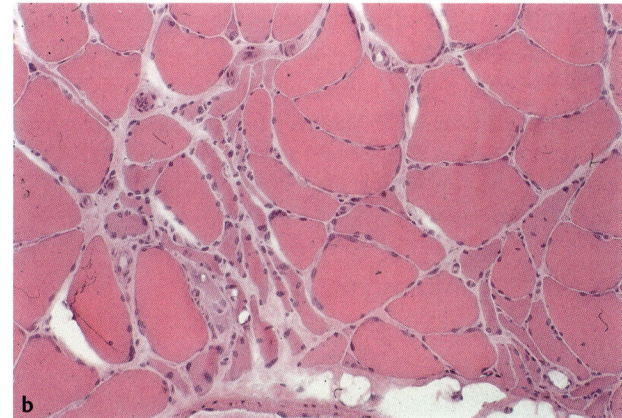

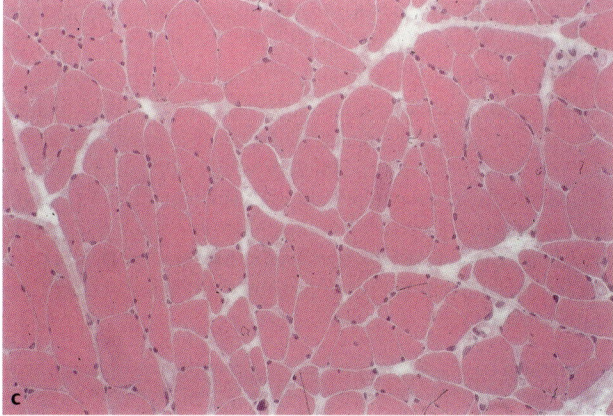

Abb. 10.1 Muskelbiopsie. a Myopathie: Deutliche Kaliberschwankungen der Muskelfasern; kleine atrophische Fasern neben hypertrophischen, abgerundeten Fasern mit zentral liegendem Kern. Die Bindegewebssepten sind auffällig verbreitert. Vereinzelt Myophagie (rechts). **b Myositis**: entzündliche (lymphozytäre und histiozytäre) Infiltrate und atrophische Muskelfasern. **c Muskelatrophie**: Durch die Denervierung einzelner motorischer Einheiten entsteht eine feldförmig gruppierte, gleichmäßige Faseratrophie. Die atrophischen Muskelfasern sind abgeflacht mit randständigen Kernen. [aus Masuhr, Masuhr, Neumann, Duale Reihe Neurologie, Thieme, 2013]

LERNPAKET 5

Tab. 10.2 Charakteristische Befunde bei der Muskelbiopsie

Befund	Erkrankung
Entzündungszellen	Myositis, Vaskulitis
Kaliberschwankungen, Fettvermehrung, Strukturdefekte mit Ringbinden (zirkulär verlaufende Filamentbündel)	Muskeldystrophie
Strukturanomalien	bestimmte kongenitale Myopathien
Ragged Red Fibres (Gomori-Trichrom-Färbung)	mitochondriale Myopathien
immunhistologisch zelluläre Infiltrate (Lymphozyten), Antigene, Komplement, Antikörper	Myositiden, Kollagenosen

Myasthenien zeigen in der Biopsie keine Auffälligkeiten.

10.2 Muskeldystrophien

DEFINITION Progressive, primär degenerative Myopathien, die klinisch durch Muskelschwäche und -atrophie gekennzeichnet sind.

Einteilung: Man kann die Muskeldystrophien nach ihrem Vererbungsmodus, ihrer Pathogenese und ihrer Klinik in die X-chromosomalen Dystrophien und die autosomalen myotonen Dystrophien einteilen (**Tab. 10.3**).

10.2.1 X-chromosomal erbliche Muskeldystrophien

Die X-chromosomal vererbten Muskeldystrophien weisen als gemeinsames Merkmal eine Störung des membranstabilisierenden Proteins **Dystrophin** auf. Aufgrund des Erbgangs sind fast ausschließlich Männer betroffen, selten kommt es zu Symptomen bei weiblichen Genträgern.

Histopathologisch zeigen sich Kaliberschwankungen von Muskelfasern (atrophe neben kompensatorisch hypertrophierten Fasern), zentralständige Zellkerne sowie eine Pseudohypertrophie, die durch den fett- und bindegewebigen Umbau primär degenerierter Muskelfasern (→ Nekrosen) entsteht. Mithilfe der **Immunhistochemie** lässt sich das fehlende bzw. pathologische Dystrophin mit verschiedenen Antikörpern nachweisen. Dieses stellt sich normalerweise wie eine Begrenzungslinie zwischen den Muskelzellen dar.

> **LERNTIPP** !
>
> Den X-chromosomal erblichen Muskeldystrophien liegt eine Störung des Dystrophins zugrunde. Beim Typ Duchenne besteht ein absoluter Dystrophinmangel. Dieser lässt sich in der Immunhistochemie mit Anti-Dystrophin-Antikörpern sicher nachweisen: Im Normalbefund erscheint das Dystrophin als „Begrenzungslinie" zwischen den Muskelzellen, die bei der Muskeldystrophie Duchenne fehlt.

Tab. 10.3 Übersicht über und Vergleich von Muskeldystrophien und myotonen Muskeldystrophien

Kriterium	X-chromosomal hereditäre Muskeldystrophien	myotone Muskeldystrophien
Prävalenz	10/100 000	12/100 000
Erkrankungsbeginn	Kindheit/Jugend	jedes Alter
Erbgang	X-chromosomal-rezessiv	autosomal-dominant
Defekt	Dystrophinmangel	CTG-Triplet-Expansion mit Proteindefekten
Symptombeginn	Beckengürtel	Kopf, Schultergürtel, Arme, Fußheber
Beteiligung der Gesichtsmuskulatur	nein	ja
Hypertrophien	Waden	nein
kardiale Symptome	häufig (Typ Becker: selten)	häufig
Myotonie	nein	ja
Besonderheiten	Gowers-Zeichen	Cataracta myotonica, endokrine Störungen

Muskeldystrophie Duchenne

DEFINITION Rasch progrediente Myopathie infolge eines absoluten Dystrophinmangels.

Epidemiologie: Die Muskeldystrophie Duchenne ist mit einem Auftreten von 1:4000 Jungen die häufigste Muskelerkrankung im Kindesalter.

Ätiologie: Bei der Mehrzahl der Patienten (ca. ⅔) finden sich **Deletionen** des Dystrophin-Gens, seltener **Punktmutationen** (⅓).

Klinik: Die Krankheit manifestiert sich im 3.–5. Lebensjahr mit Beckengürtel-betonten Paresen. Es kommt zu einer verzögerten motorischen Entwicklung, besonders Aufstehen und Treppensteigen bereiten Probleme. Im Verlauf entwickelt sich auch eine Schwäche der Schulter- und Oberschenkelmuskulatur, zuletzt der distalen Muskulatur. Die Gesichtsmuskulatur bleibt lange ausgespart. Im Allgemeinen kommt es vor dem 15. Lebensjahr zum Verlust der Gehfähigkeit.

Die Mehrzahl der Patienten weist einen Herzmuskelbefall auf (Myokardinsuffizienz, Herzrhythmusstörungen). Bei etwa einem Drittel zeigt sich eine Intelligenzminderung (z. B. als Sprachentwicklungsverzögerung). Weitere Komplikationen sind die u. a. Kontrakturen der Hüft- und Kniegelenke und das erhöhte Risiko einer **malignen Hyperthermie**. Prognostisch relevant ist die respiratorische Insuffizienz durch Atemmuskelschwäche und Skoliose.

Konduktorinnen werden zu 20 % mit Muskelschwäche, Kardiomyopathie oder Wadenhypertrophie auffällig.

Diagnostik: In der klinischen Untersuchung erkennt man Muskelatrophien, abgeschwächte Reflexe (ASR bleibt erhalten), Kontrakturen und eine Hyperlordose der LWS. Pyramidenbahnzeichen sind in der Regel negativ. Zudem findet man folgende charakteristische Zeichen:

- **Trendelenburg-Zeichen**: Absinken des Beckens durch Schwäche der Mm. glutei medii und minimi
- **Gowers-Zeichen**: Beim Aufstehen gehen die Kinder in eine Vierfüßlerstellung und „klettern" am eigenen Körper in die Höhe, indem sie sich mit den Armen an den Beinen abstützen.
- **Pseudohypertrophie**: pathologische Einlagerung von Fett und Bindegewebe in Muskeln (sog. Gnomenwaden) → die Waden erscheinen zwar „kräftig", sind aber schwach.

Im Serum betroffener Patienten ist eine massive CK-Erhöhung nachweisbar, ebenso bei einem Großteil der Konduktorinnen (→ zum Screening einsetzbar). Das EMG zeigt verkürzte und amplitudengeminderte Einzelpotenziale und schon bei schwacher Muskelanspannung ein relativ dichtes Aktivitätsmuster (myopathisches Muster). Gesichert werden kann die Diagnose durch genetische Diagnostik sowie immunhistochemisch durch die fehlende Expression von Dystrophin.

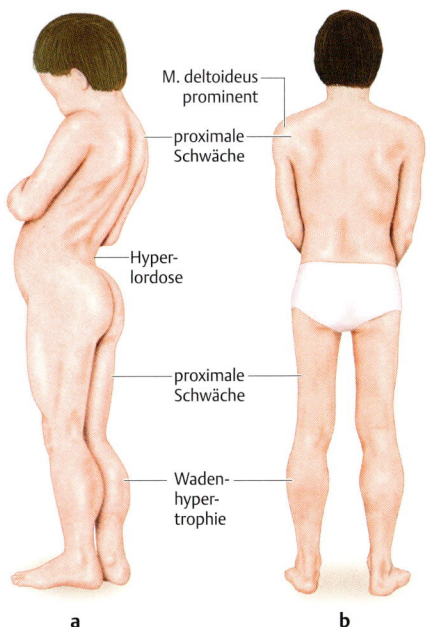

Abb. 10.2 **Muskeldystrophie. a** Typ Duchenne. **b** Typ Becker-Kiener. [aus Rohkamm, Taschenatlas Neurologie, Thieme, 2009]

> **LERNTIPP**   !
>
> Ein Kind mit Muskeldystrophie Duchenne hat **Probleme beim Gehen** („watschelnder Gang") und leidet an einer ausgeprägten **Muskelschwäche**, die besonders beim Treppensteigen auffällig wird. Um sich aufzurichten, arbeiten die Kinder mit einem „Trick": Sie gehen in die Vierfüßlerstellung und hangeln sich dann mit den Armen an ihren Beinen nach oben (**Gowers-Zeichen**). Die **Waden** machen einen erstaunlich **kräftigen** Eindruck, sind aber aufgrund des eingelagerten Fetts schwach. Oftmals ist die Sprachentwicklung verzögert. Wenn die Kinder die zweite Lebensdekade erreichen, werden sie gehunfähig; außerdem verkomplizieren kardiorespiratorische Folgeerkrankungen den Verlauf.

Differenzialdiagnosen:

- spinale Muskelatrophien: Faszikulationen
- myotone Dystrophien: myotone Reaktion und charakteristische Begleitsymptomatik (Gonadenatrophie, Katarakt)
- Polymyositis: zwar auch CK-Erhöhung, aber deutlich raschere Progredienz und in der Muskelbiopsie entzündliche Reaktion.

> **LERNTIPP**   !
>
> Faszikulationen treten bei Muskeldystrophien nicht auf!

Therapie: Kortikosteroide können zu einer wenige Jahre anhaltenden Besserung der Muskelkraft und -funktion führen und den Verlust der Gehfähigkeit hinauszögern (Therapiebeginn um das 5. Lebensjahr). Seit 2014 ist Ataluren als mutationsspezifisches Medikament zugelassen. Wichtig sind neben regelmäßigen kardiologischen und respiratorischen Kontrollen supportive Maßnahmen wie Physiotherapie und die nichtinvasive Heimbeatmung bei Ateminsuffizienz sowie ggf. orthopädische Maßnahmen.

Prognose: Der Verlauf ist chronisch-progredient. Die meisten Patienten sterben vor dem 30. Lebensjahr an kardiorespiratorischen Komplikationen oder Infekten.

Muskeldystrophie Becker-Kiener

> **DEFINITION** Langsam progrediente Form der Muskeldystrophie, der ein relativer Dystrophinmangel zugrunde liegt.

Klinik: Die Erkrankung beginnt oft im Schul- oder jungen Erwachsenenalter mit Paresen und Atrophien des Beckengürtels. Typisch sind außerdem Muskelschmerzen und -krämpfe. Die Ausprägung der Symptome ist variabel. Insgesamt ist der Muskelbefall dem beim Typ Duchenne ähnlich, der Typ Becker zeichnet sich jedoch durch den sehr langsamen Verlauf aus, bei dem es erst nach 25–30-jähriger Krankheitsdauer zur Gehunfähigkeit kommt (**Abb. 10.2**). Die kardiale Beteiligung ist seltener, sie kann jedoch auch schon in frühen Krankheitsstadien lebensbedrohlich werden.

Diagnostik: Wie Typ Duchenne (s. o.).

Therapie: Es ist keine kausale Therapie bekannt. Die symptomatische Therapie gleicht der beim Typ Duchenne.

Prognose: Die Lebenserwartung ist trotz der langsamen Progredienz durch kardiorespiratorische Manifestationen vermindert. Auch eine Myoglobinurie oder Narkosezwischenfälle gefährden die Patienten.

> **PRÜFUNGSHIGHLIGHTS**
>
> **Muskeldystrophien – Allgemeines:**
>
> **Klinik:**
>
> - !! progrediente, **proximal betonte Muskelschwäche**
> - !! **Gowers-Zeichen:** Aufrichten durch Abstützen am eigenen Körper
> - ! Pseudohypertrophie der Waden („**Gnomenwaden**")
> - ! Die **Reflexe** sind abgeschwächt (ASR erhalten), die Pyramidenbahnzeichen in der Regel negativ.
> - ! **Faszikulationen** treten bei Muskeldystrophien nicht auf (wohl aber bei der DD spinale Muskelatrophie).

LERNPAKET 5

Diagnostik:
- **!** Labor: massive **CK-Erhöhung**
- **!** Histopathologie: **Kaliberschwankungen** von Muskelfasern (atrophe neben kompensatorisch hypertrophierten Fasern), zentralständige Zellkerne, Pseudohypertrophie durch **fett- und bindegewebigen Umbau** primär degenerierter Muskelfasern; Nekrosen
- **!!** Immunhistochemie: Nachweis des fehlenden bzw. pathologischen **Dystrophins**, das normalerweise wie eine Begrenzungslinie zwischen den Muskelzellen zu sehen ist

Komplikationen:
- **!** **Bewegungsapparat**: Kontrakturen der Hüft- und Kniegelenke, Skoliose
- **!** **kardial**: Myokardinsuffizienz, Herzrhythmusstörungen
- **!** erhöhtes Risiko einer **malignen Hyperthermie**

X-chromosomal erbliche Muskeldystrophien:
- **!** fast nur **Männer** betroffen, selten Symptome bei weiblichen Genträgern

Muskeldystrophie Duchenne:
- **!** Ätiologie: häufig **Deletionen des Dystrophin-Gens**, seltener **Punktmutationen**
- spezielle Klinik:
  - **!** Verlust der Gehfähigkeit spätestens in der 2. Lebensdekade
  - **!** **Sprachentwicklungsverzögerungen** als Ausdruck einer kognitiven Teilleistungsschwäche

Muskeldystrophie Becker-Kiener:
- **!!** Beginn im jungen Erwachsenenalter mit Paresen und Atrophien des Beckengürtels; u. a. Gowers-Zeichen, CK-Erhöhung und Gnomenwaden nachweisbar; insgesamt dem Typ Duchenne ähnlich, jedoch sehr langsamer Verlauf.

10.2.2 Autosomal erbliche Muskeldystrophien

Myotone Dystrophie Typ I (Curschmann-Steinert)

DEFINITION seltene Systemerkrankung mit distaler Muskelschwäche, Myotonie und charakteristischer extramuskulärer Begleitsymptomatik (Katarakt, Gonadenatrophie).

Ätiologie: Ursächlich ist eine Trinukleotid-Repeat-Expansion (Vermehrung physiologischer CTG-Triplets auf Chromosom 19). Diese CTG-Amplifikationen finden sich in Bereichen der DNA, die für Muskelproteine codieren. Die Erkrankungen treten von Generation zu Generation immer früher auf (Antizipation); die Schwere der Erkrankung korreliert mit der Anzahl der CTG-Repeats. Die Vererbung erfolgt autosomal-dominant.

Klinik:
Adulte Form: Kennzeichnend bei der nach dem 20. Lebensjahr beginnenden Myopathie sind **distal betonte Muskelatrophien** mit Reflexabschwächung in Kombination mit endokrinen Störungen, **Stirnglatze** (bei Männern) sowie Augenbeteiligung (in 80–90 % d. F. **Katarakt**; Glaukom). Paretisch sind vor allem **Gesichts**-, Schlund-, Hals- und Kaumuskeln sowie die **distale Extremitätenmuskulatur** (v. a. Fußheber). Es finden sich eine **Facies myopathica** mit beidseitiger Ptosis und geöffnetem Mund, Hypomimie, Atrophie der Mm. temporales (**Abb. 10.3**), eine Dysarthrie sowie ein **Steppergang**. Die Myotonie („Muskelsteife") führt selten zu klinischen Einschränkungen. Sie lässt sich durch Beklop-

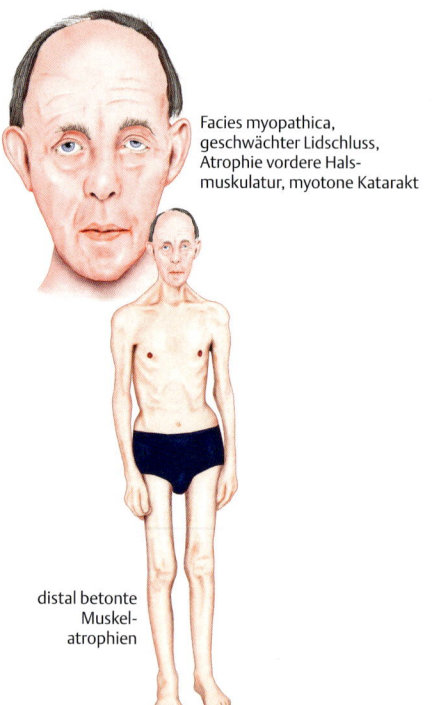

Facies myopathica, geschwächter Lidschluss, Atrophie vordere Halsmuskulatur, myotone Katarakt

distal betonte Muskelatrophien

Abb. 10.3 Myotone Dystrophie. [aus Rohkamm, Taschenatlas Neurologie, Thieme, 2009]

fen der Muskulatur provozieren. Reizleitungsstörungen (**Cave:** maligne Herzrhythmusstörungen) und Herzinsuffizienz sind Ausdruck der Herzbeteiligung. Auch die glatte Muskulatur (Gastrointestinaltrakt, Uterus) kann betroffen sein. Es können dystrophische und endokrine Symptome bestehen (Gonadenatrophie/Hypogonadismus, abnorme Glukosetoleranz/Diabetes mellitus, Schilddrüsenerkrankungen). Des Weiteren sind eine mit der Länge der CTG-Repeats zunehmende Intelligenzminderung und Persönlichkeitsstörungen beschrieben.

> **LERNTIPP** **!**
>
> Muskelschwäche, geringe Mimik, Myotonie (= erhöhte Muskelsteife, erkennbar z. B. am zu langsamen Öffnen der Finger nach Faustschluss) und Katarakt sind klassische Zeichen der myotonen Dystrophie.

Infantile und juvenil-adulte Formen: Die Erkrankung beginnt im 1. oder vor dem 10. Lebensjahr (infantile Form) oder ab dem 10. bzw. 20. Lebensjahr (juvenil-adulte Form). Bei den infantilen Formen sind das „Floppy Infant"-Syndrom und das Fehlen einer myotonen Reaktion charakteristisch; bei den juvenil-adulten Formen findet sich oft in der Pubertät eine leichte myotone Funktionsstörung.

Diagnostik: Wegweisend sind Klinik, Gendiagnostik (Nachweis der CTG-Triplets auf Chromosom 19) und EMG-Befunde. Letztere zeigen myotone und myopathische Zeichen (myotone Entladungen, Fibrillationspotenziale, positive scharfe Wellen). Durch Beklopfen der Muskulatur in der Nähe der Nadel sind Entladungsserien auslösbar. Das EKG zeigt oft Reizleitungsstörungen (regelmäßige EKG-Kontrollen notwendig!).

Differenzialdiagnosen: Die distale Manifestation der Symptome erlaubt die Abgrenzung von der myotonen Dystrophie Typ II

Tab. 10.4 **Autosomal erbliche Muskeldystrophien**

Typ	Erbgang	Beginn	Symptomatik	Diagnostik	Verlauf
fazioskapulohumerale Muskeldystrophie (FSHD)	a.-d.	frühes Erwachsenenalter	initial Muskelschwäche im Gesicht (Facies myopathica), Schultergürtel (u. a. Scapula alata), im Verlauf langsam absteigende Paresen von Rumpf und Becken, mögliche Herzbeteiligung mit Arrhythmien, Schmerzen und Fatigue	Genanalyse: Deletion auf Chromosom 4q35 (FSHD I) bzw. Chromosom 18p11 (FSHD II)	langsam progredient, normale Lebenserwartung
Gliedergürteldystrophien	a.-r. >> a.-d.	Kindheit bis Erwachsenenalter	variabel, u. a. aufsteigende Schwäche der Schulter- und Beckengürtelmuskulatur mit schwerer motorischer Behinderung, Pseudohypertrophie der Wadenmuskulatur, evtl. Kardiomyopathie über 20 Typen mit verschiedener Ausprägung beschrieben	deutliche CK-Erhöhung; Fehlen oder Verminderung von Calpain 3, Caveolin 3, α-, β-, γ-, δ-Sarkoglykan u. a. Genprodukten	variabel
Emery-Dreifuß-Muskeldystrophie	a.-d. (häufiger aber X-chr.-r.)	Kindheit bis frühes Erwachsenenalter	Paresen von Schultergürtel und Oberarm, Kontrakturen, Facies myopathica, Kardiomyopathie	Mutation im Lamin-A/C-Gen (a.-d.) Mutation im Emerin-Gen (X-chr.-r.)	variabel

a.-d. = autosomal-dominant; a.-r. = autosomal-rezessiv; X-chr.-r. = X-chromosomal-rezessiv

(→ proximal betonte Paresen; s. u.). Bei der fazioskapulohumeralen Muskeldystrophie (s. Tab. 10.4) fehlt i. d. R. die Katarakt, klärend sind hier Muskelbiopsie oder Molekulargenetik. Bei der Myotonia congenita stehen die Myotonien im Vordergrund.

Therapie: Es ist keine kausale Therapie bekannt. Wichtig sind Physiotherapie zur Behandlung von Paresen und Atrophien sowie regelmäßige ophthalmologische, endokrinologische und kardiologische Kontrollen; ggf. sind Antikoagulation und Schrittmacherimplantation indiziert. Die myotone Symptomatik erfordert selten eine Behandlung. In Betracht kommen bei Bedarf membranstabilisierende Präparate (s. u., **Cave:** kardiale Nebenwirkungen).

Prognose: Der Verlauf ist chronisch-progredient. Die Lebenserwartung ist aufgrund der kardiorespiratorischen Insuffizienz in Abhängigkeit von der Manifestationsform auf 40–60 Jahre verkürzt.

Myotone Dystrophie Typ II

Synonym: proximale myotone Myopathie, PROMM

Klinik: Es kommt im Erwachsenenalter zu einer **proximal betonten Schwäche** v. a. der Kopf- und Hüftbeuger sowie zu geringer Myotonie an Händen und Beinen. Im Vordergrund stehen Myalgien und chronische Lumbalgien. Atrophien treten selten auf. Wie beim Typ I sind kardiale Beteiligung, Katarakt und endokrine Störungen nachweisbar. Im Unterschied zum Typ I findet sich in etwa 30 % d. F. ein Aktionstremor, aber nur selten eine Facies myopathica, Stirnglatze oder Intelligenzminderung.

Diagnostik: Die Diagnose wird durch die beschriebene Klinik, Molekulargenetik und myotone Salven in der EMG gesichert. Die Labordiagnostik zeigt eine Erhöhung der CK und der γ-GT. In der Muskelbiopsie finden sich leichte myopathische Zeichen. Das EKG zeigt Reizleitungsstörungen.

Differenzialdiagnosen: Die myotone Dystrophie Typ II präsentiert sich klinisch im Gegensatz zum Typ I mit proximalen Symptomen. Die Polymyositis ist durch eine Muskelbiopsie abgrenzbar (→ entzündliche Infiltrate). Weiterhin kommen differenzialdiagnostisch eine Spondylarthritis und Bandscheibenvorfälle bei Lumbalgien, Alkoholismus (wegen der γ-GT-Erhöhung) sowie eine Fibromyalgie infrage.

Therapie: Es ist keine kausale Therapie bekannt.

Prognose: Der Verlauf ist langsam progredient, aber milder als beim Typ I.

Weitere autosomale Muskeldystrophien

Tab. 10.4 gibt einen Überblick über einige autosomal erbliche Muskeldystrophien. Die Emery-Dreifuß-Muskeldystrophie wird autosomal-dominant oder X-chromosomal-rezessiv vererbt.

PRÜFUNGSHIGHLIGHTS

Autosomal erbliche Muskeldystrophien:

Myotone Dystrophie Typ I (Curschmann-Steinert):
- ! **Ätiologie:** Trinukleotid-Repeat-Expansion
- ! **nach dem 20. Lebensjahr** beginnende Myopathie mit:
  - !! Paresen der Gesichtsmuskulatur → **Facies myopathica** mit beidseitiger Ptosis und geöffnetem Mund, Hypomimie, Atrophie der Mm. temporales
  - !! **distal betonte Paresen** der Extremitätenmuskulatur (u. a. Fußheber) → Steppergang
  - !!! **Myotonie** („Muskelsteife"): z. B. zu langsames Öffnen der Finger nach Faustschluss; Provokation durch Beklopfen der Muskulatur
  - !! mögliche **Begleitsymptome: Stirnglatze**, Katarakt, Gonadenatrophie/Hypogonadismus, abnorme Glukosetoleranz/Diabetes mellitus
  - ! **kardiale Beteiligung** → regelmäßige **EKG-Kontrollen** notwendig

LERNPAKET 5

Myotone Dystrophie Typ II:
– **!! proximal** betonte Muskelschwäche
– **!** geringe Myotonie an den Händen
– **!! Facies myopathica**, Stirnglatze

Fazioskapulohumerale Muskeldystrophie (FSHD):
– **!** Facies myopathica, Scapula alata, langsam absteigende Paresen

Gliedergürteldystrophien:
– **!** autosomal-rezessiv vererbte **Paresen der Schulter- und Beckengürtelmuskulatur** mit Pseudohypertrophie der Waden
– **!** z. T. **Kardiomyopathie**
– **!!** Labordiagnostik: **CK-Erhöhung**.

10.3 Myotonien

DEFINITION Erkrankungen, die durch eine pathologisch verlängerte Muskelkontraktion nach beendeter Willkürinnervation gekennzeichnet sind.

Hierzu zählen auch die weiter oben besprochenen myotonen Muskeldystrophien. Das Leitsymptom der Myotonien ist die Dekontraktionshemmung. Die Patienten beschreiben oft ein Gefühl der Steifigkeit und eine Verbesserung durch Bewegen („warm-up"). Es kommt meist zu einer Verstärkung der Beschwerden bei Kälte.

10.3.1 Ionenkanalerkrankungen

DEFINITION Defekte der (muskulären) Ionenkanäle führen zu Erkrankungen mit myotoner Symptomatik.

Einteilung: Nach dem betroffenen Ionenkanal unterscheidet man:
- **Chloridkanal-Myotonien**: Die Muskelfasermembran wird durch eine erniedrigte Ionenleitfähigkeit leichter depolarisiert.
- **Natriumkanal-Myotonien**: Durch den vermehrten Natriumeinstrom in die Muskelzelle ist die Inaktivierung verlangsamt.

Therapie: Therapeutisch werden bei myotonen Symptomen Medikamente mit membranstabilisierenden Eigenschaften eingesetzt (oftmals Antiarrhythmika bzw. Antiepileptika):
- **Natriumkanalblocker** (z. B. Mexiletin) zur Verbesserung der Membranstabilität
- **Antikonvulsiva** (z. B. Carbamazepin, Phenytoin) zur Reduktion der Depolarisationshäufigkeit der Muskelzelle.
Nebenwirkungen insbesondere der Natriumkanalblocker sind kardiale Symptome wie (Verstärkung bestehender) Reizleitungs-

und Rhythmusstörungen, Herzinsuffizienz, Bradykardie sowie zentralnervöse Beschwerden.
   Kontraindiziert sind
- depolarisierende Muskelrelaxanzien (Succinylcholin), da sie die Depolarisationen verstärken,
- Cholinesterasehemmer wegen der Gefahr einer malignen Hyperthermie und
- Fenoterol zur Wehenhemmung in der Schwangerschaft aufgrund seiner myotonen Wirkung.

Myotonia congenita (Typ Thomsen/Typ Becker)

DEFINITION Die seltenen kongenitalen Myotonien beruhen auf einem Chloridkanaldefekt, der zu einer gestörten Kontraktion und Erschlaffung der Muskelfaser führt.

Es wird diskutiert, dass die Ursache der Störung in der Muskelfaser bzw. im postsynaptischen muskulären Anteil der motorischen Endplatte liegt. Hierfür spricht, dass die pathologische Aktivität durch Lokalanästhetika, aber nicht durch eine Spinalanästhesie, eine Leitungsblockierung oder Curare supprimierbar ist.

Klinik: Die Patienten klagen initial über Verspannungen oder Verkrampfungen, im Verlauf kommt es zu einer generalisierten Myotonie (= Muskelsteife) und Hypertrophie der Willkürmuskulatur. Die myotonen Symptome entstehen bei spontanen Bewegungen (z. B. Händedruck) oder durch mechanische Reize (z. B. Beklopfen) und werden durch längere Muskelarbeit vermindert. Eine plötzliche Muskelsteife als Schreckreaktion kann zu Stürzen führen. Die Patienten weisen einen athletischen Körperbau auf und haben häufig Kontrakturen (s. auch **Tab. 10.5**). Die Lebenserwartung ist in der Regel normal.

Diagnostik: Kennzeichnend sind die myotone Reaktion (kräftige Muskelkontraktion) durch Beklopfen eines Muskels (**Perkussionsmyotonie**), die Minderung der myotonen Symptomatik durch Aufwärmen der Muskeln („warm-up") und das Zurückbleiben der Oberlider bei Blicksenkung („Lid-lag"). Es findet sich i. d. R. eine mäßige CK-Erhöhung. Das EMG zeigt eine charakteristische Zu- und Abnahme der Frequenz und Amplitude der Potenziale („Sturzkampfbombergeräusch"). Die Muskelbiopsie weist oft nur eine Muskelfaserhypertrophie auf (unspezifisch).

> **LERNTIPP** !
>
> Die Patienten wirken athletisch, was auf die dauerhafte Muskelaktivität und die damit einhergehende Muskelhypertrophie zurückzuführen ist. Muskelverspannungen und -steife treten auf, z. B. lösen die Kinder den Griff nach dem Handschlag erst verzögert. Beklopft man einen Muskel, kontrahiert sich dieser stark (Perkussionsmyotonie).

Tab. 10.5 Übersicht und Vergleich der kongenitalen Myotonien

	Myotonia congenita Thomsen	Myotonia congenita Becker
Erbgang	autosomal-dominant	autosomal-rezessiv
Erkrankungsbeginn	1.–3. Lebensjahr	10.–14. Lebensjahr
myotones Befallsmuster	Extremitäten (beinbetont), äußere Augenmuskeln, Kaumuskeln	Extremitäten (beinbetont), Nacken, äußere Augenmuskeln, Kaumuskeln, Zunge
Verlauf	geringe Progredienz und Nachlassen der Symptomatik im höheren Lebensalter	teilweise progredient

Differenzialdiagnosen: Abzugrenzen sind das Stiff-Person-Syndrom (s. u.), das sich in Klinik und EMG-Befund von den kongenitalen Myotonien unterscheidet, sowie pseudomyotone Syndrome (Glykogenose Typ V, Hypothyreose, Neuromyotonie), die sich bei ähnlicher Klinik in der EMG ausschließen lassen.

Therapie: Die Patienten sind oft nur gering in ihren täglichen Verrichtungen behindert, sodass meist nur eine symptomatische Physiotherapie nötig ist.

Als Dauermedikation oder einige Tage vor und nach besonderen Belastungen werden Natriumkanalblocker (z. B. Mexiletin) eingesetzt. Als 2. Wahl gelten Carbamazepin und Phenytoin.

Dyskaliämische periodische Lähmungen

> **DEFINITION** Seltene, autosomal-dominant vererbte Störungen des Kaliumstoffwechsels infolge von Ionenkanaldefekten, die zu episodischen Depolarisierungen der Muskelfasermembran führen (**Tab. 10.6**).

Klinik und Diagnostik: Es treten in unregelmäßigen Abständen **subakute schlaffe Lähmungen** der quergestreiften Muskulatur auf, die in Dauer und Ausmaß wechseln und sich spontan zurückbilden. Die Untersuchung im Anfall zeigt einen schlaffen Muskeltonus und erloschene Reflexe bei erhaltener Sensibilität. Bewusstsein und Schmerzempfinden sind ungestört. In der Regel bessert sich die Symptomatik ab dem mittleren Lebensalter spontan. Im Intervall besteht Beschwerdefreiheit.

Diagnostisch wegweisend ist die Bestimmung des **Serumkaliumspiegels im Anfall** (im Intervall normal!) sowie das EKG. Das EMG zeigt eine Reduzierung der Muskelaktionspotenziale.

Differenzialdiagnosen: Auszuschließen sind neben psychogenen Lähmungen die wesentlich häufiger auftretenden symptomatischen Hypokaliämien (bei Erbrechen, Diarrhö, Leberzirrhose, Nieren- und NNR-Insuffizienz, Anorexia nervosa, Diuretikaeinnahme), die sich aber meist anhand der Anamnese gut abgrenzen lassen. Im Gegensatz zur Myasthenia gravis finden sich bei den dyskaliämischen Lähmungen keine Augenmuskelparesen.

Paramyotonia congenita (Eulenburg)

> **DEFINITION** Autosomal-dominant vererbte Paramyotonie (keine Myotonie!) infolge eines Natriumkanaldefekts, der zu einer verlangsamten Inaktivierung führt.

Klinik: Die Erkrankung beginnt im Säuglingsalter mit myotoner Reaktion bei Kälteexposition, die sich durch Muskelarbeit verstärkt (paradoxe Myotonie). Bei anhaltender Kälteexposition kommt es durch den starken Natriumeinstrom mit ausgeprägter Membrandepolarisation zu stundenlangen Paresen. Im Verlauf kann sich eine generalisierte Muskelschwäche mit distal betonten Atrophien entwickeln.

> **PRAXIS** Im Vergleich zu den kongenitalen Myotonien wird die myotone Symptomatik der Paramyotonie **durch Bewegen** nicht besser, sondern **schlimmer** (kein „warm-up": paradoxe Myotonie).

Tab. 10.6 Vergleich der dyskaliämischen periodischen Lähmungen

	hypokaliämische periodische Lähmung	hyperkaliämische periodische Lähmung
Ätiologie	Kalziumkanaldefekt → abnorme Aufnahme von Kalium in die Muskelzelle	Natriumkanaldefekt → Depolarisation der Muskelmembran durch Kaliumausstrom
Erkrankungsalter	um das 20. Lebensjahr	frühe Kindheit
Auftreten der Lähmung	morgens, aus dem Schlaf heraus	tagsüber nach Aktivität oder Nahrungskarenz
Auslöser	• kohlenhydratreiche Mahlzeiten • Ruhe nach körperlicher Anstrengung	• Hunger, Kälte • Ruhe nach körperlicher Anstrengung
Art der Lähmung	• aufsteigende proximal betonte Lähmungen mit Ausdehnung auf Rumpf- und Halsmuskulatur, u. U. Tetraparese, selten Atemmuskeln • Gangstörung	• Parese von Gesichts- und Pharynxmuskulatur, selten der Atemmuskulatur • Gangstörung
Hirnnervenbeteiligung	selten	oft
Dauer der Lähmung	Stunden bis Tage	Minuten bis Stunden
symptomfreie Intervalle	Wochen bis Jahre	Stunden bis Wochen
mittlere Frequenz	1 ×/Monat	1 ×/Woche oder Tag
Serumkalium im Anfall	2–3 mmol/l	>6 mmol/l
EKG	Bradykardie, verlängerte QT-Zeit, ST-Senkung, U-Wellen	QRS-Verbreiterung, T-Zacke erhöht
Therapie	• Kaliumchlorid p. o. (bei i. v.-Gabe Gefahr des Herzstillstands) • Azetazolamid oder Spironolacton prophylaktisch • kohlenhydrat- und kochsalzarme Ernährung • Vermeiden körperlicher Überlastungen	• Kalziumglukonat p. o., Glukose + Insulin, Salbutamol inhalativ • Hydrochlorothiazid oder Azetazolamid prophylaktisch • häufige kohlenhydrat- und kochsalzreiche Mahlzeiten, Verzicht auf kaliumreiche Lebensmittel • Vermeiden körperlicher Überlastungen

LERNPAKET 5

Diagnostik:
- Labor: CK-Erhöhung
- EMG: bei Abkühlung pathologische Spontanaktivität und passagere Zunahme myotoner Entladungen, später elektrische Stille.

Therapie: 1. Wahl ist der Natriumkanalblocker Mexiletin, als 2. Wahl gilt Carbamazepin.

10.3.2   Stiff-Person-Syndrom (SPS)

> **DEFINITION** Syndrom mit myotoner Symptomatik, die durch Außenreize und Emotionen verstärkt wird.

Ätiologie: Das SPS ist häufig mit Autoimmunerkrankungen (Diabetes mellitus Typ I, Thyreoiditis, perniziöser Anämie, Vitiligo), mit Epilepsien oder mit Neoplasien (SCLC, Thymom, Lymphom, Pharynx-, Mammakarzinom) assoziiert.

Klinik: Unter Aussparung von Gesicht, Händen und Füßen kommt es zu einer Steifigkeit der Muskulatur durch Dauerinnervation. Aktive und passive Bewegungen, aber auch schon geringe mechanische oder emotionale Reize (z. B. psychische Aufregung, Ärger) können gesteigerte Reaktionen mit schmerzhaften Spasmen auslösen. Neben Skelettdeformitäten durch Subluxationen und Spontanfrakturen ist eine progrediente Gangstörung mit Verletzungsgefahr durch plötzliche Stürze auffällig. Häufig treten Angstattacken und vegetative Begleitsymptome (Tachykardie, Hyperhidrosis, Hypertonie, Tachypnoe) auf. Es wird eine Verschlimmerung der Symptome durch L-Dopa und Clomipramin beschrieben.

> **LERNTIPP**   !
>
> Das Stiff-Person-Syndrom ist zwar selten, das IMPP fragt aber trotzdem ab und zu danach. Merken Sie sich in diesem Zusammenhang v. a. die Klinik: Typisch sind die schmerzhaften Muskelspasmen, die auftreten, wenn sich die Patienten über irgendetwas aufregen oder ärgern.

Diagnostik: In der **EMG** zeigt sich eine Daueraktivität in Ruhe, die nicht unterdrückt werden kann, mit normalen Aktionspotenzialen, regelrechter Amplitude und normaler „silent period". Myotone Salven sind im Gegensatz zu den kongenitalen Myotonien nicht nachweisbar. Im Liquor können sich oligoklonale Banden, in Serum und Liquor Antikörper gegen Glutamatdecarboxylase (GAD) und/oder Amphiphysin finden. Histopathologisch geht das SPS mit perivaskulären Lymphozyteninfiltraten besonders im Vorderhornbereich einher.

Die GAD-Auto-Antikörper sind mit den Inselzell-Antikörpern des Diabetes mellitus Typ I strukturverwandt. Dies erklärt das überzufällig häufige gemeinsame Auftreten dieser beiden Erkrankungen.

Es sollte immer eine ausführliche Tumorsuche erfolgen.

Differenzialdiagnosen:
- kongenitale Myotonie: Beim SPS wird die erhöhte Muskelspannung durch Schlaf, periphere Nervenblockade, Spinalanästhesie oder Narkose unterbrochen.
- Tetanus: generalisierte Muskelspasmen unter Einschluss der Gesichtsmuskulatur, rasche Entwicklung über Tage
- Neuromyotonie: nicht durch externe Reize auslösbar (s. u.)

- Konversionssyndrom: v. a. vor dem Hintergrund der Angstproblematik und der inadäquaten Schreckreaktionen.

Therapie: Kausal können Immunglobuline i. v., eine Kortikoidhochdosistherapie, eine Plasmapherese oder Rituximab versucht werden. Symptomatisch kommen u. a. Benzodiazepine, Valproat, Gabapentin und Baclofen zum Einsatz.

> **PRÜFUNGSHIGHLIGHTS**
>
> **Ionenkanalerkrankungen:**
> - ‼ Bei der **Myotonia congenita** finden sich anfangs Verspannungen oder Verkrampfungen der Muskulatur. Die typische myotone Reaktion (kräftige Muskelkontraktion) tritt bei spontanen Bewegungen (z. B. Händedruck) oder durch mechanische Reize auf (= **Perkussionsmyotonie** bei Beklopfen eines Muskels). Klinisch besteht ein athletischer Körperbau.
> - ! Die **hypokaliämische periodische Lähmung** manifestiert sich i. d. R. um das 20. Lebensjahr mit aus dem Schlaf heraus auftretenden schlaffen Lähmungen bis hin zur Tetraparese, die sich spontan zurückbilden. Die Muskeleigenreflexe sind abgeschwächt, Sensibilität und Bewusstsein sind regelrecht. Im Anfall findet sich ein deutlich (um 2–3 mmol/l) erniedrigtes Serumkalium.
>
> **Stiff-Person-Syndrom:**
> - ‼ Steifigkeit der Muskulatur schon bei geringen mechanischen oder emotionalen Reizen als gesteigerte Reaktionen mit schmerzhaften Spasmen
> - ! Skelettdeformitäten und progrediente **Gangstörung** mit Verletzungsgefahr durch plötzliche Stürze.

10.4 Metabolische Myopathien

Die metabolischen Myopathien stellen eine heterogene Gruppe von Erkrankungen mit Störungen im Energiestoffwechsel dar, bei denen belastungsabhängige Paresen, Myalgien und Kontrakturen auftreten. Therapeutisch stehen Ausdauertraining und bei Bedarf die Implantation eines Herzschrittmachers im Vordergrund.

10.4.1   Glykogenosen

Im Rahmen der Glykogenosen Typ II und V treten Myopathien auf. Ihnen liegt eine Störung des muskulären Glykogenabbaus zugrunde. Sie werden im Skript Pädiatrie besprochen.

10.4.2   Mitochondriale Enzephalomyopathien

Die Mitochondriopathien wurden bei den Enzephalopathien bei metabolischen Grunderkrankungen besprochen (S. 56).

10.4.3   Lipidspeichermyopathien

> **DEFINITION** Myopathische Syndrome, die auf verschiedenen Fettstoffwechselstörungen beruhen.

Einteilung: Es gibt **hereditäre** (Carnitin-Palmitoyl-Transferase-II-Mangel, riboflavinresponsive Fettsäureoxidationsstörung, primärer Carnitinmangel) und **erworbene** Formen (endokrin, entzündlich, medikamentös bedingt).

Klinik:
- episodisch auftretende proximale Paresen mit Myalgien
- intermittierende Rhabdomyolyse mit Myoglobinurie nach körperlicher Belastung, Infektionen oder Hungerperioden
- normaler Befund im Intervall.

Diagnostik:
- Histologie: Lipidakkumulation in den Muskelfasern
- Labor: Carnitin in Serum und Urin
- Gendiagnostik.

Therapie: Wirksam ist eine Diät mit niedrigem Fett- und hohem Kohlenhydratanteil und das Vermeiden von Fastenperioden. Bei Carnitinmangel kann L-Carnitin gegeben werden, bei der riboflavinresponsiven Form Riboflavin.

10.4.4 Myopathie bei Myoadenylatdeaminasemangel (MAD-Mangel)

Hierbei führt eine Störung des Purinstoffwechsels im Erwachsenenalter zu Muskelkrämpfen und Muskelschwäche, die durch Muskelarbeit verstärkt oder ausgelöst werden. Im Ischämietest findet sich ein fehlender Ammoniakanstieg bei erhaltenem Laktatanstieg, in der Muskelbiopsie ist ein MAD-Mangel nachweisbar. Belastungsabhängige Myalgien sind oft therapierefraktär.

10.5 Entzündliche Muskelerkrankungen

Synonym: Myositiden

Ätiologie: Myositiden sind vorwiegend **autoimmuner** Genese und nur selten **infektiös** bedingt. Akute Myositiden treten v. a. als Begleiterscheinung bei viralen Infektionen auf. Häufige Erreger sind Enteroviren (Coxsackie- und Echoviren) oder Influenzaviren. Zu den autoimmunen Myositiden zählen die Dermatomyositis, Polymyositis, nekrotisierende Myositis, Einschlusskörperchenmyositis, andere Kollagenosen (Overlap-Syndrome) und Vaskulitiden. Ebenso zu den nichtinfektiösen Myositiden zählen die Polymyalgia rheumatica, die Riesenzellmyositis, die eosinophile Polymyositis und die Myositis bei Systemerkrankungen wie Sarkoidose.

Coxsackie-B-Viren können eine akute Myositis v. a. der Interkostal- und oberflächlichen Bauchmuskulatur auslösen und zu einer aseptischen Pleuritis oder Peritonitis führen. Dieses Krankheitsbild wird als **Morbus Bornholm** oder Myalgia epidemica bezeichnet.

Klinik: Im Vordergrund stehen Muskelschwäche bis -lähmung mit Myalgien und allgemeinem Krankheitsgefühl. Einen Überblick über die wichtigsten Myositiden gibt **Tab. 10.7**.

Tumorassoziation: Bis zu 30 % der autoimmunen Myositiden sind mit malignen Neoplasien (Mamma-, Magen-, Ovarial-, Bronchialkarzinom) vergesellschaftet. Die Muskelsymptomatik äußert sich häufig vor der Tumormanifestation. Ein Malignom ist wahrscheinlich, wenn
- der Patient bei Symptombeginn über 50 Jahre alt ist,
- es sich klinisch um eine Dermatomyositis handelt,
- die Therapie nicht gut anspricht und/oder
- keine myositisspezifischen Antikörper nachweisbar sind.

> **LERNTIPP** !
>
> Diese Krankheitsbilder haben Sie bereits im Skript Immunsystem und Rheumatologie gelernt. Rufen Sie sich an dieser Stelle aber trotzdem noch einmal die wichtigsten Charakteristika in Erinnerung:
> - Bei der **Polymyositis** stehen nicht die Schmerzen, sondern die **Muskelschwäche** im Vordergrund! Diese tritt symmetrisch auf und betrifft v. a. die proximalen Oberarme und -schenkel.
> - An die **Dermatomyositis** müssen Sie bei einem „lilafarbenen Erythem" an Wangen, Augenlidern, Hals und Dekolleté denken. Denken Sie an die Tumorassoziation bei der Poly- und Dermatomyositis!
> - Der Verdacht auf eine **Polymyalgia rheumatica** liegt bei **beidseitigen druckschmerzhaften Oberarmen** nahe (sensitivster Parameter!). Außerdem ist die BSG extrem erhöht.

> **PRÜFUNGSHIGHLIGHTS**
>
> **Dermatomyositis:**
> - ! **Klinik**: proximal betonte symmetrische Paresen, Muskelschmerzen, Schluckstörungen, Hautbeteiligung, CK ↑
> - ! **Muskelbiopsie** zur Diagnosesicherung
> - ! Eine Tumorsuche ist bei Dermatomyositis-Patienten obligat.
> - ! Therapie der 1. Wahl sind Kortikosteroide.

Tab. 10.7 Myositiden: Übersicht und Vergleich

	Polymyositis	Dermatomyositis	nekrotisierende Myositis	Einschlusskörperchenmyositis	Polymyalgia rheumatica
tumorassoziiert	15 %	32 %	ca. 15 %	selten	selten
Beginn	jedes Alter, v. a. 40–60 J.	40–60 J.	>18 J.	meist >50 J.	>60 J.
Verlauf	subakuter Beginn; chronisch-progredient über Monate	akuter Beginn, dann chronisch-progredient über Monate	akut bis subakut	schleichend über mehr als 12 Monate	akut innerhalb von Tagen
Paresen	proximal betont und symmetrisch, Schluckstörungen			proximal und distal, oft asymmetrisch	nur schmerzbedingt (Einschränkung aktiver Bewegungen)
Myalgien	Druckdolenz bei 50 % der Patienten	häufiger als bei Polymyositis	vorhanden	keine	v. a. nachts Schulter- und Beckengürtel Druckdolenz
Reflexe	erhalten	erhalten	erhalten	Reflexverlust (PSR)	erhalten

LERNPAKET 5

Tab. 10.7 Fortsetzung

	Polymyositis	Dermatomyositis	nekrotisierende Myositis	Einschlusskörperchen-myositis	Polymyalgia rheumatica
Sonstiges	Muskelatrophie, Arthralgien, Fieber, Allgemeinsymptome wie Gewichtsverlust, Myokarditis, interstitielle Lungenerkrankung, keine Sensibilitätsstörungen	Allgemeinsymptome wie Gewichtsverlust, Hautbeteiligung, Myokarditis, Rhythmusstörungen, Herzinsuffizienz, interstitielle Lungenerkrankung	Muskelatrophie, „Anti-Signal Recognition Particle"-(Anti-SRP-) Antikörper, Assoziation mit myotoxischer Medikation	kardiovaskuläre Symptome, Muskelatrophie, Neuropathie	Arteriitis temporalis, Morgensteifigkeit, Allgemeinsymptome, Fieber
Labor	BSG↑, CK↑ (bis zu 50-fach), Myoglobin↑			CK↑ (<15-fach)	BSG↑, CRP↑, CK (↑), Anämie
EMG	myopathische Zeichen			myopathische und akut-neurogene Zeichen (pathologische Spontanaktivität: positive scharfe Wellen, Fibrillationen)	unauffällig
Muskelbiopsie	endomysiales entzündliches Infiltrat (CD$_8$-positive T-Zellen, Makrophagen, Plasmazellen), Muskelfasernekrosen	perimysiales und perivaskuläres entzündliches Infiltrat (CD$_4$-positive T-Zellen, Makrophagen, CD$_{20}$-positive B-Zellen), Komplementablagerungen um Kapillaren, Muskelfaseratrophie, Nekrosen kleiner Fasergruppen	ausgedehnte Muskelfasernekrosen, sekundär entzündliches Infiltrat (v. a. Makrophagen)	Rimmed Vacuoles mit eosinophilen Einschlüssen, intrazelluläre Amyloidablagerungen, endomysiales entzündliches Infiltrat (CD$_8$-positiver T-Zellen und Makrophagen), keine Nekrosen	unauffällig
Therapie	Steroide, Immunsuppressiva (Azathioprin, MTX), Immunglobuline i. v. (Off-Label-Use) über 1–3 Jahre			Immunglobuline i. v. (Off-Label-Use), Physiotherapie	Steroide (promptes Ansprechen!)

10.6 Sekundäre Myopathien

10.6.1 Toxische Myopathien

In der Regel äußern sich toxische Effekte auf die Muskulatur als Paresen und Myalgien, selten als Myotonien. Diagnostisch wegweisend ist die Muskelbiopsie mit Muskelfasernekrosen, makrophagozytärer Reaktion und regenerierenden Fasern. Die Therapie besteht für alle Formen im Absetzen des auslösenden Agens (s. auch Tab. 10.8).

10.6.2 Endokrine Myopathien

Bei hormonellen Störungen kann es zu meist symmetrischen Muskelerkrankungen mit Myalgien durch Fasernekrosen kommen.

- **Hyperthyreose:** Durch Hypermetabolismus kommt es zum Abbau von Muskelproteinen, der zu einer **proximal** betonten, generalisierten **Muskelschwäche** bei mehr als 50 % der Patienten führt. Zudem treten **Atrophie**, Krampi, spontane Myalgien und Faszikulationen auf. Es finden sich EMG-Veränderungen, die **Serum-CK** ist jedoch **normal**. Unter endokrinologischer Therapie ist die muskuläre Symptomatik voll reversibel. Eine symptomatische Therapie mit β-Blockern ist möglich.
- **Hypothyreose:** Ein verminderter Proteinmetabolismus führt zu einer reduzierten Kontraktionsfähigkeit mit verzögerter Relaxation, aus der eine **Muskelschwäche ohne Atrophie** bei ca. 30 % der Patienten resultiert. Es finden sich leichte proximale Paresen, erloschene Reflexe, Pseudomyotonie und Hypertrophie; die **CK** ist **erhöht**. Es kommt zu einer Besserung unter endokrinologischer Therapie.

- **Hyperparathyreoidismus:** Es zeigen sich proximale Paresen v. a. des Beckengürtels. Die Therapie der Grunderkrankung ist chirurgisch, bei sekundärer Form ist die Substitution von Vitamin D und Kalzium indiziert.
- **Hypoparathyreoidismus:** Der Kalziummangel kann zu einer Tetanie führen (selten!). Die Therapie besteht in Substitution von Vitamin D und Kalzium.
- **Conn-Syndrom:** Die Kaliumstörung führt zu einer langsam progredienten proximalen Myopathie bis hin zur Gehunfähigkeit.

10.6.3 Paraneoplastische Myopathien

Hierzu zählen das Stiff-Person-Syndrom (S. 140), das Lambert-Eaton-Syndrom (S. 146) und die Dermatomyositis (S. 141).

Tab. 10.8 **Toxische Myopathien** (Übersicht)

Ursache	Ätiologie	Klinik
maligne Hyperthermie	seltene Narkosekomplikation bei disponierten Patienten	hypermetabolische Krise: lebensbedrohliche Muskelhypertonie, Temperaturanstieg, Tachykardie, metabolische Azidose Therapie: Dantrolengabe
malignes neuroleptisches Syndrom	gefährliche unerwünschte Wirkung einer Neuroleptikatherapie	akuter Rigor, Fieber, Tachykardie, Hyperhidrosis, Hypersalivation und Koma, CK-Erhöhung, Leukozytose, metabolische Azidose
Rhabdomyolyse	unterschiedlich (z. B. Trauma, Drogenkonsum, Elektrolytstörungen)	akute ausgedehnte Nekrose des Muskelgewebes mit Gefahr des akuten Nierenversagens (CK ↑)
Alkoholmyopathie	Myopathie durch toxischen Effekt des Ethanols und Malnutrition im Rahmen eines chronischen Alkoholabusus	chronische Myopathie und Kardiomyopathie, nach Alkoholexzessen werden auch akute nekrotisierende Verläufe (Rhabdomyolyse) beobachtet Besserung durch Abstinenz
medikamenteninduzierte Myopathien	Steroidmyopathie: Steroidlangzeittherapie (20 %), Cushing-Syndrom (> 50 %)	plötzlich einsetzende proximale Paresen und Atrophien (oft Atemmuskeln); Remission nach Absetzen/Dosisreduktion
	statininduzierte Myopathie: Einnahme von Statinen, v. a. bei eingeschränkter Nierenfunktion	Paresen und Myalgien, Gefahr der Rhabdomyolyse und Myoglobinurie mit Übergang in ein akutes Nierenversagen, ggf. monatelange Persistenz nach Absetzen
Tetanus	Infektion mit Clostridium tetani	Muskelkrämpfe: Trismus, Opisthotonus
Botulismus	Infektion mit Clostridium botulinum	allgemeine Muskelschwäche, periphere Nervenlähmungen, die typischerweise an den Hirnnerven beginnen (Doppelbilder, Ophthalmoplegia interna und externa, Akkommodationsschwäche, Ptosis, Dysphagie, Xerostomie, Dysarthrie); typisch ist das Fehlen von Sensibilitätsstörungen und Fieber.

10.7 Myasthenien

DEFINITION Myasthenien basieren auf einer gestörten Reizübertragung an der neuromuskulären Endplatte und gehen mit einer belastungsabhängigen Muskelschwäche einher.

Ätiopathogenese: Myasthenien können autoimmunologischer, paraneoplastischer oder toxischer Genese sein. Die neuromuskuläre Übertragung kann auf verschiedenen Ebenen gestört werden:

- **präsynaptisch** → unzureichende Acetylcholinsynthese, -speicherung oder -freisetzung (z. B. Lambert-Eaton-Syndrom)
- **synaptischer Spalt** → Störung der Acetylcholindiffusion
- **postsynaptisch** → Störung der Acetylcholinbindung an den Rezeptor (z. B. Myasthenia gravis)

10.7.1 Myasthenia gravis

DEFINITION Autoimmunerkrankung mit belastungsabhängiger Skelettmuskelschwäche durch eine Autoantikörper-bedingte Blockierung und Zerstörung postsynaptischer Acetylcholinrezeptoren der neuromuskulären Endplatte.

Ätiopathogenese: Immunpathogenetisch kommt dem Thymus eine hohe Bedeutung zu; bei über 70 % der Patienten ist eine lymphofollikuläre Thymushyperplasie oder ein **Thymom** nachweisbar. In 10 % d. F. wird von einem vorausgegangenen Virusinfekt berichtet. Die polyklonalen Autoantikörper werden von B-Lymphozyten des Thymus gebildet. Sie binden an die postsynaptischen Acetylcholinrezeptoren, blockieren die Bindungsstelle am Rezeptor bzw. verursachen dessen Abbau und aktivieren das Komplementsystem (→ Schädigung der postsynaptischen Membran). Hierdurch sinkt die Anzahl verfügbarer Rezeptoren.

Klinik: Die typische Symptomatik besteht aus (s. auch **Tab. 10.9**):

- belastungsabhängiger, proximal betonter Schwäche der Extremitätenmuskulatur
- Doppelbildern und Ptosis
- Schluckstörungen
- Dysarthrie

Charakteristisch ist die **Zunahme der Symptome** nach **Belastung** (→ Simpson-Test, s. u.) und im **Tagesverlauf** sowie die Besserung nach Ruhepausen. Meist ist der Verlauf langsam progredient über Monate oder Jahre. Nach langem Krankheitsverlauf können die Muskeln atrophieren; Reflexe und Sensibilität bleiben erhalten. Insbesondere im Zusammenhang mit Allgemeininfektionen besteht die Gefahr einer Exazerbation in Form einer myasthenen Krise mit akuter Ateminsuffizienz. Eine rein okuläre Form kommt als Sonderform in 15–20 % d. F. vor.

> **LERNTIPP**   !
>
> Typisch ist die Muskelschwäche, die im Laufe des Tages zunimmt. Zum Beispiel ermüden die Arme („Schreiben fällt zunehmend schwer") oder die Augenmuskeln und -lider (Doppelbilder am Abend, die morgens verschwunden sind). Zu verschiedenen (Untersuchungs-) Zeitpunkten, insbesondere zu unterschiedlichen Tageszeiten, finden sich deshalb **wechselnd stark ausgeprägte Befunde.**

LERNPAKET 5

Tab. 10.9 **Klinische Klassifikation der Myasthenia gravis nach Ossermann (modifiziert durch die MGFA[1], 2000)**

Klasse[2]	Charakteristika
I	**rein okuläre Myasthenie** (beschränkt auf äußere Augenmuskeln und ggf. Lidschluss)
II	**leicht- bis mäßiggradige generalisierte Myasthenie** (mit Einbeziehung anderer Muskelgruppen, oft einschließlich der Augenmuskeln)
III	**mäßiggradige generalisierte Myasthenie** (oft einschließlich der Augenmuskeln)
IV	**schwere generalisierte Myasthenie**
V	**Intubationsbedürftigkeit** mit und ohne Beatmung[3]
Die Klassen II–IV lassen sich jeweils in 2 Subgruppen unterteilen:	
A	überwiegend Extremitäten- und Gliedergürtelmuskulatur betroffen, kaum oropharyngeale Beteiligung
B	hauptsächlich oropharyngeale und/oder Atemmuskulatur betroffen, geringfügig Extremitäten bzw. rumpfnahe Muskeln

[1] MGFA: Myasthenia gravis Foundation of America
[2] Je höher die Klasse, desto schlechter ist die Prognose.
[3] Notwendigkeit einer Nasensonde ohne Intubationsbedürftigkeit: Klasse IVb.

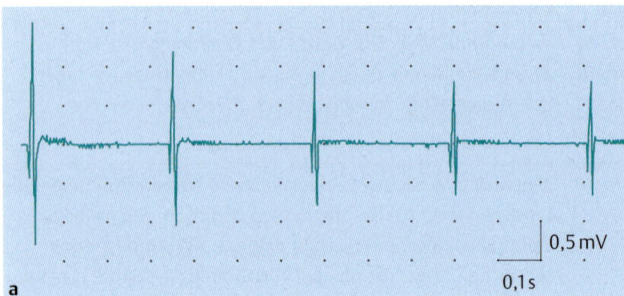
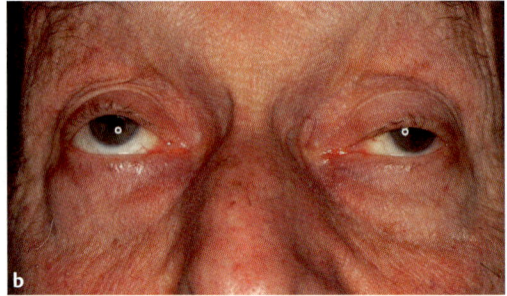

0,5 mV

a   0,1 s   b

Abb. 10.4 Diagnostik bei Myasthenia gravis. a EMG mit kontinuierlicher Amplitudenabnahme („Dekrement") nach wiederholter Stimulation des N. facialis in der Fossa stylomastoidea. **b** Simpson-Test. Bei längerem Blick nach oben kommt es zu divergenter Augenstellung und am linken Auge zur Ptose. [aus Mattle, Mumenthaler, Kurzlehrbuch Neurologie, Thieme, 2015]

Diagnostik:

- **Simpson-Test:** Zunahme einer Ptose bei längerem Blick nach oben (Abb. 10.4)
- **Eisbeutel-Test:** deutliche Besserung einer Ptose nach lokaler Kühlung mithilfe eines Eisbeutels für mehrere Minuten (gute Sensitivität, hohe Spezifität!)
- **Tensilon-Test** (= Edrophoniumchloridtest): Besserung der Symptomatik nach intravenöser Gabe eines Cholinesterasehemmers. **Cave:** Für den Fall kardialer Nebenwirkungen muss hierbei immer Atropin griffbereit sein! Alternativ kann die deutlich ungefährlichere orale Gabe von Pyridostigmin erfolgen.
- In der **EMG** zeigt sich nach repetitiver Reizung eines peripheren Nervs eine kontinuierliche Abnahme der Amplituden der am Effektormuskel abgeleiteten Muskelsummenaktionspotenziale (**Dekrement**), außerdem ein erhöhter „Jitter" im Einzelfaser-EMG.
- Im **Labor** sind in 80 % d. F. Antikörper gegen Acetylcholinrezeptoren, selten muskelspezifische Tyrosinkinase-Antikörper (Anti-MuSK-Antikörper; 6 %) nachweisbar (**Abb. 10.4a**).
- **Liquor:** Normalbefund.

> **PRAXIS** Bei gesicherter Myasthenia gravis ist eine bildgebende Diagnostik des Thymus obligat (→ Thymomsuche).

Differenzialdiagnosen:

- **Lambert-Eaton-Syndrom:** ansteigende Amplituden (Inkrement) bei höherfrequenter Reizung in der EMG

- **andere myopathische Erkrankungen** mit Augenmuskelparesen (CPEO, Kearns-Sayre-Syndrom, okulopharyngeale Muskeldystrophie): keine Belastungsabhängigkeit
- **endokrinologische Störungen** und **Elektrolytverschiebungen:** Labordiagnostik.

Therapie:

Pharmakotherapie: Die Therapie mit **Cholinesterasehemmern** (z. B. Pyridostigmin) und **Immunsuppressiva** (Glukokortikoide und Azathioprin) ermöglicht den meisten Patienten ein weitgehend normales Leben. Das Prinzip der Therapie besteht in einer Erhöhung der Acetylcholinkonzentration im synaptischen Spalt. Bei körperlicher Belastung ist eine individuelle Dosisanpassung durch verkürzte Einnahmeintervalle oder Einnahme einer höheren Dosis vor der körperlichen Anstrengung notwendig. In überdurchschnittlichen Belastungssituationen, infektassoziierter Verschlechterung sowie in der Initialphase einer Steroidtherapie muss die Dosis oft gesteigert werden.

Häufige Nebenwirkungen sind cholinerge Symptome (Übelkeit, Schweißausbruch, vermehrter Speichelfluss, Bronchokonstriktion, gastrointestinale Spasmen, Bradykardie, Hypotonie etc.); bei Überdosierung kann es sogar zur cholinergen Krise kommen (s. u.).

Bei Fortschreiten der Erkrankung trotz Therapie bzw. bei Wirkungsverlust der Cholinesterasehemmer verfolgt man eine Dauertherapie mit Glukokortikoiden (Methylprednisolon). Nach Erreichen der Remission oder Stabilisierung ist eine stufenweise Reduktion anzustreben. Daneben stehen Azathioprin, Ciclosporin (Off-Label-Use), Methotrexat (Off-Label-Use) und andere Immunsuppressiva zur Verfügung.

PRAXIS Bei Beginn der Glukokortikoidtherapie können sich die Beschwerden zunächst verschlimmern, deshalb muss die Dosis langsam gesteigert werden. Nach Absetzen der immunsuppressiven Therapie besteht ein hohes Rezidivrisiko, deshalb dürfen die Medikamente nach mehr als 2 Jahren klinischer Stabilität nur langsam ausgeschlichen werden.

Thymektomie: Sie ist indiziert bei Manifestation einer generalisierten Myasthenie im Alter zwischen 15 und 50 Jahren und Thymomnachweis oder -verdacht. Trotz guter Ergebnisse wird die Indikation bei isolierter okulärer Form zurückhaltend gestellt. Die Therapie mit **Cholinesterasehemmern** (z. B. Pyridostigmin) wird prä-, peri- und postoperativ fortgeführt.

PRAXIS Es besteht eine erhöhte Empfindlichkeit gegen Muskelrelaxanzien (Pancuronium, Vecuronium, Suxamethonium = Succinylcholin u. a.) sowie gegen Benzodiazepine. Zudem können folgende Medikamente eine Myasthenie auslösen bzw. verstärken: β-Blocker, Kalziumantagonisten, Antibiotika, trizyklische Antidepressiva, Morphin, D-Penicillamin, Chloroquin und hochdosiertes Magnesium.

Prognose: Als ungünstige Faktoren gelten hohes Lebensalter, neoplastische Thymusveränderungen sowie schwere generalisierte Formen.

PRÜFUNGSHIGHLIGHTS ✗

Myasthenia gravis:

Klinik:
– !!! unter Belastung und **im Tagesverlauf zunehmende Symptome**:
  – !!! Doppelbilder und **Ptosis**
  – !!! **Dysarthrie**
  – !! Schluckstörungen
  – !! proximale Muskelschwäche
– ! **okuläre Myasthenie:** auf äußere Augenmuskeln und Lidschluss beschränkt
– ! **Verlauf langsam** progredient über Monate
– ! Reflexe und Sensibilität bleiben erhalten
– !! **wechselnd stark ausgeprägte Befunde** zu verschiedenen (Untersuchungs-)Zeitpunkten, insbesondere zu unterschiedlichen Tageszeiten

Diagnostik:
– ! Zunahme einer Ptose bei längerem Blick nach oben (= **Simpson-Test** positiv)
– !! Besserung der Symptomatik nach Gabe von Cholinesterasehemmern (oral: z. B. Pyridostigmin; i. v.: Tensilon = **Tensilon-Test)**
– ! Nachweis von **Acetylcholinrezeptor-Antikörpern**
– ! **Thymomsuche**: bildgebende Diagnostik des Thymus obligat

Therapie:
– ! Unter der **Glukokortikoidtherapie** kann sich die Muskelschwäche anfangs verschlechtern.
– ! Unter Therapie mit Cholinesterasehemmern kann es zu **cholinergen Symptomen** kommen, z. B. Übelkeit, Schweißausbruch, vermehrter Speichelfluss, Bronchokonstriktion.
– ! Auch bei Thymektomie muss die Therapie mit Cholinesterasehemmern (z. B. Pyridostigmin) **prä-, peri- und postoperativ** fortgeführt werden.
– !! Es besteht eine **erhöhte Empfindlichkeit** gegen **Muskelrelaxanzien** (z. B. Suxamethonium = Succinylcholin u. a.) und **Benzodiazepinen**.
– ! β-Blocker (u. a. Medikamente) können eine Myasthenie auslösen bzw. verstärken.

10.7.2 Myasthene und cholinerge Krise

Klinik: Gemeinsames Leitsymptom beider Krankheitsbilder ist eine **rasch zunehmende Muskelschwäche** mit **Atemnot**. Hinzu kommen Hyperhidrose, Harn- und Stuhldrang, ängstliche Unruhe, Verwirrtheit und Benommenheit (s. Tab. 10.10).

PRAXIS Der Tensilontest ist positiv bei myasthener, negativ bei cholinerger Krise.

Therapie:
- **myasthene Krise:**
  – Acetylcholinesterasehemmer (ggf. i. v.)
  – Glukokortikoide
  – Plasmaseparationsverfahren (Plasmapherese oder Immunadsorption)
  – Immunglobuline i. v.
  – ggf. Infektbehandlung (mit Cephalosporinen; Cave: Aminoglykoside, Tetrazykline und hochdosierte Penicilline verstärken myasthene Symptome!)
  – bei Ateminsuffizienz Absaugen, Beatmung
- **cholinerge Krise:** Atropin.

Tab. 10.10 Differenzialdiagnose myasthene/cholinerge Krise

	myasthene Krise	cholinerge Krise
Auge	Mydriasis	Miosis
Atmung	Atemstörung durch Muskelschwäche	Atemstörung durch Muskelschwäche und (!) gesteigerte Bronchokonstriktion und Bronchialsekretion
Herz	Tachykardie	Bradykardie
Muskel	schlaffe Lähmungen	schlaffe Lähmungen mit Faszikulationen, Krampi
Haut	blass, kalt	gerötet, warm
Ursachen	grippale Infekte, Operationen, Entbindung, Pharmaka (s. o.)	Überdosierung von Cholinesterasehemmern
Tensilon-Test	positiv	negativ

Bei der cholinergen Krise handelt es sich um einen Depolarisationsblock.

10.7.3   Sonstige myasthene Syndrome

Die **kongenitale** und die **Neugeborenenmyasthenie** werden im Skript Pädiatrie besprochen.

Das **Slow-Channel-Syndrom** basiert auf einem hereditären Kationenkanalöffnungsdefekt an Acetylcholinrezeptoren und geht mit einer belastungsabhängigen Muskelschwäche und -atrophie einher. Es spricht nicht auf eine Therapie mit Acetylcholinesterasehemmern oder Immunsuppressiva an.

Durch Substanzen wie D-Penicillamin oder Chloroquin kann eine **toxische Myasthenie** ausgelöst werden.

Lambert-Eaton-Myasthenie-Syndrom (LEMS)

Synonym: Pseudomyasthenie

> **DEFINITION** Seltene antikörpervermittelte, myasthenieartige Muskelschwäche.

Epidemiologie: Männer sind häufiger betroffen als Frauen.

Ätiologie: In 60 % d. F. ist das LEMS mit **malignen Tumoren** assoziiert (> 50 % kleinzelliges Bronchialkarzinom, SCLC), in 25 % d. F. mit anderen Autoimmunkrankheiten (Hypo- und Hyperthyreose, rheumatoide Arthritis, perniziöse Anämie, Sjögren-Syndrom, Vitiligo). Die Antikörper sind gegen spannungsabhängige Kalziumkanäle an der präsynaptischen Membran gerichtet (voltage-gated calcium channels, VGCC) und führen zu einer reduzierten Acetylcholinfreisetzung.

Klinik: Das LEMS präsentiert sich klinisch ähnlich wie die Myasthenia gravis mit unter Belastung zunehmenden Muskelparesen, die sich nach maximaler Willkürinnervation vorübergehend bessern können (Fazilitation). Die typische Trias besteht aus:

- **proximal betonter, belastungsabhängiger Schwäche** (insbesondere der Beckengürtelmuskulatur),
- **Hyporeflexie** und
- **anticholinergen autonomen Symptomen** (Blasenstörungen, Impotenz, Mundtrockenheit, orthostatische Hypotonie).

Eine okuläre Symptomatik zu Beginn der Erkrankung spricht gegen ein LEMS.

> **LERNTIPP**   !
>
> Die „belastungsabhängige Muskelschwäche" ist typisch für die Myasthenie. Denken Sie daran, dass es neben der Myasthenia gravis auch noch andere Myasthenie-Syndrome gibt. Beim **Lambert-Eaton-Myasthenie-Syndrom** wird Ihnen der Patient z. B. von einer belastungsabhängigen Muskelschwäche berichten, die im Schulter- und Beckengürtel auftritt (z. B.: „Nach kurzer körperlicher Arbeit muss ich innehalten und eine Pause machen"). Im Unterschied zur Myasthenia gravis bestehen hier zusätzlich **vegetative Symptome** (Mundtrockenheit!). Seien Sie sich auch der hohen **Assoziation mit malignen Tumoren** bewusst (v. a. kleinzelliges Bronchialkarzinom!).

Diagnostik: In der Untersuchung sind die Reflexe in Ruhe deutlich abgeschwächt, nach maximaler Willkürinnervation gesteigert (Reflexbahnung). Antikörper gegen spannungsabhängige Kalziumkanäle können nachgewiesen werden. In der EMG zeigt sich eine hochgradige Amplitudenminderung bei motorischer Einzelreizung und eine Amplitudenzunahme um mehr als 100 % („Inkrement") bei tonischer Willkürkontraktion bzw. hochfrequenter repetitiver Reizung. Wegweisend sind der EMG-Befund sowie ein negativer Tensilontest. Bei Vorliegen eines LEMS ist immer eine Tumorsuche, insbesondere hinsichtlich SCLC, indiziert.

Therapie und Prognose: Wenn der Tumor entfernt wird, bilden sich die Symptome häufig zurück. Symptomatisch kommt Diaminopyridin zum Einsatz (→ Erhöhung der Transmitterfreisetzung). Auch eine Immuntherapie kann die Symptomatik verbessern (Prednisolon, Azathioprin, Plasmapherese; Immunglobuline i. v.). Eine Thymektomie ist keine Therapieoption bei LEMS.

Die Prognose ist in Abhängigkeit von der Primärerkrankung meist ungünstig.

> **PRÜFUNGSHIGHLIGHTS**
>
> **Lambert-Eaton-Myasthenie-Syndrom:**
> - **!** Das LEMS ist mit dem kleinzelligen **Bronchialkarzinom** (SCLC) assoziiert.
> - **!** typische Klinik: proximal betonte, **belastungsabhängige Muskelschwäche**, **Hyporeflexie** und anticholinerge Symptome (z. B. **Mundtrockenheit**).

11   Schmerzerkrankungen

11.1   Kopfschmerzerkrankungen

11.1.1   Primäre Kopfschmerzen

Etwa 70 % der Bevölkerung leiden im Laufe des Lebens mindestens einmal an Kopfschmerzen. **Tab. 11.1** zeigt eine Übersicht über die 3 häufigsten primären Kopfschmerzformen Spannungskopfschmerz (Prävalenz bis 80 % in Europa), Migräne (Prävalenz bis 30 % bei Frauen) und Cluster-Kopfschmerz (Prävalenz etwa 1 %).

Es sind auch **andere Formen primärer Kopfschmerzen** bekannt, z. B. der **primäre Donnerschlagkopfschmerz** (thunderclap headache) oder auch der **primäre Kopfschmerz bei Bildschirmarbeit**. Der Donnerschlagkopfschmerz kommt z. B. als Differenzialdiagnose zum Vernichtungskopfschmerz bei einer Subarachnoidalblutung in Frage.

PRÜFUNGSHIGHLIGHTS   ✖

– **!** **Donnerschlagkopfschmerz** (thunderclap headache) DD Vernichtungskopfschmerz (SAB).

Spannungskopfschmerz

DEFINITION Episodisch oder chronisch auftretende dumpfe Kopfschmerzen, die typischerweise den gesamten Kopf betreffen.

Epidemiologie: Der Spannungskopfschmerz ist die **häufigste** Kopfschmerzform. Männer sind häufiger betroffen als Frauen (3:2).

Ätiologie: Körperlicher und psychischer Stress sowie emotionale Faktoren spielen eine wichtige Rolle bei der Entstehung sowohl akuter als auch chronischer Spannungskopfschmerzen. Chronische Kopfschmerzen zeigen zudem eine hohe Assoziation mit Depressionen.

Einteilung: Man unterscheidet den chronischen (> 15 Episoden/ Monat über > 3 Monate oder dauerhaft) vom episodischen Spannungskopfschmerz (≤ 15 Episoden/Monat von 30 min bis 1 Woche Dauer).

Klinik: **Tab. 11.1** und **Abb. 11.1** zeigen die charakteristischen Symptome.

Differenzialdiagnosen: Die wichtigsten Differenzialdiagnosen des Spannungskopfschmerzes sind der Kopfschmerz bei Medikamentenübergebrauch und symptomatische Kopfschmerzen, die insbesondere bei einer Änderung der bisherigen Symptomatik, dem Auftreten fokalneurologischer Defizite und bei Nackendehnungszeichen wahrscheinlich sind. Die Abgrenzung von der Mi-

Tab. 11.1 Primäre Kopfschmerzformen im Vergleich

Kriterium	Spannungskopfschmerz	Cluster-Kopfschmerz	Migräne
Dauer (unbehandelt)	30 min bis 7 d oder permanent	15–180 min	4–72 h
Häufigkeit	variabel	alle 2 Tage bis 8×/d	variabel
Leitsymptome	mind. 2 Attacken von:	mind. 5 Attacken von:	mind. 2 Attacken von:
▪ Schmerzlokalisation	bilateral, holozephal	unilateral orbital, supraorbital, temporal, frontal	(v. a. initial) unilateral („Hemikranie")
▪ Schmerzintensität	leicht bis mittel	stark bis sehr stark	mittel bis stark
▪ Schmerzqualität	dumpf-drückend, nicht pulsierend	bohrend, stechend	pochend-pulsierend
▪ körperliche Aktivität	keine Verstärkung	Bewegungsdrang, kein Rückzugsverhalten	Verstärkung schon durch geringe Aktivität
Begleitsymptome	Licht- oder Lärmempfindlichkeit (nicht beides), keine Übelkeit/Erbrechen	ipsilateral mind. 1 der folgenden Symptome: konjunktivale Injektion/Lakrimation, Lidödem, Miosis/Ptosis (Horner-Syndrom), nasale Kongestion, Rhinorrhö, Schwitzen, Agitiertheit	mind. 1 der folgenden Symptome: Übelkeit und/oder Erbrechen, Lärm- und Lichtempfindlichkeit
Sonstiges	perikranielle Muskulatur: Tonus und Schmerzempfindlichkeit erhöht	Attackenhäufung („Cluster") mit Seitenkonstanz; in 10 % d. F. visuelle Aura	die Seite kann wechseln, Aura und Prodromi möglich (z. B. Flimmerskotom)

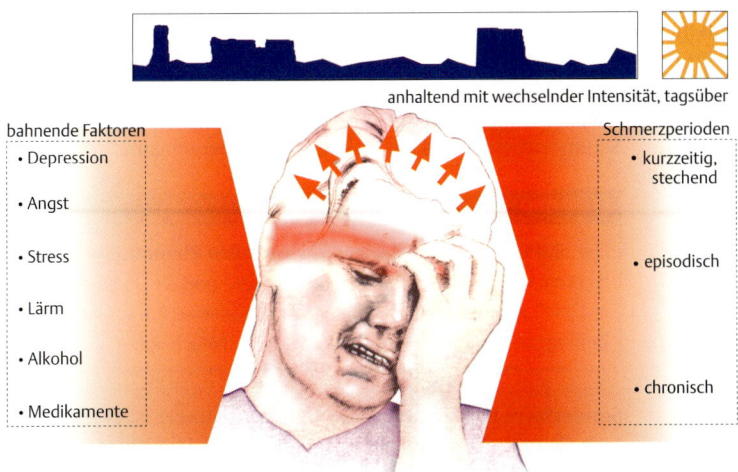

anhaltend mit wechselnder Intensität, tagsüber

bahnende Faktoren
• Depression
• Angst
• Stress
• Lärm
• Alkohol
• Medikamente

Schmerzperioden
• kurzzeitig, stechend
• episodisch
• chronisch

Abb. 11.1 Symptomatik bei Spannungskopfschmerzen. [aus Rohkamm, Taschenatlas Neurologie, Thieme, 2009]

gräne ist teilweise schwierig (siehe auch **Tab. 11.1**). Kombinationen mit Migräne oder medikamenteninduziertem Kopfschmerz sind häufig.

Therapie: Der ätiologische Zusammenhang mit Stress erklärt die **gute Wirksamkeit nichtmedikamentöser Behandlungen**, die besonders bei der chronischen Form in bis zu 40 % d. F. Abhilfe schaffen. Vor einer medikamentösen Therapie sollte daher primär eine konservative Behandlung versucht werden (Biofeedback, Stressreduktion, Ausdauertraining, Verhaltenstherapie mit Muskelentspannung, Physiotherapie etc.).

Abhängig vom Kopfschmerztyp kommen Analgetika wie ASS, Paracetamol oder Ibuprofen (episodischer Spannungskopfschmerz) bzw. Antidepressiva wie Amitriptylin (chronischer Spannungskopfschmerz) zum Einsatz. Triptane sind unwirksam.

PRÜFUNGSHIGHLIGHTS   ✖

Spannungskopfschmerz:
– **!** Ätiologie: Assoziation mit **Depressionen**
– **!!** Klinik: drückende **beidseitig**/holozephale Kopfschmerzen, über Stunden anhaltend, **mittelstark**; ohne Übelkeit/Erbrechen, keine Verstärkung bei Aktivitäten
– Definitionen:
  – **!** chronischer Spannungskopfschmerz: **> 15** Episoden/Monat über > 3 Monate
  – **!** episodischer Spannungskopfschmerz: **≤ 15** Episoden/Monat von 30 min
– **!** **Therapie**: Beim chronischem Spannungskopfschmerz kommen **Antidepressiva** wie Amitriptylin zum Einsatz.

Migräne

> **DEFINITION** Idiopathische Kopfschmerzerkrankung mit starken **einseitigen**, rezidivierenden, typischerweise Stunden bis Tage anhaltenden, **pulsierenden** Schmerzen, verbunden mit **vegetativen Begleitsymptomen** (Übelkeit und Erbrechen) und einer **sensorischen Überempfindlichkeit** gegen Licht, Geräusche oder Gerüche. Eine Migräne kann mit oder ohne **Aura** auftreten.

Epidemiologie: Migräne ist mit einer Prävalenz von bis zu 25 % bei Frauen, bis zu 8 % bei Männern und etwa 5 % bei Kindern die **zweithäufigste Kopfschmerzform**. Sie manifestiert sich zumeist zwischen dem 15. und 25., selten nach dem 40. Lebensjahr.

Ätiologie: Pathogenetisch steht eine **multifaktorielle Genese** im Vordergrund. Zu den auslösenden Faktoren zählen psychischer Stress, Störungen des Schlaf-wach-Rhythmus, längere Bettruhe und Entspannung („Wochenendmigräne"), Lichtreize, hormonelle Einflüsse (Abhängigkeit von Menstruationszyklus, Schwangerschaft, Stillzeit und oralen Kontrazeptiva) sowie der Genuss bestimmter Nahrungsmittel (z. B. Alkohol, Nikotin, Schokolade oder Käse). Häufig ist die Familienanamnese positiv, weshalb eine **genetische Prädisposition** angenommen wird.

Klinik: Siehe **Tab. 11.1** und **Abb. 11.2**.

LERNTIPP   !

Typisch für die Migräne sind starke einseitige, pulsierende Schmerzen mit Übelkeit und Lichtempfindlichkeit, die sich bei körperlicher Aktivität verstärken.

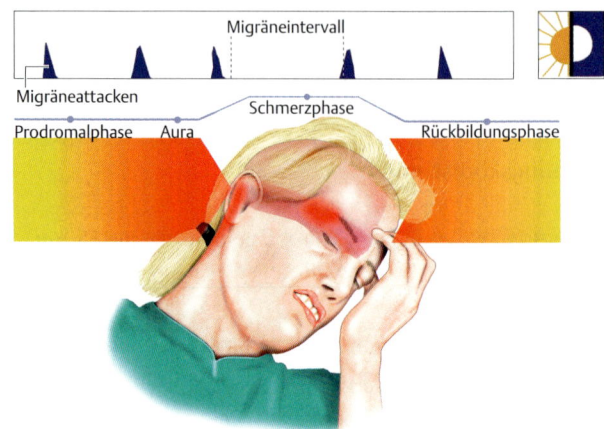

Abb. 11.2 Klinik bei Migräne. [aus Rohkamm, Taschenatlas Neurologie, Thieme, 2009]

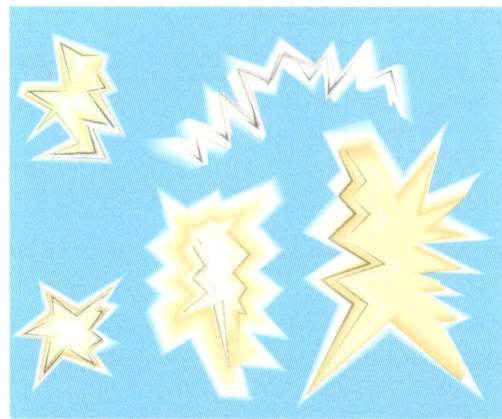

Abb. 11.3 Visuelle Aura bei Migräne. Typisch sind die gezackten Flimmerskotome. [aus Mattle, Mumenthaler, Kurzlehrbuch Neurologie, Thieme, 2015]

- fakultativ Prodromi (80 %): 1–2 Tage vor einer Attacke Müdigkeit, Stimmungsschwankungen, Heißhunger, Sprachstörungen
- Migräne ohne Aura (85–90 %)
- Migräne mit Aura (10–15 %): Beginn der Kopfschmerzen während oder innerhalb 1 h nach der Aura

Die typische **Migräneaura** ist durch verschiedene fokalneurologische Symptome gekennzeichnet, die sich über Minuten entwickeln, bis zu 1 h anhalten können und sich danach vollständig zurückbilden:
- visuelle Phänomene (**Abb. 11.3**): z. B. Flimmerskotom, Lichtblitze, Hemianopsie, Visusminderung
- sensible Phänomene: Parästhesien, Taubheitsgefühl
- Lähmungen: faziale Parese, Hemiparese
- aphasische Störung.

Selten tritt eine Aura auch ohne Kopfschmerzen auf.

LERNTIPP   !

Die „IMPP-Patienten" schildern ihre **visuellen Phänomene** ganz typisch, nämlich als „Flimmern beim Lesen" und als „helle gezackte Linie". Kopfschmerzen müssen während dieser Aura nicht unbedingt bestehen, oft treten sie aber kurz danach auf.

Sonderform Basilarismigräne: Der Kopfschmerz ist okzipital betont. Es tritt eine Aura mit Ausfällen im Basilarisstromgebiet auf (Parästhesien, Schwindel, zerebelläre Funktionsstörungen).

Sonderform hemiplegische Migräne: Bei der hemiplegischen Migräne kommt es im Rahmen der Aura zu einer vollständig reversiblen Hemiparese. Es sind familiäre sowie sporadische Formen bekannt.

Differenzialdiagnosen:
- **Spannungskopfschmerz:** geringere Beeinträchtigung, Schmerzen verschlimmern sich nicht bei körperlicher Aktivität.
- **Clusterkopfschmerz:** stärkere Schmerzintensität, aber kürzere Dauer und Seitenkonstanz des Schmerzes
- **Subarachnoidalblutung:** häufig Nackendehnungszeichen und Bewusstseinseintrübung
- **zerebrale Blutungen:** diffuse Kopfschmerzen und ggf. fokale Funktionsausfälle
- **Sinusthrombose:** i. d. R. langsam progrediente Symptomatik mit neurologischen Defiziten sowie Bewusstseinstrübung
- **TIA** bzw. **ischämischer Insult:** akute fokalneurologische Ausfälle, keine Licht- und Lärmempfindlichkeit, anamnestisch oft kardiovaskuläre Risikofaktoren
- hintere **Glaskörperabhebung** bei rein visueller Aura.

Therapie: Die Therapie ist abhängig von Schwere und Häufigkeit der Migräneattacken. Man unterscheidet eine reine Anfallsbehandlung von einer prophylaktischen Intervalltherapie.

Attackenbehandlung: Eine typische Migräneattacke erfordert in erster Linie eine analgetische Therapie:
- **leichte bis mittelschwere Attacke:**
  - Analgetikum (ASS, Ibuprofen, Diclofenac, Naproxen, Paracetamol, Metamizol)
  - Metoclopramid p. o./rektal
- **mittelschwere bis schwere Attacke:**
  - 5-HT$_{1B/1D}$-Agonisten (Triptane)
  - Ergotamine
  - Antiemetika (s. o.).
- **akut-prophylaktisch bei Auftreten von Prodromi:**
  - Domperidon (bei Übelkeit, Tagesdosis max. 30 mg) und/oder ASS (bei Kopfschmerzen) p. o.

Migräneprophylaxe: (Intervalltherapie und somit keine Akutbehandlung!):
- β-Blocker (Metoprolol, Propranolol)
- Kalziumantagonisten (Flunarizin)
- Antikonvulsiva (Topiramat, Valproinsäure)
- Onabotulinumtoxin A
- monoklonale Antikörper
- 2. Wahl: Naproxen, Amitriptylin, Bisoprolol, ASS

Triptane: sind Serotoninagonisten, die durch Stimulation von 5-HT$_{1B/1D}$-Rezeptoren zu einer Vasokonstriktion führen. Nebenwirkungen sind Schwindel, Müdigkeit, Flush, Übelkeit und thorakales Engegefühl. Triptane sind kontraindiziert bei Durchblutungsstörungen (z. B. Morbus Raynaud) und Gefäßerkrankungen (z. B. KHK) sowie in der Schwangerschaft. Sie sind muttermilchgängig. Je früher die Einnahme erfolgt, desto besser ist die Wirkung. Wenn die erste Gabe keine Wirkung zeigt, ist innerhalb derselben Attacke kein Ansprechen auf weitere Gaben desselben Medikaments zu erwarten; ein anderes Triptan kann jedoch wirksam sein. Triptane haben zusätzlich einen positiven Effekt auf Übelkeit und Erbrechen. Sie eignen sich nicht zur Langzeitprophylaxe.

Ergotamine (Mutterkornalkaloide): Zur Behandlung schwerer therapieresistenter Migräneattacken kommt Ergotamin zum Einsatz, welches über Stimulation α-adrenerger Rezeptoren zur Vasokonstriktion führt. Dihydroergotamin führt durch Stimulation serotonerger Rezeptoren zur Konstriktion venöser Kapazitätsgefäße. Seine Wirkung ist mittlerweile umstritten. Nebenwirkungen der Ergotamine sind Übelkeit, Erbrechen und Durchblutungsstörungen. Kontraindikationen sind schwere Leberfunktionsstörungen sowie Gefäßerkrankungen (z. B. KHK).

PRAXIS Da es zu erheblichen Durchblutungsstörungen kommen kann, dürfen Triptane nie mit Ergotaminen kombiniert werden!

Nichtmedikamentöse Intervalltherapie: Aerober Ausdauersport, progressive Muskelrelaxation, Biofeedback-Methoden und Akupunktur haben teilweise einen ähnlich positiven Effekt auf die Beschwerden wie die medikamentösen Möglichkeiten.

Des Weiteren befinden sich neuromodulatorische Verfahren (nichtinvasive Stimulation des N. vagus bzw. des N. supraorbitalis) in der Erprobung.

Monoklonale Antikörper: Zur Migräneprophylaxe wurden verschiedene gegen **CGRP** (Calcitonin Gene-Related Peptide) oder dessen Rezeptor gerichtete monoklonale Antikörper zugelassen (Eptinezumab, Erenumab, Fremanezumab und Galcanezumab). Ihre Wirksamkeit ist mit der der anderen Prophylaxe-Medikamente vergleichbar bei (soweit bekannt) geringeren Nebenwirkungen. Die Antikörper dürfen erst nach Versagen von mindestens 4 anderen Präparaten verordnet werden.

Migräne und Schwangerschaft: In der Schwangerschaft sind fast alle o. g. Präparate kontraindiziert. Schwangere Patientinnen mit Migräneattacken können mit Paracetamol behandelt werden, prophylaktisch kann Metoprolol verabreicht werden.

LERNPAKET 5

PRÜFUNGSHIGHLIGHTS   ✖

Migräne:

Symptomatik:
- **!!!** Eine **Attacke** dauert typischerweise 4–72 h; die mittelstarken bis starken, pulsierenden Kopfschmerzen sind (v. a. initial) unilateral, die Seite kann jedoch wechseln; begleitend treten Übelkeit und/oder Erbrechen, Lärm- und Lichtempfindlichkeit auf.
- **!!!** Symptomverstärkung durch körperliche Anstrengung
- **!!** Die typische **Migräneaura** entwickelt sich über Minuten, kann bis zu 1 h anhalten und bildet sich danach vollständig zurück; v. a. visuelle Phänomene werden beschrieben (z. B. Flimmerskotom), seltener aphasische Störungen; Auftreten selten auch ohne Kopfschmerzen.

Differenzialdiagnose:
- **!** Bei rein visueller Aura muss eine hintere **Glaskörperabhebung** ausgeschlossen werden.

Therapie:
- **!** Eine typische Migräneattacke erfordert eine **analgetische Therapie**.
- **!!!** bei **leichter bis mittelschwerer Attacke**: ASS, Ibuprofen, Naproxen
- **!!!** bei **schwerem** Migräneanfall: Triptane (nur in der akuten Attacke, nicht zur Prophylaxe geeignet!)
- **!** bei **Schwangeren**: Paracetamol
- **!!!** **Langzeitprophylaxe:** β-Blocker (Metoprolol, Propanolol), Flunarizin, Topiramat
- **!** **nichtmedikamentöse Prophylaxe:** aerober Ausdauersport.

Clusterkopfschmerz

Synonym: Bing-Horton-Syndrom

> **DEFINITION** Idiopathische Kopfschmerzerkrankung mit Attacken eines streng einseitigen, periorbital lokalisierten Kopfschmerzes stärkster Intensität, der mit autonomen Begleiterscheinungen im Gesichtsbereich einhergeht und gehäuft (in „Clustern") über mehrere Wochen oder Monate meist zur selben Tageszeit, v. a. nachts, auftritt. Er gehört zur Gruppe der trigeminoautonomen Kopfschmerzen.

Epidemiologie: selten (Prävalenz 1 %), Männer sind häufiger betroffen (3–4:1), Erkrankungsgipfel zwischen 20 und 30 Jahren.

Ätiologie: Es konnten verschiedene Auslöser identifiziert werden, die jedoch nur während der Cluster-Phasen (nicht in den Remissionsphasen) eine Attacke auslösen. Zu diesen **Triggerfaktoren** zählen Alkohol, Histamin, Nitroglyzerin, körperliche Anstrengung oder Entspannung, Höhenaufenthalte, Flimmerlicht sowie organische Lösungsmittel.

Klinik: Der Clusterkopfschmerz tritt meist **akut** ohne Vorboten auf, typischerweise **aus dem Schlaf heraus** in den frühen Morgenstunden. Es handelt sich um **streng einseitige**, sehr starke, periorbital oder temporal lokalisierte Kopfschmerzen. Die Schmerzen werden von ipsilateralen **vegetativen Symptomen** begleitet: nasaler Kongestion und/oder Rhinorrhö, konjunktivaler Injektion (gerötetes Auge, **Abb. 11.4**) und/oder Lakrimation, Lidödem, Miosis, Ptosis (nicht selten auch als Horner-Syndrom), Schwitzen im Gesichtsbereich, Agitiertheit (siehe auch **Tab. 11.1**). Während der Schmerzattacken zeigen die Patienten ein **charakteristisches Schmerzverhalten** mit Herumlaufen und Hyperventilation, das die Attacken lindern kann.

Die Attacken dauern (unbehandelt) 15–180 min (im Mittel eine Stunde) und rezidivieren mit einer Häufigkeit von 1- bis 8-mal/Tag. Meist treten sie an mehreren aufeinander folgenden Tagen zur gleichen Tageszeit auf. Zwischen den Attacken besteht Symptomfreiheit.

> **LERNTIPP !**
>
> Der typische **Clusterkopfschmerz**-Patient präsentiert sich mit heftigsten einseitigen Kopfschmerzen, die plötzlich aus dem Schlaf heraus aufgetreten sind. Auf der schmerzhaften Seite ist das Auge rot, es tränt, die Pupille ist kleiner und das Lid hängt herunter. Dazu läuft die Nase.

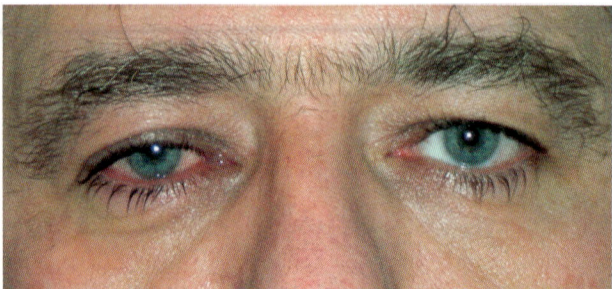

Abb. 11.4 Clusterkopfschmerz. Konjunktivale Injektion rechts mit verschmälerter Lidspalte. [aus Mattle, Mumenthaler, Kurzlehrbuch Neurologie, Thieme, 2015]

Unterschieden werden der episodische Clusterkopfschmerz und der chronische Clusterkopfschmerz:

- **episodischer Clusterkopfschmerz** (ca. 80 %): Kopfschmerzen in abgrenzbaren Clusterperioden, die typischerweise einige Wochen bis Monate andauern und zwischen denen mind. 4 Wochen lang Beschwerdefreiheit besteht
- **chronischer Clusterkopfschmerz** (ca. 20 %): Clusterkopfschmerz mit Fehlen schmerzfreier Phasen oder Dauer der schmerzfreien Phasen < 4 Wochen.

Es kommt zu einer zirkadianen Rhythmik und jahreszeitlichen Attackenhäufung im Frühjahr und Herbst, die durch eine zentrale Dysregulation im Hypothalamus erklärt wird.

Diagnostik: Die **Diagnose** wird **klinisch gestellt** aufgrund der typischen zeitlichen Charakteristika und der autonomen Begleitsymptome. Eine gründliche Anamnese und neurologische Untersuchung insbesondere des Trigeminusgebiets sind wegweisend. Bei Erstmanifestation ist eine kraniale Bildgebung (CT, MRT) zum Ausschluss raumfordernder Prozesse indiziert.

Differenzialdiagnosen:

- **Migräne:** seltenere, längere und in der Schmerzintensität geringere Attacken. Migränepatienten ziehen sich in der Attacke zurück im Gegensatz zu Cluster-Patienten, die einen ausgeprägten Bewegungsdrang haben.
- **Trigeminusneuralgie:** dauert nur Sekunden, ist mechanisch auslösbar, keine vegetativen Symptome
- **Herpes zoster** und die **postherpetische Neuralgie:** kontinuierliches Brennen mit Berührungsempfindlichkeit im betroffenen Gebiet
- Tolosa-Hunt-Syndrom (S. 153): Dauerkopfschmerz und Augenmuskelparesen
- **Raeder-Syndrom:** Klinik wie Clusterkopfschmerz, jedoch symptomatische Ursache (z. B. Raumforderung der Schädelbasis, Entzündung im Bereich der A. carotis interna).
- **paroxysmale Hemikranie** (s. u.): klinisch dem Clusterkopfschmerz sehr ähnlich, lässt sich aber typischerweise sehr gut mit Indometacin behandeln.
- **SUNCT-Syndrom** (SUNCT = short lasting unilateral neuralgiform headache with conjunctival injection and tearing): kürzere, dafür häufigere Attacken (bis zu 200/d), die charakteristischerweise auf Indometacin ansprechen.
- **Glaukomanfall:** starke Schmerzen in der Orbitaregion, konjunktivale Injektion, Pupillenstarre und keine Ptosis
- Arteriitis cranialis (S. 151): deutlich älterer Patient, dumpfe Kopfschmerzen, allgemeines Krankheitsgefühl, BSG ↑ ↑.

Therapie:

- Meidung der Triggersubstanzen (s. o.).
- **im Anfall**
  - Sauerstoffinhalation (100 %, 15–20 min)
  - Triptane s. c., nasal oder sublingual
  - Lidocainlösung nasal
- **Prophylaxe**
  - 1. Wahl:
    - **Verapamil** (Off-Label-Use) → einschleichend dosieren unter regelmäßigen EKG- und RR-Kontrollen, Wirklatenz von 2–3 Wochen (nicht geeignet für Cluster < 2 Monate), reversible Toleranzentwicklung
    - **Kortikoidstoßtherapie** über 2–5 Tage, danach auf Erhaltungsdosis reduzieren → zur Überbrückung bis zur Verapamilwirkung oder für kurze Episoden

– 2. Wahl:
  – Lithium retard unter wöchentlichen Spiegelkontrollen
  – Topiramat (Off-Label-Use)
  – Methysergid (einschleichend; Off-Label-Use).

PRAXIS Nichtsteroidale oder Opiodanalgetika sind bei Clusterkopfschmerz nicht wirksam! Auch Neuroleptika, β-Blocker, Verhaltens- und Psychotherapie bleiben ohne Erfolg.

PRÜFUNGSHIGHLIGHTS ✗

Clusterkopfschmerz:
– **Klinik**:
  – ‼ charakteristische Attacken mit **starken unilateralen, periorbital**/temporal betonten, bohrenden Kopfschmerzen von **bis zu 3 Stunden**
  – ‼ begleitend **ipsilateral gerötetes und tränendes Auge** sowie einseitig verstopfte, laufende Nase
  – ‼ typisches Auftreten **in den frühen Morgenstunden** aus dem Schlaf heraus und an mehreren Tagen hintereinander zur gleichen Tageszeit, häufig episodisch
  – ! Verhalten: **unruhiges Umherlaufen**
– **Therapie**:
  – ! im Anfall Inhalation von 100 % Sauerstoff über 15–20 min oder Triptane s. c.
  – ! Prophylaxe: z. B. **Verapamil**
  – ! Opioidanalgetika helfen nicht!

Paroxysmale Hemikranie

Das sehr seltene Syndrom (weltweit < 200 Fälle) weist eine höhere Frequenz (bis 20-mal/d) mit kürzeren Attacken (bis 30 Minuten) als der Clusterkopfschmerz auf. Die Diagnose basiert auf der Reaktion auf **Indometacin**, welches zu einem sofortigen Rückgang der Symptome führt.

11.1.2 Sekundäre Kopfschmerzformen

Synonym: symptomatische Kopfschmerzen

Ursächlich können lokale Prozesse wie Blutungen oder Entzündungen intrakraniell oder im HNO-, Augen-, Zahn- und Kieferbereich sowie in der HWS sein. Pathogenetisch führt eine Reizung der Meningen oder Nerven zu – je nach Ursache – lokalen oder holozephalen Schmerzen und evtl. Meningismus sowie fokalen Defiziten. Bei Läsionen der HWS können Bewegungen die

Beschwerden verstärken. Die Therapie ist abhängig von der Grunderkrankung.

Typische sekundäre Kopfschmerzformen und ihre Charakteristika sind in **Tab. 11.2** aufgeführt.

Riesenzellarteriitis

Synonym: Arteriitis cranialis, Arteriitis temporalis (veraltet), Morbus Horton

DEFINITION Entzündung mittelgroßer und großer Arterien im Kopfbereich, am häufigsten der Temporalarterie (Arteriitis temporalis).

Epidemiologie: Die Riesenzellarteriitis ist die **häufigste primäre systemische Vaskulitis** und tritt vorwiegend bei älteren Menschen auf.

Histopathologie: Histologisch findet sich eine **granulomatöse Panarteriitis** mittelgroßer und großer Arterien **mit Riesenzellen**, lymphomononukleärer Infiltration und **Lumenstenose** durch Intimaproliferation. Prädilektionsstellen sind die **A. temporalis**, seltener die A. occipitalis.

Klinik: starker, bohrend-stechender **Dauerkopfschmerz** im Schläfenbereich, der uni- oder bilateral lokalisiert sein kann. Die A. temporalis kann verdickt tastbar und druckdolent sein. Häufig beklagen die Patienten eine **Berührungsempfindlichkeit** der Kopfhaut oder der Haare sowie Schmerzen beim Kauen (**Claudicatio masticatoria** durch Mangeldurchblutung der Kaumuskulatur → pathognomonisch!). Im Verlauf können Ischämien im Versorgungsgebiet der betroffenen Arterien auftreten (Warnsignal: Stenose der A. temporalis: Retina → Amaurosis fugax → Notfall mit Gefahr der **Erblindung**!). Begleitend besteht meist ein allgemeines Krankheitsgefühl und die Patienten berichten über einen Gewichtsverlust (B-Symptomatik). Diagnosekriterien:
- Alter > 50 Jahre
- neuartige oder neu aufgetretene Kopfschmerzen
- druckdolente oder pulslose Temporalarterie
- BSG > 50 mm/h
- histologisch Vaskulitis der Temporalarterie.

Veränderungen der Temporalarterien können in der **Duplexsonografie** der extrakraniellen hirnversorgenden Arterien als sog. Halo sichtbar sein, auch eine hochauflösende KM-cMRT ist hier sensitiv.

Zur Diagnosesicherung und Therapieplanung ist immer eine **Biopsie** indiziert.

Tab. 11.2 Sekundäre Kopfschmerzformen

Kopfschmerzform	Ätiologie	typische Befunde
medikamenteninduzierter Kopfschmerz	Analgetikaübergebrauch	typische Anamnese
vaskulärer Kopfschmerz	Gefäßpathologien	variabel
sinugener Kopfschmerz	Rhinosinusitis	Zunahme der Schmerzen beim Vornüberbeugen
zervikogener Kopfschmerz	strukturelle oder funktionelle Störungen der oberen HWS	seitenbetonte Ausbreitung bis in die Stirn-/Augenregion, verminderte Beweglichkeit der Halswirbelsäule und gleichseitige Nacken-/Schulterschmerzen
Liquorunterdrucksyndrom (postpunktioneller Kopfschmerz)	Liquorleck, meist nach Lumbalpunktion	Abnahme der Beschwerden im Liegen, Zunahme in aufrechter Position
Tumorkopfschmerz	zerebrale Raumforderung	morgendliches Erbrechen, Schmerzzunahme beim Vornüberbeugen

LERNPAKET 5

Therapie: Glukokortikoide (Prednisolon gewichtsadaptiert) bereits bei Erkrankungsverdacht; bei drohender Erblindung **hochdosiert**. Tocilizumab s. c. ist seit 2017 zur Behandlung der Riesenzellarteriitis zugelassen. Zusätzlich empfohlen wird die Gabe von ASS 100 mg/d. Ergänzend müssen immer Magenschutz und Thromboseprophylaxe erfolgen. Die Glukokortikoidtherapie wird langsam über Monate bis Jahre reduziert. Bei starkem Befall oder schlechtem Ansprechen kann ergänzend Metotrexat gegeben werden.

Medikamenteninduzierter Kopfschmerz

> **DEFINITION** Kopfschmerz bei chronischem Analgetikaübergebrauch.

Epidemiologie und Pathogenese: Frauen sind ca. 4-mal häufiger betroffen als Männer; dritthäufigste Kopfschmerzart!

Klinik und Diagnostik: Die Patienten berichten über einen dumpfen Dauerkopfschmerz. Häufig werden gleichzeitig verschiedene Analgetika oder Mischpräparate eingenommen. Entscheidende Kriterien für die Diagnose sind ein anamnestisch berichteter (oder wahrscheinlicher) Analgetikaübergebrauch über mindestens 3 Monate an über 10–15 Tagen pro Monat und die Rückbildung der Symptome nach Absetzen der Medikamente.

Therapie: Die einzig wirksame therapeutische Maßnahme ist das sofortige Absetzen aller Analgetika (Entzug) bzw. das Ausschleichen von Opioiden oder Benzodiazepinen. Dies kann ambulant, in schwierigen Fällen auch stationär erfolgen.

PRÜFUNGSHIGHLIGHTS ✘

Riesenzellarteriitis (Arteriitis temporalis):
- **!** Therapie: hochdosiertes Prednisolon **bereits bei Erkrankungsverdacht**

Medikamenteninduzierter Kopfschmerz:
- **!!** Klinik: dumpfer **Dauerkopfschmerz**
- **!!** Diagnosekriterium: **Analgetikaübergebrauch** über mindestens 3 Monate an **mehr als 10–15 Tagen pro Monat**, häufig Mischpräparate
- **!!** Therapie: **Analgetikaentzug**.

11.2 Gesichtsschmerzerkrankungen

11.2.1 Gesichtsneuralgien

> **DEFINITION** Neuralgien sind chronische Schmerzerkrankungen, die durch blitzartig auftretende Schmerzattacken mit streng unilateraler Lokalisation im Versorgungsgebiet einzelner Nerven gekennzeichnet sind.

Im Gesicht sind v. a. die Trigeminusneuralgie, die Glossopharyngeusneuralgie und die N.-laryngeus-superior-Neuralgie wichtig.

Ätiologie: Gesichtsneuralgien treten idiopathisch oder symptomatisch auf. Bei der häufigeren **idiopathischen Neuralgie** ist genau genommen ebenfalls häufig eine Ursache fassbar, nämlich ein pathologischer **Gefäß-Nerven-Kontakt** im Bereich des Hirnstamms. Seltener sind **symptomatische Formen**, bei denen der Nerv in seinem Verlauf durch **Kompression** (Tumoren oder Metastasen im Kleinhirnbrückenwinkel) oder **(post-)entzündliche Veränderungen** (multiple Sklerose, Herpes zoster) geschädigt wird.

Klinik: Das Leitsymptom der Gesichtsneuralgien ist ein sehr starker, **einseitiger**, attackenartig-rezidivierender, **einschießend-stechender Schmerz**, der oft nur wenige Sekunden oder Minuten anhält und vorwiegend im Versorgungsgebiet des **2. und 3. Trigeminusastes** auftritt.

Die Schmerzattacken können **spontan oder durch sensible Reize** aus dem Gesichtsbereich (z. B. durch Berührung, Kauen, Sprechen, Zähneputzen) ausgelöst werden (s. auch **Tab. 11.3**).

Der 1. Trigeminusast (N. ophthalmicus, N. V$_1$) sowie die Nn. glossopharyngeus (N. IX) und laryngeus superior sind seltener betroffen.

LERNTIPP !

Merken Sie sich zur Trigeminusneuralgie, dass die Patienten an häufig wiederkehrenden, einseitigen Gesichtsschmerzen leiden, die extrem schmerzhaft sind. Die Attacken dauern nur sehr kurz und können durch Kauen oder Berührung ausgelöst werden.

Diagnostik: Eine Gesichtsneuralgie ist zunächst eine **klinische Diagnose**: charakteristische Schmerzschilderung, Schmerzdauer, attackenförmiges Auftreten, Vorhandensein von Triggermechanismen. Die **kraniale Bildgebung** (MRT, CT mit KM) dient insbesondere dem Ausschluss symptomatischer Ursachen. In Zweifelsfällen kann ein Trigeminus-SEP weiterhelfen.

Tab. 11.3 **Klinik von Gesichtsneuralgien**

betroffener Nerv	symptomatische Ursachen	Schmerzlokalisation	Triggerfaktoren	autonome Begleitsymptomatik
N. trigeminus	multiple Sklerose, Tumoren im Kleinhirnbrückenwinkel, postherpetisch, posttraumatisch	2. > 3. >> 1. Trigeminusast	Berührung sensibler Hautregionen, Kauen, Sprechen, Zähneputzen	Gesichtsrötung, Lakrimation
N. glossopharyngeus	Tumoren im Kleinhirnbrückenwinkel, Tonsillenprozesse, Karotisaneurysma, multiple Sklerose	Oropharynx (selten Kieferwinkel, Ohr)	Kauen, Sprechen, Husten, Gähnen, kalte Speisen, Schlucken	Bradykardie, RR ↓ (Vagussymptomatik)
N. laryngeus superior	lokale Prozesse (v. a. Raumforderungen)	Kehlkopf, Zungenbein	Husten, Gähnen, Schlucken	–

Therapie: Akut sind Phenytoin i. v. und Opioide wirksam.

Die Mittel der 1. Wahl zur **prophylaktischen Behandlung** der Trigeminusneuralgie sind **Carbamazepin** und **Oxcarbazepin**. Als Präparate der 2. Wahl kommen Gabapentin oder Pregabalin (zugelassen) oder andere Antikonvulsiva infrage (Phenytoin, Baclofen, Lamotrigin, Levetiracetam).

> **PRAXIS** Die meisten der genannten Medikamente müssen **langsam eindosiert** werden. „Periphere" Analgetika (NSAR) sind bei Neuralgien unwirksam.

Ist mit einer medikamentösen Behandlung keine befriedigende Schmerzlinderung möglich, können **operative bzw. interventionelle Verfahren** erwogen werden:

- **mikrovaskuläre Dekompression:** Trennung des Nervs von einer atypischen Kleinhirnarterie nach Jannetta
- **perkutane Thermokoagulation** des Ganglion Gasseri
- **partielle Rhizotomie des N. trigeminus**
- **Bestrahlung des Nervs** im Bereich seines Eintritts in den Hirnstamm mittels Gamma-Knife (→ Radiochirurgie)
- **Kryoneurolyse.**

11.2.2 Nichtneuralgische Schmerzsyndrome mit Schwerpunkt im Gesicht

Tolosa-Hunt-Syndrom

> **DEFINITION** Granulomatöse Entzündung der Orbita, der Fissura orbitalis superior und/oder des Sinus cavernosus mit variablen Hirnnervenausfällen (Nn. II, III, IV, V_1, VI, VII).

Klinik: bohrender Dauerkopfschmerz, Augenmuskelparesen (Doppelbilder) und Hypästhesien im Versorgungsgebiet des N. ophthalmicus (N. V_1).

Diagnostik: In der Untersuchung finden sich oft ipsilateral Pupillenreflexabschwächungen. Unbehandelt sistieren die Schmerzen nach etwa 8 Wochen, unter Therapie innerhalb von wenigen Tagen (rasches Ansprechen auf die Therapie ist typisch). Zum Ausschluss anderer entzündlicher Prozesse oder Raumforderungen ist eine kraniale Bildgebung indiziert.

Therapie: Prednison über 2 Wochen (danach ausschleichen). In etwa 30 % d. F. kommt es zu Rezidiven.

Atypischer Gesichtsschmerz

> **DEFINITION** Gesichtsschmerz ohne organische Ursache, der nicht einer anderen Kopfschmerzform zugeordnet werden kann (Ausschlussdiagnose).

Epidemiologie: Frauen sind häufiger betroffen als Männer. Ein Großteil der Patienten leidet zusätzlich an einer psychischen Erkrankung (Depression, Schizophrenie).

Klinik und Diagnostik: Der Schmerz ist chronisch-dumpf, meist unilateral lokalisiert und mit Sensibilitätsstörungen assoziiert. In der Anamnese finden sich häufig HNO- und zahnärztliche Eingriffe oder Traumata. Diagnostisch müssen strukturelle Läsionen (Raumforderungen, Entzündungen) ausgeschlossen werden.

Therapie: Amitriptylin (1. Wahl), Clomipramin und Carbamazepin. Eine Verhaltenstherapie und die Behandlung begleitender psychischer Erkrankungen sind sinnvoll.

> **PRÜFUNGSHIGHLIGHTS**
>
> **Gesichtsneuralgien:**
> - **!!! typische Klinik:** kurze (Sekunden bis Minuten), einseitige, einschießende, sehr starke, rezidivierende Schmerzattacken im Gesicht, v. a. der Dermatome V_2 und V_3 oder selten im Oropharynx-Bereich (N. IX)
> - **!!! Auftreten der Schmerzattacken spontan oder getriggert:** Berührung, Kauen, Sprechen, Zähneputzen (N. V) bzw. Schlucken (N. IX)
> - **!! Therapie:** Carbamazepin gehört zu den (Prophylaxe-) Präparaten der 1. Wahl.

11.3 Schmerzsyndrome

11.3.1 Neuropathische Schmerzsyndrome

> **DEFINITION** Neuropathische Schmerzen entstehen durch Läsionen oder Funktionsstörungen der schmerzleitenden oder schmerzverarbeitenden neuronalen Strukturen (peripher oder zentral). Das klinische Bild ist aufgrund verschiedener pathophysiologischer Mechanismen variabel; die Therapie ist meist schwierig. Sonderformen sind zentrale Schmerzen und Phantomschmerzen.

Postzosterneuralgie

> **DEFINITION** Komplikation einer Varicella-zoster-Infektion mit brennenden Schmerzen, die nach einem durchgemachten Herpes zoster persistieren oder in der betroffen gewesenen Region wieder auftreten.

Pathophysiologisch liegt eine hämorrhagische Entzündung der Hinterwurzeln zugrunde. Klinisch finden sich auf ein **Dermatom** (v. a. thorakal) **beschränkte neuralgiforme Schmerzen** und **Sensibilitätsstörungen** mit Hypästhesie und Allodynie. Die Diagnose wird klinisch gestellt.

1. Wahl in der Therapie sind **Antidepressiva** (Amitriptylin, Imipramin, Clomipramin). Weiterhin kommen Gabapentin, Pregabalin, Carbamazepin, Opioide und Lokalanästhetika zum Einsatz. Wichtig ist der frühzeitige Therapiebeginn!

Komplexes regionales Schmerzsyndrom (CRPS)

> **DEFINITION** Hierunter werden das CRPS Typ I (= sympathische Reflexdystrophie = Sudeck-Dystrophie) und das CRPS Typ II (= Kausalgie) zusammengefasst. Die Klinik ist bei beiden Formen gleich; bei der Kausalgie ist zusätzlich eine Nervenschädigung nachweisbar.

Ätiologie: CRPS stehen in Zusammenhang mit einer Durchblutungsstörung des Knochens und wird wahrscheinlich durch eine neurovaskuläre Fehlregulation ausgelöst. Wiederholte, unsanfte Repositionsmanöver, zu enge Verbände, anhaltende Frakturschmerzen und periphere, gelenknahe Frakturen begünstigen die Entstehung eines chronischen Schmerzsyndroms.

LERNPAKET 5

Klinik: Ein CRPS findet sich meist an der oberen Extremität, besonders an den Händen, und verläuft in 3 Stadien:

- **Entzündung** (Stadium 1): Mit kurzer Latenz zu einem auslösenden Trauma kommt es zu einem heftigen **Schmerz, der nicht an das Innervationsgebiet eines peripheren Nervs gebunden ist** und besonders nachts und bei Bewegung auftritt. Begleitend bestehen eine schmerzhafte **Bewegungseinschränkung**, teigige **Schwellung** und Berührungsüberempfindlichkeit (Allodynie) der betroffenen Extremität sowie eine **Störung des sympathischen Nervensystems**: pathologisch veränderte Schweißsekretion und Hyperämie (Rötung der Haut und Überwärmung)
- **Dystrophie** (Stadium 2): Nach einigen Wochen lassen die Schmerzen und Schwellungen nach, dafür treten trophische Störungen in den Vordergrund (atrophe Muskulatur, kalte und blasse Haut).
- **Atrophie** (Stadium 3): Nach Monaten bis evtl. Jahren finden sich eine Atrophie von Haut und Muskulatur, versteifte Gelenke und osteoporotisch veränderte Knochen („**Knochenentkalkung**"), wodurch es zu einem zunehmenden **Funktionsverlust** kommt.

> **LERNTIPP** !
>
> Merken Sie sich die typische Symptomentrias: Bewegungseinschränkung, Schmerzen und autonome Symptome.

Diagnostik: Klinisch richtungsweisend ist eine Hyperalgesie bei Druck auf distale Gelenke der betroffenen Extremität (**Druckschmerzhyperalgesie**). Im Röntgenbild findet sich eine fleckige Knochenentkalkung als Ausdruck der Dystrophie. Abb. 11.5 zeigt einen Röntgenbefund im Atrophie-Stadium. Zur frühzeitigen Diagnosestellung eignet sich außerdem die Drei-Phasen-Skelettszintigrafie.

Diagnosekriterien (alle Punkte müssen erfüllt sein):

- anhaltender Schmerz, der durch das Anfangstrauma nicht erklärt wird
- **anamnestisch** ≥ 1 Symptom aus 3 der 4 folgenden Kategorien:
  - sensorisch: Hyperalgesie, Hyperästhesie, Allodynie, Druckdolenzen im betroffenen Bereich

- vasomotorisch: Asymmetrie der Hauttemperatur, Veränderung der Hautfarbe
- sudomotorisch: Asymmetrie der Schweißsekretion, Ödem
- motorisch/trophisch: reduzierte Beweglichkeit, Dystonie, Tremor, Pseudoparesen, Veränderungen von Haar- oder Nagelwachstum
- **klinisch** ≥ 1 Symptom aus 2 der 4 o. g. Kategorien
- Ausschluss von Differenzialdiagnosen (Nervenkompressionssyndrome etc.).

Therapie: Die nichtmedikamentöse Therapie umfasst körperliche Schonung und vorsichtige Physio- und Ergotherapie (z. B. Spiegeltherapie und die propriozeptive neuromuskuläre Fazilitation). Medikamentös werden Analgetika, Antidepressiva, Antikonvulsiva, Bisphosphonate und Kalzitonin nach Frakturen sowie Glukokortikoide (im Frühstadium) eingesetzt. Zusätzliche **psychotherapeutische Verfahren** können hilfreich sein. Bei mangelndem Therapieerfolg kann eine Sympathikusblockade mit Lokalanästhetika versucht werden, alternativ Elektrostimulation oder Ketamininfusion.

> **PRÜFUNGSHIGHLIGHTS**
>
> **CRPS:**
> - ‼ **Risikofaktoren:** unsanfte Repositionsmanöver, zu enge Verbände, anhaltende Frakturschmerzen und periphere, gelenknahe Frakturen
> - ❗ **obere Extremität** (z. B. Hand) am häufigsten betroffen
> - **Klinik:**
>   - ‼ **Stadium 1:** Bewegungseinschränkung, Schmerzen und autonome Symptome, u. a. Hyperämie
>   - ❗ **Stadium 2:** Schmerzen und Schwellungen nehmen ab; die Haut ist kalt und livide verfärbt.
>   - ‼ **Stadium 3:** Atrophie von Haut und Muskulatur, Gelenkversteifungen, röntgenologisch osteoporotisch veränderte Knochen („Knochenentkalkung")
> - **Diagnostik:**
>   - ‼ typischer Röntgenbefund: **fleckförmige Entkalkungen**
>   - ❗ Die **Drei-Phasen-Skelettszintigrafie** eignet sich zur Diagnosestellung in frühen Erkrankungsstadien.
>   - ❗ Messung der **Schweißsekretion** und der **Temperatur** der Haut: pathologische Seitendifferenz
> - ❗ **multimodale Therapie:** medikamentöse Analgesie, physiotherapeutische Maßnahmen

11.3.2 Zentraler Schmerz

Läsionen zentral schmerzverarbeitender Anteile des Nervensystems (Gehirn, Rückenmark) führen zu sog. zentralen Schmerzen. Klinisch sind sie dem neuropathischen Schmerz ähnlich (s. o.). Der zentrale Schmerz tritt häufig sofort nach der Schädigung auf und bleibt **dauerhaft** vorhanden. Die medikamentöse Therapie erfolgt wie beim neuropathischen Schmerz mit Antikonvulsiva und/oder trizyklischen Antidepressiva. Darüber hinaus sind nichtmedikamentöse Verfahren ein wichtiger Bestandteil der Therapie (psychologische Verfahren, Elektrostimulation).

11.3.3 Phantomschmerz

Synonym: Deafferenzierungsschmerz

Schmerzen, die in einem amputierten oder denervierten Körperteil empfunden werden. Der Schmerz ist teilweise krampfartig

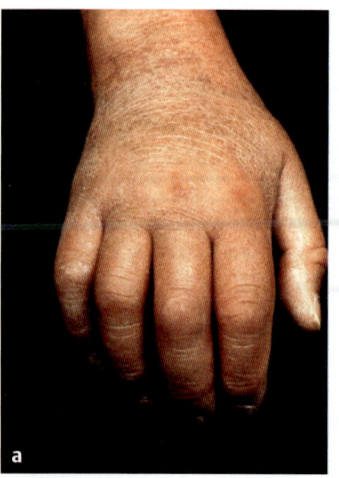
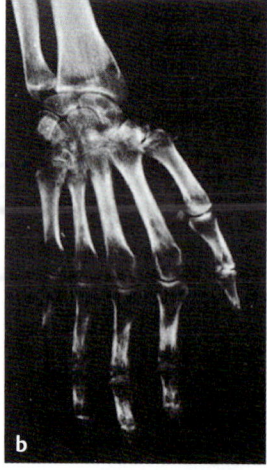

Abb. 11.5 Morbus Sudeck. a Klinischer Befund: teigiges, entzündliches Ödem (Stadium 1). **b** Röntgen-Befund: Atrophie mit bleistiftartig umrandeten Strukturen. [aus Niethard, Pfeil, Biberthaler, Duale Reihe Orthopädie und Unfallchirurgie, Thieme, 2017]

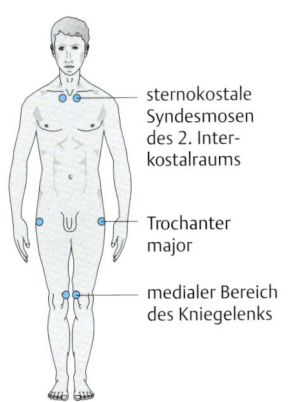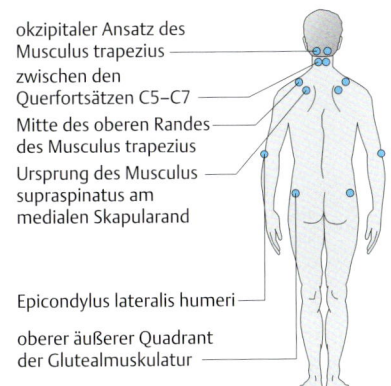

sternokostale
Syndesmosen
des 2. Inter-
kostalraums

Trochanter
major

medialer Bereich
des Kniegelenks

okzipitaler Ansatz des
Musculus trapezius

zwischen den
Querfortsätzen C5–C7

Mitte des oberen Randes
des Musculus trapezius

Ursprung des Musculus
supraspinatus am
medialen Skapularand

Epicondylus lateralis humeri

oberer äußerer Quadrant
der Gluteamuskulatur

Abb. 11.6 Druckpunkte („tender points") bei Fibromyalgiesyndrom. [aus Hahn, Checkliste Innere Medizin, Thieme, 2010]

und von brennend-stechender Qualität. **Amputationen** gehen in rund 50–60 % der Fälle mit Phantomschmerzen einher. Die Schmerzen beginnen oft erst einige Zeit nach der Amputation (Tage, Wochen). Um Phantomschmerzen vorzubeugen, ist eine ausreichende prä-, peri- und postoperative **Analgesie** erforderlich, die am besten über einen Periduralkatheter erfolgt (Amputation in Regionalanästhesie). Zu den Therapiemöglichkeiten zählen neben der psychologischen Betreuung die Gabe von **Amitriptylin** (v. a. bei brennenden Schmerzen), von **Antikonvulsiva** (v. a. bei einschießenden Schmerzen), **Nicht-Opioid- und Opioid-Analgetika** nach dem WHO-Stufenschema sowie die transkutane elektrische Nervenstimulation.

> **PRAXIS** Je früher die Therapie beginnt, desto besser sind die Erfolgsaussichten.

11.3.4 Fibromyalgiesyndrom

> **DEFINITION** chronisches Schmerzsyndrom des Bewegungsapparates unbekannter Ätiologie.

Es sind überwiegend Frauen betroffen. Assoziationen mit entzündlich-rheumatischen Erkrankungen, Depressionen sowie Adipositas, Nikotinabusus und Bewegungsmangel sind bekannt. Es kommt zu **generalisierten Schmerzen** mit Zunahme bei Belas-

tung, v. a. im Bereich des Achsenskeletts. Es findet sich eine Druckdolenz an mindestens 11 von 18 definierten Sehnenansatzstellen („tender points", Abb. 11.6).

Häufig bestehen funktionelle und vegetative Beschwerden wie Schlafstörungen, kalte Hände und Hyperhidrosis. Routinelabor, CK und Rheumafaktoren sind unauffällig, EMG und Muskelbiopsie ebenfalls. Die Therapie besteht zum einen in der medikamentösen Behandlung mit Analgetika und Muskelrelaxanzien sowie mit Antidepressiva, die gegen neuropathische Schmerzen wirksam sind (z. B. Amitriptylin). Zum anderen haben Krankengymnastik und Psychotherapie einen festen Platz in der Behandlung.

> **PRÜFUNGSHIGHLIGHTS**
> **Fibromyalgiesyndrom:**
> – **!! Klinik:** generalisierten Schmerzen (v. a. des Achsenskeletts) sowie u. a. Schlafstörungen und kalten Händen. **Druckschmerzhaftigkeit** an **Sehnenansätzen** (tender points).
> – **!! Diagnostik:** Routinelabor, CK, Rheumafaktoren zeigen Normalbefunde.

11.4 Schmerztherapie

Weitere Information zu Schmerzen sowie Allgemeines zu deren adäquater Behandlung finden Sie im Skript AINS.

LERNPAKET 5

Sachverzeichnis

A

A.-carotis-Sinus-cavernosus-Fistel 84
A.-spinalis-anterior-Syndrom 109
A.-spinalis-posterior-Syndrom 110
Abduzensparese 98
Absencen 90
Abszess
– Gehirn 61
– spinaler 113
Acetylcholinesterase-Hemmer, Alzheimer-Demenz 55
Acetylcholinrezeptor 143
Achillessehnenreflex 10, 121
Adam-Stokes-Anfall 93
ADCA (autosomal-dominant erbliche zerebelläre Ataxie) 115
Adduktorenreflex 10
ADEM (akute disseminierte Enzephalomyelitis) 69
Adie-Syndrom 100
Adson-Manöver 125
AEP (akustisch evoziertes Potenzial) 30
Agnosie 25
AIDP (akute inflammatorische demyelinisierende Polyradikulitis) 124
Akathisie 16
Akinese 16
Aktionstremor 50
Akustikusneurinom 41
Algesie 12
Alien-limb-Phänomen 47
Alkoholabusus
– Enzephalopathie 57
– Myopathie 143
– Polyneuropathie 131
Allodynie 18
Alpha-Wellen 29
ALS (amyotrophe Lateralsklerose) 117
Alzheimer-Demenz 53
AMAN (akute motorische axonale Neuropathie) 124
Amantadin 45
Amaurosis fugax 75
Amnesie 24
Amnesie, transiente globale 24
β-Amyloid 54
Analgesie 18
Analreflex 10
Anästhesie 18
Anfall
– primär generalisierter 89
– einfach-fokaler 88
– epileptischer 87
– komplex-fokaler 88
Anfallserkrankung 87
Angiografie 28
Anosmie 94
Anosognosie 25
Anticholinergika 45
Antiepileptika 92
Aphasie 24
Apomorphin-Test 44
Apoplex 70
Apraxie 25
Argyll-Robertson-Pupille 100
Armplexusläsion 125

Arteria

– basilaris
–– Aneurysma 81
–– Infarkt 74
– carotis interna, Infarkt 75
– cerebelli posterior inferior, Aneurysma 81
– cerebri anterior, Infarkt 74
– cerebri media
–– Aneurysma 81
–– Dense Media Sign 76
– cerebri posterior, Infarkt 74
– communicans anterior, Aneurysma 81
– radialis, Skalenussyndrom 125
– spinalis anterior, Ischämie 109
– spinalis posterior, Ischämie 110
– vertebralis, Infarkt 74
Arteriitis, Riesenzell- 151
Ästhesie 12
Ataxia, teleangiectatica 116
Ataxie 16
– peripher-sensorische 16
– spinozerebelläre 115
– zentral-sensorische 16
– zerebelläre 21, 115
Athetose 15, 50
Attacke, transitorisch-ischämische 71
Augenmuskeln 97
– Paresen 97
Aura, Migräne 148
Ausfall
– peripher neurogener 12
– segmentaler 12
Autoimmunerkrankung, oligoklonale Banden 32
Autotopagnosie 25
AV-Fistel
– durale 110
– zerebrale 84
Axonotmesis 126

B

Babinski-Zeichen 10
Bahnen, sensible 16
Ballismus 15, 49
Banden, oligoklonale 32
Bandscheibenvorfall 119
Basalganglien, Erkrankungen 43
Basalgangliensyndrom 20
Basilarismigräne 148
Bauchhautreflex 9
Becker-Kiener-Muskeldystrophie 135
Becker-Myotonie 138
Befund, psychopathologischer 8
Bell-Phänomen 103
Beta-Wellen 29
Beugereflex 10
Bewusstseinsstörung 23
Bewusstseinsverlust, Grand-mal-Anfall 89
Bielschowsky-Phänomen 98
Bing-Horton-Syndrom 150
Biopsie
– Gehirn 33
– Muskulatur 134
– Neurologie 33

Bizepssehnenreflex 10, 121
Blepharospasmus 49
Blickparese 21
– horizontale 21
– Steele-Richardson-Olszewski-Syndrom 46
– vertikale 21
Blickrichtungsnystagmus 99
Blinkreflex, Elektroneurografie 29
Blitz-Nick-Salaam-Krämpfe 90
Blutung
– intrazerebrale 80
– spinale 110
– traumatische 86
BNS-Krämpfe 90
Bohrlochtrepanation 33
Botulinumtoxin 62
Botulismus 62, 143
Brachioradialisreflex 10
Bradykinese 16, 44
Bragard-Zeichen 9
Broca-Aphasie 24
Bromocriptin 45
Brown-Séquard-Syndrom 19
Brudzinski-Zeichen 8
Bulbärhirnsyndrom 22
Bulbärparalyse 22
Bulbokavernosusreflex 10

C

Cabergolin 45
Capsula-interna-Syndrom 20
Chaddock-Zeichen 10
Charcot-Trias 66
Chemoprophylaxe 60
Chloridkanalmyotonie 138
Cholinesterasehemmer, Myasthenia gravis 144
Chorea 15
– benigne hereditäre 48
– gravidarum 48
– Huntington 48
– infektbedingte 48
– major 48
– medikamenteninduzierte 48
– minor 48
– Sydenham 48
Choreoathetose 50
CIDP (chronisch-inflammatorische demyelinisierende Polyneuropathie) 124
Circulus arteriosus Willisii 70
Claudicatio spinalis 122
Cluster-Kopfschmerz 150
Coma vigile 23
Commotio
– cerebri 85
– spinalis 111
Computertomografie, Neurologie 26
Contrecoup-Herd 85
Contusio
– cerebri 85
– spinalis 111
Coup-Herd 85
Cowdry-Einschlusskörperchen 63
CPEO (chronisch-progrediente externe Ophthalmoplegie) 57
CPP (zerebraler Perfusionsdruck) 35

Creutzfeldt-Jakob-Krankheit 65
CRPS (komplexes regionales Schmerzsyndrom) 153
CT-Angiografie 26
Curschmann-Steinert-Muskeldystrophie 136

D

DaTSCAN (Dopamintransporter-Szintigrafie) 45
Degeneration, kortikobasale 47
Déjerine-Klumpke-Lähmung 126
Dekortikation 21
Delta-Wellen 29
Demenz
– frontale 52
– frontotemporale 55
– kortikale 52
– subkortikale 52
– vaskuläre 55
Demyelinisierung 66
Denkstörung 51
Dense Media Sign 76
Dermatom 12
Dermatomyositis 141
Devic-Syndrom 69
Diadochokineseprüfung 13
Dialyse-Dysequilibrium-Syndrom 57
Dialyseenzephalopathie 57
Dienzephalon, Störungen 21
Diffusionswichtung 27
Diskushernie 119
Dissoziation, zytoalbuminäre 124
Donepezil 55
Dopaminrezeptoragonist 45
Doppelbildabstand 97
Dopplersonografie 27
Downbeat-Nystagmus 99
Drehschwindel, Vestibularisausfall 107
drop attack 93
Duane-Syndrom 98
Duchenne-Muskeldystrophie 134
Duplexsonografie 27
Durchblutungsstörung, zerebrale 70
Dysarthrie 24
Dysästhesie 18
Dysdiadochokinese 16
Dyskinesie 15
Dysmetrie 16
Dyssynergie 16
Dystonie 16
– fokale 49
– generalisierte 49
– generalisierte idiopathische 49
– L-Dopa-responsive 49
– laryngeale 49
– oromandibuläre 49
– zervikale 49
Dystrophie, myotone 136

E

Echinokokkose, zerebrale 65
EEG 28
– epileptische Potenziale 91
Eigenreflex 9
Eineinhalb-Syndrom 21

Einschlusskörperchenmyositis 141
Einstichaktivität 30
Eisbeutel-Test 144
Elektroenzephalografie 28
Elektromyografie 30
Elektroneurografie 29
Emery-Dreifuß-Muskeldystrophie 137
Empfindungsstörung
– dissoziierte 18
– N. trigeminus 102
Empfindungsvermögen 12
Encephalomyelitis, disseminata 66
Enophthalmus 100
Entmarkungserkrankung 66
Enzephalitis, paraneoplastisches Syndrom 22
Enzephalomyelitis, akute disseminierte 69
Enzephalomyopathien, mitochondriale 140
Enzephalopathie
– Chorea Huntington 48
– Dialyse 57
– subkortikale arteriosklerotische 55
Enzephalopathiesyndrom, posteriores reversibles 57
Ependymom 40
Epiduralhämatom 86
Epilepsie 87
– juvenile myoklonische 90
Erb-Duchenne-Lähmung 126
Ergotamine 149
Eulenburg-Paramyotonie 139

F

F-Welle 29
Facettensyndrom 119
Facies myopathica 136
Fahrtauglichkeit, epileptischer Anfall 92
Fallhand 127
Faszikulationen 16
– AML 117
Fazialisparese 102
Femoralisparese 130
Fibrillationen 16
Fibromyalgiesyndrom 155
Finger-Finger-Versuch 13
Finger-Nase-Versuch 13
Fissura-orbitalis-superior-Syndrom 108
Fixationsnystagmus 99
Flaschenzeichen, positives 127
Foramen-jugulare-Syndrom 108
Freezing 16
Fremdreflex 9
Friedreich-Ataxie 115
Friedreich-Fuß 116
Froment-Manöver 44
Froment-Zeichen 128
Frontalhirnsyndrom 20
Frühdyskinesie 15
Frühsommermeningoenzephalitis 64

G

Galantamin 55
Gangprüfung 14
Gedächtnisstörung 51
Gehirnerschütterung 85
Gehirnprellung 85
Gerstmann-Sträussler-Scheinker-Syndrom 65
Gerstmann-Syndrom 25
Gesichtsneuralgie 152

Gesichtsschmerz
– atypischer 153
– Neuralgien 152
Glabellareflex 9
Glasgow Coma Scale 23
Gliedergürteldystrophie 137
Glioblastom 39
Gliom 38
Glossopharyngeusneuralgie 152
Glukose, Liquor 32
Gordon-Zeichen 10
Gowers-Zeichen 135
Gradenigo-Syndrom 108
Greifreflex 11
Grenzzoneninfarkt 72
Guillain-Barré-Syndrom 124
Gürtelrose 64
Guyon-Loge 129

H

H-Reflex 29
Hakim-Trias 36
Halbseitensyndrom 19
Halmagyi-Test 105
Haltetremor 50
Hämatom
– intrazerebrales, traumatisches 86
– Rückenmark 111
Hemiballismus 49
Hemihypästhesie 12
Hemikranie, paroxysmale 151
Hemiparese 11, 20
Hemiplegia alternans 22
Hemispasmus, facialis 104
Hemisphärensyndrom 20
Herdenzephalitis 61
Herpes zoster 64
Herpesenzephalitis 63
Hinterstrangataxie 16
Hinterstrangsyndrom 18
Hinterstrangsystem 17
Hirnabszess 61
Hirnbiopsie 33
Hirndrucksyndrom 34
Hirninfarkt 71
– lakunärer 72
– Stadien 72
Hirnnerven 94
Hirnödem 34
Hirnstammenzephalitis 23
Hirnstammreflex 10
Hirnstammsyndrom 22
Hirnstammsyndrom, gekreuztes 22
Hirntumor 37, 151
HMSN (hereditäre motorische und sensible Polyneuropathie) 132
Hoffmann-Tinel-Zeichen 126, 128
Höhenhirnödem 34
Holmes-Tremor 50
Horner-Syndrom 100, 150
Hustenreflex 10
Hydromyelie 114
Hydrozephalus 35
Hypästhesie 18
Hyperabduktionssyndrom 125
Hyperalgesie 18
Hyperkinese 15
Hyperpathie 18
Hyperphänomen, motorisches 15
Hypertension, idiopathisch intrakranielle 36
Hyperthermie, maligne 143
Hypokinese 16
Hypophänomen, motorisches 16
Hypophyse, Störungen 21

Hyposmie 94
Hypothalamus, Störungen 21
Hypsarrhythmie 91

I

Impulsiv-Petit-mal-Epilepsie 90
INO (internukleäre Ophthalmoplegie) 21
Insomnie, fatale familiäre 65
Instabilität, posturale 44
Insult, ischämischer 70
Intentionstremor 50
Interferone 68
Intramedullärblutung 111
Ionenkanalerkrankung, Myotonie 138
Ischämie
– Sehnerv 94
– spinale 109
– totale 71
– zerebrale 70
Ischiadikusparese 130

J

Jannetta-Dekompression 153

K

Kakosmie 94
Kalottenklopfschmerz 8
Kanalolithiasis 105
Karotisstenose 71
Karpaltunnelsyndrom 128
Kaudasyndrom 19
Kearns-Sayre-Syndrom 57
Kennedy-Syndrom 117
Kernig-Zeichen 9
Kiloh-Nevin-Syndrom 127
KIS (klinisch isoliertes Syndrom) 66
Kleinhirnataxie 16
Kleinhirndegeneration 23
Kleinhirnsyndrom 21
Klonus 10
Knie-Hacke-Versuch 13
Koma
– Differenzialdiagnosen 23
– Schweregrade 23
Konussyndrom 19
Koordination, Untersuchung 13
Kopfschmerzen 146
– medikamenteninduzierte 152
– primäre 146
– sekundäre 151
– symptomatische 151
Korneareflex 9, 102
Korsakow-Syndrom 58
Kraftgrade 11
Krallenhand 128
Kraniopharyngeom 42
Kremasterreflex 10
Krise
– cholinerge 145
– myasthene 145
Krokodilstränen 103
Kugelberg-Welander-Muskelatrophie 117
Kupulolithiasis 105

L

L-Dopa 45
L-Dopa-Test 44
Labyrinthitis 106
Labyrinthschaden 106
Lageempfinden 12

Lagerungsnystagmus 100
Lagerungsschwindel, benigner paroxysmaler 105
Lagophthalmus 103
Lähmung
– dyskaliämische periodische 139
– Typen 15
Laktat, Liquor 32
Lambert-Eaton-Syndrom 146
Lasègue-Zeichen 9
– umgekehrtes 9
Lateralsklerose, amyotrophe 117
Leukenzephalopathie, progressive multifokale 64
Lewy-Body-Demenz 46
Lhermitte-Zeichen 8
Lidheberapraxie 49
Lipidspeichermyopathie 140
Liquor
– Gewinnung 31
– Meningitis 59
– Normwerte 32
– Untersuchung 31
Liquor-Serum-Quotient 32
Liquorunterdrucksyndrom 31
Locked-in-Syndrom 23
Louis-Bar-Syndrom 116
Lumbalkanalstenose 122
Lumbalpunktion 31
Lymphom, primäres zerebrales 42

M

Magnetresonanztomografie
– funktionelle 27
– Neurologie 27
Malaria, zerebrale 65
Malformation, arteriovenöse 84
Malformation, spinale vaskuläre 110
Mantelkantensyndrom 20
MAO-B-Hemmer 45
Marfan-Syndrom 71
Masseterreflex 10, 102
– Elektroneurografie 29
Mayfield-Klemme 33
Medianusparese 127
Medulloblastom 42
Meige-Syndrom 49
MELAS-Syndrom 57
Melkersson-Rosenthal-Syndrom 104
Meningeom 40
Meningismus 8
Meningitis
– akute bakterielle 58
– Prophylaxe 59–60
– tuberkulöse 62
Meningoenzephalitis, virale 63
Meningokokkenmeningitis 59
Meningoradikulitis Bannwarth 124
MEP (motorisch evoziertes Potenzial) 31
MERRF-Syndrom 57
Metastasen, zerebrale 43
MGFA-Klassifikation 144
Migräne 148
– hemiplegische 149
Mikroangiopathie
– subkortikale arteriosklerotische Enzephalopathie 55
– vaskuläre Demenz 55
Mikrochirurgie 33
Miller-Fisher-Syndrom 124
Miosis 100
– Argyll-Robertson-Pupille 100
– Horner-Syndrom 100
Mittelhirnsyndrom 22

MMN (multifokale motorische Neuro-
pathie) 131
Monoradikulitis 123
Morbus
– Alzheimer 53
– Bornholm 141
– Fahr 47
– Menière 106
– Parkinson 43
– Pick 55
– Sudeck 153
Morton-Metatarsalgie 129
Motoneuron
– erstes, Störungen 14
– zweites, Störungen 14
Motorik
– Regulationsstörung 14
– Störungen 14
MR-Angiografie 27
Multiinfarktdemenz 55
Multisystematrophie 47
– Parkinson-Typ 47
– zerebellärer Typ 47
Muskelatrophie, spinale 116
Muskelbiopsie 134
Muskeldystrophie 134
– Becker-Kiener 135
– Duchenne 134
– fazioskapulohumerale 137
– X-chromosomale 134
Muskeleigenreflex 9
Muskelerkrankung, entzündliche 141
Muskelkraft 11
Muskeltonus 11
– neuronale Schädigung 15
Myalgia epidemica 141
Myalgie 141
Myasthenia gravis 143
Myasthenie 143
Mydriasis 100
Myelinolyse, zentrale pontine 57
Myelitis 113
– paraneoplastisches Syndrom 23
Myelografie 28
Myelose, funikuläre 114
Myoadenylatdeaminasemangel 141
Myoklonie 16
Myokymie 16
Myopathie 133
– endokrine 142
– medikamenteninduzierte 143
– metabolische 140
– sekundäre 142
– statininduzierte 143
– toxische 142
Myositis 141
– nekrotisierende 141
Myotonia congenita 138
Myotonie 138
– Ionenkanalerkrankung 138
– paradoxe 139

N

Nackendehnungszeichen 8
Narkolepsie 93
Natriumkanalmyotonie 138
Neglect 25
Nervenaustrittspunkte 102
Nervendehnungszeichen 8
Nervenläsion 126
Nervennaht 127
Nervenplexusläsion 125
Nervenrekonstruktion 127
Nerventransplantation 127

Nervenwurzelläsion 119
– entzündliche 123
– kompressionsbedingte 119
Nervus
– abducens 98
– accessorius 108
– axillaris 129
–– Armplexusläsion 126
– cutaneus femoris lateralis 130
– facialis 102
– femoralis 130
– fibularis 130
– glossopharyngeus 107
–– Neuralgie 152
– gluteus inferior 130
– gluteus superior 130
– hypoglossus 108
– ischiadicus 130
– mandibularis 102
– maxillaris 102
– medianus 127
–– Armplexusläsion 126
– musculocutaneus 129
– obturatorius 130
– oculomotorius 97
–– Pupillensteuerung 100
– olfactorius 94
– ophthalmicus 102
– opticus 94
– radialis
–– Armplexusläsion 126
–– Lähmung 127
– suprascapularis 129
– suralis, Nervenrekonstruktion 127
– thoracicus longus 129
– tibialis 129
– trigeminus 102
–– Neuralgie 152
– trochlearis 98
– ulnaris 128
–– Armplexusläsion 126
– vagus 107
– vestibulocochlearis 104
Neuralgie, Gesicht 152
Neurapraxie 126
Neurinom 41
Neuritis vestibularis 107
Neuroborreliose 62
Neurochirurgie, endoskopische 33
Neurolues 63
Neuromyelitis optica 69
Neuronavigation 4
Neuropathia vestibularis 107
Neuropathie
– akute motorische axonale 124
– diabetische 131
– multifokale motorische 131
– paraneoplastisches Syndrom 23
– vaskulitische 131
Neurotmesis 126
NMDA-Rezeptor-Antagonist 45
NMDA-Rezeptor-Antagonist, Alzhei-
mer-Demenz 55
Normaldruckhydrozephalus 36
Nuklearmedizin 28
Nystagmus 99
– optokinetischer 99
– Prüfung 99
– Vestibularisausfall 107

O

Okulomotoriusparese 97
Okzipitalhirnsyndrom 20
Oligodendrogliom 38

Ophthalmoplegie 97
– chronisch-progrediente externe 57
– internukleäre 21
Oppenheim-Zeichen 10
Opsoklonus 21
Opsoklonus-Myoklonus-Syndrom 23
Optikusatrophie 96
Optikusneuritis 96
Orbicularis-oculi-Reflex 9
Orientierungsstörung 51
Ossermann-Einteilung 144

P

Pallanästhesie 18
Pallästhesie 12
Pallhypästhesie 18
Palmomentalreflex 11
Papillitis 95
Paralyse
– progressive 63
– progressive supranukleäre 46
Paramyotonia congenita 139
Paraparese 11
Parapraxie 25
Parästhesie 18
Parese 11
– Augenmuskeln 97
– N. medianus 127
– N. radialis 127
– N. tibialis 129
– N. ulnaris 128
– Prüfung 11
Parietalhirnsyndrom 20
Parkbanklähmung 127
Parkinson-Plus-Syndrom 46
Parkinson-Syndrom
– idiopathisch 43
– kortikobasale Degeneration 47
– Multisystematrophie 47
– Steele-Richardson-Olszewski-Syn-
drom 46
– symptomatisch 46
Parosmie 94
Patellarsehnenreflex 10, 121
Pendelnystagmus 99
Penumbra 72
Perfusions-CT 26
Perfusionsdruck, zerebraler 35
Perfusionswichtung 27
Peroneusparese 130
persistent vegetative state 23
Persönlichkeitsveränderung, Demenz
51
Phantomschmerz 154
Pick-Körperchen 55
Pillendrehen 44
Plaque, senile 54
Plegie 11
Pleozytose 32
Plexus
– brachialis 125
– lumbosacralis 126
Plexusläsion 125
PML (progressive multifokale Leuken-
zephalopathie) 64
Poliomyelitis, anterior acuta 113
Poliovirus 113
Polymyalgia rheumatica 141
Polymyositis 141
Polyneuritis cranialis 124
Polyneuropathie 130
– alkoholtoxische 131
– chronisch-inflammatorische demye-
linisierende 124
– hereditäre 132

– metabolisch-toxisch bedingte 131
Polyradikulitis 124
Polyspikes and Waves 91
Postzosterneuralgie 153
Potenzial, evoziertes 30
PPRF (paramediane pontine retikuläre
Formation) 21
PRES (posteriores reversibles Enzepha-
lopathiesyndrom) 57
PRIND (prolongiertes reversibles ischä-
misches neurologisches Defizit) 71
Prionenerkrankung 65
PROMM (proximale myotone Myo-
pathie) 137
Pronator-teres-Syndrom 127
Prosopagnosie 25
Pseudo-Abduzensparese 98
Pseudo-Parkinson-Erkrankung 47
Pseudobulbärparalyse 22
Pseudodemenz, depressive 52
Pseudohypertrophie 135
Pseudomyasthenie 146
Psychosyndrom, hirnorganisches 25
Ptosis 100
– Myasthenia gravis 144
Pupillenreflex 9
Pupillenstörung 100
Pupillotonie 100
Puppenkopf-Phänomen 10
Purpura fulminans 59
Pyramidenbahndegeneration 115
Pyramidenbahnsyndrom 18
Pyramidenbahnzeichen 10

Q

Querschnittsyndrom 18
– komplettes 18
– partielles 19

R

Radialisparese 127
Radiusperiostreflex 121
Raeder-Syndrom 150
ragged Red fibres 56
Reboundnystagmus 99
Reboundphänomen 13
Reflex
– Hirnstamm 10
– okulozephaler 10
– pathologischer 10
– Untersuchung 9
– vestibulookulärer 10
Reflexdystrophie, sympathische 153
Restless-legs-Syndrom 50
Retraktionssyndrom 98
Retrobulbärneuritis 96
Rhabdomyolyse 143
Rhinosinusitis 151
Riesenzellarteriitis 151
Rigor 16, 44
Rivastigmin 55
Romberg-Versuch 13
Röntgendiagnostik, Neurologie 26
Rückenmark
– Trauma 111
– Tumoren 112
– vaskuläre Erkrankungen 109
Rucknystagmus 99
Rucksacklähmung 125
Ruhetremor 44, 50

S

SAB (Subarachnoidalblutung) 81
SAE (subkortikale arteriosklerotische Enzephalopathie) 55
Saugreflex 11
SCA (spinozerebelläre Ataxie) 115
Scapulohumeralreflex 10, 121
Schädel-Hirn-Trauma 85
Schlaf, EEG 28
Schlaganfall 70
Schmerzempfinden 12
Schmerzen, zentrale 154
Schmerzerkrankung 146
Schmerzsyndrom 153
– Fibromyalgie 155
– komplexes regionales 153
– neuropathisches 153
– pseudoradikuläres 119
Schock, spinaler 18, 111
Schulteramyotrophie, neuralgische 125
Schwindel 105
– benigner paroxysmaler Lagerungsschwindel 105
– phobischer 106
– zerebellärer 106
Schwurhand 127
See-saw-Nystagmus 99
Sehnerv
– Störungen 94
– Untersuchung 94
Sensibilitätsstörung 16
– dissoziierte 18
– N. trigeminus 102
SEP (somatosensibel evoziertes Potenzial) 30
Sequester 119
Sharp and slow waves 91
Sharp Waves 29, 91
Signe des cils 103
Simpson-Test 144
Sinus-cavernosus-Syndrom 108
Sinusthrombose 78
Skalenus-Syndrom 125
Skew deviation 21
SMA (spinale Muskelatrophie) 116
Sneddon-Klassifikation 126
Spannungskopfschmerz 147
Spasmus 16
Spastik 16
Spätdyskinesie 16
Spikes 29, 91
Spikes and Waves 91

Spinalkanalstenose 122
– lumbale 122
Spinalparalyse, spastische 115
Spontannystagmus 99
Startle-Reaktion 16
Status epilepticus 90
Stauungspapille 95
Steele-Richardson-Olszewski-Syndrom 46
Stereoagnosie 25
Steroidmyopathie 143
Stiff-Person-Syndrom 140
Stimmgabeltest 12
Strümpell-Zeichen 10
Sturzkampfbombergeräusch 138
Subarachnoidalblutung 81
Subclavian-Steal-Syndrom 79
Subduralhämatom
– akutes 86
– chronisches 87
Substantia nigra 43
Sudeck-Dystrophie 153
Sulcus-ulnaris-Syndrom 128
Supinatorlogensyndrom 127
Syndrom
– apallisches 23
– demenzielles 51
– enzephalitisches 58
– epileptisches 87
– klinisch isoliertes 66
– kostoklavikuläres 125
– malignes neuroleptisches 143
– meningitisches 58
– myasthenes 146
– neurologisches 14
– neuropsychologisches 24
– paraneoplastisches 22
– postkontusionelles 85
– psychopathologisches 24
– spinales 18
– zentromedulläres 18, 114
– zerebrales 20
Synkope 93
Syringobulbie 114
Syringomyelie 114
Syringostomie 114
System
– extrapyramidalmotorisches 20
– motorisches 14
– sensibles 16
– spinozerebelläres 17
– thalamokortikales 17
Systemerkrankung, degenerative 46

T

Tabes dorsalis 63
Tarsaltunnelsyndrom 129
Temperaturempfinden 12
Temporalhirnsyndrom 20
Tensilon-Test 144
Terminalschlaf 89
Territorialinfarkt 72
Terson-Syndrom 82
Tetanie 93
Tetraparese 11
TGA (transiente globale Amnesie) 24
Thalamus, Störungen 21
Thermanästhesie 18
Thermästhesie 12
Theta-Wellen 29
Thomsen-Myotonie 138
Thoracic-outlet-Syndrom 125
Thrombolyse, Hirninfarkt 77
Thymektomie 145
TIA (transitorisch-ischämische Attacke) 71
Tibialis-posterior-Reflex 10, 121
Tibialisparese 129
Tolosa-Hunt-Syndrom 153
Tonus, Muskulatur 11
Torticollis spasmodicus 49
Toxoplasmose, zerebrale 65
Tremor 16, 50
– dystoner 50
– essenzieller 50
– Formen 50
– orthostatischer 50
– Parkinson-Syndrom 44
Trendelenburg-Zeichen 135
Trepanation 33
Trigeminusneuralgie 152
Triptane 149
Trizepssehnenreflex 10, 121
Trömner-Zeichen 10
Tumor, Gehirn 37

U

Uhthoff-Phänomen 66
Ulnarisparese 128
Unterberger-Tretversuch 13
Untersuchung
– Koordination 13
– Kopf 8
– Motorik 11
– neurologische 8

– Reflexe 9
– Sensibilität 12
– Wirbelsäule 8
Upbeat-Nystagmus 99

V

Veitstanz 48
VEP (visuell evoziertes Potenzial) 30
Vertigo 105
Vestibularisausfall 107
Vestibularisparoxysmie 106
Vestibulopathie 106–107
Visusstörung 95
Vorderhornerkrankungen 116
Vorderseitenstrangsyndrom 18
Vorderseitenstrangsystem 17

W

Wachkoma 23
Wallenberg-Syndrom 22
Waller-Degeneration 126
Waterhouse-Friderichsen-Syndrom 59
Werdnig-Hoffmann-Muskelatrophie 117
Wernicke-Aphasie 24
Wernicke-Enzephalopathie 58
West-Syndrom 90
Westphal-Variante 48
Wimpernzeichen 103
Wochenendmigräne 148
Würgereflex 10
Wurzeltod 120

X

Xantochromie 32

Z

Zahnradphänomen 44
Zerebellitis 23
Zervikalkanalstenose 122
ZNS-Lymphom, primäres 42
Zoster
– ophthalmicus 64
– oticus 64
Zystizerkose, zerebrale 65